实用护理学导论与
——临床应用——

主编 李 猛 周 莉 杨秋荣 李 敏
龚晓敏 王莎莎 王永灵 李顺荣

中国海洋大学出版社

·青岛·

图书在版编目（CIP）数据

实用护理学导论与临床应用 / 李猛等主编. —青岛：
中国海洋大学出版社，2023.8
ISBN 978-7-5670-3581-2

Ⅰ．①实… Ⅱ．①李… Ⅲ．①护理学 Ⅳ．①R47

中国国家版本馆CIP数据核字（2023）第151871号

Introduction and Clinical Application of Practical Nursing

出版发行	中国海洋大学出版社			
社　　址	青岛市香港东路23号	**邮政编码**	266071	
出 版 人	刘文菁			
网　　址	http://pub.ouc.edu.cn			
电子信箱	369839221@qq.com			
订购电话	0532-82032573（传真）			
责任编辑	韩玉堂　王　慧	**电　　话**	0532-85902349	
印　　制	日照报业印刷有限公司			
版　　次	2023年8月第1版			
印　　次	2023年8月第1次印刷			
成品尺寸	185 mm×260 mm			
印　　张	32			
字　　数	810千			
印　　数	1～1000			
定　　价	238.00元			

Foreword 前言

  护理学是医学科学领域中一门独立的学科,是研究有关预防保健与疾病治疗康复过程中护理理论和技术的科学。护理工作是医疗工作的重要组成部分,它的任务是促进健康、预防疾病、恢复健康和减轻痛苦,具体而言就是帮助健康者保持和增进健康,帮助患者减轻痛苦、增加舒适度、恢复健康,以及帮助伤残者达到最大程度的功能恢复。随着医学科学与相关科学发展,在某个特定时期人们对健康定义的认识水平提高,对健康的需求不断增加,护理专业的许多新知识、新技术和新方法相继面世,加快了护理模式的转变,也促使"以患者为中心"的整体护理模式被广泛应用。护理人员在临床上扮演着诸多角色,既是照顾者、管理者和患者利益的维护者,又是咨询者、研究者,因此,不仅要求其有规范的操作技能、敏锐的观察能力、机智灵活的应变能力、较强的综合分析问题和解决问题的能力,还要有学习新知识的自觉意识和创新能力。基于以上需求,我们特组织多位长期工作于临床护理一线的专家,在结合他们工作经验的同时,参阅大量国内外文献,共同编写了《实用护理学导论与临床应用》一书,旨在有针对性地培养实用性护理人才,满足护理学科专业化发展的需要。

  本书系统介绍了临床护理过程中遇到的问题,并将解决问题过程中产生的新理论与新经验进行分享。首先,本书对生命体征的观察与护理、基础护理操作技术、消毒供应中心护理、重症护理及老年护理内容进行了叙述;然后对各科室常见疾病的护理进行了详细阐述。本书在内容的编排上,轻重有度、详略得当,在体例编排上,以病因、病理、临床表现与治疗原则为前提,以护理评估、护理诊断、护理措施为主干,内容全面,贴近临床,指导性强,突出专科特点,可以为广大护理人员提供更为规范、专业的常见疾病护理方面的指导,以解决在临床工作中经常遇到的问题,适合科研教育工作者、医院护士、实习人员及进修人员学习及参考,对于提高护理工作水平有重要的指导意义。

本书在编写过程中参阅了近年来的权威性文献,但由于编者水平有限,加之经验不足,书中难免存在缺陷或不完善之处,诚望各位读者批评、指教。

《实用护理学导论与临床应用》编委会
2023 年 5 月

Contents 目录

第一章 生命体征的观察与护理

第一节 体 温

体温由三大营养物质——糖、脂肪、蛋白质氧化分解而产生。50％以上迅速转化为热能，50％贮存于三磷酸腺苷（ATP）内，供机体利用，最终仍转化为热能散发到体外。正常人体的温度是由大脑皮质和丘脑下部体温调节中枢所调节（下丘脑前区为散热中枢，下丘脑后区为产热中枢），并通过神经、体液因素调节产热和散热过程，保持产热与散热的动态平衡，所以正常人有相对恒定的体温。

一、正常体温及生理性变化

（一）正常体温

通常说的体温是指机体内部的温度，即胸腔、腹腔、中枢神经的温度，又称体核温度，较高且稳定。皮肤温度称体表温度。临床上通常用测量口温、肛温、腋温来衡量体温。在这三个部位测得的温度接近身体内部的温度，且测量较为方便。三个部位测得的温度略有不同，口腔温度居中，直肠温度较高，腋下温度较低。同时在三个部位进行测量，其温度差一般不超过 1 ℃。因为血液在不断地流动，迅速将热量由温度较高处带往温度较低处，所以机体各部位的温度一般差异不大。

体温的正常值不是一个具体的点，而是一个范围。机体各部位的温度由于代谢率不同而略有差异，常以口腔、直肠、腋窝的温度为标准，个体体温可以较正常的平均温度增/减 0.3 ℃～0.6 ℃。健康成人不同部位温度的波动范围见表 1-1。

表 1-1 健康成人不同部位温度的波动范围

部位	波动范围
口腔	36.2 ℃～37.2 ℃
直肠	36.5 ℃～37.5 ℃
腋窝	36.0 ℃～37.0 ℃

（二）生理性变化

人的体温在一些因素的影响下，会出现生理性的变化，但这种体温的变化，往往是在正常范围内或是一闪而过的。

1.时间

人的体温24 h内的变动在0.5 ℃～1.5 ℃,呈周期性变化。一般清晨2～6 时体温最低,下午2～6 时体温最高。这种昼夜的节律波动与机体活动代谢的相应周期性变化有关。例如,长期从事夜间工作的人员可出现夜间体温上升,日间体温下降的现象。

2.年龄

因体温调节中枢尚未发育完全,新生儿调节体温的能力差,体温易受环境温度影响而变化;由于代谢率高,婴幼儿体温可略高于成年人;老年人代谢率较低,血液循环变慢,加上活动量减少,因此体温略低于成年人。

3.性别

一般来说,女性比男性有较厚的皮下脂肪层,维持体热能力强,故女性体温较男性高约0.3 ℃。并且女性的基础体温随月经周期出现规律变化,即月经来潮后逐渐下降,排卵后,体温又逐渐上升。这种体温的规律性变化与血中孕激素及其代谢产物的变化有关。

4.环境温度

在寒冷或炎热的环境下,机体的散热受到明显的抑制或加强,体温可暂时性降低或升高。另外,气流、个体暴露的范围大小亦影响个体的体温。

5.活动

任何需要耗力的劳动或运动活动都使肌肉代谢增强,产热增加,体温升高。

6.饮食

进食的冷热可以暂时性地影响口腔温度,进食后,食物的特殊动力作用可以使体温暂时性地升高0.3 ℃左右。

另外,强烈的情绪反应、冷热的应用以及个体的体温调节机制都对体温有影响,在测量体温的过程中要加以注意并能够作出解释。

(三)产热与散热

1.产热过程

机体产热过程是细胞新陈代谢的过程。人体通过化学方式产热,即食物氧化、骨骼肌运动、交感神经兴奋、甲状腺素分泌增多以及体温升高均可提高新陈代谢率,而增加产热量。

2.散热过程

机体通过物理方式进行散热。机体大部分的热量通过皮肤散发,散热方式有辐射、传导、对流、蒸发散热;一小部分的热量通过呼吸以及排出尿液、粪便而散发于体外。当外界温度等于或高于皮肤温度时,蒸发就是人体唯一的散热形式。

(1)辐射散热:是热由一个物体表面通过电磁波的形式传至另一个与它不接触物体表面的一种形式。在低温环境中,它是主要的散热方式。安静时的辐射散热所占的百分比较大,可达总热量的60%。其散热量的多少与所接触物质的导热性能、接触面积和温差大小有关。

(2)传导散热:是机体的热量直接传给同它接触的温度较低的物体的一种散热方法,如冰袋、冰帽的使用。

(3)对流散热:是传导散热的特殊形式,是指通过气体或液体的流动来交换热量的一种散热方法。

(4)蒸发散热:由液态转变为气态,同时带走大量热量的一种散热方法,分为不显性出汗和发汗两种形式。

二、异常体温的观察

人体最高的耐受热范围为 40.6 ℃～41.4 ℃,低于 34 ℃ 或高于 43 ℃,则极少存活。体温超过 41 ℃,可引起永久性的脑损伤;高热持续在 42 ℃以上 24 h 常导致休克及严重并发症。所以对于体温过高或过低者应密切观察病情变化,不能有丝毫的松懈。

(一)体温过高

体温过高又称发热,是各种原因使下丘脑体温调节中枢功能障碍,产热增加而散热减少,导致体温升高,超过正常范围。

1.原因

(1)感染性原因:病毒、细菌、真菌、螺旋体、立克次体、支原体、寄生虫等感染引起的发热多见。

(2)非感染性原因:无菌性坏死物质的吸收引起的吸收热、变态反应性发热等。

2.发热分类

以口腔温度为例,按照发热的高低将发热分为以下几种。

(1)低热:37.5 ℃～38 ℃。

(2)中等热:38.1 ℃～39 ℃。

(3)高热:39.1 ℃～41 ℃。

(4)超高热:41 ℃及以上。

3.发热过程

常依疾病在体内的发展情况而定发热的过程,一般分为三个阶段。

(1)体温上升期:特点是产热量大于散热量。主要表现为皮肤苍白、干燥无汗,患者畏寒、疲乏,体温升高,有时伴寒战。方式有骤升和渐升。骤升指体温在数小时内升至高峰,如肺炎球菌导致的肺炎;渐升指体温在数小时内逐渐上升,数天内达高峰,如伤寒。

(2)高热持续期:特点是产热和散热在较高水平上趋于平衡。主要表现为体温居高不下,皮肤潮红,呼吸加深加快,脉搏增快并有头痛、食欲缺乏、恶心、呕吐、口干、尿量减少等症状,甚至惊厥、谵妄、昏迷。

(3)体温下降期:特点是散热增加,产热趋于正常,体温逐渐恢复至正常水平。方式有骤降和渐降。骤降指体温一般在数小时内降至正常,如大叶性肺炎、疟疾;渐降指体温在数天内降至正常,如伤寒、风湿热。主要表现为大量出汗、皮肤潮湿、体温骤降。老年人易出现血压下降、脉搏细速、四肢厥冷等循环衰竭的休克症状。

4.热型

将不同的时间测得的体温绘制在体温单上,互相连接就构成体温曲线。各种体温曲线形状称为热型。有些发热性疾病有特殊的热型,观察体温曲线可协助诊断。但需注意,药物的应用可使热型变得不典型。常见的热型有以下几种。

(1)稽留热:体温持续在 39 ℃～40 ℃,达数天或数周,24 h 波动范围不超过 1 ℃。该热型常见于大叶性肺炎、伤寒等急性感染性疾病的极期。

(2)弛张热:体温多在 39 ℃以上,24 h 体温波动幅度可超过 2 ℃,但最低温度仍高于正常水平。该热型常见于化脓性感染、败血症、浸润性肺结核、风湿热等疾病。

(3)间歇热:体温骤然升高达高峰后,持续数小时又迅速降至正常,经过一天或数天间歇后,体温又突然升高,如此有规律地反复发作。该热型常见于疟疾。

(4)不规则热:发热不规律,持续时间不定。该热型常见于流行性感冒、肿瘤等疾病引起的发热。

(二)体温过低

体温过低是指各种原因引起的产热减少或散热增加,导致体温低于正常范围。当体温低于35 ℃时,称为体温不升。体温过低的原因如下。①体温调节中枢发育未成熟:如早产儿、新生儿。②疾病或创伤:见于失血性休克、极度衰竭等患者。③药物中毒。

三、体温异常的护理

(一)体温过高

降温措施有物理降温、药物降温及针刺降温。

1.观察病情

加强对生命体征的观察,定时测量体温。一般每天测温 4 次,对高热患者应每 4 h 测温一次,待体温恢复正常 3 d 后,改为每天 1～2 次,同时观察脉搏、呼吸、血压、意识状态的变化;及时了解各种检查结果及治疗护理后病情好转还是恶化。

2.饮食护理

(1)补充高蛋白、高热量、高维生素、易消化的流质或半流质饮食,如粥、鸡蛋羹、面片汤、青菜、新鲜果汁。

(2)多饮水,每天补充液量 2 500～3 000 mL,必要时给予静脉滴注,以保证入量。

由于高热时,热量消耗增加,全身代谢率加快,蛋白质、维生素的消耗量增加,水分丢失增多,同时消化液分泌减少,胃肠蠕动减弱,所以宜及时补充水分和营养。

3.使患者舒适

(1)安置舒适的体位,让患者卧床休息,同时调整室温和避免噪声。

(2)口腔护理:嘱患者每天早、晚刷牙,饭前、饭后漱口。对不能自理者,可行特殊口腔护理。发热患者唾液分泌减少,口腔黏膜干燥,机体抵抗力下降,极易引起口腔炎、口腔溃疡,因此要进行口腔护理,这样可预防口腔及咽部细菌繁殖。

(3)皮肤护理:发热患者退热期出汗较多,此时应及时擦干汗液并更换衣裤和床单等,以保持皮肤的清洁和干燥,防止皮肤继发性感染。

4.心理调护

注意患者的心理状态,对体温的变化给予合理的解释,以缓解患者紧张和焦虑的情绪。

(二)体温过低

(1)保暖:①给患者加盖衣被、毛毯、电热毯等或放置热水袋,注意对小儿、老年人、昏迷者,热水袋温度不宜过高,以防烫伤。②暖箱适用于体重＜2 500 g,胎龄不足 35 周的早产儿、低体重儿。

(2)给予热饮。

(3)监测生命体征:监测生命体征的变化,至少每小时测体温 1 次,直至恢复正常且保持稳定,同时观察脉搏、呼吸、血压、意识的变化。

(4)设法提高室温:维持室温在 22 ℃～24 ℃为宜。

(5)积极宣教:教会患者避免接触导致体温过低的因素。

四、测量体温的技术

(一)体温计的种类及构造

1.水银体温计

水银体温计又称玻璃体温计,是最常用的、最普通的体温计。它是一种外标刻度的真空玻璃毛细管。其刻度范围为 35 ℃~42 ℃,每小格 0.1 ℃,在 37 ℃刻度处以红线标记,以示醒目。体温计一端贮存水银,当水银遇热膨胀后沿毛细管上升;因为毛细管下端和水银槽之间有一处凹陷,所以水银柱遇冷不致下降,以便检视温度。

根据测量部位的不同可将体温计分为口表、肛表、腋表。口表的水银端呈圆柱形,较细长;肛表的水银端呈梨形,较粗短,适合插入肛门;腋表的水银端呈扁平鸭嘴形。临床上口表可代替腋表使用。

2.其他

其他有电子体温计、感温胶片、可弃式化学体温计等。

(二)测体温的方法

1.目的

通过测量体温,判断体温有无异常,了解患者的一般情况及疾病的发生、发展规律,为预防、诊断、治疗提供依据。

2.用物准备

(1)在测温盘内准备体温计(将水银柱甩至 35 ℃以下)、秒表、纱布、笔、记录本。

(2)若测肛温,还要准备润滑油、棉签、手套、卫生纸、屏风。

3.操作步骤

(1)洗手、戴口罩,备齐用物,将其携至床旁。

(2)核对患者并解释目的。

(3)协助患者取舒适卧位。

(4)测体温。根据病情选择合适的测温方法:①测腋温。擦干汗液,将体温计放在患者腋窝,紧贴皮肤,嘱患者屈肘,臂过胸,夹紧体温计。测量 10 min 后,取出体温计用纱布擦拭,读数。②测口温。嘱患者张口,将口表汞柱端放于舌下热窝处。嘱患者闭嘴,用鼻呼吸,勿用牙咬体温计。测量时间 3~5 min。嘱患者张口,取出口表,用纱布擦拭并读数。③测肛温。协助患者取合适卧位,露出臀部。润滑肛表前端,戴手套,用手垫卫生纸,分开患者的臀部,轻轻插入肛表水银端 3~4 cm。测量时间 3~5 min 并读数。用卫生纸擦拭肛表。

(5)记录,先记录在记录本上,再绘制在体温单上。

(6)整理床单位。

(7)给用过的体温计消毒。

4.注意事项

(1)测温前应注意有无影响体温波动的因素,例如,患者在 30 min 内有无进食、剧烈活动、冷热敷、坐浴。

(2)若体温值与病情不符,应重复测量,必要时做肛温和口温对照复查。

(3)对腋下有创伤、手术或消瘦夹不紧体温计者不宜测腋温;对腹泻、做过肛门手术、心肌梗死的患者禁测肛温;对精神异常者、昏迷者、婴幼儿等不能合作者及有口鼻疾病者或张口呼吸者禁测口温;对进热食或面颊部热敷者,应间隔 30 min 后再测口温。

(4)对小儿、重症患者测温时,护士应守护在旁。

(5)测口温时,若患者不慎咬破体温计,应该做如下处理:①立即清除玻璃碎屑,以免损伤口腔黏膜。②嘱患者口服蛋清或牛奶,以保护消化道黏膜并延缓汞的吸收。③病情允许者进食粗纤维食物,以加快汞的排出。

(三)体温计的消毒与检查

1.体温计的消毒

为防止测体温引起的交叉感染,保证体温计清洁,应给用过的体温计消毒。

(1)先将体温计分类浸泡于含氯消毒液内,30 min 后取出,再用冷开水冲洗、擦干,将体温计放入清洁容器中备用。

(2)将集体测温后的体温计全部浸泡于消毒液中。5 min 后取出,用清水冲净,擦干后放入另一个消毒液容器中进行第二次浸泡,半小时后取出,用清水冲净,擦干后放入清洁容器中备用。

(3)对消毒液的容器及清洁体温计的容器每周进行 2 次高压蒸汽灭菌,每天更换一次消毒液,若有污染随时消毒。

(4)对传染病患者应设专人体温计,单独消毒。

2.体温计的检查

在使用新的体温计前,或定期给体温计消毒后,应检查其准确性。将全部体温计的水银柱甩至 35 ℃以下,同一时间放入已测好的 40 ℃水内,3 min 后取出检视。若体温计之间相差0.2 ℃以上或体温计上有裂痕,取出不用。

(李 猛)

第二节 呼 吸

一、正常呼吸及生理性变化

(一)正常呼吸

机体不断地从外界环境摄取氧气并将二氧化碳排到体外的气体交换过程称为呼吸。它是维持机体新陈代谢和功能活动所必需的生理过程之一。一旦呼吸停止,生命也将终止。

正常成人在安静状态下呼吸是自发的,节律规则,均匀、无声且不费力,每分钟 16～20 次。

(二)生理性变化

呼吸受许多因素的影响,在不同生理状态下,正常人的呼吸也会在一定范围内波动。

1.年龄

年龄越小,呼吸频率越快。各年龄段呼吸频率见表1-2。

2.性别

女性呼吸频率比同年龄的男性稍快。

3.运动

肌肉的活动可使呼吸加快,呼吸也因说话、唱歌、哭、笑以及吞咽、排泄等动作有所改变。

表 1-2　各年龄段呼吸频率

年龄	呼吸频率/(次/分钟)
新生儿	30～40
婴儿	20～45
幼儿	20～35
学龄前儿童	20～30
学龄儿童	15～25
青少年	15～20
成人	12～20
老年人	12～18

4.情绪

强烈的情绪变化(如害怕、恐惧、愤怒、紧张)会刺激呼吸中枢,导致屏气或呼吸加快。

5.其他

其他因素如环境温度升高或海拔增加,均会使呼吸加快加深。

二、异常呼吸的观察

(一)频率异常

1.呼吸过速

呼吸过速指呼吸频率超过 24 次/分钟,但仍规则,又称气促。呼吸过速多见于高热、疼痛、甲状腺功能亢进的患者。一般体温每升高 1 ℃,呼吸频率增加 3～4 次/分钟。

2.呼吸过慢

呼吸过慢指呼吸频率缓慢,低于 12 次/分钟。呼吸过慢多见于麻醉药或镇静剂过量、有颅脑疾病等呼吸中枢受抵制者。

(二)节律异常

1.潮式呼吸(陈-施呼吸)

潮式呼吸表现为呼吸由浅慢到深快,达高潮后又逐渐变浅变慢,经过 5～30 s 的暂停,又重复出现上述状态的呼吸,呈潮水般涨落。发生机制:由于呼吸中枢兴奋性减弱,血中正常浓度的二氧化碳不能引起呼吸中枢兴奋,只有缺氧严重、动脉血二氧化碳分压升高到一定程度,才能刺激呼吸中枢,使呼吸加强;积聚的二氧化碳被呼出后,呼吸中枢失去有效刺激,呼吸逐渐减弱甚至停止。潮式呼吸多见于脑炎、尿毒症等患者,患者常表现呼吸衰竭。一些老年人在深睡时也可出现潮式呼吸,是脑动脉硬化的表现。

2.间停呼吸(比奥呼吸)

有规律地呼吸几次后,突然停止呼吸,间隔一个短时期后又开始呼吸,如此反复交替。其产生机制与潮式呼吸一样,但预后更严重,常在临终前发生。其见于颅内病变或呼吸中枢衰竭的患者。

3.点头呼吸

在呼吸时,头随呼吸上下移动,患者已处于昏迷状态,是呼吸中枢衰竭的表现。

4.叹气式呼吸

间断一段时间后作一次大呼吸,伴叹气声。偶然的一次叹气是正常的,可以扩张小肺泡,多见于精神紧张、神经官能症患者。反复发作叹气式呼吸,是临终前的表现。

(三)深浅度异常

1.深度呼吸

深度呼吸又称库斯莫呼吸,是一种深长而规则的大呼吸,常见于尿毒症、糖尿病等引起的代谢性酸中毒的患者。其由增加的氢离子浓度刺激呼吸感受器引起,有利于排出较多的二氧化碳,调节血液中酸碱平衡。

2.浅快呼吸

呼吸浅表而不规则,有时呈叹息样。浅快呼吸见于呼吸肌麻痹、胸肺疾病、休克患者,也可见于濒死的患者。

(四)声音异常

1.鼾声呼吸

由于气管或大支气管内有分泌物积聚,呼吸深大带鼾声。其多见于昏迷或有神经系统疾病的患者。

2.蝉鸣样呼吸

由于细支气管、小支气管堵塞,吸气时出现高调的蝉鸣音,多由声带附近有异物阻塞,使空气进入发生困难所致。其多见于支气管哮喘、喉头水肿等患者。

(五)呼吸困难

呼吸困难是指呼吸频率、节律或深浅度异常导致气体交换不足,机体缺氧。患者自感空气不足、胸闷、呼吸费力,表现为焦虑、烦躁、鼻翼翕动、口唇发绀等,严重者不能平卧。

三、呼吸的测量

(一)目的

通过测量呼吸,观察、评估患者的呼吸状况协助诊断,为预防、诊断、康复、护理提供依据。

(二)准备

在治疗盘内准备秒表、笔、记录本、棉签(必要时)。

(三)操作步骤

(1)测量脉搏后,护士仍保持诊脉手势,观察患者的胸、腹起伏情况及呼吸的节律、性质、声音、深浅,呼出气体有无特殊气味,呼吸运动是否对称等。

(2)以胸(腹)部一起一伏为一次呼吸,1 min计数。正常情况下测30 s。

(3)将呼吸次数绘制于体温单上。

(四)注意事项

(1)尽量去除影响呼吸的各种生理性因素,在患者精神松弛的状态下测量。

(2)由于呼吸受意识控制,所以测呼吸时,不应使患者察觉。

(3)对呼吸微弱或危重患者,可将少许棉花置于其鼻孔前,观察棉花纤维被吹动的次数,1 min计数。

(4)对小儿、呼吸异常者应测1 min。

（李　猛）

第三节 血 压

血压是指血液在血管内流动时对血管壁的侧压力,一般是指动脉血压,如无特别注明均指肱动脉的血压。当心脏收缩时,主动脉压急剧升高,至收缩中期达最高值,此时的动脉血压称收缩压。当心室舒张时,主动脉压下降,至心舒末期达动脉血压的最低值,此时的动脉血压称舒张压。

一、正常血压及生理性变化

(一)正常血压

在安静状态下,正常成人的血压范围为(12.0～18.7)/(8.0～12.0)kPa[(90～140)/(60～90)mmHg],脉压为 4.0～5.3 kPa(30～40 mmHg)。

血压的计量单位,过去多用 mmHg(毫米汞柱),后改用国际统一单位 kPa(千帕斯卡)。

两者换算公式:1 kPa=7.5 mmHg,1 mmHg=0.133 kPa。

(二)生理性变化

在各种生理情况下,动脉血压可发生各种变化,影响血压的生理因素有以下几种。

1.年龄

随着年龄的增长血压逐渐升高,以收缩压升高较显著。儿童血压的计算公式为:①收缩压=80+年龄×2;②舒张压=收缩压×2/3。

2.性别

青春期前的男、女性血压差别不显著。成年男性的血压比女性高 0.7 kPa(5 mmHg);绝经期后的女性血压又逐渐升高,与男性血压差不多。

3.昼夜和睡眠

血压在上午 8—10 时达全天高峰,之后逐渐降低;午饭后又逐渐升高,下午 4—6 时出现全天次高值,然后又逐渐降低;至入睡后 2 h,血压降至全天最低值;早晨醒来又迅速升高。睡眠欠佳时,血压稍升高。

4.环境

寒冷时血管收缩,血压升高;气温高时血管扩张,血压下降。

5.部位

一般右上肢血压常高于左上肢,下肢血压高于上肢。

6.情绪

紧张、恐惧、兴奋及疼痛均可引起血压升高。

7.体重

血压正常的人发生高血压的危险性与体重增加呈正比。

8.其他

吸烟、劳累、饮酒、使用药物等都对血压有一定的影响。

二、异常血压的观察

（一）高血压

目前基本上采用 1999 年世界卫生组织（WHO）和国际抗高血压联盟（ISH）高血压治疗指南的高血压定义，即在未服抗高血压药的情况下，成人收缩压≥18.7 kPa（140 mmHg）和/或舒张压≥12.0 kPa（90 mmHg）者。95% 的患者为病因不明的原发性高血压，多见于动脉硬化、肾小球肾炎、颅内压增高等，最易受损的部位是心、脑、肾、视网膜。

（二）低血压

医师一般认为血压低于 12.0/（6.7～8.0）kPa［90/（50～60）mmHg］的正常范围且有明显的血容量不足表现（如脉搏细速、心悸、头晕），即可诊断为低血压。低血压常见于休克、大出血等。

（三）脉压异常

脉压增大多见于主动脉瓣关闭不全、主动脉硬化等。脉压减小多见于心包积液、缩窄性心包炎等。

三、血压的测量

（一）血压计的种类和构造

1.水银血压计

水银血压计分立式和台式两种，其基本结构都包括输气球、调节空气的阀门、袖带、能充水银的玻璃管、水银槽这几部分。袖带的长度和宽度应符合标准：宽度比被测肢体的直径宽 20%，长度应能包绕整个肢体。充水银的玻璃管上标有刻度，范围为 0～40.0 kPa（0～300 mmHg），每小格表示 0.3 kPa（2 mmHg）；玻璃管上端和大气相通，下端和水银槽相通。输气球送入空气后，水银由玻璃管底部上升，水银柱顶端的中央凸起可指出压力的刻度。水银血压计测得的数值相当准确。

2.弹簧表式血压计

弹簧表式血压计由一条袖带与有刻度 2.7～4.0 kPa（20～30 mmHg）的圆盘表相连而成，表上的指针指示压力。此种血压计携带方便，但欠准确。

3.电子血压计

电子血压计袖带内有一个换能器，可将信号经数字处理，在显示屏上直接显示收缩压、舒张压和脉搏的数值。此种血压计操作方便，清晰直观，不需听诊器，使用方便、简单，但欠准确。

（二）测血压的方法

1.目的

通过测量血压有无异常，了解循环系统的功能状况，为诊断、治疗提供依据。

2.准备

准备听诊器、血压计、记录纸、笔。

3.操作步骤

（1）测量前，让患者休息片刻，以消除活动或紧张因素对血压的影响；检查血压计，例如，袖带的宽窄是否适合患者，玻璃管有无裂缝，橡胶管和输气球是否漏气。

（2）向患者解释，以取得合作。患者取坐位或仰卧，将被侧肢体的肘臂伸直、掌心向上，肱动脉与心脏在同一水平。取坐位时,肱动脉平第4肋软骨;卧位时,肱动脉平腋中线。如果手臂低于心脏水平,血压会偏高;手臂高于心脏水平,血压会偏低。

(3)将血压计于上臂旁放平,打开水银槽开关,将袖带平整地缠于上臂中部,袖带的松紧以能放入一指为宜,袖带下缘距肘窝2～3 cm。若测下肢血压,袖带下缘距离腘窝3～5 cm。将听诊器胸件置于腘动脉搏动处,记录时注明下肢血压。

(4)戴上听诊器,关闭输气球气门,触及肱动脉搏动。将听诊器胸件放在肱动脉搏动最明显的地方,但勿塞入袖带内,以一只手稍加固定。

(5)挤压输气球囊,打气至肱动脉搏动音消失,水银柱又升高2.7～4.0 kPa(20～30 mmHg)后,以每秒0.5 kPa(4 mmHg)左右的速度放气,使水银柱缓慢下降,视线与水银柱所指刻度平行。

(6)在听诊器中听到第一声动脉音时,水银柱所指刻度即为收缩压;当搏动音突然变弱或消失时,水银柱所指的刻度即为舒张压。当变音与消失音之间有差异时或患者为危重者,应记录两个读数。

(7)测量后,驱尽袖带内的空气,解开袖带。安置患者于舒适卧位。

(8)将血压计右倾45°,关闭气门,把气球放在固定的位置,以免压碎玻璃管,关闭血压计盒盖。

(9)用分数式即收缩压/舒张压记录测得的血压值。

4.注意事项

(1)测血压前,要求患者安静休息20～30 min,因运动、情绪激动、吸烟、进食等可导致血压偏高。

(2)要定期检查和校正血压计,以保证其准确性,切勿倒置或震动。

(3)打气不可过猛、过高,若水银柱里出现气泡,应调节或检修,不可带着气泡测量。

(4)所测血压异常或血压搏动听不清时,需重复测量。先将袖带内气体排尽,使水银柱降至"0",稍等片刻再行第二次测量。

(5)对偏瘫、一侧肢体有外伤或手术后患者,应在健侧手臂上测量。

(6)排除影响血压值的外界因素,例如,袖带太窄、袖带过松、放气速度太慢,测得的血压值偏高,反之则血压值偏低。

(7)长期测血压应做到四定:定部位、定体位、定血压计、定时间。

(李　猛)

第四节　瞳　孔

正常瞳孔双侧等大、等圆,直径2～5 mm。瞳孔的改变在临床上有重要意义,尤其是对神经内科、外科患者。瞳孔的变化是人体生理病理状态的重要体征,有时根据瞳孔的变化,可对临床某些危重疑难病症做出判断和做出神经系统的定位分析。

一、异常性瞳孔扩大

(一)双侧瞳孔扩大

两侧瞳孔直径持续在 6 mm 以上,为病理状态。昏迷患者双侧瞳孔散大,对光反应消失并伴有生命体征明显变化,常为临终前瞳孔表现。枕骨大孔疝患者双侧瞳孔先缩小后散大,直径超过 6 mm,对光反应迟钝或消失。应用阿托品类药物时双侧瞳孔可扩大超过 6 mm,伴有阿托品化的一些表现。双侧瞳孔扩大还见于双侧动眼神经损害、视神经损害、脑炎、脑膜炎、青光眼等疾病。

(二)一侧瞳孔扩大

一侧瞳孔直径>6 mm。其常见于小脑幕切迹疝(病侧瞳孔直径先缩小后散大),单侧动眼神经、视神经受损害,艾迪综合征(表现为一侧瞳孔散大,只有在暗处强光持续照射瞳孔才出现缓慢收缩,光照停止后瞳孔缓慢散大),还见于海绵窦综合征、结核性脑膜炎、眶尖综合征等多种疾病。

二、异常性瞳孔缩小

(一)双侧瞳孔缩小

双侧瞳孔直径<2 mm。其见于有机磷、镇静安眠药物中毒,脑桥、小脑、脑室出血的患者。

(二)一侧瞳孔缩小

单侧瞳孔直径<2 mm。其见于小脑幕切迹疝的早期,由脑血管病,延髓、脑桥、颈髓病变引起的霍纳征(表现为一侧瞳孔缩小、眼裂变小、眼球内陷、伴有同侧面部少汗),由神经梅毒、多发性硬化眼部带状疱疹等引起的阿罗瞳孔(表现为一侧瞳孔缩小,对光反应消失,调节反射存在)。

(三)两侧瞳孔大小不等

两侧瞳孔大小不等是颅内病变指征,如脑肿瘤、脑出血、脑疝。

(四)瞳孔对光反应改变

瞳孔对光反射迟钝或消失。其常见于镇静安眠药物中毒、颅脑外伤、脑出血、脑疝等疾病,是病情加重的表现。

(李　猛)

第二章 基础护理操作技术

第一节 鼻 饲

一、目的

对病情危重、昏迷、不能经口摄食或不愿正常摄食的患者,通过胃管供给患者所需的营养、水分和药物,维持机体代谢平衡,保证蛋白质和热量的供给需求,维持和改善患者的营养状况。

二、准备

(一)物品准备

治疗盘内:准备一次性无菌鼻饲包1套(硅胶胃管1根、弯盘1个、压舌板1个、50 mL注射器1具、润滑剂、镊子2把、治疗巾1条、纱布5块),治疗碗2个,弯血管钳1把,棉签适量,听诊器1副,鼻饲流质液(38 ℃~40 ℃)200 mL,温开水适量,手电筒1个,调节夹1个(夹管用),松节油,漱口液,毛巾。对慢性支气管炎患者视情况准备镇静药、氧气。

治疗盘外:准备安全别针1个、夹子或橡皮圈1个、卫生纸适量。

(二)患者、护理人员及环境准备

患者了解鼻饲目的、方法、注意事项及配合要点。护理人员嘱患者调整情绪,指导或协助患者摆好体位。护理人员应衣帽整齐,修剪指甲,洗手,戴口罩。环境安静、整洁,光线、温湿度适宜。

三、评估

(1)评估患者的病情、治疗情况、意识、心理状态及合作度。

(2)评估患者的鼻腔状况,有无鼻中隔偏曲、息肉,鼻黏膜有无水肿、炎症等。

(3)向患者解释鼻饲的目的、方法、注意事项及配合要点。

四、操作步骤

(1)确认患者并了解病情,向患者解释鼻饲目的、过程及方法。

(2)备齐用物,携至床旁核对床头卡、医嘱、饮食卡,核对流质饮食的种类、量、性质、温度、质量。

（3）若患者有义齿、眼镜，应协助取下，妥善存放。防止义齿脱落，被误吞入食管或落入气管而引起窒息。插管时由于刺激可流泪，取下眼镜便于擦除眼泪。

（4）取半坐位或坐位，可减轻胃管通过咽喉部时引起的咽反射，利于胃管插入。无法坐起者取右侧卧位，昏迷患者取去枕平卧位，头向后仰可避免胃管误入气管。

（5）将治疗巾围于患者颌下，保护患者的衣服和床单，将弯盘、毛巾放置于方便易取处。

（6）观察鼻孔是否通畅，黏膜有无破损，清洁鼻腔，选择通畅的一侧便于插管。

（7）准备胃管，测量胃管插入的长度，对成人插入长度为 45～55 cm，一般取发际至胸骨剑突处或鼻尖经耳垂至胸骨剑突处，并做标记，将少许润滑剂倒于纱布上，润滑胃管前段 10～20 cm，减少插管时的摩擦阻力。

（8）左手持纱布托住胃管，右手持镊子夹住胃管前端，沿选定侧鼻孔缓缓插入，插管时动作轻柔，镊子前端勿触及鼻黏膜，以防损伤，当胃管插入 10～15 cm 通过咽喉部时，若患者清醒，指导其做吞咽动作及深呼吸，患者做吞咽动作及深呼吸时顺势将胃管向前推进，直至标记处。若患者为昏迷患者，将患者头部托起，使下颌靠近胸骨柄，可增大咽喉部通道的弧度，便于胃管顺利通过，再缓缓插入胃管至标记处。若插管时患者恶心、呕吐感持续，用手电筒、压舌板检查口腔咽喉部有无胃管盘曲卡住。如果患者有呛咳、发绀、喘息、呼吸困难等误入气管现象，应立即拔管。休息后再次插管。

（9）确认胃管在胃内，用胶布交叉胃管，将其固定于患者的鼻翼和面颊部。验证胃管在胃内的三种方法：①打开胃管末端胶塞，连接注射器于胃管末端抽吸，抽出胃液即可证实胃管在胃内。②将听诊器置于患者胃区，快速经胃管向胃内注入 10 mL 空气，同时在胃部听到气过水声，即表示已插入胃内。③将胃管末端置于盛水的治疗碗内，无气泡溢出。

（10）灌食：连接注射器于胃管末端，先回抽，见有胃液，再注入少量温开水，可润滑管壁，防止喂食溶液黏附于管壁，然后缓慢灌注鼻饲液或药液等。鼻饲液温度为 38 ℃～40 ℃，每次鼻饲量不应超过 200 mL，间隔时间不少于 2 h，分别灌入新鲜果汁与奶液，防止凝块产生。鼻饲结束后，再次注入 20～30 mL 温开水冲洗胃管，避免鼻饲液积存于管腔中而变质，造成胃肠炎或堵塞管腔。鼻饲过程中，避免注入空气，以防造成腹胀。

（11）若胃管末端无胶塞，可反折胃管末端，用纱布包好，用橡皮圈系紧，用别针将胃管固定于大单、枕旁或患者衣领处，防止灌入的食物反流和胃管脱落。

（12）协助患者清洁口腔、鼻孔，整理床单位，嘱患者维持原卧位 20～30 min，防止发生呕吐，促进食物消化、吸收。对长期鼻饲者应每天进行口腔护理。

（13）整理用物，清洁，消毒，备用。对鼻饲用物应每天更换、消毒，协助患者擦净面部，取舒适卧位。

（14）洗手，记录。记录插管时间、鼻饲液种类和量及患者反应等。

五、拔管

停止鼻饲或长期鼻饲需要更换胃管时进行拔管。

（1）携用物至床前，说明拔管的原因，并选择末次鼻饲结束时拔管。

（2）将弯盘置于患者颌下，夹紧胃管末端，放于弯盘内，防止拔管时液体反流，胃管内残留液体滴入气管。揭去固定胶布，用松节油擦去胶布痕迹，再用清水擦洗。

（3）嘱患者深呼吸，在患者缓缓呼气时稍快拔管，到咽喉处快速拔出。

（4）将胃管放入弯盘中，移出患者的视线，避免患者产生不舒服的感觉。

（5）清洁患者的面部、口腔及鼻腔，帮助患者漱口，取舒适卧位。

（6）整理床单位，清理用物。

（7）洗手，记录拔管时间和患者反应。

六、注意事项

（1）注入药物前应将药片充分研碎，全部溶解方可灌注。灌注多种药物时，应将药物分开灌注，灌注不同药物之间用少量温开水冲洗一次胃管，注意药物配伍禁忌。

（2）插胃管时护士与患者进行有效沟通，降低患者的紧张度。

（3）插管动作要轻稳，尤其是通过食管三个狭窄部位时（环状软骨水平处、平气管分叉处、食管通过膈肌处），以免损伤食管黏膜。

（4）每次鼻饲前应检查胃管是否在胃内及是否通畅，并用少量温开水冲管后方可进行喂食，鼻饲完毕，再次注入少量温开水，防止鼻饲液凝结。注入鼻饲液要缓慢，以免引起患者不适。

（5）鼻饲液应现配现用，对已配制好的暂不用时，应放在 4 ℃以下的冰箱内保存，保证 24 h内用完，防止长时间放置变质。

（6）对长期鼻饲者应每天进行两次口腔护理，并定期更换胃管，普通胃管每周更换一次，硅胶胃管每个月更换一次，聚氨酯胃管 2 个月更换一次。更换胃管时应于当晚最后一次喂食后拔出，翌日早晨从另一侧鼻孔插入胃管。

（7）每次灌注前或间隔 4~8 h 应抽胃内容物，检查胃内残留物的量。如果残留物的量大于灌注量的 50%，说明胃排空延长，应告知医师采取措施。

（王风荣）

第二节　氧　　疗

供氧装置有氧气筒和管道氧气装置。

给氧方法有鼻导管给氧、氧气面罩给氧及高压给氧。

氧气面罩给氧适于长期使用氧气，严重缺氧、神志不清，病情较重者。氧气面罩吸入氧分数最高可达 90%，但气流及无法及时喝水常会造成口腔干燥、沟通及谈话受限。而双侧鼻导管给氧则没有这些问题。鼻导管给氧方法又分单侧鼻导管给氧法和双侧鼻导管给氧法。

吸氧方式的选择：严重缺氧但无二氧化碳潴留者，宜采用面罩吸氧（吸入氧分数最高可达90%）；缺氧伴有二氧化碳潴留者可用双侧鼻导管吸氧。

一、目的

提高动脉血氧分压（PaO_2）和动脉血氧饱和度，增加动脉血氧含量，纠正各种因素导致的缺氧状态，促进组织新陈代谢，维持机体正常生命活动。

根据呼吸衰竭的类型及缺氧的严重程度，选择给氧方法和吸入氧分数。Ⅰ型呼吸衰竭：PaO_2 在 6.7~8.0 kPa（50~60 mmHg），动脉血二氧血碳分压（$PaCO_2$）<6.7 kPa（50 mmHg），应

给予中流量（2～4 L/min）吸氧，吸入氧浓度＞35％。Ⅱ型呼吸衰竭：PaO_2 在 5.3～6.7 kPa（40～50 mmHg），$PaCO_2$ 正常，间断给予高流量（4～6 L/min）高浓度（＞50％）吸氧，若 PaO_2＞9.3 kPa（70 mmHg），应逐渐降低吸氧浓度，防止长期吸入高浓度氧引起中毒。

二、准备

（一）用物准备

1.治疗盘外

准备一套氧气装置，包括氧气筒（管道氧气装置无）、氧气流量表装置，还要准备扳手、用氧记录单、笔、安全别针。

2.治疗盘内

准备橡胶管、湿化瓶、一次性双侧鼻导管或一次性吸氧面罩（无菌容器内盛）、消毒玻璃接管、无菌持物镊、无菌纱布缸、治疗碗内盛蒸馏水、弯盘、棉签、胶布、松节油。

3.氧气筒

氧气筒顶部有一个总开关，控制氧气的进出。氧气筒颈部的侧面，有一个气门与氧气表相连，是氧气自氧气瓶中输出的途径。

4.氧气流量表装置

其由压力表、减压阀、安全阀、流量表和湿化瓶组成。压力表用于测量氧气筒内的压力。减压阀是一种自动弹簧装置，将氧气筒流出的氧压力减至 2～3 kg/cm^2（0.2～0.3 mPa），使流量平稳。当氧流量过大、压力过高时，安全阀内部活塞自行上推，过多的氧气由四周小孔流出，确保安全。流量表可测量每分钟氧气的流量，通过流量表内有浮标上端平面所指的刻度，可知氧气每分钟的流出量。湿化瓶内盛 1/3～1/2 蒸馏水、凉开水、20％～30％的乙醇（急性肺水肿患者吸氧时用，可降低肺泡内泡沫的表面张力，使泡沫破裂，扩大气体和肺泡壁接触面积使气体易于弥散，改善气体交换功能），通气管浸入水中，湿化瓶出口与鼻导管或面罩相连，湿化氧气。

5.装表

把氧气筒放在氧气架上，打开总开关，放出少量氧气，快速关上总开关，此为吹尘（为防止氧气瓶上灰尘被吹入氧气表内）。然后将氧气表向后稍微倾斜，置于气阀上，用手初步旋紧固定，再用扳手旋紧螺帽，使氧气表立于氧气筒旁，按湿化瓶，打开氧气筒，检查氧气装置是否漏气，氧气输出是否通畅后，关闭流量表开关，推至病床旁备用。

（二）患者、护理人员及环境准备

患者了解吸氧目的、方法、注意事项及配合要点，取舒适体位，调整情绪。护理人员应衣帽整齐，修剪指甲，洗手，戴口罩。环境安静、整洁，光线、温湿度适宜，远离火源。

三、操作步骤

（1）携用物至病床旁，再次核对患者。

（2）用湿棉签清洁患者的双侧鼻腔，清除鼻腔分泌物。

（3）连接鼻导管及湿化瓶的出口。调节氧流量，轻度缺氧，氧流量为 1～2 L/min，中度缺氧，氧流量为 2～4 L/min，重度缺氧，氧流量为 4～6 L/min，氧气筒内的氧气流量＝氧气筒容积（L）×压力表指示的压力（kg/cm^2）。

（4）将鼻导管插入患者双侧鼻腔约 1 cm，将鼻导管环绕患者耳部向下放置，动作轻柔，避免损伤黏膜,根据情况调整长度。

(5)停止用氧时,首先取下鼻导管(避免误操作引起肺组织损伤),将患者安置于舒适体位。

(6)关流量表开关,关氧气筒总阀,再开流量表开关,放出余气,再关流量表开关,最后卸表(取下鼻导管后,直接关闭流量表开关)。

(7)处理用物,预防交叉感染。

(8)记录停止用氧时间及效果。

四、注意事项

(1)用氧时认真做好四防:防火、防震、防热、防油。

(2)禁用带油的手进行操作,禁止给氧气筒和螺旋口上油。

(3)氧气筒内氧气不能用完,压力表指针应高于 0.5 MPa。

(4)防止灰尘进入氧气瓶,避免充氧时引起爆炸。

(5)观察长期、高浓度吸氧患者有无胸骨后烧热感、干咳、恶心呕吐、烦躁及进行性呼吸困难加重等氧中毒现象。

(6)长期吸氧,吸氧浓度应低于 40%。氧气浓度与氧流量的关系:吸氧浓度(%)＝21＋4×氧气流量(L/min)。

(王风荣)

第三节 采 血

一、一次性定量自动静脉采血器

一次性定量自动静脉采血器用于护理和医疗检测工作,与注射器采血相比较,可预防交叉感染,特别是现有各种已配好试剂的采血管,不仅减少了化验和护理人员配剂加药工作量,还可避免差错发生。

(一)特点

1.专用性

其专供采集静脉血样标本用。血液可直接通过胶管吸入负压储血管内。血液完全与外界隔离,避免了溶血和交叉感染,提高了检测的准确度。

2.多功能

其已配备各种抗凝剂、促凝剂,分别适用于各种检验工作。改变了长期以来存在的由于检验、护理人员相关知识不协调,试剂成分与剂量不规范,影响检测效果的现状。

3.高效率

一次性定量自动静脉采血器不需人力拉引,不需另配试管、试剂和注射器,可一针多管采取血样标本,还可一针多用,采完血不必拔出针头又可输液,其采血时间是注射器采血时间的 2/3。这样大大减轻了护理、检验人员的劳动强度和患者的痛苦,也不会因反复抽注造成溶血。

（二）系列采血管

1.普通采血管

适应检测项目：①血清电解质钾、钠、氯、钙、磷、镁、铁、铜离子测定。②肝功能、肾功能、总蛋白、白球比、蛋白电泳、血尿素氮、肌酐、尿酸、血脂、葡萄糖、心肌酶、风湿系列等生化测定。③各种血清学、免疫学等项目测定，如补体 C_3、肥达试验、外斐反应及狼疮细胞检查。

采集方法：在接通双针头后至采血完毕，将储血管平置、送检。

2.3.8％的枸橼酸钠抗凝采血管

适用检测项目：魏氏法血细胞沉降率测定专用。在接通双针头后至采血完毕，将储血管轻轻倒摇动 4~5 次，使抗凝剂充分与血液混匀，达到抗凝目的后送检。

3.肝素抗凝采血管

适用检测项目：血流变学测定（采血量≥5 mL）、血细胞比容、微量元素检测。采集方法：接通双针头后至采血完毕，将采血管轻轻抖动 4~5 次，使抗凝剂充分与血液混匀，达到抗凝目的后送检。

注意：本采血管不适用于酶类测定。

4.EDTA（乙二胺四乙酸）抗凝采血管

适用检测项目：温氏法血沉及血细胞比容检查，全血或血浆生化分析，纤维蛋白原测定，各种血细胞计数、分类及形态观察，贫血及溶血，红细胞病理、血红蛋白检查分析。采集方法与肝素抗凝采血管的采集方法相同。

5.草酸钠抗凝采血管

适应检测项目：主要用于凝血现象的检查测定。采集方法：与肝素抗凝采血管的采集方法相同。

（三）使用方法

（1）检查真空试管是否密封，观察试管密封胶塞的顶部是否凹平，如果凸出则说明密封不合格，需更换试管。

（2）按常规扎上止血带，局部皮肤消毒。

（3）取出小包装内双针头，持有柄针头，取下针头保护套，刺入静脉。

（4）见到小胶管内有回血时，立即将另一端针头（无须取下针头套）刺入储血管上橡胶塞中心进针处，即自动采血。

（5）待达到采血量时，先拔出静脉上针头，再拔掉橡皮塞上的针头，即采血完毕（如果需多管采血，不需要拔掉静脉上针头，将橡胶塞上针头拔出并刺入另一根储血管即可）。

（6）如需抗凝血，需将每支储血管轻轻倒摇动 4~5 次，使血液与抗凝剂完全混匀后，平置送检。如不需抗凝血，则不必倒摇动，平置送检即可。

（四）注意事项

（1）包装破损，严禁使用。

（2）一次性使用后销毁。

（3）环氧乙烷灭菌，有效期两年。

二、小静脉逆行穿刺

常规静脉取血，进针的方向与血流方向一致，在静脉管腔较大的情况下，取血针的刺入对血

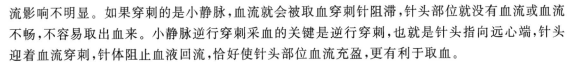

流影响不明显。如果穿刺的是小静脉,血流就会被取血穿刺针阻滞,针头部位就没有血流或血流不畅,不容易取出血来。小静脉逆行穿刺采血的关键是逆行穿刺,也就是针头指向远心端,针头迎着血流穿刺,针体阻止血液回流,恰好使针头部位血流充盈,更有利于取血。

(一)操作方法

(1)选择手腕、手背、足腕、足背或身体其他部位充盈好的小静脉。

(2)常规消毒,可以不扎止血带。

(3)根据取血量选用适宜的一次性注射器和针头。

(4)针头指向远心端,逆行穿刺,针头刺入小静脉管腔3～5 mm,固定针管,轻拉针栓即有血液进入针管。

(5)采足需要血量后,拔出针头,用消毒棉球按压穿刺部位。

(二)注意事项

(1)尽可能选择充盈好的小静脉。

(2)可通过按压小静脉两端仔细鉴别血液流向。

(3)注射器不能漏气。

(4)固定针管要牢,拉动针栓要轻,动作不可过大。

(5)本方法特别适用于肥胖者及婴幼儿静脉取血。

三、细小静脉直接滴入

在临床护理中,对一些慢性病患者(特别是消耗性疾病的患者)进行常规静脉抽血采集血标本时,常因针管漏气等而发生标本溶血,抽血不成功,给护理工作带来很大麻烦。而细小静脉直接滴入采血,不仅能减轻患者的痛苦,还能为临床提供准确的检验数据。

(一)操作方法

(1)选择手指背静脉、足趾背浅静脉、掌侧指间小静脉。

(2)常规消毒。在所选用的细小静脉旁或上方缓慢进针,见回血后立即用胶布将针栓固定,暂不松开止血带。

(3)去掉与针栓相接的注射器,将试管接于针栓下方约1 cm处,利用止血带的阻力和静脉本身的压力使血液自行缓缓沿试管壁滴入至所需量。

(4)为防止凝血,可边接边轻轻旋转试管,使抗凝剂和血液充分混匀。

(5)操作完毕,松止血带,迅速拔出针头,用棉签压住穿刺点。

(二)注意事项

(1)选血管时,不要过分拍挤静脉或扎止血带过久,以免造成局部淤血和缺氧,致使血液成分遭破坏而致溶血。

(2)进针深浅度适宜,见回血后不要再进针。

(3)固定头皮针时,动作要轻柔,嘱患者不要活动,以达到滴血通畅。

(4)此方法适用于急性或慢性白血病、肾病综合征和消化道肿瘤等患者。

四、新生儿后囟采血

在临床护理中,给新生儿(特别是早产儿)抽血采集血标本时,常因血管细小,管腔内血液含量相对较少而操作失败,以致延误诊断和抢救时机。后囟采血法是将新生儿或2～3个月婴儿未闭合的后囟作为采集血标本的部位,这种方法操作简便,成功率高,安全可靠。

(一)操作方法

(1)穿刺部位在后囟中央点,此处为窦汇,是头颈部较大的静脉腔隙。

(2)操作者帮患儿取右侧卧位,使其面向自己,将右耳下方稍垫高,助手固定患儿的头及肩部。

(3)将后囟毛发剃净,面积为 $5\sim8$ cm²,用 2.5% 的碘伏给皮肤消毒,用 75% 的乙醇脱碘。用同样的方法给操作者左手示指消毒,并在后囟中央点固定皮肤。

(4)右手持注射器,中指固定针栓,使针头斜面向上,手及腕部紧靠患儿的头(作为固定支点),将针头向患儿口鼻方向由后囟中央点垂直刺入,进针约 0.5 cm,略有落空感后松开左手,试抽注射器活塞,见回血,抽取所需血量后拔针,用消毒干棉签按压 $3\sim5$ min,不出血即可。

(二)注意事项

(1)严格无菌操作,皮肤消毒范围应广泛,避免细菌进入血液循环及颅内引起感染。

(2)对严重呼吸衰竭,有出血倾向,特别是颅内出血的患儿禁用此方法。

(3)进针时右手及胸部应紧靠患儿的头部以固定针头,避免用力过度,进针太深而刺伤脑组织。

(4)进针后抽不到回血时,可将针头稍进或稍退,也可将针头退至皮下稍移位后再刺入,切忌用针头反复穿刺,以防感染或损伤脑组织。

(5)操作过程中,严密观察患儿的面色、呼吸,若有变化,立即停止操作。

五、脐带血采集

人类脐带血含有丰富的造血细胞,具有不同于骨髓及外周血的许多特点,这种通常被废弃的血源可提供相当数量的造血细胞,用于造血细胞移植。脐带血还可提供免疫球蛋白,提高机体免疫力,因而近年来,人脐带血已开始应用于临床并显示出广泛的应用前景。

(一)操作方法

(1)在胎儿着冠前,按无菌操作规程的要求准备好血袋和回输器,同时做好采血的消毒准备。

(2)选择最佳采集时间,在避免胎儿窘迫的前提下,缩短第二产程时间,胎盘剥离之前是理想的采集时机。

(3)胎儿娩出后立即用碘伏、乙醇给脐轮端以上脐带约 10 cm 处消毒,然后用两把止血钳夹住脐带,将其中一把止血钳用钳带圈套好,在距离脐轮 1 cm 处夹住脐带,另一把钳与此相距 2 cm,并立即用脐带剪断脐。

(4)迅速选择母体端脐带血管暴起处作为穿刺部位,采血,收集适量脐带血后,再用常规消毒方法严格给回输器与血袋连接处消毒,立即封口形成无菌血袋。

(5)采集后留好血交叉标本,立即送检、储存,冷藏温度为 -4 ℃,保存期 10 d。

(二)注意事项

(1)采集的对象应是各项检验和检查指标均在正常范围的产妇。

(2)不宜对甲肝、乙肝、丙肝患者采集。对羊水Ⅲ度污染及羊水中有胎粪者、脐带被胎粪污染者不采集。对早产、胎盘早剥、胎盘前置、孕期贫血或娩出呼吸窘迫新生儿的产妇不采集。

(3)脐带血的采集,应选择素质好、责任心强、操作技术熟练的护士专人负责,未经培训者不得上岗。

（4）严格把好使用检查关,收集脐带血后,须由检验科鉴定脐带血型。使用时须与受血者做交叉配血试验,血型相同方可使用。

（王风荣）

第四节　冷 热 疗 法

一、温水擦浴

(一)目的
适合体温在 39.5 ℃以上,伴有寒战、四肢末梢厥冷的患者,可以减少血管收缩,迅速蒸发,带走机体大量的热能,散热效果快而强。

(二)准备
1.用物准备

治疗盘内:准备浴巾 1 条、小毛巾 2 块、手套 1 副、热水袋(内装 60 ℃～70 ℃热水)及套、冰袋(内装 1/2 袋的冰)及套或冰槽。

治疗盘外:温水擦浴盆内盛 32 ℃～34 ℃温水,2/3 满,必要时准备衣裤。准备冰块、帆布袋、木槌、盆、冷水、毛巾、勺、水桶、肛表、海绵。冰槽降温时准备不脱脂棉球及凡士林纱布。

2.患者、护理人员及环境准备

向患者及家属解释温水擦浴的目的、操作过程等相关知识,取得患者的配合。根据病情令患者取适宜卧位,必要时排尿。护理人员衣着整洁,修剪指甲,洗手,戴口罩。环境安静、安全、整洁、舒适。光线、温湿度适宜,关闭门窗,必要时准备屏风。

(三)评估
(1)评估患者的年龄、病情、体温、意识状况、语言表达能力、治疗情况、活动能力和合作程度。

(2)观察局部皮肤状况,如皮肤颜色、温度、完整性、有无感觉障碍、对冷热的敏感度。

(四)操作步骤
(1)确认患者了解病情,解除患者的紧张情绪,使患者有安全感。

(2)关闭门窗,预防患者受凉。

(3)松开床尾盖被,协助患者脱去上衣。必要时用屏风遮挡患者的隐私。

(4)将冰袋或冰帽置于患者头部,将热水袋置于患者足底。将热水袋置于足底,能促进足底血管扩张,将冰袋或冰帽置于头部,有利于降温并防止头部充血,预防脑水肿发生,并减轻患者的不适感。

(5)将浴巾垫于要擦拭部位下方,将小毛巾放入温水中浸湿后,拧至半干,包裹于手上呈手套状,以离心方式擦拭,擦拭完毕,用大毛巾擦干皮肤。将浴巾垫放于要擦拭部位下方,防止浸湿,保护床单位。若患者为隔离患者,按隔离原则进行操作。

(6)患者取仰卧位,脱去上衣,擦拭患者的双上肢。其顺序为颈外侧、上臂外侧、手背、腋窝、上臂内侧、手心。

(7)患者取仰卧位,擦拭患者的腰背部。顺序为颈下肩部、背部、臀部,擦拭完毕,让患者穿好衣服。对体表人血管流经丰富部位(颈部、腋窝、肘窝、手心、腹股沟、腘窝)适当延长擦拭时间,以促进散热,增加疗效。禁忌在胸前区、腹部、后颈、足底部擦浴。

(8)患者取仰卧位,脱去裤子,擦拭患者的双下肢。顺序为髂骨、大腿外侧、内踝、臀部、大腿后侧、腘窝、足跟。擦拭完毕,让患者穿好裤子。擦拭时间一般控制在 20 min 内。

(9)取出热水袋,密切观察患者的生命体征。

(10)擦浴 30 min 后测试体温,体温降至 39 ℃以下时,取下头部冰袋。

(11)协助患者取舒适体位,整理床单位。

(12)处理用物,将用物清洁、消毒,备用。

(13)洗手,记录。在体温单上记录物理降温。

(五)注意事项

(1)实施的过程中,护士应密切观察患者的面色、脉搏、呼吸等,有无寒战等异常反应,出现异常应立即停止操作。

(2)胸前区、腹部、后颈、足底为禁忌擦浴部位。

(3)擦浴 30 min 后测量体温并记录,体温下降为降温有效。

(4)操作方法轻稳、节力,保护患者安全及隐私。

(5)注意保护患者的床单干燥,无水渍。

二、干热疗法

(一)目的

帮助患者提升体温,提高舒适度,缓解痉挛,减轻疼痛。

(二)准备

1.用物准备

治疗盘内:准备毛巾、手套 1 副、热水袋及一次性布套。

治疗盘外:准备盛水容器、热水。

2.患者、护理人员及环境准备

向患者及家属解释温水擦浴的目的、操作过程等相关知识,取得患者的配合。根据病情嘱患者取适宜卧位,必要时排尿。护理人员衣着整洁,修剪指甲,洗手,戴口罩。环境安静、安全、整洁、舒适。光线、温湿度适宜,关闭门窗,必要时准备屏风。

(三)评估

(1)评估患者的年龄、病情、体温、意识状况、语言表达能力、治疗情况、活动能力和合作程度。

(2)观察局部皮肤状况,如皮肤颜色、温度、完整性、有无感觉障碍、对冷热的敏感度。

(四)操作步骤

(1)确认患者,了解病情,解除患者的紧张情绪,给患者安全感。关闭门窗,预防患者受凉。

(2)调配水温,对成人一般 60 ℃~70 ℃,对昏迷者、感觉迟钝者、老年人、婴幼儿及循环衰竭患者,水温应控制在 50 ℃以下。灌调配好的水 1/2~2/3 满,灌水过多,可使热水袋膨胀变硬,柔软舒适感下降,且与皮肤接触面积减少,热效应减小,疗效降低。

(3)排出袋内空气并拧紧塞子,防止影响热传导。用毛巾擦干热水袋,倒置,检查热水袋有无破损、漏水。

(4)将热水袋装入套内,必要时布套外再用毛巾包裹,避免热水袋与患者的皮肤直接接触而发生烫伤。

（5）协助患者取舒适体位，暴露用热部位，必要时用屏风遮挡，将热水袋放置于其用热部位。

（6）观察患者用热部位效果及反应，如有异常，立即停止热疗。30 min 后，撤去热水袋（如为保温，可持续，但应及时更换热水，水温不超过 50 ℃）。倒空热水，倒挂水袋晾干，吹入少量空气防止粘连，夹紧塞子，将热水袋送洗、消毒，备用。

（7）协助患者躺卧舒适，整理床单位，洗手，记录用热部位、时间、效果、患者的反应情况等。

（五）注意事项

（1）有出血倾向、面部危险三角区感染、软组织损伤或扭伤 48 h 以内、急性炎症期、恶性病变部位严禁热敷。

（2）随时观察局部皮肤情况，特别是意识不清、有语言障碍者。

（3）使用热水袋保暖，每 30 min 检查水温情况，及时更换热水。

（4）控制水温，对成人水温 60 ℃～70 ℃，对昏迷者、老年人、婴幼儿、感觉迟钝者，水温应调至 50 ℃。

（5）应将热水袋浸泡或熏蒸消毒，严禁高压消毒。

三、湿热疗法

（一）目的

热湿敷可促进血液循环，消炎，消肿，止痛。

（二）准备

1.用物准备

治疗盘内：准备一次性橡胶单、治疗巾、棉签、防水巾、大于患处面积敷布数块、长镊子 2 把、纱布数块、凡士林及开放性伤口所用换药物品。

治疗盘外：准备水温计、盛有热水的容器及加热器。

2.患者、护理人员及环境准备

向患者及家属解释温水擦浴的目的、操作过程等相关知识，取得患者的配合。根据病情嘱患者取适宜卧位，必要时排尿。护理人员衣着整洁，修剪指甲，洗手，戴口罩。环境安静、安全、整洁、舒适。光线、温湿度适宜，关闭门窗，必要时准备屏风。

（三）评估

（1）评估患者的年龄、病情、体温、意识状况、语言表达能力、治疗情况、活动能力和合作程度。

（2）观察局部皮肤状况，如皮肤颜色、温度、完整性、有无感觉障碍、对冷热的敏感度。

（四）操作步骤

（1）协助患者取舒适体位，暴露患处，必要时以屏风遮挡，以保护患者的隐私。将凡士林涂于受敷部位，上盖一层纱布，在受敷部位下方垫橡胶单和治疗巾。

（2）将敷布浸入水温为 50 ℃～60 ℃热水中浸透，用长钳夹出拧至半干，以不滴水为度，抖开。打开敷布，折叠后放于患处，上盖防水巾及棉垫。

（3）根据环境温度每 3～5 min 更换 1 次敷布，一次持续 15～20 min，维持敷布温度。可用热源加热盆内水或及时调换盆内热水，维持水温，若患者感觉过热，可掀起一角散热。

（4）观察患者局部皮肤情况、全身反应，若有异常，立即停止热湿敷。

（5）热湿敷结束后，撤去敷布和纱布，擦去凡士林，用干毛巾擦干皮肤，撤去一次性橡胶单和治疗巾。

(6)协助患者躺卧舒适,整理好床单位,洗手,记录用热部位、时间、效果、患者的反应。

(五)注意事项

(1)若患者热敷部位不禁忌压力,可将热水袋放置在敷布上再盖以大毛巾,以维持温度。

(2)面部热敷者应间隔 30 min 后方可外出,以防感冒。

(3)热湿敷过程中注意局部皮肤变化(如患者皮肤感觉是否温暖、舒适,血液循环是否良好等),防止烫伤。

(4)若热敷部位有伤口,应按无菌技术操作原则进行湿敷,湿敷后外科常规换药。

(5)操作方法轻稳、节力,保护患者安全,注意保护患者床单干燥、无水渍。

(王风荣)

第五节　机械吸痰法

一、目的

清除呼吸道分泌物,保持呼吸道通畅,预防并发症发生。机械吸痰法适用于排痰无力、痰液黏稠、意识不清、危重、老年体弱及身体各脏器衰竭者。可通过患者口腔、鼻腔、气管插管或气管切开处进行负压吸引。

二、准备

(一)用物准备

治疗盘外:准备电动吸引器或中心吸引器(马达、偏心轮、气体过滤器、压力表、安全瓶、贮液瓶),准备开口器、舌钳、压舌板、电源插座等。

治疗盘内:准备带盖缸 2 个(1 个盛消毒一次性吸痰管若干根,另 1 个盛有消毒液的盐水瓶),消毒玻璃接管,治疗碗 2 个(1 个内盛无菌生理盐水,另 1 个内盛消毒液用于消毒玻璃接管),弯盘,消毒纱布,无菌弯血管钳 1 把,消毒镊子 1 把,棉签 1 包,液状石蜡,冰硼散等,急救箱1 个(备用)。

(二)患者、护理人员及环境准备

患者取舒适体位,稳定情绪,了解吸痰目的、方法、注意事项及配合要点。护理人员应衣帽整齐,修剪指甲,洗手,戴口罩。环境安静、整洁,光线、温湿度适宜。

三、操作步骤

(1)携用物至病床旁,接通电源,打开开关,调节负压,检查吸引器性能。

(2)检查患者的口腔(对昏迷患者可借助压舌板及开口器)、鼻腔,有无义齿,如果有应先取下活动义齿,将患者头部转向一侧,面向操作者。

(3)连接吸痰管,先吸少量生理盐水,用于检查吸痰管是否通畅,并润滑吸痰管前端。

(4)一只手反折吸痰管末端,另一只手持无菌弯血管钳或无菌镊子夹取吸痰管前端,插入口咽部10～15 cm(过深可触及支气管处,易堵塞呼吸道)后,放松吸痰管末端,先吸口咽部分泌物,再吸气管内分泌物。吸痰时采取上、下、左、右旋转向上提吸痰管的方法,有利于吸出呼吸道分泌物,避免损伤呼吸道黏膜。每次吸引时间少于15 s,防止缺氧。

(5)拔出吸痰管后,用生理盐水抽吸。防止分泌物堵塞吸痰管。

(6)观察患者的呼吸道是否畅通,面部、呼吸、心率、血压等情况及吸出液的色、质、量。

(7)协助患者擦净面部分泌物,整理床单位,取舒适体位。

(8)处理用物,清洁吸痰管玻璃接头后,将其放入盛有消毒液的治疗碗中浸泡,或清洁后,置于低温消毒箱内消毒备用。

(9)洗手,观察并记录治疗效果与反应。

四、注意事项

(1)严格无菌操作,吸痰管应即吸即弃。

(2)吸痰动作应轻柔,以防呼吸道黏膜损伤。

(3)对痰液黏稠者可配合叩击、雾化吸入,提高治疗效果。

(4)储液瓶内的液体不得超过2/3。

(5)每次吸痰时间不超过15 s,以免缺氧。

(6)两次吸痰间隔不少于30 min。

(7)不宜反复刺激气管隆嵴处,避免引起咳嗽反射。

(邹成松)

第六节 雾 化 吸 入

一、操作目的

(1)用于止咳平喘,帮助患者解除支气管痉挛。

(2)改善肺通气功能。

(3)湿化气道。

(4)预防和控制呼吸道感染。

二、操作流程

(一)评估

(1)评估患者的心理状态、合作程度。

(2)评估患者对氧气雾化吸入法的认识。

(3)评估环境是否整齐、安静,操作者对用氧安全的认识。

(二)准备

(1)按需备齐用物,根据医嘱备药。

(2)环境:"四防"(火、油、热、震)。

(3)查对，解释。

（三）步骤

(1)患者取坐位、半坐卧位。

(2)将氧气雾化吸入器与氧气连接，调节氧气流量（8～10 L/min），检查出雾情况。

(3)协助患者将喷气管含入口中并嘱其紧闭双唇，做深慢呼吸。

（四）处理

(1)吸毕，取下雾化器，关闭氧气开关，擦净患者的面部，询问患者的感觉，帮患者采取舒适卧位。

(2)观察记录雾化吸入的情况。

(3)妥善清理用物，将其归原位。

三、操作关键环节提示

(1)每次雾化吸入时间不应超过 20 min，如果用液体过多应计入液体总入量内。若盲目用量过大有引起肺水肿或水中毒的可能。

(2)有增加呼吸道阻力的可能。雾化吸入完几小时后，呼吸困难反而加重，除肺水肿外，还可能是由于气道分泌物液化膨胀，阻塞加重。

(3)预防呼吸道再感染。由于雾滴可带细菌入肺泡，故有可能继发革兰氏阴性杆菌感染，不但要加强口、鼻、咽的卫生护理，还要注意雾化器、室内空气和各种医疗器械的消毒。

(4)对长期雾化吸入治疗的患者，所用雾化量必须适中。如果湿化过度，可致痰液增多，危重患者神志不清或咳嗽反射减弱时，常可因痰不能被及时咳出而病情恶化甚至死亡。如果湿化不够，则很难达到治疗目的。

(5)注意防止药物吸收引起的不良反应或毒性作用。

(6)过多长期使用生理盐水雾化吸入，过多的钠吸收会诱发或加重心力衰竭。

(7)应垂直拿雾化器，用面罩罩住口鼻或用口含嘴，在吸入的同时应做深吸气，使药液充分到达支气管和肺内。

(8)将氧流量调至 4～5 L/min，不要擅自调节氧流量，禁止在有氧环境附近吸烟或燃明火。

(9)雾化前半小时尽量不进食，避免雾化吸入过程中气雾刺激，引起呕吐。

(10)每次雾化后要及时洗脸或用湿毛巾抹干净口鼻部留下的雾珠，防止残留雾滴刺激口鼻皮肤而引起皮肤过敏或受损。

(11)每次雾化结束协助患者饮水或漱口，防止口腔黏膜二重感染。

（王朝平）

第七节　皮肤护理

皮肤覆盖于人体表面，是身体最大的器官。完整的皮肤还具有保护机体、调节体温、吸收、分泌、排泄及感觉等功能，是抵御外界有害物质入侵的第一道屏障。皮肤的新陈代谢迅速，其代谢产物（如皮脂、汗液及表皮碎屑）能与外界细菌及尘埃结合成污垢，黏附于皮肤表面，如果不及时

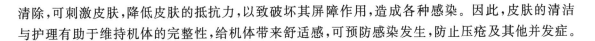

清除,可刺激皮肤,降低皮肤的抵抗力,以致破坏其屏障作用,造成各种感染。因此,皮肤的清洁与护理有助于维持机体的完整性,给机体带来舒适感,可预防感染发生,防止压疮及其他并发症。

一、目的

去除皮肤污垢,消除令人不快的身体异味,保持皮肤清洁,促进患者机体放松,增进患者的舒适度及活动度,防止肌肉挛缩和关节僵硬等并发症,刺激皮肤血液循环,增加皮肤排泄功能,防御皮肤感染和压疮的发生。床上擦浴适用于病情较重、长期卧床或使用石膏、牵引、卧床、生活不能自理及无法自行沐浴的患者。

二、准备

(一)物品准备

治疗盘内:准备浴巾 2 条、毛巾 2 条、沐浴液或浴皂、小剪刀、梳子、50%的乙醇、护肤用品(爽身粉、润肤剂)、一次性油布 1 条、手套。

治疗盘外:准备面盆 2 个,水桶 2 个(1 个桶内盛 50 ℃～52 ℃的温水,并按年龄、季节和生活习惯调节水温,另 1 个桶接盛污水用),清洁衣裤和被服,另备便盆、便盆巾和屏风。

(二)患者、操作人员及环境准备

患者了解床上擦浴的目的、方法、注意事项及配合要点。根据需要协助患者使用便器排便,避免温温水擦洗引起患者的排尿和排便反射,帮患者调整情绪,指导或协助患者取舒适体位。操作人员应衣帽整齐,修剪指甲,洗手,戴口罩。环境安静、整洁,关闭门窗,室温控制在 22 ℃～26 ℃,必要时准备屏风。

三、评估

(1)评估患者的病情、治疗情况、意识、心理状态、卫生习惯及合作度。

(2)评估患者的皮肤情况,有无感染、破损及并发症,评估肢体活动度、自理能力。

(3)向患者解释床上擦浴的目的、方法、注意事项及配合要点。

四、操作步骤

(1)根据医嘱,确认患者,了解病情。

(2)向患者解释说明目的、过程及方法。解除患者的紧张情绪,使患者有安全感,取得合作。

(3)拉布幔或屏风遮挡患者,预防受凉并保护患者隐私,使患者身心放松。

(4)向面盆内倒入 50 ℃～52 ℃温水至约 2/3 处,可根据患者的习惯调节水温。

(5)根据病情摇平床头及床尾支架,松开床尾盖被,放平靠近操作者的床挡,将患者的身体移向床沿,尽量靠近操作者,确保患者舒适,利用人体力学的原理,减少操作过程中机体的伸展和肌肉紧张及疲劳度。

(6)戴手套,托起头颈部,将一条浴巾铺在枕头上,将另一条浴巾放在患者胸前(每擦一处均应在其下面铺浴巾,保护床单位,并用浴毯遮盖好擦洗周围的暴露部位),防止枕头和被褥弄湿。

(7)将毛巾放入温水中浸透,拧至半干,叠成手套状,包在操作者手上,用毛巾的不同面,先擦患者眼部,按由内眦到外眦顺序依次擦干眼部,再用较干的毛巾擦洗一遍。折叠毛巾能提高擦洗效果,同时保持毛巾的温度。

（8）操作者一只手轻轻固定患者的头部，用洗面乳或香皂（根据患者的习惯选择）依次擦洗患者的额部、鼻翼、颊部、耳郭、耳后直至额下、颈部，再用清水擦洗，然后再用较干毛巾擦洗一遍。对褶皱部（如额下、颈部位、耳郭、耳后）应重复擦洗。

（9）协助患者脱下上衣，置于治疗车下层。按先近侧后对侧，先擦洗双上肢（由远心端向近侧擦洗上肢，避免静脉回流），再擦洗胸腹部顺序（以脐为中心，从右向左顺结肠走向擦洗腹部，对乳房处环形擦洗）。先用涂浴皂的湿毛巾擦洗，再用湿毛巾擦净皂液，清洗并拧干毛巾后再擦洗，最后用大浴巾边按摩边擦干。根据需要随时调节水温。擦洗过程中注意观察患者的病情及皮肤情况，患者出现寒战、面色苍白时，应立即停止擦洗，给予适当处理。

（10）协助患者侧卧，背向操作者，依次擦洗后颈、背、臀部。对背部及受压部位可用 50% 的乙醇做皮肤按摩，促进血液循环，防止并发症发生。根据季节扑爽身粉。

（11）协助患者更换清洁上衣，一般先穿远侧上肢，再穿近侧、患侧，再穿健侧，可减少关节活动，避免引起患者疼痛不适。及时用棉被盖好胸、腹部，避免受凉。

（12）更换水、盆、毛巾，擦洗患者的下肢、足部背侧。患者平卧，脱下裤子后侧卧，将脱下的衣物放置于治疗车下层，将浴巾纵向垫在下肢下，将浴巾盖于会阴部及下肢前侧，依次按从踝部向膝关节、大腿背侧顺序擦洗。

（13）协助患者平卧，擦洗两下肢、膝关节处、大腿前侧部位。

（14）更换温水、盆、毛巾，擦洗会阴部、肛门处（注意肛门部皮肤的褶皱处擦洗干净，避免分泌物滞留，细菌滋生），撤去浴巾，为患者换上干净裤子。

（15）更换温水、盆、毛巾，协助患者移向近侧床边，盆移置足下，盆下铺一次性油布或将盆放于床旁椅上，托起患者小腿部屈膝，将患者双脚同时或先后浸泡于盆内，浸泡片刻软化角质层，洗净双足，擦干足部。

（16）根据需要修剪指甲，给足部干裂者涂护肤品，防止足部干燥和粗糙。

（17）为患者梳头，维护患者的个人形象，整理床单位，必要时更换床单。

（18）协助患者取舒适体位后，开窗换气。

（19）整理用物，进行清洁消毒处理，避免致病菌的传播。

（20）洗手、记录。

五、注意事项

（1）按擦浴顺序、步骤和方法进行。

（2）擦洗眼部时，避免用浴皂，防止对眼部刺激。

（3）操作过程中注意观察患者的病情变化，保持与患者沟通，询问患者的感受。

（4）擦洗动作要轻柔、利索，尽量注意少搬动、少暴露患者，注意保暖。

（5）注意要擦洗干净褶皱处（如额下、颈部、耳郭、耳后、腋窝、指间、乳房下褶皱处、脐部、腹股沟、肛周）。

（6）肢体有损伤者，应先脱健侧衣裤后脱患侧衣裤，穿时应先穿患侧衣裤后穿健侧衣裤，避免患者关节的过度活动，引起疼痛和损伤。

六、压疮的预防及护理

压疮是身体局部组织长期受压，出现血液循环障碍，局部组织持续缺血、缺氧、营养缺乏引起

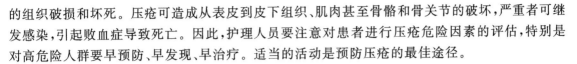

的组织破损和坏死。压疮可造成从表皮到皮下组织、肌肉甚至骨骼和骨关节的破坏,严重者可继发感染,引起败血症导致死亡。因此,护理人员要注意对患者进行压疮危险因素的评估,特别是对高危险人群要早预防、早发现、早治疗。适当的活动是预防压疮的最佳途径。

(一)压疮的预防

1.避免局部组织长期受压

经常翻身是卧床患者最简单而有效的解除压力的方法。对能自行翻身的患者,应鼓励和定时督促或协助其翻身。患者不能自主活动(如昏迷、瘫痪),自主活动受到很大限制(如高龄、体衰、有多发伤及有感觉障碍),自主进行活动受限,导致个人自理能力下降,使受压部位破溃的可能性明显增加。通常昏迷、脊髓受伤或糖尿病是压疮发生的潜在因素,应做到定时翻身,翻身时必须患者保持处于稳定平衡的姿势,防止患者倾倒造成摔伤、扭伤及呼吸不畅等。意识改变及感觉障碍患者体位变换时的不当体位,造成关节处、骨突隆起处(如股骨)的大转子结节,更突出于体表,可使骨突起部位承受更多的压力,产生骨突起部位严重的血液循环障碍。所以患者取侧卧位时,应屈髋屈膝,两腿前后分开,身体下面的臂向前略伸,身体上面的臂前伸,与腋呈30°,增大受压面积的同时,使患者身体下半身处于髂前上棘与股骨大转子及下腿膝外侧所形成的三角平面内,防止体重集中压迫到髂前上棘的一个点,保持身体稳定平衡,防止压疮发生。可根据病情及受压部位皮肤状况而定翻身间隔时间,至少每2 h翻身一次,必要时每30 min到1 h一次。并建立床头翻身卡,记录翻身时间、患者的体位及皮肤情况。翻身后应采取软枕予以支撑,对极度衰弱和肢体瘫痪的患者,可使用肢体架或其他设备架空骨突出部,支持身体空隙处,防止对肢体压迫造成伤害。

2.避免摩擦力和剪切力

在协助患者翻身、更换床单或衣服及搬动患者时,要注意患者身体各个部分的位置,要抬起患者的身体,尤其是要抬高臀部,禁止拖、拉、拽等损伤皮肤。可以用吊架或提床单式的方式使患者变换体位,皮肤与床单之间不发生摩擦。对需在床上解决大小便的患者,使用便盆时应把患者的臀部抬高,不可硬塞、硬拉,在便盆上垫软纸或布垫。患者取头高或取半卧位时,床头抬高小于30°,防止患者身体下滑,产生剪切力和骶部受压,同时在骶尾部垫棉垫圈,使骶尾部悬空,以臀部丰富的皮下脂肪代替骶骨承担体重。

3.病情危重者

病情危重及有其他原因不宜翻身时,局部可用环形棉垫、海绵垫、枕头、高分子人工脂肪垫等,缓解骨隆突处压力。例如,压点移动性气垫就是利用黑白充气囊交替膨胀与收缩来移动压迫点,分散体压。此外还有灌水垫、电动式气垫等,气垫床褥通过床垫气囊中的不同气流来分散患者身体受压部位的压力,同时在身体空隙处垫海绵垫及软枕,增加受压面积,均能起到分散压力的效应。但不能完全依赖用具,仍要强调定时翻身,预防受压,同时对局部受压部位做按摩。但对已压红部位禁止按摩,按摩反而会加重皮肤的损伤。其方法:用50%的乙醇或50%的红花乙醇涂抹患处,用手掌大、小鱼际肌处贴紧患处,均匀按向心方向,由轻到重,再由重到轻,按摩5 min左右,加快血液循环,有效预防压疮。

4.保护组织避免不良刺激

皮肤经常受到潮湿或排泄物刺激,皮肤表皮保护能力下降,局部剪切力和摩擦力增大,因此增加受压组织发生压疮的概率。老年人皮肤褶皱多,加之汗液、大小便失禁导致皮肤软化,应特别注意防止擦伤、撕裂。保持患者的皮肤和床单位清洁、干燥、平整、无皱,直接接触的内衣要柔软,帮患者翻身要用力抬起,不能拖、推,以免擦伤。另外每天用温水擦浴、擦背或用温热毛巾敷于受压部位,勤洗浴,勤换衣裤,保持皮肤干燥、光滑。在皮肤褶皱处扑上一层薄的爽身粉,以减少摩擦力并吸收潮湿。动作要轻柔,防止损伤皮肤。注意不可让患者直接卧于橡胶单或塑料布上,局部皮肤可涂凡士林软膏以保护、润滑(禁止在溃疡的皮肤上涂抹),经常检查受压部位。

5.补充营养,增加机体修复机制

蛋白质是机体组织修复所必需的物质,维生素 C 及锌在伤口愈合中起着很重要的作用。高蛋白、高热量、高维生素、富含钙和锌的膳食,能保证机体供给,确保正氮平衡,加速疮面愈合。营养供给方式多样,可根据患者的病情选择。

(二)压疮的护理

1.控制感染,预防败血症

减少或去除伤口不能愈合的局部性因素,提供高蛋白、高热量、高维生素、富含钙和锌的膳食,纠正低蛋白血症,保障疮面愈合。

2.淤血红润期

其为压疮的初期,受压部位出现短暂性血液循环障碍,组织缺氧,局部充血,皮肤出现红、肿、热、麻木或有触痛。压力持续 30 min 后,皮肤颜色不能恢复正常,若能及时处理,短时间内能自愈,加热可使细胞新陈代谢增加,反而使组织缺氧,促使损伤加重,因而在此期不主张局部热疗。增加患者翻身次数,避免局部过度受压,改善局部血液循环(紫外线、红外线照射等);避免摩擦、潮湿及排泄物不良刺激的危险因素,阻止压疮继续发展,主要的护理措施有保持床单位干净、平整、无皱、无屑;保持良好体位,避免摩擦力和剪切力;加强营养摄入,提高机体的抵抗能力。

3.炎性浸润期

损伤延伸到真皮层及皮下组织,由于红肿部位继续受压,血液循环得不到改善,静脉血回流受阻,受压局部表面静脉淤血,呈紫红色,皮下产生硬结,皮肤水肿而变薄,表皮有水疱形成。此时皮肤易破溃,患者有疼痛感,硬结明显。若不采取积极措施,压疮则继续发展。若能及时解除受压,改善血液循环,清洁疮面,仍可以防止压疮进一步发展。保护疮面皮肤,预防疮面感染。除继续加强以上措施,对于有水疱的部位,加强水疱的护理,要避免摩擦未破的小水疱,防止破裂感染,使其自行吸收。水疱较大或吸收较慢时,可在无菌情况下,用无菌注射器抽出水疱内的液体(保护水疱表皮的完整性),给穿刺部位及周围消毒,然后用无菌敷料覆盖并稍加压进行包扎,防止水疱渗液及感染。此期可继续用紫外线、红外线照射法(紫外线照射有消炎和干燥作用,对各类细菌感染疮面均有较好的杀菌效果;红外线照射有消炎、促进血液循环、增强细胞功能等作用,同时可使疮面干燥,减少渗出,有利于组织的再生和修复)。遵医嘱每天或隔天照射一次,每次 15～20 min。

4.浅度溃疡期

此期全层皮肤破坏,可深及皮下组织和深层组织。表皮水疱逐渐扩散,水疱破溃后,可显露潮湿红润的疮面,有黄色渗出液流出,感染后表面有脓液覆盖,致使浅层组织坏死,溃疡形成,患者疼痛加剧。此期主要清洁疮面,去除坏死组织和促进肉芽组织生长,促使疮面愈合。护理原则是清创要彻底,直至出现渗血的新鲜疮面。可使用透明膜、水胶体、水凝胶等敷料覆盖疮面,此类保湿敷料及伤口覆盖膜可使伤口保持湿润,有利于坏死组织和纤维蛋白的溶解,并能保持、促进多种生物因子的活性;有利于细胞增殖分化和移行,加速肉芽组织的形成;还可避免敷料与新生肉芽组织粘连,更换敷料时造成再次机械性损伤,为疮面愈合提供适宜的环境。此期需要特别重视疮面的保护,避免疮面继续受压,应尽量保持局部清洁、干燥。可用鹅颈灯距离疮面 25 cm 处照射疮面,每天 1~2 次,每次 10~15 min,照射后以外科换药法处理疮面。还可将新鲜的鸡蛋内膜、纤维蛋白膜、骨胶原膜等贴于疮面。因为此类内膜有一种溶菌酶,能分解异种生物的细胞壁,杀死细菌,可视为消炎、杀菌剂。内膜含有蛋白质,能在疮面表层形成无色薄膜覆盖疮面,防止污染和刺激,减轻疼痛,促进炎症局限化,具有明显的收敛作用。

5.坏死溃疡期

此期是压疮的严重期。坏死组织侵入全层皮肤、肌肉、骨骼及韧带,感染可向周边及深部扩展,可深达骨面,时有窦管形成。坏死组织发黑,脓性分泌物增多,有臭味。严重者若细菌及毒素侵入血液循环,可引起败血症及脓毒血症,造成全身感染,甚至危及生命。此期护理原则是去除坏死组织,清洁疮面,促进肉芽组织生长,保持引流通畅,促进愈合。可采用清热解毒、活血化瘀、去腐生肌收敛的中成药,例如,中药生肌膏散、烧烫宁喷雾剂有促进局部疮面血液循环,促进健康组织生长的作用。如疮面有感染时,先用生理盐水或 0.02% 的呋喃西林溶液清洗疮面,亦可采用甲硝唑湿敷或用生理盐水清理疮面,再涂以磺胺嘧啶银粉或选择使用湿润烧伤膏、生肌散等,也可用密闭性、亲水性、自黏性的新型系列敷料。对渗出性伤口可用高度吸收敷料,并保持敷料的密闭性,可促进自溶性清创。对焦痂的伤口可用含水胶体、水凝胶和藻酸盐类敷料,有助于腐肉的去除。对于溃疡较深、引流不畅者,应用 3% 的过氧化氢溶液冲洗,以抑制厌氧菌生长,再用非粘连性敷料填塞或水凝胶类敷料对伤口的腔道进行填充,可防止在伤口愈合前窦道的开口闭合。亦可采用空气隔绝后局部持续吸氧法治疗压疮,方法是用塑料袋罩住疮面并固定四周,通过小孔向袋内吹氧,氧流量为 5~6 L/min,每天 2 次,每次 15 min。治疗完毕,用无菌敷料覆盖疮面或暴露均可。其原理是利用纯氧抑制疮面厌氧菌生长,提高疮面组织供氧,改善局部组织有氧代谢,并利用氧气流干燥疮面,促进结痂,有利于愈合。对长期保守治疗不愈合、创面肉芽老化、创缘有瘢痕组织形成,且合并有骨、关节感染或深部窦道形成者,应考虑进行减张肌皮瓣术、植皮等手术治疗。

(王朝平)

第三章 消毒供应中心管理

第一节 去污区的管理

消毒供应中心去污区是对可重复使用的器械与物品进行回收、分类、清洗、消毒的区域。

一、人员职责

在护士长的领导下,在组长的监督指导下完成去污区的各项工作,需履行以下职责。

(1)严格按要求着装,仪表端庄,不化妆,不戴首饰;使用规范的文明用语,服务耐心、态度好,全方位树立消毒供应中心人员的形象。

(2)负责全院复用器械回收及回收后的清点、核查、记录、分类等工作,回收台干净整齐。应熟练掌握各类复用器械包的名称、包内器械名称、规格、数量及性能;按规范要求正确选用及佩戴个人防护用品,落实医院感染管理制度。

(3)根据复用器械的材质、形状、精密程度选用清洗消毒方法,熟悉各种清洗方法的操作流程及注意事项,避免器械损坏和影响清洗质量。

(4)采用清洗消毒器清洗器械时,根据不同的器械类型按要求装放在相应的清洗架上。例如,应将一般血管钳打开关节穿到 U 形架上,有利于清洗干净齿锋部位;应将管腔器械装放在管腔架上,有利于内外部达到有效的清洗消毒干燥。

(5)负责各种清洗设备的日常维护与保养,认真进行班前水、电、汽、清洗剂、润滑剂的检查,达到标准条件才能启动清洗消毒器。密切观察清洗消毒器的运行状态,保证机器的正常运行。

(6)负责手工清洗的清洗剂、消毒剂等的配制,并监测其有效浓度。

(7)及时发现器械清洗过程中出现的质量问题,采取相应的改进措施,不断完善清洗流程,提高清洗质量。每天应按规定及时处理手工清洗时使用的用具,每天操作完消毒、干燥后备用。

(8)严格执行交接班制度、查对制度,做好器械及耗材的交接,负责去污区的卫生清洁工作,应执行去污区的管理制度。

二、管理制度

(1)该区适用于重复使用后的医疗器械的回收、清点、核查、分类、清洗、消毒、干燥,应严格遵守消毒供应中心医院感染控制管理制度。

（2）去污区工作人员应在缓冲间遵循标准预防原则,按消毒供应中心去污区人员防护着装要求正确佩戴个人防护用品,离开该区域应按六步洗手法洗手、更衣、换鞋、脱去个人防护用品。有效落实职业防护,该区人员应绝对固定,不应随意进入其他区域走动。

（3）对回收的可重复使用的诊疗器械进行清点、核查、分类、清洗、消毒、干燥等工作,应按技术操作标准中的步骤、方法、要求进行去污处理。对不同材质、状态、精密程度的器械选用合适的清洗、消毒、干燥的方法。按操作程序、注意事项妥善处理,有效去污并保持器械的使用性能。

（4）应配套使用各类清洗机中的专用筐架、周转车,应密闭污物回收周转箱。使用后应清洗、消毒、干燥备用,对手工清洗的用具、清洗池、容器,应每天清洗、消毒、干燥存放。

（5）按规定班前、班后应进行卫生清扫,清洗双手及卫生洁具,按要求消毒并记录。

三、工作流程

（1）7∶30 接班。接夜班所收的器械包,清点器械,查对清楚。

（2）8∶00 回收治疗包。对下收回来的各类治疗包、治疗巾进行逐包查对清点,与下收人员核对汇总数据,并在条形码追溯系统中进行记录。①收消毒包:收病房送来的消毒包。按要求更换消毒口袋,消毒包外贴条形码标签,做好登记。清洗器械:将回收的器械进行分类整理,按照清洗机的装载量,装筐清洗。②器械装筐:将回收后的器械所有关节打开,穿在 U 形架上或平放在器械筐内至装量 2/3,将碗、盘装放在架筐内。③装架:先洗器械,再洗碗、盘,器械少要混洗时,要将器械筐放在上层、下层,将装碗、盘的架筐放入中层,保证转动清洗臂时无阻碍。④开机清洗:开机前查看电、冷水、热水、酶剂、油剂是否达到标准要求,清洗臂自由无阻碍地旋转。关紧门按钮,接通电源,选择程序键,启动清洗机。

（3）11∶30 交班。与中班工作人员交接去污区工作。

（4）14∶00 接中午班所收的器械包。清点器械,查对清楚,接收科室需要更换的复用器械包。

（5）16∶00 进行特殊科室器械包的回收。

（6）17∶30 整理污染区,与夜班人员进行交接班。关闭清洗机的水、电、汽,下班。

四、标准要求

保障复用污染器械的交接、清洗质量管理,防止医院交叉感染,定岗、定责。实行培训上岗准入机制,提高消毒供应中心复用器械管理质量。工作标准如下。

（1）去污区内工作人员着装要求:戴口罩、帽子、手套,穿隔离衣接收、清点复用器械。

（2）上岗前由去污区带教老师进行岗位工作指导、培训,经考试考核合格后方可准入上岗。

（3）严格执行污染复用器械的交接流程,分类放置;核查复用器械的物品名称、数量、完整性、功能,复用器械有问题及时汇报、处理。

（4）回收复用器械,通过追溯系统进行条码扫描,记录在计算机系统内。

（5）接收查对后将各器械关节打开,穿在 U 形架上,摆放在器械清洗篮筐内,将弯盘、碗摆放在专用清洗架上,装载量控制在筐的 2/3 处。

（6）选择合适的复用器械清洗程序,进行器械清洗。

（7）不可随意到其他区域走动。若工作人员离开,需脱下隔离衣洗手、换鞋。

（8）清洗程序如下。①预洗:5 min,清洗消毒的预洗首先洗掉污染的血和分泌物。②清洗:

加入多酶清洗剂和加热,40 ℃～60 ℃,15 min。③漂洗:3 min,冲去残留的清洗酶。④终末漂洗:12 min。⑤消毒:93 ℃,5 min。⑥干燥:115 ℃,15 min进行干燥。

(9)清洗效果监测:按规定要求定期进行清洗效果监测,记录准确、及时,妥善保存,便于追溯。

五、监测指标及要求

(1)每个月进行清洗机的监测。

(2)每6个月进行清洗用水质的监测,并由微生物科出具报告。

(周　莉)

第二节　无菌物品存放区的管理

将灭菌后的物品放入该区域,由工作人员检查合格后分类上架保存,进入发放状态。

一、人员职责

(1)负责经灭菌后的物品的卸载、存放、发放、记录等工作。

(2)灭菌后器材进入无菌存放区,批量监测合格后,应按照无菌器材卸载原则处理。经验收合格后应分类、分批、分架存放在无菌器材区内,对一次性使用无菌器材去除外包装后再放入该区。

(3)按照无菌器材储存条件进行存放,接触无菌器材前应进行手卫生。

(4)每天负责进行无菌器材基数的清点,保证各类常规器材供应充足、及时,应严格执行发放查对制度,禁止发放湿包、无标识包、过期包。

(5)保持无菌器材存放区干净、干燥,应无尘土、水迹。存放架、车应整齐、清洁,避免无菌器材的污染。

(6)指导、督促、协调下送无菌器械包人员的发放工作,并保证所供应无菌器械包的质量。

(7)无菌器材发放时,应遵循先进先出、近期先出、远期后出的原则。发放一次性无菌器材时应核查包装的完整性及标识是否清晰,禁止将包装破裂、变质、发霉、过期的产品发出。

(8)严格执行交接班管理制度、查对制度,并认真、及时、准确地记录交接班时清点各类器械的数量。

(9)应用沟通交流技巧协调好科内、外人员的人际关系,树立良好的服务形象。

二、管理制度

(1)该区域是用于灭菌合格的无菌医疗器械包、敷料包及去除外包装后的一次性无菌器材存放、发放的区域,为清洁区。

(2)该区人员相对固定,专人负责。其他无关人员不得入内;工作人员应经清洁区缓冲间换鞋、戴圆帽、着清洁区工作服,进行手卫生处理后进入该区。

(3)经消毒灭菌后的器械包、敷料包应通过双扉的高压蒸汽灭菌柜在无菌物品存放区的一侧

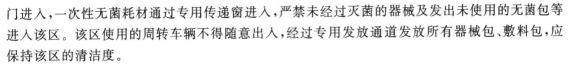

门进入,一次性无菌耗材通过专用传递窗进入,严禁未经过灭菌的器械及发出未使用的无菌包等进入该区。该区使用的周转车辆不得随意出入,经过专用发放通道发放所有器械包、敷料包,应保持该区的清洁度。

(4)工作人员在进行灭菌后器械包、敷料包的卸载时首先检查批量监测是否合格,再认真检查每个无菌包包装的完整性、包的干湿程度、包外指示物色泽情况,检查包外标识日期是否正确,批量监测等是否合格,确认合格后分类放置在存放架上,并做好标识。

(5)达到存放标准,温度控制在 24 ℃以下,湿度 70%以下,棉布包装有效期为 14 d,一次性医用皱纹纸、医用无纺布包装的无菌器材有效期为 3 个月,一次性纸塑袋包装及硬质容器的灭菌器械有效期为6个月。

(6)发放无菌器械包、敷料包时应遵循先进先出、近期先发、远期后发的原则,并严格执行消毒供应中心的查对制度。

(7)应保持各类急救器械包和常规器械包两天的周转基数,根据临床需求情况随时调整各类包的基数。每天认真清点各类器材,确保满足临床的供应。

(8)认真做发放记录,发放记录应具有可追溯性。

(9)每天进行卫生清扫,存放区任何地方应无尘土。

(10)其他均按消毒供应中心管理制度要求执行。

三、工作流程

(一)上午工作

(1)按着装要求上岗,与夜班人员进行交接班。按器械包基数清点复用器械包。按基数清点一次性耗材,检查科室特殊物品发放的情况。

(2)按回收来的总数为下送工作人员进行复用器械包的发放。

(3)处理科室借条并进行登记。

(4)对灭菌后的物品进行检查、分类、上架保存。

(5)发放科室自取的器械包、消毒包。交接发放室工作。

(二)下午工作

(1)发放科室自取的器械包、消毒包。

(2)给出锅物品消毒、上架并进行物品的分类放置。

(3)清点复用器械包和一次性物品,统计当天工作量,与夜班工作人员进行交接班。

四、工作标准

(1)工作人员按要求着装。

(2)将各类物品分类放置,合理摆放。

(3)灭菌结束后。认真检查批量监测是否合格,卸载时检查灭菌包外化学指示卡的变色情况,有无湿包、破损、标识不清、标签丢失等情况。合格者可分类上架,不合格品需退回检查包装灭菌区重新处理。

(4)对一次性无菌物品需去除外包装后再放入该区。

(5)传递窗为互锁式,通过该通道发放所有物品,不发放时处于关闭状态。

(6)发放无菌器械包、敷料包时应遵循先进先出、近期先发、远期后发的原则,并严格执行消毒供应中心的查对制度。

(7)发放记录完善,可追溯。

(8)做好室内卫生清洁。存放区任何地方应无尘土。

五、监测指标及要求

(1)每锅次灭菌结束后,检查批量监测的变色情况,与标准变色卡比对,不合格时告知灭菌人员。

(2)检查每个灭菌包的包外化学指示卡变色情况及包的完整性、密闭性、干湿度。各类物品基数正确。

(周 莉)

第三节 一次性无菌库房的管理

消毒供应中心负责全院一次性无菌医疗耗材的供应。在一次性无菌库房储存,库房管理人员应按需采购,不积压,不浪费,严格验收、摆放合理、符合规范,保证在临床科室使用安全的一次性无菌耗材。

一、人员职责

(1)负责医疗器械、医用敷料及一次性使用无菌耗材的申请、验收、入库、发放等工作。

(2)负责每批到货器材的验收,应按要求检查外包装、品名、规格、型号、灭菌方式、灭菌日期、失效日期、灭菌标识等项目。对更换生产企业的产品应验收大、中、小包装的包装材质、包装标识、产品质量等,合格后验收入库。

(3)每批产品按《一次性使用无菌器材管理规范》逐项进行登记。第三方检验报告合格后,进入发放状态。将各类器材分类、分批存放在距地面 20 cm 高,距离墙面 5~10 cm,距离屋顶 50 cm 的地板架上。发放时应按先进先出、后进后出、近期先出、远期后出的原则。

(4)负责各类器材周转量的补充。随时观察各类器材的使用量,并做好备货计划,满足临床使用需求。

(5)每天按科室申请耗材的品名、规格、数量打印下送单据。统计后给各下送车发放,与下送车人员当面清点。确定下送耗材的品名、规格、数量的准确性。

(6)每个月按规定的时间进行盘库,对每个品种、每个规格的产品都应进行清点,清点后应与账面核实,与 ERP 系统内的数量核实,是否做到账物相符,如出现误差应进行追溯,找出原因。

(7)对各科室反映的产品质量问题及时进行调查,向护士长汇报不合格品现象并及时处理。定期对临床科室发放满意度调查表,以便更好地为临床服务,提高工作质量。

(8)保持室内干净、整齐、干燥,不乱堆废弃物。

二、管理制度

(1)必须统一采购医院所用一次性使用无菌医疗用品,临床科室不得自行购入和试用。一次性使用无菌医疗用品只能一次性使用。

（2）医院感染管理办公室认真履行对一次性使用无菌医疗用品的质量监测、临床应用和回收处理的监督检查职责。

（3）应将医院采购的一次性无菌医疗用品的"三证"复印件在医院感染管理办公室备案，"三证"即《医疗器械生产许可证》《医疗器械产品注册证》《医疗器械经营许可证》。建立一次性使用无菌医疗用品的采购登记制度。

（4）在采购一次性使用无菌医疗用品时，必须进行验收，验收方式与生产企业和经营企业相一致，查验每箱（包）产品的检验合格证，内、外包装应完好无损，包装标识应符合国家标准。

（5）医院设置一次性使用无菌医疗用品库房，建立出入库登记制度，按失效期的先后存放于阴凉、干燥、通风良好的物架上，禁止与其他物品混放，不得将标识不清、包装破损、失效、霉变的产品发放到临床科室使用。

（6）临床使用一次性无菌医疗用品前应认真检查，若发现包装标识不符合标准，包装有破损，产品过期和产品不洁等，不得使用；若使用中发生热原反应、感染或其他异常情况，应立即停止使用，并按规定详细记录现场情况，必须及时留取样本送检，均应及时向医院相关部门报告。

（7）医院发现不合格产品或质量可疑产品时，应立即停止使用，并及时向药品监督管理部门报告，不得自行做退货、换货处理。

（8）使用一次性使用无菌医疗用品后，按《医疗废物管理条例》规定处置。

（9）负责医院临床各个病区的一次性无菌低值耗材的发放工作。按照种类齐全、保障供应、合理周转、杜绝积压的原则，在ERP系统上做物资请领计划，及时在网上提交到采购中心。

（10）每批产品到货，检查外包装、灭菌方式、灭菌日期、失效日期等项目，合格后接收并登记到货日期及灭菌批号等信息。

（11）将一次性无菌器材分类、分批存放在距地面20 cm的地板架上，器材离墙至少5 cm，距离天花板至少50 cm。

（12）一次性无菌器材按要求监测合格后进入发放状态，发放时按到货批次先进先出、后进后出的原则，保证无过期、破损、霉变器材。

（13）每天严格按科室的申请进行下送单的打印，统计科室发放数量，并按统计数量为下送车进行物品发放，要求数量准确、质量合格。

（14）每个月底进行库存盘点，做到数目准确、账物相符。

（15）对在临床使用中出现的不合格物品按照不合格物品召回制度处理并做好记录。

（16）对临床反映的一次性物品的问题及时处理并上报护士长。

三、工作流程

(一)无菌库房工作流程

1.上午工作

（1）交接班，按规定着装上岗，整理库房。

（2）按预留打印下午下送物品的单据，巡视库房物品是否充足，各种物品是否摆放到位，对清洁敷料架上的物品补齐用量。

（3）打一次性耗材下送单，按工作点分发，装订单据，统计发放总量。

（4）按科室预留打第2 d下送单据，按各工作点统计总数。

2.下午工作

(1)发放第 2 d 下送空针类耗材。

(2)进行厂家来货验收、登记,按请领采购订单数量进行核对。

(3)按打印预留的订单,对下送车进行发放,当面清点,保证品名、规格、数量准确。

(4)检查库房的门、窗,关好水电,交班。

(二)下收下送工作程序

(1)按着装要求上岗,按各个工作点的下送人员要求进行一次性耗材物品的下送工作。

(2)下送各个病区单元的预留空针类耗材,专人负责下送手术室请领的一次性物品的耗材。

(3)整理下送车,装配下午给各个工作点及病区下送的一次性耗材。

(4)装配第 2 d 各个工作点的下送空针类耗材。

(三)注意事项

(1)每天上午下送空针及输注类耗材。

(2)每周一、三、五下送敷料及换药包类耗材。

(3)每周二、四下送痰管类及采血管类耗材。

(4)每周二、日下送营养袋。

四、工作标准

(1)按照种类齐全、保障供应、合理周转、杜绝积压的原则及时在 ERP 系统上做物资请领计划,及时在网上提交到采购中心。

(2)每批产品到货,检查外包装、灭菌方式、灭菌日期、失效日期等项目,合格后接收并登记到货日期及灭菌批号。

(3)将一次性无菌器材分类、分批存放在 15～20 cm 的地板架上,器材离墙至少 5 cm,距离天花板至少 50 cm。

(4)一次性无菌器材按要求监测合格后进入发放状态,发放时按到货批次先进先出、后进后出的原则,保证无过期、破损、霉变器材。

(5)每天严格按科室的申请进行下送单的打印,统计科室发放数量,并按统计数量为下送车进行物品发放。要求数量准确、质量合格。

(6)将科室申请的耗材在规定时间内按质按量送至科室。

(7)每个月底进行库存盘点,做到数目准确、账物相符。

(8)对在临床使用中出现的不合格物品按照不合格物品召回制度处理并做好记录。

(9)对临床反映的一次性物品的问题及时上报护士长。

五、监测指标及要求

(1)每批次一次性无菌耗材到货时需有相关监测报告方可入库。

(2)未提供监测报告的,对每批次随机抽取 3 个样本,送至医院感染与疾病控制科进行细菌学监测,合格后方可发放。

(3)医院感染与疾病控制科每季度到消毒供应中心一次性无菌库房进行无菌物品的抽检工作。

(周　莉)

第四节　微波消毒

波长为 0.001～1 m，频率为 300～300 000 MHz 的电磁波称为微波。物质吸收微波能所产生的热效应可用于加热，在加热、干燥和食品加工中，人们发现微波具有杀菌的效能，于是将其用于消毒和灭菌领域。近年来，微波消毒技术发展很快，在医院和卫生防疫消毒中已有较广泛的应用。

一、微波的发生及特性

微波是一种波长短而频率较高的电磁波。磁控管产生微波的原理是使电子在相互垂直的电场和磁场中运动，激发高频振荡而产生微波。磁控管的功率可以做得很大，能量由谐振腔直接引出，而无须再经过放大。现代磁控管一般分为两类：一类是产生脉冲微波的磁控管，其最大输出功率峰值可达 10 000 kW，另一类是产生连续微波的磁控管，例如，微波干扰及医学上使用的磁控管，其最大输出功率峰值可达 10 kW。用于消毒的微波的频率为 2 450 MHz 及 915 MHz，由磁控管发生，能使物品发热，热使微生物死亡。微波频率高、功率大，使物体发热时，内、外同时发热且不需传导，故所需时间短，微波消毒的主要特点如下。

(一)作用快速

微波对生物体的作用就是电磁波能量转换的过程，速度极快，可在 10^{-9} s 之内完成，加热快速、均匀，热力穿透只需几秒至数分钟，不需要空气与其他介质的传导。用于快速杀菌时是其他因子无法比拟的。

(二)对微生物没有选择性

微波对生物体的作用快速而且不具有选择性，所以其杀菌具有广谱性，可以杀灭各种微生物及原虫。

(三)节能

微波的穿透性强，瞬时即可穿透到物体内部，能量损失少，能量转换效率高，便于进行自动化流水线式生产杀菌。

(四)对不同介质的穿透性不同

对有机物、水、陶瓷、玻璃、塑料等穿透性强，而对绝大部分金属则穿透性差，反射较多。

(五)环保、无毒害

微波消毒比较环保、无毒害、无残留物、不污染环境，也不会形成环境高温。还可对包装好的、较厚的或是导热差的物品进行处理。

二、微波消毒的研究与应用

(一)医疗护理器材的消毒与灭菌

微波的消毒灭菌技术是在微波加热干燥的基础上发展而来的，这种技术首先是在食品加工业得到推广应用，随着科技的发展，微波的应用越来越广泛。现在微波除了用于医院和卫生防疫消毒以外，还广泛用于干燥等。但是微波消毒目前仍处于探索研究阶段，许多试验的主要目的是探索微波消毒的作用机制。目前使用较多的有以下几种。

1.微波牙钻消毒器

目前市场上,已有通过国家正式批准生产的牙钻涡轮机头专用微波消毒装置。WBY 型微波牙钻消毒器为产品之一,多年临床使用证明,该消毒器有消毒速度快、效果可靠、不损坏牙钻、操作简单等优点。

2.微波快速灭菌器

型号为 WXD-650A 的微波快速灭菌器是获得国家正式批准的医疗器械微波专用灭菌设备。该设备灭菌快速,5 min 内可杀灭包括细菌芽孢在内的各种微生物,效果可靠,可重复使用,小型灵活,适用范围广,特别适合用于需重复消毒、灭菌的小型手术用品,它可用于金属类、玻璃陶瓷类、塑料橡胶类材料的灭菌。

3.眼科器材的专用消毒器

眼科器械小而精细,要求高,消毒后要求不残留任何有刺激性的物质。目前眼科器械的消毒手段不多,越来越多的眼科器械、仿人工替代品、角膜接触镜(又称隐形眼镜)等物品的消毒使用微波消毒。

4.口腔科根管消毒

王金鑫等(2003)将 WB-200 型电脑微波口腔治疗仪用于口腔急、慢性根尖周炎及牙髓坏死患者根管的治疗,微波消毒组的治愈率为 95.2%,好转率为 3.1%,无效率为 1.8%,常规组的这三项数据分别为 90.0%、5.0%、5.0%,统计学处理显示,两者差别显著。

5.微波消毒化验单

用载体定量法将菌片置于单层干布袋和保鲜袋内,用 675 W 微波照射 5 min,杀菌效果与双层湿布袋基本一致,照射 8 min,对前两种袋内的大肠埃希菌、金黄色葡萄球菌、枯草杆菌黑色变种芽孢的平均杀灭率均达到 99.73%～99.89%,而双层湿布袋的数据达到 100%。周惠联等报道,利用家用微波炉对人工染菌的化验单进行消毒,结果以 10 张为一本,800 W 照射 5 min,以 50 张为一本,照射 7 min,均可完全杀灭大肠埃希菌、金黄色葡萄球菌和铜绿假单胞菌,但不能完全杀灭芽孢;以 50 张为一本,800 W 作用 7 min 可以杀灭细菌繁殖体,但不能杀灭芽孢。

6.微波消毒医用矿物油

医用矿物油类物质及油纱条的灭菌因受其本身特性的影响,仍是医院消毒灭菌的一个难题。常用的干热灭菌和压力蒸汽灭菌都存在一些弊端,而且灭菌效果不理想。采用载体定性杀菌试验方法,观察了微波灭菌器对液状石蜡和凡士林油膏及油纱布条的杀菌效果。结果液状石蜡和凡士林油膏经 650 W 微波灭菌器照射 20 min 和 25 min,可全部杀灭嗜热脂肪杆菌芽孢;分别照射 25 min 和 30 min,可全部杀灭枯草杆菌黑色变种芽孢,但对凡士林油纱布条照射 50 min,仍不能全部杀灭枯草杆菌黑色变种芽孢。试验证明,微波照射对液状石蜡和凡士林油膏可达到灭菌效果。

(二)食品与餐具的消毒

由于微波消毒快捷、方便、干净、效果可靠,将微波应用于食品与餐具消毒的报道亦较多。将 250 mL 酱油置于玻璃烧杯中,经微波照射 10 min 即达到消毒要求。江连洲等(1988)在细菌总数为 312×10^6 CFU/g 的塑料袋内装咖喱牛肉,将其置于微波炉中照射 40 min,菌量减少至 413×10^2 CFU/g。市售豆腐皮细菌污染较严重,用 650 W 的微波照射 300 g 市售豆腐皮 5 min,可使之达到卫生标准。用微波对牛奶进行消毒处理,亦取得了较好的效果。用微波炉加热牛奶至沸,可将铜绿假单胞菌、分枝杆菌、脊髓灰质炎病毒等全部杀灭;但白念珠菌仍有存活。用 700 W

的微波对餐具、茶具(如奶瓶、陶瓷碗及竹筷)照射 3 min,可将污染的大肠埃希菌全部杀灭,将自然菌杀灭 99.17%以上;照射 5 min,可将 HBsAg 的抗原性破坏。专用于餐具和饮具的 WX-1 微波消毒柜,所用微波频率为 2 450 MHz,柜室容积为 480 mm×520 mm×640 mm。用该微波消毒柜,将染有枯草杆菌黑色变种(ATCC9372)芽孢、金黄色葡萄球菌(ATCC6538)、嗜热脂肪杆菌芽孢及短小芽孢杆菌(E601 及 ATCC27142)的菌片放置于成捆的冰糕棍及冰糕包装纸中,经照射 20 min,可达到灭菌要求。

(三)衣服的消毒

用不同频率的微波对染有蜡状杆菌(4 001 株)芽孢的较大的棉布包(16 cm×32 cm×40 cm)进行消毒,当微波功率为 3 kW 时,杀灭 99.99%的芽孢,用 2 450 MHz 的微波,需照射 8 min,而用 915 MHz 的微波则仅需 5 min。微波的杀菌作用随需穿透物品厚度的增加而降低。例如,将蜡状杆菌芽孢菌片置于含水率为 30%的棉布包的第 6、34 和 61 层,用 2 450 MHz(3 kW)微波照射 2 min,其杀灭率依次为 99.06%、98.08%和 91.57%。关于照射时间长短对杀菌效果影响的试验证明,用 2 450 MHz 频率(3 kW)微波处理,当照射时间由 1 min 增加至 2、3、4 min 时,布包内菌片上的残存芽孢的对数值由 3.8 依次降为 1.4、0.7 和 0。在一定条件下,微波的杀菌效果可随输出功率的增加而提高。当输出功率由 116 kW 增至 216 kW 和 316 kW 时,布包内菌片上的残存蜡状杆菌芽孢的对数值依次为 3.0、1.5 和 0。将蜡状杆菌芽孢菌片置于含水率分别为 0、20%、30%、45%的棉布包中,用 450 MHz(3 kW)微波照射 2 min,结果,残存芽孢数的对数值依次为 3.31、2.39、1.51 和 2.62。该结果表明,当含水率在 30%左右时最好,至 45%,其杀菌效果反而有所降低。吴少军报道,用家用微波炉,以 650 W 微波照射 8 min,可完全杀灭放置于 20 cm×20 cm×20 cm 衣物包(带有少量水分)中的枯草杆菌黑色变种芽孢。丁兰英等报道,用 915 MHz(10 kW)微波照射 3 min,可使马鬃上蜡状杆菌芽孢的杀灭率达 100%。

(四)废弃物等的消毒

用传送带连续照射装置对医院内废物(包括动物尸体及组织、生物培养物、棉签以及患者的血、尿、粪便标本和排泄物)进行微波处理。结果证明,该装置可有效地杀灭废弃物中的病原微生物。有人建议在医院内,可用这种装置代替焚烧炉。在德国(1991),污泥的农业使用有专门法规,例如,培育牧草用的污泥必须不含致病性微生物,传送带式微波处理为杀灭其中病原微生物的方法之一。用微波-高温压力蒸汽处理医疗废物,效果理想。处理流程见图 3-1。

(五)固体培养基的灭菌

金龟子绿僵菌是一种昆虫病原真菌,在农林害虫的生物防治中应用广泛。为了大批量培养金龟子绿僵菌,其培养基的灭菌工作十分重要。目前常用的灭菌方法是传统的压力蒸汽灭菌法,存在灭菌时间长、不能实现流水作业等缺点。微波灭菌具有灭菌时间短、操作简便及对营养成分破坏小等特点。

为探讨微波对金龟子绿僵菌固体培养基的灭菌效果及其影响因素,用家用微波炉、载体定量法对农业用绿僵菌固体培养基的灭菌效果进行了实验室观察,结果随着负载量的增大,灭菌速度降低。负载量为 200 g 以下时,微波处理 3 min,全部无菌生长。负载量为 250 g 时,微波照射 4 min,存活菌数仍达 100 CFU/g。试验证明,随着微波处理时间的延长,灭菌效果增强。以 100 g 固体培养基加 60 g 水的比例经微波处理效果比较好,灭菌处理 3 min 均能达到灭菌目的。微波对绿僵菌固体培养基灭菌最佳工艺为 100 g 的固体培养基加 60 g 水,浸润 3 h,在 800 W 的微波功率下处理 3 min,可达到灭菌效果。

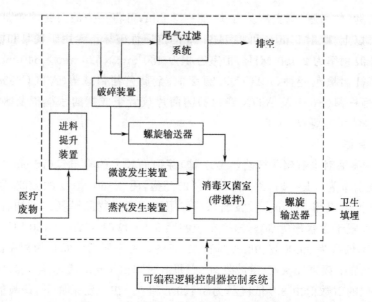

图 3-1 微波高温高压处理医疗废物流程图

三、影响微波消毒的因素

(一)输出功率与照射时间

在一定条件下,微波输出功率大,电场强,分子运动加剧,加热速度快,消毒效果就好。

(二)负载量的影响

杨华明以不同重量敷料包为负载,分别在上、中、下层布放枯草杆菌芽孢菌片,经 2 450 MHz、3 kW 照射 13 min,结果 4.25～5.25 kg 者,杀灭率为 99.9%;5.5 kg 者,杀灭率为 99.5%;6.0 kg 者,杀灭率为 94.9%。

(三)其他因素

包装方法、灭菌材料含湿量、协同剂等因素对微波杀菌效果的影响也是被认同的,这些因素在利用微波消毒时应根据现场情况酌情考虑。

四、微波的防护

可以通过个体防护而减轻微波过量照射对人体产生的影响,并加以利用。在使用微波时需要采取的防护措施如下。

(一)吸收微波辐射和减少微波辐射的泄漏

当调试微波机时,需要安装功率吸收天线,吸收微波能量,使其不向空间发射。设置微波屏障需采用吸收设施,例如,铺设吸收材料,阻挡微波扩散。做好微波消毒机的密封工作,减少辐射泄漏。

(二)合理配置工作环境

根据微波发射有方向性的特点,工作点应置于辐射强度最小的部位,尽量避免在辐射束的前方进行工作,并在工作地点采取屏蔽措施。工作环境的电磁强度和功率密度不要超过国家规定的卫生标准,对防护设备应定期检查维修。

(三)个人防护

针对作业人员操作时的环境采取防护措施。可穿戴喷涂金属的或金属丝织成的屏障防护服和防护眼镜。对作业人员每隔1～2年进行1次体格检查,重点观察眼晶状体的变化,其次为检查心血管系统、外周血常规及男性生殖功能,及早发现微波对人体健康危害的征象。只要及时采取有效的措施,作业人员的安全是可以得到保障的。

(周　莉)

第五节　超声波消毒

近年来,人们一直在努力寻找一种更迅速、更便宜而又能克服高温(饱和蒸汽或干热)消毒灭菌方法和化学消毒法的弱点的消毒方法,超声波消毒就是其中的一种。随着超声波的使用越来越广泛,人们对其安全性产生了担忧。事实上,临床实践证明,即使以超过临床使用数倍的剂量也难以观察到其对人体的损伤,现在医师普遍认为,强度$<20\ mW/cm^2$ 的超声波对人体无害,但对大功率超声波照射还是应注意防护。

一、超声波的本质与特性

超声波和声波一样,也是由振动在弹性介质中的传播过程形成的。超声波是一种特殊的声波,它的声振频率超过了正常人听觉的最高限额,达到 20 000 Hz 以上,所以人听不到超声波。

超声波具有声波的一切特性,它可以在固体、液体和气体中传播。超声波在介质中的传播速度除了与温度、压强及媒介的密度等有关外,还与声源的振动频率有关。在媒介中传播时,其强度随传播距离的增长而减弱。超声波也具有光的特性,可发生辐射和衍射等现象,但是由于超声波的波长仅有几毫米,所以超声波的衍射现象并不明显。高频超声波也可以聚焦和定向发射,经聚焦而定向发射的超声波的声压和声强可以很大,能贯穿液体或固体。

二、超声波消毒的研究与应用

(一)超声波的单独杀菌效果

用 2.6 kHz 的超声波进行微生物杀灭实验,发现某些细菌对超声波是敏感的,如大肠埃希菌、巨大芽孢杆菌、铜绿假单胞菌等可被超声波完全破坏。此外,超声波还可使烟草花叶病毒、脊髓灰质炎病毒、狂犬病毒、流行性乙型脑炎病毒和天花病毒等失去活性。但超声波对葡萄球菌、链球菌等效力较小,对白喉毒素则完全无作用。

(二)超声波与其他消毒方法的协同作用

虽然超声波对微生物的作用在理论上已获得较为满意的解释。但是,在实际应用上还存在一些问题。例如,超声波对水、空气的消毒效果较差,很难达到消毒作用,而要获得具有消毒价值的超声波,必须首先具有高频率、高强度的超声波波源,这样,费用较高,而且与所得到的实际效果相比是不经济的。因此,人们用超声波与其他消毒方法协同作用的方式,来提高其对微生物的杀灭效果。例如,将超声波与紫外线结合,对细菌的杀灭率增加;超声波与热协同,能明显提高对链球菌的杀灭率;将超声波与化学消毒剂合用,即声化学消毒,对芽孢的杀灭效果明显增强。

1.超声波与戊二醛的协同消毒作用

据报道,单独使用戊二醛完全杀灭芽孢,要数小时,在一定温度下戊二醛与超声波协同可将杀灭时间缩短为原来的 $1/12\sim1/2$。如果事先将菌悬液经超声波处理,则它对戊二醛的抵抗力是一样的。将戊二醛与超声波协同作用,才能提高戊二醛对芽孢的杀灭能力(表 3-1)。

表 3-1　超声波与戊二醛协同杀菌效果

戊二醛含量/%	温度/℃	超声波频率/kHz	完全杀灭芽孢所需时间/min
1	55	无超声波	60
1	55	20	5
2	25	无超声波	180
2	25	250	30

2.超声波与环氧乙烷的协同消毒作用

Boucher 等用频率为 30.4 kHz,强度为 2.3 W/cm^2 的连续性超声波与浓度 125 mg/L 的环氧乙烷协同,在 50 ℃恒温,相对湿度 40%的条件下对枯草杆菌芽孢进行消毒,作用 40 min 可使芽孢的杀灭率超过 99.99%,如果单用超声波只能使芽孢的菌落数大约减少 50%。因此环氧乙烷与超声波协同作用的效果比单独使用环氧乙烷或超声波消毒效果好,而且用上述频率与强度的超声波,在上述的温度与相对湿度的条件下,与环氧乙烷协同消毒是最理想的条件。环氧乙烷与超声波协同消毒在不同药物浓度、不同温度条件及不同作用时间的条件下消毒效果有所不同。环氧乙烷与超声波协同消毒在相同药物浓度、相同温度时,超声波照射时间越长,杀菌率越高;在相同药物浓度、相同照射时间下,温度越高,杀菌率越高;而在相同照射时间、相同温度下,药物浓度越高,杀菌率也越高。

3.超声波与环氧丙烷的协同消毒作用

有报道称,在 10 ℃,相对湿度为 40%的条件下,暴露时间为 120 min 时,不同强度的超声波与环氧丙烷协同消毒的结果不同,在环氧丙烷浓度为 500 mg/L,作用时间为 120 min 时,用强度为 1.6 W/cm^2 的超声波与环氧丙烷协同作用,可完全杀灭细菌芽孢。在相同条件下,单独使用环氧丙烷后,不能完全杀灭。而且,在超声波与环氧丙烷协同消毒时,存活芽孢数是随声强的增加而呈指数下降。

4.超声波与强氧化高电位酸性水协同杀菌

强氧化高电位酸性水是一种无毒无不良气味的杀菌水,技术指标是氧化还原电位(ORP)值≥1 100 MV,pH≤2.7,有效氯≤60 mg/L。如单独使用超声波处理 10 min,对大肠埃希菌杀灭率为 89.9%;单独使用强氧化高电位酸性水作用 30 s,对大肠埃希菌杀灭率为 100%;超声波与氧化水协同作用 15 s,杀灭率亦达到 100%。单用超声波处理 10 min,单独用强氧化高电位酸性水作用 1.5 min,可将悬液内 HBsAg 阳性血清的抗原性完全灭活,两者协同作用仅需 30 s 即可达到完全灭活。

5.超声波与其他消毒液的协同杀菌作用

闫傲霜等的试验表明,用超声波(10 W/cm^2)与多种消毒液对芽孢的杀灭均有协同作用,特别是对一些原来没有杀芽孢作用的消毒剂(如氯己定、苯扎溴铵、醛醇合剂),这种协同作用不仅对悬液中的芽孢有效,对浸于液体中的载体表面上的芽孢也有同样效果。Ahemd 等报道,超声波可加强过氧化氢的杀菌作用,使其杀芽孢时间从 25 min 以上缩短到 10~15 min。Jagenberg-

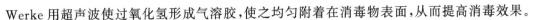

Werke用超声波使过氧化氢形成气溶胶,使之均匀附着在消毒物表面,从而提高消毒效果。

Burleson用超声波与臭氧协同给污水消毒,有明显增效作用,可能是因为超声波有下列作用:①增加臭氧溶解量;②打碎细菌团块和外围有机物;③降低液体表面张力;④促进氧的分散,形成小气泡,增加接触面积;⑤加强氧化还原作用。声化学消毒的主要机制是超声波快速而连续性的压缩与松弛作用使化学消毒剂的分子打破细菌外层屏障,加速化学消毒剂对细菌的渗透,细菌则被进入体内的化学消毒剂的化学反应杀死。超声波本身对这种化学杀菌反应是没有作用的,但它能加速化学消毒剂在菌体内的扩散。在声化学消毒中,超声波的振幅与频率非常重要。

(三)超声波的破碎作用

利用高强度超声波照射菌液,由于液体有对流作用,整个容器中的细菌都能被破碎。超声波细胞破碎器结构如图3-2所示。超声波的破碎作用应用于生物研究中,能提高从器官组织或其他生物学基质中分离病毒及其他生物活性物质(如维生素、细菌毒素)的阳性率。

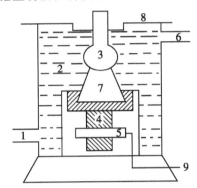

1—冷却水进口;2—冷却水;3—处理容器;4—换能器;5—高频线圈;
6—冷却水出口;7—增幅杆;8—固定容器装置;9—电源输入。

图 3-2　超声波细胞破碎器结构示意图

三、影响超声波消毒效果的因素

超声波的消毒效果受到多种因素的影响,常见的有超声波的频率、强度、照射时间、媒质的性质、细菌的浓度等。

(一)超声波频率

在一定频率范围内,超声波频率高,能量大,则杀菌效果好,反之,低频率超声波效果较差。但超声波频率太高则不易产生空化作用,杀菌效果反而降低。

(二)超声波的强度

利用高强度超声波处理菌液,整个容器中的细菌都能被破碎。据报道,当驱动功率为50 W时,容器底部的振幅为 $10.5~\mu m$,对 50 mL 含有大肠埃希菌的水作用10～15 min后,细菌100%破碎。驱动功率增加,作用时间减少。

(三)作用时间和菌液浓度

超声波消毒的消毒效果与其作用时间成正比,作用时间越长,消毒效果越好。作用时间相同时,菌液浓度高比浓度低时消毒效果差,但差别不很大。有人用大肠埃希菌试验,发现对30 mL浓度为 3×10^6 CFU/mL 的菌液需作用 40 min,若浓度为 2×10^7 CFU/mL,则需作用 80 min。

对 15 mL 浓度为 $4.5×10^6$ CFU/mL 的菌液只需作用 20 min 即可杀死。另有人用大肠埃希菌、金黄色葡萄球菌、枯草杆菌、铜绿假单胞菌试验发现,随超声波作用时间的延长,其杀灭率皆明显提高,而且在较低强度的超声波作用下铜绿假单胞菌的杀灭率提高得最快,经统计学处理发现,铜绿假单胞菌、枯草杆菌的杀灭率和超声波作用时间之间的相关系数有统计学意义。

(四)盛装菌液容器

Davis 用不锈钢管作为容器,管长从 25 cm 不断缩短,内盛 5 mL 50% 的酵母菌液,用 26 kHz 的超声波作用一定时间,结果发现,细菌破碎的百分数与容器长度有关,在 10~25 cm,出现 2 个波峰和 2 个波谷,2 个波峰或 2 个波谷间相距约 8 cm。从理论上说盛装容器长度以相当于波长的一半的倍数为最好。

(五)菌液容量

由于超声波在透入媒质的过程中不断将能量传给媒质,自身随着传播距离的增长而逐渐减弱。因此,随着被处理菌悬液的菌液容量的增大,细菌被破坏的百分数降低。Davis 用 500 W/cm² 的超声波对 43.5% 的酵母菌液作用 2 min,结果发现,容量越大,细菌被破坏的百分数越低。此外被处理菌悬液中出现驻波时,细菌常聚集在波节处,在该处的细菌承受的机械张力不大,破碎率也最低。因此,最好使被处理液中不出现驻波,即被处理菌悬液的深度最好短于超声波在该菌悬液中波长的一半。

(六)媒质

一般微生物被洗去附着的有机物后,对超声波更敏感,另外,钙离子的存在、pH 的降低也能提高其敏感性。

（周　莉）

第六节　紫外线消毒

紫外线(ultraviolet ray,简称 UV)属于电磁波辐射,而非电离辐射(图 3-3),根据其波长范围分为 3 个波段:A 波段(波长为 315.0~400.0 nm)、B 波段(280.0~315.0 nm)、C 波段(100.0~280.0 nm),是一种不可见光。杀菌力较强的波段为 250.0~280.0 nm,通常紫外线杀菌灯采用的波长为 253.7 nm,广谱杀菌效果比较明显。

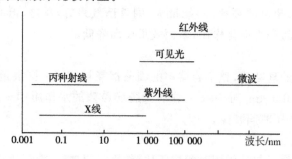

图 3-3　各种辐射线波长的分布

一、紫外线的发生与特性

(一)紫外线的发生

目前用于消毒的紫外线杀菌灯多为低压汞灯,它所产生的 95％的紫外线波长为 253.7 nm。用于消毒的紫外线灯分为普通型紫外线灯和低臭氧紫外线灯,低臭氧紫外线灯能阻挡 184.9 nm 波长的紫外线向外辐射,减少臭氧的产生,因此目前医院多选择低臭氧紫外线灯。

(二)紫外线灯消毒特性

紫外线灯的杀菌特性有以下几点。

(1)杀菌谱广。紫外线可以杀灭各种微生物,包括细菌繁殖体、细菌芽孢、结核分枝杆菌、真菌、病毒和立克次体。

(2)不同微生物对紫外线的抵抗力差异较大,由强到弱依次为真菌孢子＞细菌芽孢＞抗酸杆菌＞病毒＞细菌繁殖体。

(3)穿透力弱。紫外线属于电磁辐射,穿透力极弱,不能穿透绝大多数物质,因此使用受到限制;在空气中可受尘粒与湿度的影响,当每立方厘米空气中含有尘粒 800～900 个,杀菌效力可降低 20％～30％,相对湿度由 33％增至 56％时,杀菌效能可减少到 1/3。在液体中的穿透力随深度增加而降低,小、中杂质对穿透力的影响更大,溶解的糖类、盐类、有机物都可大大降低紫外线的穿透力。酒类、果汁、蛋清等溶液只需0.1～0.5 mm 即可阻留 90％以上的紫外线。

(4)杀菌效果与照射剂量有关。杀菌效果直接取决于照射剂量(照射强度和照射时间)。

(5)在不同介质中紫外线的杀菌效果不同。

(6)杀灭效果受物体表面因素影响。紫外线大多是用来进行表面消毒的,粗糙的表面不适宜用紫外线消毒,当表面有血迹、痰迹等污染物质时,消毒效果亦不理想。

(7)有协同消毒作用。据报道,某些化学物质可与紫外线起协同消毒作用,例如,紫外线与醇类化合物可产生协同杀菌作用,经乙醇湿润过的紫外线口镜消毒器可将杀芽孢时间由 60 min 缩短为 30 min,污染有 HBsAg 的玻璃片经 3％的过氧化氢溶液湿润后,再经紫外线照射 30 min 即可完全灭活,而紫外线或过氧化氢单独灭活上述芽孢菌都需要 60 min 左右。

二、紫外线消毒装置

(一)紫外线杀菌灯分类

紫外线灯管根据外形可分为直管、H 型管、U 型管;根据使用目的不同被分别制成高强度紫外线消毒器、紫外线消毒箱、紫外线消毒风筒、移动式紫外线消毒车、便携式紫外线灯等。

(二)杀菌灯装置

1.高强度紫外线灯消毒器

高强度的紫外线灯是专门研制出的 H 型热阴极低压汞紫外线灯,它在距离照射表面很近时,照射强度可达 5 000 μW/cm^2 以上,5 s 内可杀灭物体表面污染的各种细菌、真菌、病毒,对细菌芽孢的杀灭率可达 99.9％以上。目前国内生产的有 9 W、11 W 等小型 H 型紫外线灯,在 3 cm 的近距离照射,其辐射强度可达到 5 000～12 000 μW/cm^2。该灯具适用于光滑平面物体(如工作台面、桌面及一些大型设备的表面)的快速消毒。刘军等(2005)报道,多功能动态杀菌机内,在常温、常湿和有人存在情况下,对自然菌的消除率在 59％～83％,最高可达 86％。

2.紫外线消毒风筒

在有光滑金属内表面的圆桶内安装高强度紫外线灯具,在圆桶一端装上风扇,进入风量为 25～30 m³/min,开启紫外线灯使室内空气不断经过紫外线照射,不间断地杀灭空气中的微生物,以达到净化空气的目的,适合有人存在的环境消毒。

3.移动式紫外线消毒车

其有立式和卧式两种,该车装备紫外线灯管 2 支、控制开关和移动轮,机动性强,适合于不经常使用或临时需要消毒的表面和空气的消毒。

4.循环风空气净化(洁净)器

现在市场上有很多种类的空气净化器,这些净化器大多由几种消毒因素组合而成,紫外线在其中起着非常重要的杀菌作用,还具有能在各种动态场所进行空气消毒的显著特点。某公司生产的 MKG 空气洁净器,就是由过滤器、静电场、紫外线、空气负离子等消毒因素和进、出风系统组成。连续消毒 45 min,可使空气中喷染的金黄色葡萄球菌和大肠埃希菌的杀灭率达到 99.9%以上,对枯草杆菌黑色变种芽孢的杀灭率达到 99.0%以上。朱伯光等研制了动态空气消毒器(图 3-4),由循环箱体、风机、低臭氧紫外线灯、初效和中效过滤器、程控系统等组成。结果在 60 m³ 房间,静态开启 30 min,可使自然菌数下降 80%,60 min,自然菌数下降 90%,动态环境下可保持空气在Ⅱ类环境水平。但循环风空气消毒器内可能存在未被破坏的细菌,重复使用的消毒器内可能存在定植菌,进而造成空气二次污染。

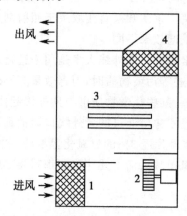

1—初效过滤器;2—轴流抽风机;3—紫外线灯管;4—中效过滤器。

图 3-4　动态空气消毒器结构示意图

5.高臭氧紫外线消毒柜

高臭氧紫外线消毒柜是一种以高臭氧、紫外线为杀菌因子的食具消毒柜。在实验室用载体定量灭活法进行检测,在环境温度 20 ℃～25 ℃,相对湿度 50%～70%的条件下,开机 4 min,柜内紫外线辐射强度为 1 400～1 600 μW/cm²,臭氧浓度 40.0 mg/m³,消毒作用 60 min 加上烘干 45 min,对玻片上脊髓灰质炎病毒的平均灭活对数值≥4.0。以臭氧和紫外线为杀菌因子的食具消毒柜,工作时臭氧浓度为 53.6 mg/L,紫外线辐照值为 675～819 μW/cm²,只消毒或只烘干均达不到消毒效果,只有两者协同作用 90 min,才达到杀灭对数值＞5.0。

三、影响紫外线消毒效果的因素

与紫外线消毒效果有关的因素很多,概括起来可分为两类:影响紫外线辐射强度、照射剂量

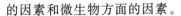

的因素和微生物方面的因素。

(一)影响紫外线辐射强度和照射剂量的因素

1.电压

紫外线光源的辐射强度明显受到电压的影响,同一个紫外线光源,当电压不足时,辐射强度明显下降。

2.距离

紫外线灯的辐射强度随灯管距离的增加而降低,辐射强度与距离成反比。

3.温度

消毒环境的温度对紫外线消毒效果的影响是通过影响紫外线光源的辐射强度来实现的。一般,紫外线光源在 40 ℃时的辐射强度最强,温度降低时,紫外线的输出减少,温度再高,辐射的紫外线因吸收增多,输出也减少。因此,过高或过低的温度对紫外线的消毒都不利,杀菌试验证明,5 ℃～37 ℃范围内,温度对紫外线的杀菌效果影响不大。

4.相对湿度

当进行空气紫外线消毒时,空气的相对湿度对消毒效果有影响,相对湿度过高时,空气中的水分增多,可以阻挡紫外线,因此用紫外线给空气消毒时,要求相对湿度最好在 60%以下。

5.照射时间

紫外线的消毒效果与照射剂量呈指数关系,照射剂量为照射时间和辐照强度的乘积,所以要使杀灭率达到一定程度,必须保证足够的照射剂量,在光源达到要求的情况下,可以通过保证足够的时间来达到要求的剂量。

6.有机物的保护

有机物对消毒效果有明显影响,当微生物被有机物保护时,需要加大照射剂量,因为有机物可以影响紫外线对微生物的穿透,并且可以吸收紫外线。

7.悬浮物的类型

紫外线是一种低能量的电磁辐射,其能量仅有 6 eV,穿透力很弱,空气尘埃能吸收紫外线而降低杀菌率。例如,枯草杆菌芽孢在灰尘中悬浮比在气溶胶中悬浮时对紫外线照射有更大的抗性。

8.紫外线反射器的使用

为了更有效地对被辐照表面进行消毒,必须使用对波长为 253.7 nm 的紫外线具有高反射率的反射罩,反射罩的使用还可以避免操作者受紫外线的直接照射。

(二)微生物方面的因素

1.微生物的类型

紫外线对细菌、病毒、真菌、芽孢、衣原体等均有杀灭作用,不同微生物对紫外线照射的敏感性不同。细菌芽孢对紫外线的抗性比繁殖体细胞大,革兰氏阴性杆菌最易被紫外线杀死,接着依次为葡萄球菌属、链球菌属和细菌芽孢,真菌孢子的抗性最强。抗酸杆菌的抗力,较白色葡萄球菌、铜绿假单胞菌、肠炎沙门菌等要强 3～4 个对数级。即使在抗酸杆菌中,不同种类对紫外线的抗性亦不相同。

根据抗力大致可将微生物分为 3 类:高抗性的有真菌孢子、枯草杆菌黑色变种芽孢、耐辐射微球菌等,中度抗性的有鼠伤寒沙门菌、酵母菌等,低抗性的有大肠埃希菌、金黄色葡萄球菌、普通变形杆菌等。

2.微生物的数量

微生物的数量越多,需要产生相同致死作用的紫外线照射剂量也就越大,因此,给污染严重的物品消毒需要延长照射时间,加大照射剂量。

四、紫外线消毒应用

(一)空气消毒

紫外线的最佳用途是对空气消毒。紫外线消毒是给空气消毒的最简便方法。紫外线对空气的消毒方式主要有 3 种。

1.固定式照射

紫外线灯固定在天花板上的方法有以下几种:①将紫外线灯直接固定在天花板上,离地约 2.5 m;②固定吊装在天花板或墙壁上,离地约2.5 m,上有反光罩,往上方的紫外线也可被反射下来;③安装在墙壁上,使紫外线照射在与水平面呈 3°~80°角的范围内;④将紫外线灯管固定在天花板上,下有反光罩,这样使上部空气受到紫外线的直接照射,而当上、下层空气对流交换时,整个空气都会被消毒(图 3-5)。

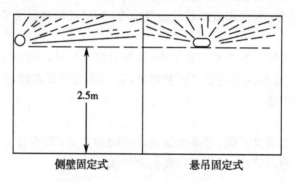

侧壁固定式　　　　　　悬吊固定式

图 3-5　固定式紫外线空气消毒

通常灯管距地面 1.8~2.2 m 的高度比较适宜,这个高度可使人的呼吸带受到最高辐射强度有效照射,使用中的 30 W 紫外线灯在垂直 1 m 处辐照强度应高于 70 $\mu W/cm^2$(新灯管的辐照强度>90 $\mu W/cm^2$),分配功率不少于 1.5 $\mu W/cm^2$,最常用的直接照射法时间应不少于 30 min。唐贯文等(2004)报道,60 m^3 烧伤病房,住患者 2~3 人,悬持 3 支 30 W 无臭氧石英紫外线灯,辐照度值>90 $\mu W/cm^2$,直接照射 30 min,可使烧伤病房的空气达到Ⅱ类标准(空气细菌总数≤200 CFU/cm^3)的合格率为 70%,照射 60 min,合格率达到 80%。

2.移动式照射

移动式照射法主要是利用其机动性,既可对某一局部或物体表面进行照射,也可对整个房间的空气进行照射。

3.间接照射

间接照射是指利用紫外线灯制成各种空气消毒器,通过空气的不断循环达到空气消毒的目的。

(二)污染物体表面消毒

1.室内表面的消毒

紫外线用于室内表面的消毒主要是用于医院的病房、产房、婴儿室、监护病房、换药室等场所,某些食品加工业的操作间也比较常用。一般较难达到卫生学要求,必要时可以在灯管上加反射罩或更换高强度灯管,增强消毒效果。

2.设备表面的消毒

用高强度紫外线消毒器进行近距离照射可以对平坦、光滑表面进行消毒。例如,便携式紫外线消毒器可以在近距离表面 3 cm 以内进行移动式照射,每处停留 5 s,对表面细菌杀灭率可达 99.99%。

3.特殊器械消毒的应用

针对某些特殊器械专门设计制造的紫外线消毒器近几年已开发使用。例如,紫外线口镜消毒器,内装 3 支高强度紫外线灯管,采用高反射镜和载物台,一次可放 30 多支口镜,消毒 30 min 可灭活 HBsAg。紫外线票据消毒器可用于医院化验单、纸币和其他医疗文件的消毒。

(三)饮用水和污水的消毒

紫外线消毒技术正以迅猛发展的态势出现在各种类型的水消毒领域,许多大型水厂和污水处理厂开始使用紫外线消毒技术和装置。紫外线用于水的消毒,具有杀菌力强、不残留对人体有害有毒物质和安装维修便捷等特点。目前,用紫外线给水消毒的技术已在许多国家得到推广和使用。按紫外线灯管与水是否接触,紫外线消毒装置分为灯管内置式和外置式两类,目前正在使用和开发的大多为灯管内置式装置。

紫外线用于水的消毒有饮用水的消毒和污水的消毒。饮用水的消毒是将紫外线灯管固定在水面上,水的深度应小于 2 cm,当水流缓慢时,水中的微生物被杀灭。另一种方法是制成套管式的紫外线灯(图 3-6),水从灯管周围流过时,起到杀菌作用。国内现已研制出纯水消毒器使用特殊的石英套,能确保在正常水温下灯管最优紫外线输出。每分钟处理水量 5.7 L,每小时处理水量 342 L。

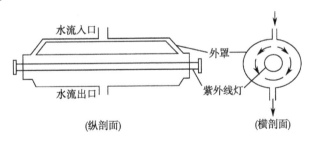

图 3-6　套管式紫外线灯对水的消毒示意图

(四)食具消毒

餐具保洁柜以臭氧和紫外线为杀菌因子。实验室载体定量杀菌试验,启动保洁柜 60 min,对侧立于柜内碗架上左、中、右三点瓷碗内表面玻片上大肠埃希菌的平均杀灭率分别为 99.89%、99.99%、99.98%,对金黄色葡萄球菌的平均杀灭率为 99.87%、99.98%、99.96%,但是启动保洁柜 180 min,对平铺于保洁柜底部碗、碟内的玻片 HBsAg 的抗原性不能完全破坏。

五、消毒效果的监测

随着紫外线灯具使用时间的延长,辐射强度不断衰减,杀菌效果亦会受到诸多因素的影响,因此对紫外线灯做经常性监测是确保其有效使用的重要措施。监测分为物理监测、生物监测两种,在卫生健康委员会的《消毒技术规范》里均有较详细说明。

（一）物理监测

物理监测器材是利用紫外线特异敏感元件制成的紫外线辐射照度计，直接测定辐照度值，间接确定紫外线的杀菌能力，《消毒技术规范》将其列入测试仪器系列。

仪器组成：由受光器、信号传输系统、信号放大电路、指示仪（或液晶显示板）等部件组成。测试原理：当光敏元件受到照射时，光信号转变成电信号，通过信号传输放大器由仪表指示出读值或转变成数字信号，在显示窗口显示出来。测试前先开紫外线灯 5 min，打开仪器后稳定 5 min 再读数。

（二）生物监测

生物监测是通过测定紫外线对特定表面污染菌的杀灭率来确定紫外线灯的杀菌强度。方法是先在无菌表面画出染菌面积 5 cm×5 cm，要求对照组回收菌量达到 $5×10^5 \sim 5×10^6$ CFU/cm^2。打开紫外线灯后 5 min，待其辐射稳定后移至待消毒表面垂直上方 1 m 处，消毒至预定时间后采样并做活菌培养计数，计算杀菌率，以评价杀菌效果。

（周　莉）

第七节　等离子体消毒

等离子体消毒技术是消毒学领域近年来出现的一项新的物理消毒灭菌技术，等离子体灭菌技术创始于 20 世纪 60 年代。美国首先对等离子体杀灭微生物的效果进行了研究，Menashi 等对卤素类气体等离子体进行杀灭微生物的研究，证明等离子体具有很强的杀菌作用，并于 1968 年研制出等离子体灭菌设备。现已有不少关于等离子体灭菌技术的研究报道和专利产品。等离子体灭菌是继甲醛、环氧乙烷、戊二醛等低温灭菌技术之后又一新的低温灭菌技术，它克服了其他化学灭菌方法时间长、有毒性的缺点。这种技术在国内发展比较快，国内生产厂家已经有不少产品上市，主要用于一些不耐高温的精密医疗仪器（如纤维内镜和其他畏热材料）的灭菌。这种技术现已在工业、农业、医学等领域被广泛使用。

一、基本概念

等离子体是指高度电离的电子云，等离子体是某些气体或其他汽化物质在强电磁场作用下，形成气体电晕放电，电离气体而产生的。它是由电子、离子和中子等组合而成的带电状态云状物质，据分析还含有分子、激发态原子、亚稳态原子、自由基等粒子以及紫外线、γ 射线、β 粒子等，其中的自由基、单态氧、紫外线等都具有很强的杀菌作用。等离子体灭菌与紫外线杀菌所产生的紫外线波长比较见图 3-7。等离子体在宇宙中普遍存在，如星云、太阳火焰、地球极光。人工制造的等离子体是通过极度高温或强烈电场、磁场激发等使某些气体产生等离子体状态。在等离子体状态下，物质发生一系列物理和化学变化，如电子交换、电子能量转换、分子碰撞、化学解离和重组。等离子体可在交直流电弧光激发下产生，高频、超高频激光、微波等也可以激发产生等离子体。

二、物理性质

等离子体是物质存在的一种形式，因而具有自己特定的物质属性。

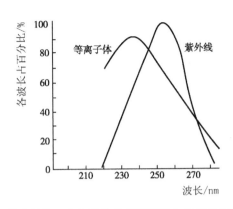

图 3-7 等离子体灭菌与紫外线杀菌所产生的紫外线波长比较

(一)存在形式

等离子体是一种电离气体云,这是等离子体的客观存在形式,即所谓物质第四态。随着温度升高,物质由固态变成液态,进而变成气态;但这并未使物质分子发生质的变化,当继续向气体施加能量时,分子中原子获得足够的能量,分离成自由电子、离子及其他粒子,形成了一种新的物态体系即等离子体。

(二)存在时间(寿命)

气体分子吸收足够的能量,价电子由低能轨道跃迁到高能轨道成为激发态,这时各种粒子都是不稳定的。在气体分子的辉光放电过程中,空间电子弛豫时间从 10^{-10} s 到 10^{-2} s。若要使等离子体保持稳定,维持气体云浓度,需不断施加能量。

(三)等离子体温度与浓度

等离子体中各种粒子的存在都是短时间的,且没有热平衡,所以电子温度与气体温度相差很大。电子温度受其产生过程和真空度的影响,放电真空度下降,功率不变,电子温度下降。等离子体浓度随输入功率增加而增加,可以通过控制真空度、电磁场强度来维持等离子体浓度。

(四)空间特性

由于正离子与电子的空间电荷互相抵消,等离子体在宏观上呈现电中性,但只有在特定的空间尺度上电中性才成立。德拜长度是描述等离子体空间特性的一个重要参量,用 λD 表示。德拜长度是等离子体中电中性成立的最小空间尺度,也可以说德拜长度是等离子体中由热运动或其他扰动导致电荷分离的最大允许空间尺度限度。

(五)粒子温度

等离子体中不同粒子的温度是不一样的。如果将电子温度设为 Te,离子温度设为 Ti,则依据粒子的温度可将等离子体分为两大类,即热平衡等离子体和非热平衡等离子体。当 Te=Ti 时,为热平衡等离子体,二者的温度都高,这很难达到。当 Te>Ti 称为非热平衡等离子体。电子温度达 104 K 以上,而原子和离子之类的重粒子温度可低到 300~500 K,等离子体的宏观温度取决于重粒子的温度,这类等离子体也叫低温等离子体(low temperature plasma,LTP),其宏观温度并不高,接近室温。

三、等离子体灭菌设备

等离子体灭菌设备的基本组成有电源、激发源、气源、传输系统和灭菌腔等。等离子体装置因激发源不同有如下几种类型。

(一)激光等离子体灭菌装置

其以激光作为激发能源激发气体产生等离子体。激光源发出的激光通过一个棱镜将激光束折射,经过透镜聚焦在灭菌腔内,激发腔体内气体产生等离子体。由于激光能量高,等离子体成分里所含紫外线、γ射线、β射线及软 X 射线等杀菌成分比较多。但这种装置腔体小,距离实用相差较远,加之产生的等离子体温度高,目前尚未投入使用。

(二)微波等离子体灭菌装置

微波等离子体是一种非平衡态低温等离子体。微波或微波与激光耦合等离子体是灭菌应用研究较多的类型。微波等离子体具有以下特点:①电离分解度高,成分比较丰富;②电子温度与气体温度的比值大,即电子温度高而底衬材料温度低;③可以在高气压下维持等离子体浓度;④属于静态等离子体,无噪声。

(三)高频等离子体灭菌装置

此类装置(图 3-8)采用高频电磁场作为激发源,利用这种装置产生等离子体的程序是先将灭菌腔内抽真空,然后通入气体再施加能量,激发产生等离子体,对腔内物品进行灭菌。

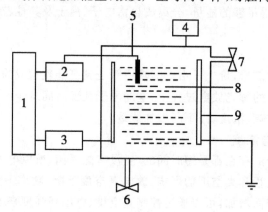

1—高频电源;2—温控;3—放电控制;4—腔体;5—温度计;
6—真空系统;7—进气口;8—等离子体;9—电极。

图 3-8　高频等离子体灭菌装置

四、等离子体的杀菌作用

(一)普通气体等离子体消毒

采用非热放电等离子体 NTP-8T 型净化器的放电功率为 40 W,风机量为 800 m^3/h,在 84 m^3 室内运行 60 min,可使空气中的悬浮颗粒数下降 83%,自然菌数下降 97%;用直接暴露方式大气压辉光放电等离子体作用 30 s,对大肠埃希菌和金黄色葡萄球菌杀灭率分别为 99.91% 和 99.99%,间接暴露法大气压辉光放电等离子体作用 120 s,对以上两种细菌杀灭率分别为 99.97% 和 99.99%。

(二)协同杀菌作用

Fensmeyer 等将激光与微波耦合,以激光产生等离子体,靠微波能维持其浓度,获得良好的杀菌效果。有学者在两者耦合设备条件下,观察不同功率产生的等离子体对 10 mL 玻璃瓶内污染的枯草杆菌芽孢的杀灭效果。结果证明,200 W 耦合等离子体杀灭细菌芽孢 D_{10} 值为 2.2 s,功

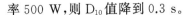

率 500 W,则 D_{10} 值降到 0.3 s。

(三)消毒剂等离子体消毒

研究发现,将某些消毒剂汽化作为等离子体基础气体可显示出更强的杀菌作用。Boueher 向多种醛类化合物中分别混入氧气、氩气和氮气,激发产生混合气体等离子体,观察其对污染在专用瓷杯上的枯草芽孢杆菌芽孢的杀灭作用。结果证明,混合气体等离子体的杀菌作用比单一气体更好。结果显示,在氧气、氩气和氮气中分别混入甲醛、丙二醛、丁二醛、戊二醛、羟基乙醛和苯甲醛等,激发产生混合等离子体,其中甲醛、丁二醛和戊二醛明显比单一气体杀菌效果好。这些气体等离子体虽然具有良好的杀菌作用,但由于作用温度偏高,不适合于怕热器材的灭菌。

近年来,等离子体灭菌技术获得了很大发展,Johnson 公司研制成了低温等离子体灭菌装置,以过氧化氢气体作为基础气体在高频电场激发下产生低温过氧化氢等离子体,经过低温过氧化氢等离子体(Sterrad 装置)一个灭菌周期的处理(50~75 min),可完全达到灭菌要求。

五、灭菌影响因素

等离子体气体消毒剂对微生物的杀灭效果受很多因素的影响,具体如下。

(一)激发源功率

不同功率的电磁场产生的等离子体的数量可能不同,对微生物的杀灭效果也有所不同。Nelson 等对此做过研究,结果证明不同功率的高频电磁场所产生的氧气等离子体对两种细菌芽孢的杀灭效果有明显区别,完全杀灭枯草芽孢杆菌黑色变种芽孢在功率 50 W 时需 60 min,在功率 200 W 时则只需 5 min。所以等离子体的杀菌效果与激发源功率有直接关系,功率增加到原来的 3 倍,作用时间缩短为原来的 10 倍以上。

(二)激发源种类

如果以激光作为激发源,激光功率可以很高。输送激光能量在 $2 \times 10^5 \sim 2 \times 10^8$ W,但所产生的等离子体腔底部直径仅 1 mm,高度 10 mm,维持时间不到 5 μs。若要维持等离子体,只有加快激光脉冲次数,因为杀菌效果与单位时间内激光脉冲数有直接关系。Tensmeyer 等把激光与微波耦合,以激光激发等离子体,用微波能维持,获得良好的效果。将 2 450 MHz 的微波源与激光设备耦合,在 200 W 和 500 W 条件下,观察对 10 mL 玻璃瓶内污染的枯草芽孢杆菌芽孢杀灭效果,耦合等离子体杀芽孢效果明显改善,速度加快,功率 200 W 时,D 值为 2.2 s,500 W 时,D 值为 0.3。故不同的激发源产生的等离子体的杀菌效果不同。

(三)加入的消毒剂气体种类

在等离子体杀菌作用的研究中发现,把某些消毒剂汽化加入载气流中,以混合气体进入反应腔,这种混合气体等离子体可以增强杀菌效果。不同气体作为底气发生的等离子体的灭菌效果也不同。用氧气、二氧化碳、氮气、氩气等离子体处理污染的多聚体,结果发现,用氧气和二氧化碳等离子体处理 15 min 后多聚体为无菌,用氩气和氮气等离子体处理后在同样条件下,仅 70% 的样品为无菌,延长到 30 min,功率提高后灭菌效果并未提高。顾春英、薛广波等利用等离子体-臭氧对空气中微生物进行联合消毒效果的研究,结果显示,等离子体-臭氧对空气中的金黄色葡萄球菌作用 1 min,杀灭率为 99.99%,作用 10 min,杀灭率为 100%;对白念珠菌作用 6 min 可全部杀灭;对枯草芽孢杆菌黑色变种芽孢作用 15 min,杀灭率达到 99.90% 以上,30 min 可全部杀灭。在菌液中加入 10% 的小牛血清,对消毒效果无明显影响。

(四)有机物的影响

Aif 等研究了等离子体灭菌器对放入其腔体内的物体的灭菌效果受有机物影响的情况,发现 10％的血清和 0.65％的氯化钠使效果减弱。Bryce 等也报道氯化钠和蛋白质均会影响等离子体灭菌器的效果。Holler 等研究表明,5％的血清对低温等离子体灭菌器的效果无明显影响,但 10％的血清会使效果降低。因此,研究者建议等离子体不能被用于被血清和氯化钠污染的器械的灭菌,尤其是狭窄腔体(如内镜)的灭菌,如要使用,应先将器械清洗干净。

六、等离子体的应用

研究发明等离子体灭菌技术的目的之一就是要克服环氧乙烷和戊二醛等低温灭菌技术所存在的缺点。其突出特点是作用快速、杀菌效果可靠、作用温度低、清洁而无残留毒性。目前,等离子体灭菌技术已在许多国家得到应用,主要用于怕热医疗器材的消毒灭菌。

(一)医疗卫生方面的运用

1.内镜的灭菌

要求用环氧乙烷或戊二醛来实现对无菌内镜的彻底灭菌是不现实的,10 h 以上的作用时间和残留毒性的去除就使临床难以接受。低温过氧化氢等离子体灭菌技术能在 45～75 min 范围内实现对怕热内镜的灭菌,真正达到无毒、快速和灭菌彻底的要求。

2.畏热器材、设备的灭菌

某些直接进入人体内的高分子材料对灭菌方法要求极高,既怕湿亦不可有毒,如心脏外科材料、一些人工器官及某些需置入体内的医疗用品。对这些器材都可以用低温等离子体进行灭菌处理。

3.各种金属器械、玻璃器械和陶瓷制品的灭菌

现在使用的低温过氧化氢等离子体灭菌装置可用于各种外科器械的灭菌处理,某些玻璃和陶瓷器材也可以用等离子体进行灭菌。试验证明,外科使用的电线、电极、电池等特殊器材均可用等离子体灭菌处理。

4.空气消毒

某等离子体空气消毒机,在 20 ℃、相对湿度 60％的条件下开启,在 20 m³ 的试验室内,作用 30 min,对白念珠菌的消除率为 99.96％,作用 60 min 时消除率达 99.98％。

5.生物材料表面的清洁和消毒

生物材料的表面清洗和消毒在电子制造业和表面科学中使用较多,使用非沉积气体的等离子体辐射作用进行表面清洗已有多年。等离子体处理用于去除表面的接触污染,消除溅射留下的残渣,减小表面吸附等。

(二)食品加工业中的应用

随着食品加工业的大规模发展,人们在期望食品安全性的同时,对食品的营养性需求也在不断扩大。特别是常规的高温压力蒸汽灭菌造成的各种营养元素的损失已经引起人们的普遍关注。实践证明,应用低温等离子体技术来杀灭食品本身及加工过程中污染的细菌,很少会影响到产品的鲜度、风味和滋味。

1.用于食品表面的消毒

在种植、加工、运输蔬菜、水果过程中,因与外界接触其表面经常附着具有传染性的病原微生物,其中包括国际标准中严格限制的一项微生物指标——大肠埃希菌。利用微波激发氩气等离

子体,证实了等离子体不但能够杀灭物体表面的大肠埃希菌,而且通过改变各个等离子体处理参数,找到了影响该微生物杀灭率的条件。而美国自 20 世纪 90 年代起,利用等离子体对食品表面进行杀菌消毒就获得了美国食品药品监督管理局(FDA)的批准,并且很快应用于商业。实践证明,各类食品表面的大肠埃希菌经空气等离子体 20 s 至 90 min 的处理,细菌总数可下降 2~7 个对数值。日本学者开发的组合大气压下等离子体发生器,可将待消毒产品置于反应器腔体内,使其表面直接受到活性粒子的轰击以达到杀菌消毒目的。如果使用 RER 反应器(2000),则可以使这些物料在远程等离子体(至少距等离子体发生中心 20 cm)的范围内被空气强制对流,被迫沿着迂回的通道流经 3 个或更多折返,这使得待消毒产品可以不与等离子体直接接触,在一定意义上克服了某些领域不能应用该技术的限制,为该技术的应用开辟了更为广阔的前景。

2.用于液体食品的消毒

液体食品属于一类特殊的食品。通过向液体中鼓泡(通入空气和纯氧),同时将电场直接作用于液体与气体的混合态而成功地杀灭了大肠埃希菌和沙门菌。基于这一原理设计出的低温等离子体反应器在实际生产操作中可以根据微生物指标要求采用串联方式用多个反应单元对产品进行消毒,实验表明,杀菌效果随着反应器数量的增加而增强。利用该技术对牛奶与橙汁进行消毒,细菌总数下降了 5 个对数值。可见,用低温等离子体对液体食品杀菌消毒的研究,为更多的液体食品(如苹果酒、啤酒、去离子水、液态全蛋、番茄汁)的杀菌提供了新的思路。

3.用于小包装食品的消毒

小包装食品在食品保质期内一般不会发生霉变,但有时也不排除因包装材料的阻氧性能和透气性能改变而引起的微生物污染,为确保产品的货架寿命,提高产品的安全性,仍需要对已包装食品进行消毒。尽管对于等离子体活性粒子(包括激发原子、分子及紫外光子)能否透过包装材料的问题尚存在异议,但 Bithell(1982)的研究表明利用射频激发的氧气等离子体能够对包装袋内的产品进行消毒。之后,相继有工作者利用过氧化氢等离子体实现了对纸包装、塑料及锡箔包装食品的消毒。

七、使用注意事项

(一)灭菌注意事项

使用等离子体灭菌技术必须注意:①灭菌物品必须清洁、干燥,带有水分湿气的物品易造成灭菌失败。②能吸收水分和气体的物品不可用常规等离子体进行灭菌,因其可吸收进入灭菌腔内的气体或药物,影响等离子体质量,这类物品有亚麻制品、棉纤维制品、手术缝合线、纸张等。③带有直径小于 3 mm 细孔的长管道或死角器械的灭菌效果难以保证,主要是等离子体穿透不到管腔内从而影响灭菌效果;对器械长度>400 mm 亦不能用 Sterrad 系列灭菌器处理,因为其灭菌腔容积受限;对各种液体均不能用 Sterrad 系列灭菌器处理。④必须用专门包装材料和容器包装和盛装灭菌物品。⑤使用等离子体灭菌时可在灭菌包内放化学指示剂和生物指示剂,以便进行灭菌效果监测,化学指示剂可与过氧化氢反应指示其穿透情况,生物指示剂为嗜热脂肪杆菌芽孢。

(二)注意安全操作规则

虽然等离子体中的某些成分(如 γ 射线、β 粒子、紫外线)可能对人体造成损害,但等离子体灭菌装置采用绝缘传输系统,灭菌腔门的内衬及垫圈材料均可吸收各种光子和射线,无外露现象。只要操作者严格执行操作规程,不会对操作人员构成危害。

(周　莉)

第八节　电离辐射灭菌

20世纪50年代,美国科学家用电子加速器进行实验,证明电子辐射能使外科缝合线灭菌,这种利用γ射线、X射线或离子辐射穿透物品、杀死其中的微生物的低温灭菌方法,统称为电离辐射灭菌。由于电离辐射灭菌是低温灭菌,不发生热的交换,与常用的压力蒸汽灭菌相比,具有穿透力强、灭菌彻底、可对包装后的产品灭菌、不污染环境、在常温常湿条件下处理等优点,所以尤其适用于怕热怕湿物品的灭菌,而且适合大规模的灭菌。目前,不少国家对大量医疗用品、药品、食品均采用辐射灭菌。对电离辐射中的安全问题,各国有不同的法律和规章制度来保证。

一、辐射的种类

电离辐射可以大致分为两类:即电磁辐射(非粒子性的)和粒子辐射(加速电子流)。按其来源分为γ射线、X射线等。

(一)γ射线

γ射线是光子流,其波长很短,由于它们不带电,所以在磁场中不发生偏转。γ射线通常是在原子核进行衰变或衰变中伴随发射出来的。原子核发生α或β衰变时,所产生的子核常常处于较高的状态——核激发态,而当子核从激发态跃迁到能量较低的激发态或基态时,就会放出γ射线。

(二)X射线

与γ射线的本质是一样的,属于电磁辐射。但它们发起的方式不同,X射线是从原子发生的,当有一个电子从外壳层跃迁到内壳层时将能量以X线发射出来,或用人工制造的加速器产生的快中子轰击重金属所产生。

(三)粒子辐射

粒子的辐射有多种,有天然的和人为的,包括α射线、β射线、高能电子、正电子、质子、中子、重于氢的元素离子、各种介子。天然存在的α、β射线穿透力弱,不适用于辐射加工。而人为的正电子、质子、中子、介子和重离子束穿透物质的能力有限,且价格昂贵难于生产,还会导致被照物质呈现明显的放射性。电子加速器将电子加速到非常高的速度时,即获得了能量和穿透力,实际上是将电子获得的能量限制在不超过10 MeV的水平上(如果再增加能量将可能使被照物质获得放射性),其在单位密度的物质里的穿透深度是0.33 cm/MeV,远低于γ射线。

二、电离辐射剂量和剂量单位

(一)能量

电子伏特(eV)指单个电子在1 V电压作用下移动获得的能量。1电子伏特(eV)等于$1.602×10^{-19}$焦耳(J),该单位可用于电磁辐射和粒子辐射。1 MeV$=10^6$ eV。

(二)吸收剂量

电离辐射照射物体时,通过上述的种种作用,将全部或部分能量传给受照射物体,或者说,受照射物体吸收电离辐射的全部或部分能量,这种能量通常称为剂量。

（三）照射量

照射量是 X 或 γ 射线在每单位质量空气中释放出来的所有电子被空气完全阻止时,在空气中产生的带正电或负电的离子总电荷。

（四）剂量当量

一定的吸收剂量所产生的生物效应,除了与吸收剂量有密切关系外,还与电离辐射的类型、能量及照射条件等因素有关。对吸收剂量采用适当的修正因子后就可以与生物效应有直接的联系。这种经过修正的吸收剂量就称为剂量当量,专用单位是希沃特(Sv)。

（五）放射性强度及其单位

放射性强度是用来描写放射性物质衰变强弱的,表示单位时间内发生衰变的原子核数(以每秒若干衰变数表示),放射性强度常用的单位为居里(Ci),其定义为某一放射源每秒能产生 3.7×10^{10} 次原子核衰变,该源的放射性强度即为 1 Ci。

三、电离辐射装置

大规模辐射灭菌通常使用两种类型的辐射源,一种是用放射性核素(如 ^{60} 钴)作为辐射源的装置,另一种是将电子加速到高能的电子加速器。

（一） ^{60} 钴辐射源装置

^{60} 钴(^{60}Co)是放射性核素,它是在反应堆中照射 ^{59}Co 产生的人工放射性核素,其半衰期为 5.3 年,每年放射性强度下降 12.6%。^{60}Co 是一种发电中核产物的副产品,造价相当低廉。常用的源强为 $10^5 \sim 10^6$ Ci,辐射装置必须放在能防辐射的特殊混凝土中,不用时将放射源放入深水井中,工作人员可安全进入,需要照射时升到照射位置即可。

（二） ^{60} 铯辐射源装置

^{60} 铯也可释放 γ 射线,是一种常用的 γ 射线辐射源。

（三）电子加速器

电子加速器实质上是把带电的粒子(如电子或质子或其他重离子)在强电场力的作用下,经过真空管道,加速到一定能量的设备。辐射灭菌应用的加速器与工业上应用的加速器一样,必须具备以下的一些基本要求:①能连续、可靠地工作;②有足够大的输出功率;③性能稳定;④有较高的效率;⑤操作方便,维修简单;⑥屏蔽条件良好,可以保证操作人员安全。加速的电场可以是静电场,也可以是高频周期电场。一般将加速器分为两种:一种是脉冲流加速器,另一种是直流加速器。电子加速器逐步替代了放射性核素,与放射性核素相比,具有功率大,可以随时停机,停机后不消耗能量,没有剩余射线,可以直接利用电子进行辐射,射线的利用率高等特点。通常用于辐射灭菌的机器是 5～10 MeV 的电子加速器。

四、影响辐射灭菌效应的因素及剂量选择

（一）影响因素

1.微生物的种类和数量

微生物对辐射固有的耐受性叫抗性,不同类型的微生物对辐射灭菌的效应是不同的,同一菌种,其含菌量不同,则辐射敏感性也不同。

电离辐射灭菌剂量的确定与物品的初始污染菌对辐射的敏感性和拟达到的灭菌保证水平等因素有关。在众多因素中,以初始污染菌的数目与灭菌剂量的关系最为密切。初始污染菌量越

多,灭菌后留下杀死的菌体多,这些死菌体都将成为致热原,因此必须降低产品的初始污染菌量。初始污染菌量与三大污染要素有关,即原料、环境和人员因素,操作技术因素,产品的存贮条件(时间、温度、湿度)因素。

初始污染菌数量是决定该产品辐照灭菌剂量的一个重要依据,也关系到其他医疗产品辐射灭菌剂量和临床应用的安全性。

(1)样品细菌回收率计算:平均回收率＝(洗脱的平均菌数/洗脱前染菌平均菌数)×100％。

(2)校正因子的计算:校正因子＝100/平均回收率。

(3)辐照剂量的确定:根据初始污染菌数,查找 ISO1137 标准附录 B 方法 1 获得最低灭菌剂量。

辐照产品初始污染菌情况是企业生产先进程度评判的重要指标之一,反映了企业生产环境的控制能力。因此,企业应通过改进生产工艺、治理生产环境,以高标准的卫生环境设施,精密的卫生学测试手段和易于清扫、消毒、净化、秩序井然的生产控制水平来降低初始污染菌量,确保产品卫生质量。

2.介质

微生物所依附的介质对辐射效应影响很大。辐射灭菌的间接作用是主要的,不同介质辐射后产生不同的自由基,这些不同的自由基和微生物相互作用的效果不同,因此,不同介质对辐射效应的影响是比较明显的。

3.温度

许多生物大分子和生物系统的辐射敏感性随照射时温度降低而降低,这种效应的主要原因是温度降低,早期辐射作用产生的自由基减少或在低温下(冰点以下)限制了水自由基的扩散,从而减少了酶分子和自由基相互作用的机会,所以高温可使酶对辐射敏感增加。

4.氧气

在氧气或空气中照射生物大分子(酶和核酸),其辐射敏感性一般比在真空或在惰性气体中照射高。但这种现象是在电离辐照干燥的生物大分子上产生的。例如,在稀水溶液中,氧的增强作用极小或不增强,甚至还出现防护作用。这主要是因为氧气与辐射诱发的自由基具有高度亲和力,在水溶液中氧有清除水产生的自由基的作用。

5.化学药剂

化学药品中的保护剂使微生物不敏感,这些保护剂有含巯基化合物、抗坏血酸盐、乙醇、甘油、硫脲、二甲亚砜、甲酸钠、蛋白质等;而敏化剂使微生物致敏,敏化剂有氨基苯酚、碘乙酰胺、N-乙基马来酰亚胺、卤化物、硝酸盐、亚硝酸盐、维生素 K 等。

(二)剂量选择

剂量的选择直接关系到辐射灭菌的效果,通常考虑如下。

1.从微生物学角度计算灭菌剂量

一般采用下式计算:$SD = D_1 0 \times \log(\frac{N_0}{N})$

式中:SD 为灭菌剂量,$D_1 0$ 为杀灭 90％指示菌所需剂量,N_0 为灭菌前污染菌数,N 为灭菌后残存菌数。

指示菌一般采用短小芽孢杆菌芽孢;灭菌前的污染菌数 N_0 是影响灭菌剂量的重要因素,不必每次都测,但应定期测定,以观察有关变化及特殊情况;灭菌后的残余细菌数,一般采用 10^{-6},

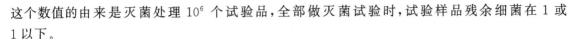

这个数值的由来是灭菌处理 10^6 个试验品,全部做灭菌试验时,试验样品残余细菌在 1 或 1 以下。

2.从被灭菌的材料方面确定灭菌剂量

射线辐照被消毒用品,由于射线与物质发生一系列物理化学变化,将对材料产生影响,因此要综合考虑材料性能和微生物杀灭条件来确定灭菌剂量。

3.剂量的确定

不论灭菌的医疗用品类型如何,在大多数国家,最小或平均的吸收剂量为 0.025 Gy 被认为是合适的灭菌剂量。

五、辐射灭菌的应用

(一)医疗用品的灭菌

1.使用情况

辐射灭菌应用于医疗用品是从 20 世纪 50 年代逐步发展起来的。1975 年,世界上只有 65 个 γ 射线辐照消毒装置,10 多台加速器用于辐射消毒,其中绝大多数是在 20 世纪 60 年代末到 70 年代初投入运行的。目前,辐射灭菌用于医疗用品的灭菌已经非常普遍,我国各大中城市、医学院校几乎都有放射源,并且对外开展辐射灭菌服务,灭菌服务的领域已经延伸到敷料、缝合线、注射器和输液器、采血器械、导管和插管、手术衣、精密器械、人工医学制品、各种化验设备、节育器材、一次性使用医疗用品、患者和婴幼儿日常用品等。

2.可用辐射灭菌的医疗用品

这类医疗用品有手术缝合线、注射针头、塑料检查手套、气管内插管、产科毛巾、输血工具、牙钻、脱脂棉、卫生纸、塑料皮下注射器、塑料及橡皮塞导管、塑料解剖刀、覆盖纱布、输血器杯、血管内开口术套管、外科刀具、透析带、人造血管、塑料容器、人工瓣膜、采血板、手术敷料、病员服、被褥等。

3.灭菌效果

用酶联免疫吸附法确定电离辐射杀灭乙肝病毒的效果,用物理性能试验,确定其对高分子材料的影响。结果以 ^{60} 钴为照射源,当剂量 20 kGy 时灭菌效果可靠,且不改变被消毒物(包括镀铬金属、乳胶、聚丙烯等)材料的理化性质,患者使用电离辐射灭菌后的物品无不良反应,进一步证明了电离辐射灭菌法是一种较为理想的灭菌方法。

(二)药品的辐射灭菌

1.应用情况

因为很多药品对湿、热敏感,特别是中药材、成药由于加工和保管困难,难于达到卫生指标,我国自20 世纪 70 年代以来,已对数百个品种的中成药做了研究,对其质量控制和保存做出了突出贡献。西药方面,药厂对抗生素、激素、甾体化合物、复合维生素制剂等大都采用辐射灭菌。这些药物经 0.02 MGy 照射后除了少数例外,一般可保存四年,没有发现不利的化学反应。对污染短小芽孢杆菌的冷冻干燥青霉素用 γ 射线照射,发现与在水中有同样的 D 值为 2 kGy,没有发现破坏效应。试验中发现大剂量照射对牛痘苗中病毒可能有些破坏,同时发现电离辐射对胰岛素有有害的影响。

2.可用于辐射灭菌的药品

(1)抗生素类:青霉素 G 钾(钠)、苯基青霉素钠、普鲁卡因青霉素油剂(或水混悬液)、氯唑西林、氨苄西林、链霉素、四环素、金霉素、红霉素、万古霉素、硫酸多黏菌素、两性霉素 B、利福平、双氢链霉素、土霉素、氯霉素、卡那霉素、硫酸新霉素等。

（2）激素类：丙酸睾酮及其油溶液、己烯雌酚、醋酸孕烯醇酮、可的松、雌二醇、孕甾醇、醋酸可的松、泼尼龙等。

（3）巴比妥类：巴比妥、戊巴比妥、阿普巴比妥钠、苯巴比妥、异戊巴比妥、甲苯比妥等。

（三）食品的辐射灭菌

1.国内外食品辐射灭菌研究概况

我国自 1958 年开始研究食品的辐射灭菌以来，先后开展了辐射保藏粮食、蔬菜、水果、肉类、蛋类、鱼类和家禽等的研究，获得了较好的杀虫、灭菌、抑制发芽、延长保存期和提高保藏质量的效果。辐射灭菌过程包括以下步骤：①加热到 65 ℃～75 ℃。②在真空中包装，即在不透湿气、空气、光和微生物的密封容器中包装。③冷却至辐射温度（通常为－30 ℃）。④辐射 0.04～0.05 MGy 剂量。在辐射工艺方面，辐射源和辐射装置不断增加和扩大，已经实现了食品辐照的商业化。1982 年不完全统计，世界上约有 300 个电子束装置和 110 个钴源装置用于辐射应用。1980 年10 月底，联合国粮食及农业组织（FAO）、国际原子能机构（IAEA）和世界卫生组织（WHO），组成辐照食品安全卫生专家委员会，通过一项重要建议"总体剂量为 0.01 MGy 照射的任何食品不存在毒理学上的危害，用这样剂量照射的食品不再需要做毒理试验"。这大大有利于减少人们对辐照食品是否安全卫生的疑虑，亦进一步推动食品辐照加工工业的发展。

2.食品辐射灭菌的发展

近年来，多个国家批准的辐射食品品种有了很大发展，1974 年只有 19 种，1976 年增加到 25 种，目前已有超过 40 个国家的卫生部门对上百种辐射食品商业化进行了暂行批准，这些食品包括谷物、土豆、洋葱、大蒜、蘑菇、可可籽、草莓、肉类半成品、鲜鱼片、虾、患者灭菌食物等，随之而来的是一批商业化的食品加工企业诞生。

（四）蛋白制品辐射灭菌

近年来，γ 射线辐射灭活蛋白制品中病毒的研究越来越多，如处理凝血因子、清蛋白、纤维蛋白原、α_1-蛋白酶抑制剂、单克隆抗体、免疫球蛋白。

1.γ 射线处理凝血因子 Ⅷ

γ 射线辐照处理冻干凝血因子 Ⅷ，14 kGy 剂量可灭活不少于 4 log 的牛腹泻病毒（BVDV），23 kGy剂量可灭活 4 log 的猪细小病毒（PPV），在经 28 kGy 和 42 kGy γ 射线辐照后，凝血因子 Ⅷ活性分别可保留 65％和 50％。

2.γ 射线处理单克隆抗体

对液态和冻干状态下的单克隆抗体在加和不加保护剂抗坏血酸盐的情况下分别用 15 kGy、45 kGy 的 γ 射线辐照，酶联免疫吸附试验（ELISA）试验显示：15 kGy 辐射下，加保护剂的液态单克隆抗体的活性及抗体结合力与照射前基本一致，不加保护剂的抗体活性下降了 3 个数量级。在 45 kGy 剂量辐射下，加保护剂的抗体结合力依然存在，而不加保护剂的抗体结合力消失。冻干状态下的单克隆抗体经 45 kGy 辐射后，不加保护剂组仍有抗体结合力，而加保护剂组抗体结合力更强，且前、后试验对照发现不加保护剂时经 45 kGy 辐射，冻干状态产品比液态产品表现出更强的抗体结合力。同样，在不加保护剂的情况下分别用 15 kGy、45 kGy 的 γ 射线辐照，十二烷基硫酸钠-聚丙烯酰胺凝胶电泳（SDS-PAGE）显示，在重链和轻链的位置上没有可观察到的蛋白条带，而加保护剂后有明显的蛋白条带。聚合酶链反应（PCR）显示，加和不加

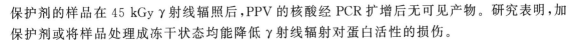

保护剂的样品在 45 kGy γ 射线辐照后,PPV 的核酸经 PCR 扩增后无可见产物。研究表明,加保护剂或将样品处理成冻干状态均能降低 γ 射线辐射对蛋白活性的损伤。

3.γ 射线处理蛋白制品

(1)处理纤维蛋白原:在 27 kGy 剂量照射下,至少有 4 log 的 PPV 被灭活,在 30 kGy 剂量照射下,光密度测量显示,纤维蛋白原的稳定性＞90％。

(2)处理清蛋白:SDS-PAGE 显示,随着照射剂量从 18 kGy 增加到 30 kGy,清蛋白降解和聚集性都有所增加,HPLC 试验显示,二聚体或多聚体含量有所增加。

(3)处理 α_1-蛋白酶抑制剂:30 kGy 剂量照射下,不少于 4 log 的 PPV 被灭活,当照射剂量率为 1 kGy/h 时,在 25 kGy 剂量照射下 α_1-蛋白酶活性保留 90％以上,在剂量增加到 35 kGy 时,其活性保留大约 80％。

(4)处理免疫球蛋白(IVIG):50 kGy 剂量照射下,SDS-PAGE 显示,IVIG 基本未产生降解,也没有发生交联,免疫化学染色显示,Fc 区的裂解≤3％,免疫学实验表明照射前、后 IVIG 的 Fab 区介导的抗原抗体结合力和 Fc 区与 Fcγ 受体结合力均没有大的改变,定量逆转录 PCR(RT-PCR)显示,照射前后 IVIG 的 Fc 区介导 1L-1βmRNA 表达的功能性是一致的。

(5)处理冻干免疫球蛋白:30 kGy 处理冻干 IgG 制品中德比斯病毒灭活对数值≥5.5 半数组织培养感染剂量(TCID50)。IgG 制品外观无变化,pH 与未处理组相近,以抗坏血酸、抗坏血酸钠、茶多酚等作为保护剂,效果明显。

一般情况下,20～50 kGy 剂量的 γ 射线辐射几乎能灭活所有的病毒,但灭活病毒的同时,辐射剂量越大,对蛋白制品成分的损伤也越大,如何在灭活病毒的同时又保留蛋白有效成分、不破坏蛋白成分的活性,这将是 γ 射线辐射应用于蛋白制品病毒灭活的关键。下列条件可减少蛋白成分损伤:①清蛋白含量高;②加入辛酸钠;③低照射剂量率;④缺氧状态。加入抗氧化剂或自由基清除剂,或者利用一种手段使辐射过程中产生最小量的活性氧都可减少射线对蛋白成分的损伤。冻干状态下的蛋白制品由于所含水分少,经电离辐射后所产生自由基少,对蛋白制品的损伤也会减弱。

(6)消毒冻干血浆:^{60}Coγ 射线经 30 kGy 的辐射剂量能完全灭活冻干血浆中的有包膜病毒和无包膜病毒,照射后的血浆清蛋白等成分含量略有下降,凝血因子活性减少了 30％～40％,因此消毒效果可靠,但对血浆蛋白活性有一定影响。

(五)辐射灭菌的优点与缺点

1.优点

(1)消毒均匀彻底:由于射线具有很强的穿透力,在一定剂量条件下能杀死各种微生物(包括病毒),所以它是一种非常有效的消毒方法。

(2)价格便宜、节约能源:辐射法的能源消耗比加热法低。

(3)可在常温下消毒:特别适用于热敏材料,如塑料制品、生物制品。

(4)不破坏包装:消毒后用品可长期保存,特别适用于战备需要。

(5)速度快、操作简便:可连续作业,用辐射灭菌法将参数选好后,只需控制辐射时间,而其他方法须同时控制很多因素。

(6)穿透力强:常规的消毒方法只能消毒到它的外部,无法深入内部,例如,中药丸这种直径十几毫米的固态样品,气体蒸熏或紫外线无法深入它的中心去杀死菌体,从这个角度,辐射灭菌是理想的方法。

（7）最适于封装消毒：目前世界大量高分子材料应用于注射器、导管、连管、输液袋、输血袋、人工脏器、手套、各式医用瓶、罐和用具，而且很多国家对这些医疗用品采取"一次性使用"的政策。为此出厂前要灭菌好，并要求在包装封装好后再灭菌，以防止再污染，对这种封装灭菌，辐射灭菌是一种好方法。

（8）便于连续操作：因为一次性使用的医疗用品用量很大，所以消毒过程要求进行连续的流水作业，以西欧、北美为例，这种用品的消耗量从 1970 年的 120 亿件增加到 1980 年的 360 亿件，澳大利亚每年对 8 000 万只一次性使用的注射器灭菌，此外还有大量的缝合线、针头等。只有采取连续操作流水作业，才能满足需要，一炉一炉、一锅一锅地灭菌，远不能满足需要。

2.缺点

（1）一次性投资大。

（2）需要专门的技术人员管理。

六、电离辐射的损伤及防护

使用电离辐射灭菌时，不得不考虑电离辐射的损伤，一是对人的不慎损害，二是对被辐照物品的损害，三是要做好防护。

（一）电离辐射的损害

1.电离辐射对人体的损害

当电离辐射作用于人体组织或器官时，会引起全身性疾病，因接触射线的剂量大小、时间长短、发病缓急也有所不同，多数专家认为，放射病的发展是按一定的顺序呈阶梯式发展的，电离辐射是引起放射病的特异因子。

2.对物品的损害

电离辐射对物品的损害主要表现在对稳定性产生的影响，电离辐射可引起聚合分子交联或降解，并放出 H_2、C_2H_6、CO、CO_2 或 HCl 等气体，高剂量可使其丧失机械强度，例如，聚烯烃类塑料可变硬、变脆，聚四氟乙烯可破碎成粉末。但对常用的塑料在灭菌剂量范围内影响不大，例如，对聚乙烯和酚醛照射 0.08 MGy 无明显破坏，甚至照射 1 MGy 损坏也不大。

（二）电离辐射的防护

电离辐射作用于机体的途径有内照射和外照射，从事开放源作业的主要危害是内照射，与封闭源接触的主要危害是外照射。

1.内照射防护

根据开放源的种类和工作场所进行分类和分级，对不同类、不同级的开放型工作单位的卫生防护均应按有关规定严格要求。

2.外照射防护

从事这一行的操作人员须经专门的培训，合格后方可上岗，并且在操作过程中采取以下的防护措施。①时间防护：尽量减少照射时间。②距离防护：尽可能增加作业人员与辐射源的距离。③屏蔽防护：尽量在屏蔽条件下作业。④控制辐射源的强度。

（周　莉）

第九节 热力消毒与灭菌

在所有的可利用的消毒和灭菌方法中,热力消毒是应用最早、效果最可靠、使用最广泛的方法。热可以杀灭一切微生物,包括细菌繁殖体、真菌、病毒和细菌芽孢。

一、热力消毒与灭菌的方法

热力消毒和灭菌的方法分为两类:干热和湿热消毒灭菌。由于微生物的灭活与其本身的水量和环境水分有关,所以两种灭菌方法所需的温度和时间不同。表 3-2 所提供的数据可作为实际应用时的参考。

表 3-2　不同温度下干热、湿热灭菌的时间

灭菌方法	温度/℃	持续时间/min
干热	160	120
	170	60
	180	30
湿热(饱和蒸汽)	121	20
	126	15
	134	4

(一)干热消毒与灭菌

干热对微生物的主要作用有氧化、蛋白质变性、电解质浓缩引起中毒而致细胞死亡。

1.焚烧

焚烧是一种灭菌效果很好的方法,可直接点燃或在焚烧炉内焚烧,适用于对尸体、生活垃圾、诊疗废弃物、标本等的处理。

2.烧灼

烧灼是直接用火焰灭菌,适用于微生物实验室的接种针、接种环、涂菌棒等不怕热、损坏小的金属器材的灭菌,在应急的情况下,对外科手术器械亦可用烧灼灭菌。烧灼灭菌温度很高,效果可靠,但对灭菌器械有一定的损伤性或破坏性。

3.干烤

干烤灭菌是在烤箱内进行的,烤箱又可分为重力对流型烤箱、机械对流型烤箱、金属传导型烤箱、电热真空型烤箱。干烤灭菌适用于在高温下不损坏、不变质、不蒸发的物品的灭菌,这类物品如玻璃制品、金属制品、陶瓷制品、油脂、甘油、液状石蜡、各种粉剂。不适用于对纤维织物、塑料制品、橡胶制品等的灭菌。对导热性差的物品灭菌或放置过密时,应适当延长作用时间;对金属、陶瓷和玻璃制品可适当提高温度,从而缩短作用时间。但对有机物品,温度不宜过高,因为超过 170 ℃时有机物品就会炭化。常用温度为 160 ℃～180 ℃,灭菌时间为30～120 min。

使用烤箱灭菌时,应注意下列事项:①应洗净器械后再烤干,以防附着在其表面的污物炭化;②干烤玻璃器皿前亦应洗净并完全干燥,灭菌时勿使其与烤箱的底及壁直接接触,灭菌后应待

温度降至 40 ℃以下再打开烤箱,以防炸裂;③物品包装不宜过大,放置的物品勿超过烤箱内容积的 2/3,物品之间应留有空隙,以利于热空气对流,粉剂和油脂不宜太厚,以利于热的穿透;④灭菌过程中不得中途打开烤箱放入新的待灭菌物品;⑤对棉织品、合成纤维、塑料制品、橡胶制品、导热性差的物品及其他在高温下易损坏的物品,不可用干烤灭菌;⑥灭菌时间应从烤箱内温度达到要求温度时算起。

4.红外线辐射灭菌

红外线辐射被认为是干热灭菌的一种。红外线是波长为 0.77~1 000 μm 的电磁波,有较好的热效应。红外线由红外线灯泡产生,不需要经空气传导,加热速度快,但热效应只能在直射到的物体表面产生。因此不能使一个物体的前、后、左、右均匀加热。不同颜色的物体对红外线的吸收不同,颜色越深吸收越多,反之则少。离光源的距离越近受热越多,反之则少。

(二)湿热消毒与灭菌

1.煮沸消毒

煮沸消毒方法简单、方便、经济、实用,且效果比较可靠。在家庭和基层医疗卫生单位,煮沸消毒目前仍然是一种常用的消毒方法。煮沸消毒的杀菌能力比较强,一般水沸腾以后再煮 5~15 min 即可达到消毒目的。当水温达到 100 ℃时,几乎能立刻杀死细菌繁殖体、真菌、立克次体、螺旋体和病毒。水的沸点受气压的影响,不同高度的地区气压不同,水的沸点亦不同。因此,地势较高的地区,应适当延长煮沸时间。煮沸消毒时,在水中加入增效剂,如 2% 的碳酸钠,煮沸 5 min 即可达到消毒要求,同时还可以防止器械生锈。对不能耐热 100 ℃的物品,在水中加入 0.2% 的甲醛,煮 80 ℃维持 60 min,也可消毒。肥皂(0.5%)、碳酸钠(1%)等亦可作为煮沸消毒的增效剂。但选用增效剂时,应注意其对物品的腐蚀性。

煮沸消毒适用于消毒食具、食物、棉织品、金属及玻璃制品。对塑料、毛皮、化学纤维织物等怕热物品则不能用煮沸法消毒。煮沸消毒可用煮锅,亦可用煮沸消毒器。国产煮沸消毒器有两类:电热煮沸器和酒精灯加热煮沸器。

煮沸消毒时应注意:消毒时间应从水沸腾时算起,煮沸过程中不要加入新的消毒物品,应将被消毒物品全部浸入水中,应保持消毒物品清洁,消毒前可做冲洗。给注射器消毒时,应将针筒、针心、针头拆开放,应将碗、盘等不透水物品垂直放置,以利于水的对流。一次消毒物品不宜过多,一般应少于消毒器容量的 3/4。给棉织品煮沸消毒时,应适当搅拌。

2.流通蒸汽消毒法

流通蒸汽消毒法又称为常压蒸汽消毒,是在 1 个大气压下,用 100 ℃左右的水蒸气进行消毒。其热力穿透主要依靠两个因素:①水蒸气凝聚时释放的潜伏热(2 259.4 J/g);②水蒸气凝聚收缩后产生的负压(体积缩小 99.94%)。一方面蒸汽放出潜伏热,另一方面由于产生负压,外层的水蒸气又补充进来。因此热力不断穿透到深处。

流通蒸汽消毒设备很多,最简单的工具是蒸笼。其基本结构包括蒸汽发生器、蒸汽回流罩、消毒室与支架(图 3-9),所需时间与煮沸法相同。

流通蒸汽有较强的杀菌作用,它可以使菌体蛋白含水量增加,使其易被热力所凝固,加速微生物的灭活。这种消毒方法常用于食品、餐具消毒和其他一些不耐高热物品的消毒。流通蒸汽消毒的作用时间应从水沸腾后有蒸汽冒出时算起。

也可采用流通蒸汽间歇灭菌,尤其是对细菌芽孢污染的物品,即第 1 d、第 2 d、第 3 d 各消毒 30 min,间隔期间将物品存放在室温中。对不具备芽孢发芽条件的物品,则不能用此法灭菌。

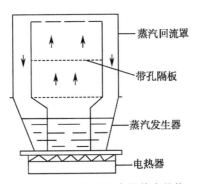

图 3-9 流通蒸汽消毒器基本结构

3.巴氏消毒法

巴氏消毒法起源于对酒加热 50 ℃～60 ℃以防止其腐败的观察,至今国内外仍广泛应用于对牛奶的消毒,可以杀灭牛奶中的布鲁司菌、沙门菌、牛型结核分枝杆菌和溶血性链球菌,但不能杀灭细菌芽孢和嗜热性细菌。牛奶的巴氏消毒有 2 种方法:一是加热至 62.8 ℃～65.6 ℃,至少保持 30 min,然后冷却至 10 ℃以下;二是加热至 71.7 ℃,保持至少 15 min,然后冷却至 10 ℃以下。巴氏消毒法可用于血清的消毒和疫苗的制备。对血清一般加热至 56 ℃,作用 1 h,每天 1 次,连续 3 d,可使血清不变质。制备疫苗时一般加热至 60 ℃,作用 1 h。

4.低温蒸汽消毒

低温蒸汽消毒最初用于给羊毛毡消毒。它的原理是将蒸汽输入预先抽真空的压力锅内后,其温度的高低取决于蒸汽压的大小,因此,可以通过控制压力锅的压力来精确地控制压力锅内蒸汽的温度,消毒时多采用 60 ℃～80 ℃。

5.热浴灭菌

将物品放于加热的介质(如油类、甘油、液状石蜡或各种饱和盐类溶液)中,维持一定温度进行灭菌,称为热浴灭菌法。热浴灭菌是在不具备专门的压力蒸汽灭菌设备或其他特殊情况下使用的一种简易方法。由于它不能处理大型物品,并需专人守候调节控制温度,使用受到限制。它可用于小量药品的灭菌,热浴可在一般煮锅中进行,必须有一温度计用以测定介质的温度。

6.压力蒸汽灭菌

压力蒸汽灭菌除具有蒸汽和高压的特点外,因处于较高的压力下,穿透力比流通蒸汽要强,温度要高得多。

(1)常用压力蒸汽灭菌器及其使用方法:常用的压力蒸汽灭菌器有下排气式压力蒸汽灭菌器、预真空压力蒸汽灭菌器和脉动真空压力蒸汽灭菌器。第一种灭菌器下部设有排气孔,用以排出内部的冷空气,后两种灭菌器连有抽气机,通入蒸汽前先抽真空,以利于蒸汽的穿透。

手提式压力蒸汽灭菌器:是实验室、基层医疗、卫生、防疫单位等常用的小型压力蒸汽灭菌器。由铝合金材料制造,为单层圆筒,内有 1 个铝质的盛物桶,直径 28 cm,深 28 cm,容积约为 18 L。灭菌器12 kg左右,使用压力<1.4 kg/cm²。①主要部件:压力表 1 个,用以指示锅内的压力;排气阀 1 个,下接排气软管,伸至盛物桶的下部,用以排除冷空气;安全阀 1 个,当压力锅内的压力超过 1.4 kg/cm² 时,可自动开启排气。②使用方法:在压力锅内放入约 4 cm 深的清水;将待消毒物品放入盛物桶内,注意放入物品不宜太多,被消毒物品间留有间隙,盖上锅盖,将排气软管插入盛物桶壁上的方管内,拧紧螺丝,将压力锅放在火源上加热,至水沸腾 10～15 min 后,打

开排气阀,放出冷空气,至有蒸汽排出时,关闭排气阀,使锅内压力逐渐上升;至所需压力时,调节火源,维持到预定时间,对需要干燥的固体物品灭菌时,可打开放气阀,排出蒸汽,待压力恢复到"0"位时,打开盖子,取出消毒物品;若给液体消毒,则应去掉火源,慢慢冷却,以防止减压过快造成猛烈沸腾而使液体外溢和瓶子破裂。

立式压力蒸汽灭菌器:一种老式压力锅,亦是下排气式。由双层钢板圆筒制成,两层之间可以盛水,盖上有安全阀和压力表,内有消毒桶,桶下部有排气阀,消毒桶容积为 48 L。压力锅一侧装有加水管道和放水龙头。灭菌器全重 60 kg 左右,可用于实验室、医院及卫生防疫机构的消毒和灭菌。使用时需加水 16 L 左右。使用方法与手提式压力蒸汽灭菌器相同。一般物品灭菌常用 1.05 kg/cm² 的压力,在此压力下温度为 121 ℃,维持 15 min。

卧式压力蒸汽灭菌器:这种灭菌器的优点是消毒物品的放入和取出比较方便。消毒物品堆放过高不至于影响蒸汽流通,多使用外源蒸汽,不会因加水过多而浸湿消毒物品。卧式压力蒸汽灭菌器常用于医院和消毒站,适用于处理大批量消毒物品。

卧式压力蒸汽灭菌器有单扉式和双扉式 2 种。前者只有一个门,供放入污染物品和取出消毒物品,后者有前、后 2 个门,分别用于取出消毒物品和放入污染物品。主要部件有消毒柜室和柜室压力表、夹层外套和外套夹层压力表、蒸汽进入管道和蒸汽控制阀、压力调节阀、柜室压力真空表、空气滤器等。柜室内有蒸汽分流挡板和放消毒物品的托盘,门上有螺旋插销门闩,使用压力为 2.8～5.6 kg/cm²。

预真空压力蒸汽灭菌:是新型的压力蒸汽灭菌器,这种灭菌器的优点是灭菌前先抽真空,灭菌时间短,对消毒物品损害轻微,在消毒物品放置拥挤重叠的情况下亦能达到灭菌,甚至可对有盖容器内的物品灭菌,而且工作环境温度不高,消毒后的物品易干燥。整个灭菌过程采用程序控制,既节省人力又稳定可靠。缺点是价格较贵,发生故障时修理较困难。

脉动真空压力蒸汽灭菌器:依据真空泵的不同可分为水循环式和低压蒸汽喷射式真空泵。脉动真空压力蒸汽灭菌器是目前医学领域使用最广泛、最安全有效的医疗器械灭菌器。对脉动真空压力蒸汽灭菌器监测 6 480 锅次,包内化学指示卡监测合格率为 99.9%,温度监测合格率为99.8%,生物指示剂监测合格率为 100%,因此,运行良好的脉动真空压力蒸汽灭菌器灭菌效果可靠。

快速压力蒸汽灭菌器:随着医疗技术的快速发展,医院手术及口腔、内镜诊疗患者的增多,医疗器械库存不足的问题日益突出,传统的消毒灭菌方法渐渐不能满足临床的需要,一系列快速灭菌方法便应运而生,快速压力灭菌技术就是其中之一。新的快速压力蒸汽灭菌器体积小,智能化程度高,基本能满足临床的需要。但是也暴露了不少问题,一是缺乏过程监控和结果的监测记录,二是存在二次污染的问题,三是器械灭菌前很多清洗不彻底,因此要加强培训和管理。

(2)压力蒸汽灭菌的合理应用:压力蒸汽灭菌虽然具有灭菌速度快、温度高、穿透力强、效果可靠等优点,但如果使用不得当,亦会导致灭菌的失败。

压力蒸汽灭菌器内空气的排除:压力蒸汽灭菌器内蒸汽的温度不但和压力有关,而且和蒸汽的饱和度有关。如果灭菌器内的空气未排除或未完全排除,则蒸汽不能达到饱和,虽然压力表达到了预定的压力,但蒸汽的温度却未达到要求的高度,结果将导致灭菌失败。在排除不同程度的冷空气时,检查灭菌器内冷空气是否排净的方法是在排气管的出口处接一根橡皮管,将另一端插入冷水盆中,若管内排出的气体在冷水中产生气泡,则表示尚未排净,仍需继续排气;若不产生气泡,则表示锅内的冷空气已基本排净。如果待灭菌器内有一定量的蒸汽之后再排气,则有利于空气的排净。

灭菌的时间计算：应从灭菌器腔内达到要求温度时算起，至灭菌完成为止。灭菌时间的长短取决于消毒物品的性质、包装的大小、放置位置、灭菌器内空气排空程度和灭菌器的种类。灭菌时间由穿透时间、杀灭时间和安全时间三部分组成。穿透时间随包装、灭菌物品不同而不同。一般用杀灭脂肪嗜热杆菌芽孢所需时间来表示杀灭微生物所需时间杀灭微生物所需时间。在 121 ℃时需 12 min，132 ℃时需 2 min，115 ℃时需 30 min。安全时间一般为维持时间的一半。

消毒物品的包装和容器要合适：消毒物品的包装不宜过大、过紧，否则不利于蒸汽的穿透。下排气式的敷料包一般不应大于 30 cm×30 cm×25 cm，预真空和脉动真空的敷料包不应大于 30 cm×30 cm×50 cm。盛装消毒物品的盛器应有孔，最好用铁丝框。过去常将消毒物品（尤其是注射器）放入铝饭盒内，但饭盒加盖后蒸汽难以进入，内部的空气亦不易排出，按规定时间灭菌常不能达到预期效果。顾德鸿（1984）研制的注射器灭菌盒解决了这个问题。该盒的盖和底上有许多小孔，内面各固定一张耐高压滤纸，蒸汽可以自由通过而尘埃和细菌则不能进入。

消毒物品的合理放置：消毒物品过多或放置不当均可影响灭菌效果。一般来说，消毒物品的体积不应超过灭菌室容积的 85%，也不能少于 15%，防止小装量效应；放置消毒物品时应注意物品之间留有一定空隙，以利于蒸汽的流通；应把大敷料包放在上层，以利于内部空气的排出和热蒸汽的穿透，给空容器灭菌时应倒放，以利于冷空气的排出，垂直放置消毒物品可取得更佳的灭菌效果。

控制加热速度：使用压力蒸汽灭菌时，灭菌时间是从柜室内温度达到要求温度时开始计算的。升温过快，柜室温度很快达到了要求温度，而消毒物品内部达到要求温度则还需较长时间，因此，在规定的时间内往往达不到灭菌要求，所以必须控制加热速度，使柜室温度逐渐上升。

消毒物品的预处理：对带有大量有机物的物品，应先进行洗涤，然后再高压灭菌；给橡皮管灭菌前应将其先浸泡于 0.5% 的氢氧化钠或碱性洗涤剂磷酸三钠溶液中，使溶液流入管内，并应注意防止产生气泡，然后煮沸15～20 min，以除去管内遗留的有机物。煮沸后用自来水冲洗干净管内外遗留的碱性洗涤液，再用蒸馏水冲洗，并随即进行压力灭菌。由于管内有水分，温度升高快，易达到灭菌效果。

防止蒸汽超热：在一定的压力下，若蒸汽的温度超过饱和状态下应达到的温度 2 ℃以上，即成为超热蒸汽。超热蒸汽温度虽高，但像热空气一样，遇到消毒物品时不能凝结成水，不能释放潜热，所以对灭菌不利。防止超热现象的办法是勿使压力过高的蒸汽进入柜室内，吸水物品灭菌前不应过分干燥，灭菌时含水量不应低于 5%；使用外源蒸汽灭菌器时，不要使夹套的温度高于柜室的温度，两者应接近，控制蒸汽输送管道的压力，勿使蒸汽进入柜室时减压过多，放出大量的潜热，灭菌时不要先用压力高蒸汽加热到要求温度，再降低压力，蒸汽发生器内加水量应多于产生蒸汽所需水量。

注意安全操作：每次灭菌前应检查灭菌器是否处于良好的工作状态，尤其是安全阀是否良好；加热和送气前检查门或盖是否关紧，螺丝是否拧牢，加热应均匀，开、关送气阀时动作应轻缓；灭菌完毕，减压不可过猛，压力表回归"0"位时才可打开盖或门；对烈性污染物灭菌时，应在排气孔末端接一个细菌滤器，防止微生物随冷空气冲出形成感染性气溶胶。

除各种专用的高压灭菌器之外，炊事压力锅亦可用于消毒灭菌，适用于家庭、没有压力灭菌器的基层医疗卫生单位和私人诊所的消毒灭菌。在野战和反生物战条件下，家用压力锅亦是简单、方便、效果可靠的消毒灭菌器材。

家用压力锅的使用方法：首先根据压力锅的大小加入适量的水；将消毒物品放在锅内的支架上，勿使物品靠得太紧，密封盖口，放热源上加热，待有少量蒸汽从排气孔排出时，将限压阀扣在排气孔的阀座上，当限压阀被排出的蒸汽抬起时减少加热，维持压力 15～20 min，然后退火，冷却，取下限压阀，使蒸汽排出，待蒸汽排尽后，打开压力锅，取出消毒物品。有报道称以脂肪嗜热杆菌芽孢为指示菌，检查了家用压力锅对牙科器材的灭菌效果，结果试验组芽孢条全部被灭菌，而对照组均有菌生长，认为家用压力锅是一种快速、有效、廉价的灭菌方法，可用于少量器械的灭菌。

二、热对微生物的杀灭作用和影响因素

（一）热对微生物的杀灭作用

热可以杀灭各种微生物，但不同种类的微生物对热的耐受力不同。细菌繁殖体、真菌和病毒容易杀灭。细菌芽孢的抵抗力比其繁殖体的抵抗力强得多，炭疽杆菌的繁殖体在 80 ℃只能存活 2～3 min，而其芽孢在湿热 120 ℃，10 min 才能被杀灭，肉毒杆菌芽孢对湿热亦有较强的抵抗力，在 120 ℃可存活 4 min，而在 100 ℃作用 330 min 才能将其杀死。立克次体对热的抵抗力较弱，一般能杀灭细菌繁殖体的温度亦可杀灭立克次体。大多数病毒对热的抵抗力与细菌繁殖体相似。在湿热 75 ℃，作用 30 min 才能将抵抗力较强的病毒（如脊髓灰质炎病毒）杀死。而婴儿腹泻病毒对湿热 70 ℃可耐受 1 h 以上，在 100 ℃时 5 min 才能被灭活。肝炎病毒亦是抗热力较强的病毒，甲型肝炎病毒在 56 ℃湿热 30 min 仍能存活，煮沸 1 min 可破坏其传染性，压力蒸汽 121 ℃能迅速致其死亡。乙型肝炎病毒在 60 ℃能存活 4 h 以上，85 ℃作用 60 min 才能将其杀死，压力蒸汽 121 ℃作用 1 min 才能将其抗原性破坏。它对干热 160 ℃能耐受 4 min，180 ℃作用 1 min 可以将其灭活。因为病毒抗原的破坏晚于病毒的杀灭，所以用乙型肝炎表面抗原作为乙型肝炎病毒灭活指标的方法有待商榷。

在不同温度下培养的微生物对热的抵抗力也不一样。一般来说，在最适宜温度下培养的微生物和生长成熟的微生物抵抗力强，不易杀灭（表 3-3）。

表 3-3　热对各种微生物的致死时间

抵抗力	微生物	热致死时间/min				
		煮沸	压力蒸汽		干热	
		100 ℃	121 ℃	130 ℃	160 ℃	180 ℃
弱	非芽孢菌、病毒、真菌和酵母菌	2	1	<1	3	<1
较弱	黄丝衣菌素、肝炎病毒、产气荚膜杆菌	5	2	<1	4	
中等	腐败梭状杆菌（芽孢）、炭疽杆菌芽孢	10	3	<1	6	<1
高等	破伤风杆菌（芽孢）	60	5	1	12	2
特等	类脂嗜热杆菌芽孢、肉毒杆菌芽孢	500	12	2	30	5
	泥土嗜热杆菌芽孢	>500	25	4	60	10

从表 3-3 可以看出，无论是干热还是湿热，对繁殖体微生物的杀灭作用都比对芽孢的杀灭作用大得多。热对不同芽孢的灭活能力不同。用饱和蒸汽 121 ℃灭活 10^6 个枯草芽孢杆菌黑色变种芽孢，所需时间<1 min，而在同样暴露的情况下，杀灭 10^5 个嗜热脂肪杆菌芽孢，则需要 12 min。但在干热灭菌时，枯草杆菌黑色变种芽孢的抵抗力则比嗜热脂肪杆菌芽孢的抵抗力

更强。

(二)微生物热灭活的影响因素

影响微生物热死亡的因素可以概括为 3 类：①由遗传学决定的微生物先天的固有抗热性；②在细菌生长或芽孢形成的过程中，环境因素对其抗热力的影响；③在对细菌或芽孢加热时，有关环境因素的影响。

1.影响微生物对热抵抗力的因素

(1)微生物的种类：不同种类的微生物或同种微生物的不同株对热的抵抗力有很大的差别。由强到弱依次为朊病毒＞肉毒杆菌芽孢＞嗜热脂肪杆菌芽孢、破伤风杆菌芽孢＞炭疽杆菌、产气荚膜杆菌＞乙型肝炎病毒、结核分枝杆菌、真菌＞非芽孢菌和普通病毒。

(2)微生物的营养条件：研究证明，不同营养条件下生长的微生物对热的抵抗力不同。不同培养基上生长的微生物 D_{100} 值变化范围相差很大。不同的培养基成分(如糖、氨基酸、脂肪酸、阳离子、磷酸盐)均可影响微生物生长的数量，亦可影响微生物对热的抵抗力。干酪素消化培养基、各种植物抽提物培养基均能形成抵抗力强的芽孢。在培养基内加入磷或镁，甚至加入可利用的碳水化合物、有机酸或氨基酸时，微生物的抗热性也增强，表 3-4 列出了不同蛋白质含水量与凝固温度的关系。

表 3-4 蛋白质含水量与凝固温度的关系

卵清蛋白含水量/%	凝固温度/℃
50	56
25	74～80
18	80～90
6	145
0	160～170

(3)生长温度的影响：微生物生长环境的温度对其抗热力有明显的影响。有报道，炭疽杆菌芽孢的抵抗力随培养温度的升高而增强；一些嗜热杆菌芽孢在较高温度下生长，对热的抵抗力更强。生长在 30 ℃、45 ℃、52 ℃的凝结杆菌芽孢，随温度升高，对热的抵抗力增强。

(4)菌龄和生长阶段：一般地，成熟的微生物比未成熟的微生物对热的抵抗力强。繁殖体型微生物在不同生长阶段对热的抵抗力亦不相同。耐热链球菌在生长对数期的早期，对热的抵抗力强；大肠埃希菌试验证明，在静止期对热的抵抗力较强，增长最快时对热的抵抗力最强。

(5)化学物质：化学处理可以改变芽孢对热的抵抗力。钙离子可使芽孢对热的抵抗力增强，而水合氢离子可使芽孢对热的抵抗力降低。

2.微生物所处的环境

(1)有机物的影响：当微生物受到有机物保护时，需要提高温度或延长加热时间，才能取得可靠的消毒效果。用热杀灭在脂肪内的芽孢比杀灭在磷酸盐缓冲液中的芽孢困难得多。不同类型的脂肪提高芽孢抗热力的作用大小不同，依次为橄榄油＜油酸甘油酯＜豆油＜葵酸甘油酯＜月桂酸甘油酯。

(2)物体的表面性质：污染在不同物体表面的微生物对热的抵抗力不同。污染在沙表面微生物加热时的 D 值＞污染在玻璃表面微生物加热时的 D 值＞污染在纸表面微生物加热时的 D 值。

3.加热环境的影响

(1)pH 和离子环境：培养液的 pH、缓冲成分、氯化钠、阳离子、溶液的类型等，对热力消毒均有一定的影响。

(2)相对湿度：相对湿度是(relative humidity,RH)指实际水蒸气的压力与在同等条件下饱和水蒸气压力之比，是微生物周围大气中水分的状况。湿热灭菌时 RH＝100％，干热灭菌时 RH＜100％，可以是0～100％的任何数值。干热灭菌时，微生物的灭活率是其含水量的函数，而微生物的含水量是由其所处的环境 RH 决定的，所以灭活率随灭菌环境的 RH 变化，RH 越高，灭菌效果越好。

(3)温度：温度表示热能的水平，是热力消毒和灭菌的主要因素。无论是干热灭菌还是湿热灭菌，均是随温度的升高，微生物灭活的速度加快。在干热灭菌时，细菌芽孢热灭活的 Z 值变化范围是15 ℃～30 ℃；在湿热灭菌中，Z 值的范围是 5 ℃～12 ℃。干热灭菌和湿热灭菌 Z 值的差别，可能是它们的作用机制不同造成的。

(4)大气压：气压直接影响水及蒸汽的温度，气压越高，水的沸点越高。不同海拔高度的大气压不同，水的沸点也不同，故在高原上煮沸消毒时应适当延长消毒时间。

(5)被消毒物品的种类及大小：物品的传热能力可影响消毒效果。例如，对金属制品煮沸消毒，一般 15 min 即可，而对衣服消毒则需 30 min。密封瓶子中的油比水更难消毒，因为油不产生蒸汽，与干热相似。被消毒物品的大小，对热力消毒也有影响，过大物品的内部不易达到消毒效果，故需要根据物品的种类和大小确定消毒的时间。

三、热力灭菌效果的检测

(一)压力蒸汽灭菌器灭菌效果的监测

1.工艺监测

压力蒸汽灭菌工艺监测包括灭菌设备故障检查(确保灭菌温度、时间、蒸汽质量不出问题)及灭菌物品包装材料、大小、摆放等的检查。

2.留点温度计测试法

留点温度计的构造和体温表相同，其最高指示温度为 160 ℃。使用时先将温度计内的水银柱甩到50 ℃以下，然后放入消毒物品内的最难消毒处，灭菌完毕后取出观察温度示数。留点温度计指示的温度即灭菌过程中达到的最高温度。缺点是不能指示达到所指示温度的持续时间，仅可根据所达到的温度分析消毒效果。

3.化学指示剂测试法

化学指示器材是检测压力蒸汽灭菌的最常用器材。①指示胶带和标签：这类器材使用时贴于待灭菌包外，灭菌处理后色带颜色由淡黄色变为黑色，用以指示已经灭菌处理，但不能指示灭菌效果。②化学指示卡：分 121 ℃和 132 ℃指示卡，既可指示灭菌时的温度，又可以指示达到灭菌温度的持续时间，用于间接指示压力蒸汽灭菌效果，使用时放于待灭菌包内，灭菌后取出观察指示色块是否达到标准颜色，以判断是否达到灭菌要求，使用很方便。③指示管：化学物质都有一定的熔点，只有当温度达到其熔点时才会熔化。熔化了的物质冷却后仍再凝固，但其形态可与未熔化时的晶体或粉末区别。据此原理，可以把一些熔点接近于压力蒸汽灭菌要求温度的化学物质的晶体粉末装入小玻璃管(一般长 2 cm，内径 0.2 mm)内。高压灭菌时将指示管放入消毒物品内，灭菌完毕，取出观察指示管内的化学物质是否已熔化。但是加或不加染料的化学指示

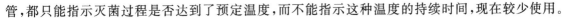

管,都只能指示灭菌过程是否达到了预定温度,而不能指示这种温度的持续时间,现在较少使用。

Brewer 等为了使指示管既能指示温度,又能指示温度持续的时间,精心设计了一种温度和时间控制管。Diack 指示管是国外专用于测试压力蒸汽灭菌效果的商品指示管之一。管内有 1 片 Diack 片,呈淡棕色,在温度为 120 ℃~122.2 ℃时,经 5~8 min 全部熔化,当温度为 118.3 ℃时需 20~30 min 才能熔化,使用时将其放在消毒物品内,消毒后可根据其是否熔化来分析灭菌效果。Brown 小管是装有红色液体的小玻璃管,国外市售品,当温度为 120 ℃时经 16 min,或 130 ℃时经 6.5 min,小管内的红色液体变为绿色。

近几年来,国外市场上一种新的检测管被用在消毒灭菌效果的监测上,这种管用来模拟各种有腔导管的灭菌,效果比较可靠。

4.生物监测法

微生物学测试法是最可靠的检查方法,可直接取得灭菌效果资料。

(1)指示菌株:国际通用的热力灭菌试验代表菌株为嗜热脂肪杆菌芽孢(ATCC7953),它的抗湿热能力是所有微生物(包括芽孢)中最强的。煮沸 100 ℃死亡时间是 300 min;压力蒸汽 121 ℃时死亡时间是 12 min,132 ℃时死亡时间是 2 min;干热 160 ℃时死亡时间为 30 min,180 ℃时死亡时间为 5 min。这种芽孢对人不致病,在 56 ℃下生长良好,可以在溴甲酚紫葡萄糖培养基上生长,可使葡萄糖分解、产酸,使培养基由紫色变成黄色,用该菌制备生物指示剂要求含菌量为每片 5.0×10^5~5.0×10^6 CFU。

(2)要完成嗜热脂肪杆菌芽孢菌液的制备、载体(布片或滤纸片)的制作等。

测试时将菌片装入灭菌小布袋内(每袋 1 片),以防止菌片被污染。然后将装有菌片的布袋放入消毒物品内部。灭菌后取出菌片,接种于溴甲酚紫蛋白胨液体培养管内,56 ℃下培养 48 h,观察初步结果,7 d 后观察最后结果。溴甲酚紫蛋白胨液体培养基原为淡紫色,若培养后颜色未变,液体不发生浑浊,则说明芽孢已被杀灭,达到了灭菌效果;若变成了黄色,液体混浊,则说明芽孢未被杀灭,灭菌失败。

常见的还有自含式生物指示剂,其将指示菌和培养液混为一体,不需要自己准备培养液,使用方法与菌片法相同,但培养时间由 7 d 缩短为 48 h,使用很方便,是目前医院中常用的生物指示剂。

5.温度×时间自动记录仪

温度×时间自动记录仪是一种较先进的压力、温度和时间测定仪,以电子形式记录,有人机界面,具有较高的精度,灭菌过程完毕,可以用智能信号转换器将整个灭菌过程的状态在电脑上重现。

(二)干热灭菌器灭菌效果的检查

1.热电偶和留点温度计测试法

使用方法与压力蒸汽灭菌相同。此法可指示灭菌物品包内部的温度。但由于一般烤箱都设有温度计,可以从外部直接观察烤箱内部的温度,所以这两种测试法并不太常用。

2.化学指示管

在压力蒸汽灭菌效果检查中应用仅能指示达到的温度而不能指示达到温度所需时间的化学指示管,在干热灭菌中一般是不用的。国外有专用于测定干热灭菌效果的指示管出售。Browne Ⅲ 号管在 160 ℃、60 min,可由红色变为绿色;Browne Ⅳ 号管在 170 ℃、30 min,可由红色变为蓝色。

3.生物监测法

使用菌株为枯草芽孢杆菌黑色变种芽孢（ATCC 9372），含菌量在 $5.0×10^5$ ～$5.0×10^6$ CFU/mL。现在已经有商品化的生物监测管。

测试时将菌片装入灭菌试管内（每袋 1 片），在灭菌器与每层门把手对角线内、外角处放置 2 个含菌片的试管，将试管帽置于试管旁，关好柜门，经一个灭菌周期后，待温度降至 80 ℃，加盖试管帽后取出试管。在无菌条件下，加入普通营养肉汤培养基（5 mL/管），于 37 ℃培养 48 h，初步观察结果，将无菌生长管继续培养 7 d。若每个指示菌片接种的肉汤管均澄清，判为灭菌合格，若指示菌片之一接种的肉汤管混浊，判为不合格，对难以判定的肉汤管，将 0.1 mL 肉汤接种于营养琼脂平板，37 ℃培养 48 h，观察菌落形态并做涂片镜检，判断是否有菌生长，若有菌生长为不合格，若无菌生长判为合格。生物监测管的使用方法与上述方法相同，无须接种，取出直接培养即可。

四、过滤除菌

用物理阻留方法去除介质中的微生物，称为过滤除菌。大多数情况下，过滤只能除去微生物而不能将之杀死。处理时，必须使被消毒的物质通过致密的滤材从而将其中的微生物滤除，因此过滤除菌只适用于液体、气体等流体物质的处理。乳剂、水悬剂过滤后，剂型即被破坏，故不宜使用此法。过滤除菌的效率主要随滤材性能而异，微生物能否被滤除，则取决于它本身的大小。

近几年发展较快的是过滤除菌净化材料，特别是有机高聚物制备膜过滤材料，被认为是 21 世纪有发展前途的高科技产品之一。常用的高分子膜材料有纤维素类、聚砜类、聚丙烯腈（PAN）、聚偏氟乙烯（PVDF）、聚醚酮（PEK）、聚酰亚胺（PI）等工程高分子材料。高分子纳米滤膜是近年国际上发展较快的膜品种之一，该类膜对相对分子质量在 300 以上的有机物的截留率较高，对细菌、病毒的过滤效果较好。

（周　莉）

第四章 重症护理

第一节 休　克

休克是人体各种病因引起的以有效循环血量急剧减少、组织器官的氧和血液灌流不足、末梢循环障碍为特点的一种病理综合征。

目前休克分为低血容量性休克、感染性休克、创伤性休克、心源性休克、神经源性休克和过敏性休克六类。在外科中常见的是低血容量性休克、感染性休克和创伤性休克。

一、特级护理

对休克患者24 h专人护理,制订护理计划,在实施过程中根据患者休克的不同阶段和病情变化,及时修改护理计划。随时做好重症护理记录。

二、严密观察病情变化

除每15～30 min为患者测量脉搏、呼吸、血压外,还应观察以下变化。

(一)意识和表情

休克患者的神态改变(如烦躁、淡漠或恐惧),以及昏迷是全身组织器官血液灌注不足的表现,应将患者仰卧位,头及躯干部抬高20°～30°,下肢抬高15°～20°,防止膈肌及腹腔脏器上移而影响心肺功能,并可增加回心血量,改善脑血流灌注量。

(二)皮肤色泽及温度

休克时患者面色及口唇苍白,皮肤湿冷,四肢发凉,皮肤出现出血点或瘀斑,可能为休克已进入弥散性血管内凝血阶段。

(三)血压、脉压及中心静脉压

休克时一般血压常低于10.7/6.7 kPa(80/50 mmHg),脉压<4.0 kPa(30 mmHg)。因其是反应血容量最可靠的方法,对心功能差的患者,可放置Swan-Ganz导管,监测右心房压、肺动脉压、肺毛细血管嵌压及心排血量,以了解患者的血容量及心功能情况。

(四)脉搏及心率

休克患者脉搏增快,随着病情发展,脉搏减速或出现心律不齐,甚至摸不到脉搏。

(五)呼吸频率和深度

注意呼吸的次数和节律,例如,呼吸增快、变浅、不规则为病情恶化,当呼吸每分钟增至30次以上或下降至 8 次以下,为病情危重。

(六)体温

休克患者体温一般偏低,感染性休克患者的体温可突然升高至 40 ℃以上,或骤降至常温以下,均反映病情危重。

(七)瞳孔

观察双侧瞳孔的大小、对光反射情况,双侧瞳孔散大,对光反射消失,说明脑缺氧和患者病情严重。

(八)尿量及尿比重

对休克患者应留置导尿管,每小时测尿量一次,若尿量每小时少于 30 mL,尿比重增大,说明血容量不足;每小时尿量在 30 mL 以上,说明休克好转。若输入相当量的液体后尿量仍不足平均每小时 30 mL,则应监测尿比重和血肌酐,同时注意尿沉渣的血细胞、球型等。对疑有急性肾小球坏死者,更应监测血钠、尿钠和尿肌酐,以便了解肾脏的损害情况。

三、补充血容量注意输液速度

休克主要是全身组织、器官血液灌注不足引起的。护士应在血压及血流动力学监测下调节输液速度。当中心静脉压低于正常值时,应加快输液速度;高于正常值时,说明液体输入过多、过快,应减慢输液速度,防止肺水肿及心肺功能衰竭。

四、保持呼吸道通畅

休克(尤其是创伤性休克)患者有呼吸反常现象,应随时注意清除患者口腔及鼻腔的分泌物,以保持呼吸道通畅,同时给予氧气吸入。昏迷患者口腔内应放置通气管,并注意听诊肺部,监测动脉血气分析,以便及时发现缺氧或通气不足。吸氧浓度一般为 40%～50%,流量为 6～8 L/min。

五、应用血管活性药物的护理

(一)从低浓度慢速开始

休克患者应用血管活性药,应从低浓度慢速开始,每 5 min 监测血压 1 次,待血压平稳后改为每 15～30 min 监测 1 次。并按等量浓度严格掌握输液滴数,使血压维持在稳定状态。

(二)严防液体外渗

静脉滴入升压药时,严防液体外渗,造成局部组织坏死。液体外渗时,应立即更换输液部位,对外渗部位应用 0.25%的普鲁卡因做血管周围组织封闭。

六、预防并发症的护理

(一)防止坠床

对神志不清、烦躁不安的患者,应固定输液肢体,并加床挡防止坠床,必要时将四肢以约束带固定于床旁。

(二)口腔感染

休克、神志不清的患者由于唾液分泌少容易发生口腔感染,床旁应备口腔护理包。根据口腔 pH 选择口腔护理液,每天做 4 次口腔护理,保持口腔清洁。对神志不清的患者做口腔护理时,要认真检查黏膜有无异常。

(三)肺部感染

休克、神志不清的患者由于取平卧位,活动受限,易发生坠积性肺炎。因此,应每天4次雾化吸入,定时听诊双肺部以了解肺部情况,必要时给予吸痰。

(四)压疮

休克患者由于血液在组织灌注不足,加之受压部位循环不良,极易发生压疮。因此,应保持皮肤护理,保持皮肤清洁、干燥,卧位舒适,定时翻身,按摩受压部位及骨突处,检查皮肤有无损伤,并严格接班。

(李顺荣)

第二节 昏 迷

昏迷是一种严重的意识障碍,随意运动丧失,对体内外一切刺激(如语言、声音、光、疼痛)均无反应并出现病理反射活动的一种临床表现。在临床上,昏迷可由多种原因引起,并且是病情危重的表现之一。因此,如果遇到昏迷的患者,应及时判断其原因,选择正确的措施,争分夺秒地抢救,以挽救患者的生命。

昏迷的原因分为颅内、颅外因素。①颅内因素:中枢神经系统炎症(脑膜炎、脑脓肿、脑炎等),脑血管意外(脑出血、脑梗死、蛛网膜下腔出血),占位性病变(脑肿瘤、颅内血肿),脑外伤,癫痫。②颅外因素:严重感染(败血症、伤寒、中毒性肺炎等),心血管疾病(休克、高血压脑病、阿-斯综合征等),内分泌与代谢性疾病(糖尿病酮症酸中毒、低血糖、高渗性昏迷、肝昏迷、尿毒症等),药物及化学物品(有机磷农药、一氧化碳、安眠药、麻醉剂、乙醚等)中毒,物理因素(中暑、触电)。

一、昏迷的临床表现

昏迷是病情危重的标志,病因不同,其临床表现也各异。

(1)伴有抽搐者,见于癫痫、高血压脑病、脑水肿、尿毒症、脑缺氧、脑缺血等。

(2)伴有颅内压增高者,见于脑水肿、脑炎、脑肿瘤、蛛网膜下腔出血等。

(3)伴有高血压者见于高血压脑病、脑卒中、嗜铬细胞瘤危象。

(4)伴有浅弱呼吸者见于肺功能不全、药物中毒、中枢神经损害。

(5)患者呼出气体的气味对诊断很有帮助,如尿毒症患者呼出气体有氨气味,酮症酸中毒有烂苹果味,肝昏迷有肝臭味,酒精中毒者有酒精味。

二、护理评估

(一)健康史

应向患者的家属或有关人员详细询问患者以往有无癫痫发作、高血压病、糖尿病,有无严重的心、肝、肾和肺部等疾病。了解患者发作的现场情况,发病之前有无外伤或其他意外事故(如服用毒物、在高热环境下长期工作、接触剧毒化学品和煤气中毒),最近患者的精神状态和与周围人的关系。

(二)身体状况

1.主要表现

应向患者家属或有关人员详细询问患者的发病过程、起病时有无诱因、发病的急缓、持续的时间、演变经过,昏迷是首发症状还是由其他疾病缓慢发展而来的,昏迷前有无其他表现(指原发病的表现,如有无剧烈头痛、喷射样呕吐;有无心前区疼痛;有无剧烈的咳嗽、咳粉红色痰液、严重的呼吸困难、发绀;有无烦躁不安、胡言乱语;有无全身抽搐;有无烦渴、多尿、烦躁、呼吸深大、呼气呈烂苹果味等),以往有无类似发作史,昏迷后有无其他表现。

2.体格检查

(1)观察检查生命体征。①体温:高热提示有感染性或炎症性疾病。过高可能为中暑或中枢性高热(脑干或下丘脑损害)。过低提示为休克、甲状腺功能减退、低血糖、冻伤或镇静安眠药过量。②脉搏:脉搏不齐,可能为心脏病。微弱无力提示休克或内出血等。脉搏过速,可能为休克、心力衰竭、高热或甲亢危象。脉搏过缓,可能为房室传导阻滞或阿-斯综合征。脉搏缓慢而有力提示颅内压增高。③呼吸:深而快的规律性呼吸常见于糖尿病酸中毒,称为 Kussmual 呼吸;浅而快速的规律性呼吸见于休克、心肺疾病或安眠药中毒引起的呼吸衰竭;脑的不同部位损害可出现特殊的呼吸类型,例如,潮式呼吸提示大脑半球广泛损害,中枢性过度呼吸提示病变位于中脑被盖部,长吸式呼吸为脑桥上部损害所致,丛集式呼吸系脑桥下部病变所致,失调式呼吸是延髓(特别是其下部)损害的特征性表现。④血压:血压过高提示颅内压增高、高血压脑病或脑出血。血压过低,可能为脱水、休克、心肌梗死、镇静安眠药中毒、深昏迷状态等。昏迷时不同脑组织受损的表现见表 4-1。

表 4-1　昏迷时不同脑组织受损的表现

脑受损部位	意识	呼吸	瞳孔	眼球运动	运动功能
大脑	嗜睡、昏睡、昏迷、去皮质状态	潮式呼吸	正常	游动,向病灶侧凝视	偏瘫,去皮质强直
间脑	昏睡、昏迷、无动性缄默	潮式呼吸	小	游动,向病灶侧凝视	偏瘫,去皮质强直
中脑	昏睡、昏迷、无动性缄默	过度换气	大、光反应消失	向上或向下偏斜	交叉性偏瘫,去大脑强直
脑桥	昏睡、昏迷、无动性缄默	长吸气性、喘息性	小如针尖样	浮动,向病灶对侧凝视	交叉性偏瘫,去大脑强直较轻
延髓	昏睡、昏迷、无动性缄默	失调性、丛集性呼吸	小或大	眼-脑反射消失	交叉性瘫,呈迟缓状态

(2)神经系统检查。①瞳孔:正常瞳孔直径为 2.5～4 mm,直径<2 mm 为瞳孔缩小,直径>5 mm 为瞳孔散大。双侧瞳孔缩小见于吗啡中毒、有机磷杀虫药中毒、巴比妥类药物中毒、中枢神经系统病变等,例如,瞳孔针尖样缩小(直径<1 mm),常为脑桥病变的特征,直径为 1.5～2.0 mm,常为丘脑或其下部病变。双侧瞳孔散大见于阿托品、山莨菪碱、多巴胺等药物中毒,中枢神经病变见于中脑功能受损;双侧瞳孔散大且对光反射消失表示病情危重。两侧瞳孔大小若相差 0.5 mm 以上,常见于小脑天幕病及 Horner 征。②肢体瘫痪:可通过自发活动的减少及病理征的出现来判断昏迷患者的瘫痪肢体。对昏迷程度深的患者可重压其眶上缘,疼痛可刺激健侧上肢出现防御反应,患侧则无;可观察患者面部疼痛的表情判断有无面瘫;也可将患者双上肢

同时托举后突然放开任其坠落,瘫痪侧上肢坠落得较快,即坠落试验阳性;偏瘫侧下肢常呈外旋位,且足底的疼痛刺激下肢回缩反应差或消失,病理征可为阳性。③脑膜刺激征:伴有发热常提示中枢神经系统感染;不伴发热者多为蛛网膜下腔出血。如果有颈项强直,应考虑有无中枢神经系统感染、颅内血肿或其他造成颅内压升高的原因。④神经反射:昏迷患者若没有局限性的脑部病变,各种生理反射均呈对称性减弱或消失,但深反射也可亢进。昏迷伴有偏瘫时,急性期患侧肢体的深、浅反射减退。单侧病理反射阳性,常提示对侧脑组织存在局灶性病变,如果同时出现双侧的病理反射阳性,表明存在弥漫性颅内损害或脑干病变。⑤姿势反射:观察昏迷患者全身的姿势也很重要,临床上常见两种类型:一种为去大脑强直,表现为肘、腕关节伸直,上臂内旋和下肢处于伸展内旋位,提示两大脑半球受损且中脑及间脑末端受损。另一种为去皮质强直,表现为肘、腕处于屈曲位,前臂外翻和下肢呈伸展内旋位,提示中脑以上大脑半球受到严重损害。这两种姿势反射可为全身性,亦可为一侧性。

(3)检查患者有无原发病的体征:有无大小便失禁,呼气有无特殊气味,皮肤颜色有无异常,肢端是否厥冷,肺部听诊有无湿啰音,听诊心脏的心音有无低钝,有无心脏杂音,腹肌有无紧张,四肢肌肉有无松弛,四肢肌力有无减退,眼球偏向哪侧,眼底检查有无视盘水肿。

(三)心理状况

由于患者病情发展得快,病情危重,抢救中紧张的气氛、繁多的抢救设施,常引起患者家属的焦虑,而病情的缓解需要时间,家属常因关心患者而对治疗效果不满意。

(四)实验室检查

1.计算机断层扫描(CT)或磁共振成像(MRI)检查

怀疑脑血管意外的患者可采取本项目,可显示病变的性质、部位和范围。

2.脑脊液检查

怀疑脑膜炎、脑炎、蛛网膜下腔出血的患者可选择该项检查,可提示病变的原因。

3.血糖、尿酮测定

怀疑糖尿病酮症酸中毒、高渗性昏迷、低血糖的患者可选择本项目,能及时诊断,并在治疗中监测病情变化。此外,根据昏迷患者的其他病因选择相应的检查项目,以尽快诊断,为挽救患者生命争取时间。

(五)判断昏迷程度

昏迷患者无法沟通,导致询问病史困难,因此,护士能够正确地进行病情观察和判断就显得非常重要。首先应先确认呼吸和循环系统是否稳定,而详细、完整的护理体检应等到对患者昏迷的性质和程度判断后再进行。

1.临床分级法

主要是给予言语和各种刺激,观察患者的反应,加以判断,如呼叫姓名、推摇肩臂、压迫眶上切迹、针刺皮肤、与之对话和嘱其执行有目的的动作。注意区别意识障碍的不同程度。①嗜睡:是程度最浅的一种意识障碍,患者经常处于睡眠状态,唤醒后定向力基本完整,但注意力不集中,记忆稍差,如不继续对答,很快又入睡。②昏睡:处于较深睡眠状态,不易唤醒,醒时睁眼,但缺乏表情,对反复问话仅能做简单回答,回答时含混不清,常答非所问,各种反射活动存在。③昏迷:意识活动丧失,对外界各种刺激或自身内部的需要不能感知。按刺激反应及反射活动等可将昏迷分三度(表4-2)。

表 4-2　昏迷的临床分级

昏迷分级	疼痛刺激反应	无意识自发动作	腱反射	瞳孔对光反射	生命体征
浅昏迷	有反应	可有	存在	存在	无反应
中昏迷	重刺激可有	很少	减弱或消失	迟钝	轻度变化
深昏迷	无反应	无	消失	消失	明显变化

2.昏迷量表评估法

(1)格拉斯哥昏迷计分法(GCS):是在 1974 年英国 Teasdale 和 Jennett 制定的。以睁眼(觉醒水平)、言语(意识内容)和运动反应(病损平面)3 项指标的 15 项检查结果来判断患者昏迷和意识障碍的程度。以上 3 项检查共计 15 分,积分低于 8 分,预后不良;5~7 分预后恶劣,积分<4 分者罕有存活。即 GCS 分值越低,脑损害的程度越重,预后亦越差。而意识状态正常者应为满分(15 分)。

此评分简单易行,比较实用。但临床发现:3 岁以下小孩不能合作;老年人反应迟钝,评分偏低;语言不通者、聋哑人、精神障碍患者等使用受到限制;眼外伤影响判断;对有偏瘫的患者应把健侧作为判断依据。此外,有人提出,GCS(表 4-3)用于评估患者意识障碍的程度,不能反映出极为重要的脑干功能状态。

表 4-3　GCS

记分项目	反应	计分
Ⅰ.睁眼反应	自动睁眼	4
	呼唤睁眼	3
	刺激睁眼	2
	受任何刺激不睁眼	1
Ⅱ.语言反应	对人物、时间、地点定向准确	5
	不能准确回答以上问题	4
	胡言乱语、用词不当	3
	发出无法理解的声音	2
	无语言能力	1
Ⅲ.运动反应	能按指令做动作	6
	对刺痛能定位	5
	对刺痛能躲避	4
	刺痛时肢体屈曲(去皮质强直)	3
	刺痛时肢体过伸(去大脑强直)	2
	对刺痛无任何反应	1
总分		

(2)Glasgow-Pittsburgh 昏迷观察表:在 GCS 的临床应用过程中,有人提出尚需综合临床检查结果进行全面分析,同时又强调脑干反射检查的重要性。为此,Pittsburgh 又加以改进,补充了另外 4 个昏迷观察项目,即对光反射、脑干反射、抽搐情况和呼吸状态,称之 Glasgow-Pittsburgh 昏迷观察表,见表 4-4。合计为 7 项 35 级,最高为 35 分,最低为 7 分。在颅脑损伤中,35~28 分为轻型,27~21 分为中型,20~15 分为重型,14~7 分为特重型颅脑损伤。该观察表即可判定昏迷程度,也反映了脑功能受损水平。

表 4-4　Glasgow-Pittsburgh 昏迷观察表

项目		评分	项目		评分
Ⅰ.睁眼反应	自动睁眼	4		大小不等	2
	呼之睁眼	3		无反应	1
	疼痛引起睁眼	2	Ⅴ.脑干反射	全部存在	5
	不睁眼	1		睫毛反射消失	4
Ⅱ.语言反应	言语正常(回答正确)	5		角膜反射消失	3
	言语不当(回答错误)	4		眼脑及眼前庭反射消失	2
	言语错乱	3		上述反射皆消失	1
	言语难辨	2	Ⅵ.抽搐情况	无抽搐	5
	不语	1		局限性抽搐	4
Ⅲ.运动反应	能按吩咐做动作	6		阵发性大发作	3
	对刺激能定位	5		连续大发作	2
	对刺痛时能躲避	4		松弛状态	1
	刺痛时肢体屈曲反应	3	Ⅶ.呼吸状态	正常	5
	刺痛时肢体过伸反应	2		周期性	4
	无反应(不能运动)	1		中枢过度换气	3
Ⅳ.对光反应	正常	5		不规则或低换气	2
	迟钝	4		呼吸停止	1
	两侧反应不同	3			

三、护理诊断

(一)意识障碍

其与各种原因引起的大脑皮质和中脑的网状结构发生高度抑制有关。

(二)清理呼吸道无效

其与患者意识丧失,不能正常咳嗽有关。

(三)有感染的危险

其与昏迷患者的机体抵抗力下降、呼吸道分泌物排出不畅有关。

(四)有皮肤完整性受损的危险

其与患者意识丧失而不能自主调节体位、长期卧床有关。

四、护理目标

(1)患者的昏迷减轻或消失。

(2)患者的皮肤保持完整,无压疮发生。

(3)患者无感染发生。

五、昏迷的救治原则

昏迷患者的处理原则主要是维持基本生命体征,避免脏器功能的进一步损害,积极寻找和治疗病因,具体包括以下内容。

(1)积极寻找和治疗病因。

(2)维持呼吸道通畅,保证充足氧供应,应用呼吸兴奋剂,必要时插管,行辅助呼吸。

(3)维持循环功能,强心,升压,抗休克。

(4)维持水、电解质和酸碱平衡。对颅内压升高者,应迅速给予脱水治疗。每天补液量为1 500~2 000 mL,总热量为6278.8~8371.7 kJ。

(5)补充葡萄糖,减轻脑水肿,纠正低血糖。用法是每次60~100 mL 50%的葡萄糖溶液,静脉滴注,每4~6 h 1次。但对疑为高渗性非酮症糖尿病昏迷者,最好等血糖结果再给葡萄糖。

(6)对症处理。防治感染,控制高血压、高热和抽搐,注意补充营养。注意口腔呼吸道、泌尿道和皮肤护理。

(7)给予脑细胞代谢促进剂。

六、护理措施

(一)急救护理

(1)立即使患者安静平卧,抬高下颌以使呼吸通畅。

(2)松解腰带、领扣,随时清除口咽中的分泌物。

(3)对呼吸暂停者立即给氧或口对口人工呼吸。

(4)注意保暖,尽量少搬动患者。

(5)对血压低者注意抗休克。

(6)有条件时尽快输液。

(7)尽快呼叫急救站或将患者送医院救治。

(二)密切观察病情

(1)密切观察患者的生命指征,神志、瞳孔的变化,神经生理反射有无异常,注意患者的抽搐、肺部的啰音、心音、四肢肢端温度、尿量、眼底视神经、脑膜刺激征、病理反射等,并及时、详细地记录,随时对病情作出正确的判断,以便及时通知医师并及时进行相应的护理,并预测病情变化的趋势,采取措施预防病情的恶化。

(2)如果患者出现呼吸不规则(潮式呼吸或间停呼吸)、脉搏减慢变弱、血压明显波动(迅速升高或下降)、体温骤然升高、瞳孔散大、对光反射消失,提示患者病情恶化,须及时通知医师,并配合医师进行抢救。

(三)呼吸道护理

协助昏迷患者取平卧位,使头偏向一侧,防止呕吐物误吸造成窒息(图 4-1)。帮助患者肩下垫高,使颈部舒展,防止舌后坠阻塞呼吸道,保持呼吸道通畅。检查口腔、喉部和气管有无梗阻,及时吸引口、鼻内分泌物,痰黏稠时给予雾化吸入。用鼻管或面罩吸氧,必要时需插入气管套管,机械通气。一般应使 PaO_2 至少高于 10.7 kPa(80 mmHg),$PaCO_2$ 为 4.0~4.7 kPa(30~35 mmHg)。

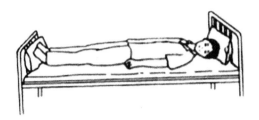

图 4-1　昏迷患者的卧位

(四)基础护理

1.预防感染

每 2～3 h 翻身拍背一次,并刺激患者咳嗽,及时吸痰。口腔护理 3～4 次/天,为防止口鼻干燥,可用蘸有 0.9％的氯化钠水溶液的纱布覆盖口鼻。患者眼睑不能闭合时,涂抗生素眼膏并加盖纱布。做好会阴护理,防止泌尿系统感染。

2.预防压疮

由于昏迷患者不能自主调整体位,肢体长期受压容易发生压疮,护理人员应每天观察患者的骶尾部、股骨大转子、肩背部、足跟、外踝等部位,保持床单柔软、清洁、平整,勤帮患者翻身,勤擦洗,在骨突处做定时按摩,协助患者被动活动肢体,并保持功能位,有条件者可使用气垫床。

3.控制抽搐

可镇静止痉,目前首选药物是地西泮,静脉滴注 10～20 mg,抽搐停止后再静脉滴注 0.5～1.0 g苯妥英钠,可在 4～6 h 重复给药。

4.营养支持

给昏迷患者插胃管,采取管喂补充营养,应保证患者每天摄入高热量、高蛋白、高维生素、易消化的流质饮食,如牛奶、豆浆或混合奶、菜汤、肉汤。B 族维生素有营养神经的作用,应予以补充。对鼻饲管应每周清洗、消毒一次。

5.清洁卫生

(1)每天帮患者清洁皮肤,及时更换衣服,保持床铺的清洁、干燥;如果患者出现大小便失禁,应及时清除脏衣服,用清水清洁会阴部皮肤,迅速更换干净的衣服,对长期尿失禁或尿潴留的患者,可留置导尿管,定期开放(每 4 h 一次),每天更换一次尿袋,每周更换一次导尿管,每天记录尿量和观察尿液颜色,患者转清醒后,应及时拔出导尿管,鼓励和锻炼患者自主排尿;如果患者出汗,应及时抹干净,防止患者受凉。

(2)每天对患者进行口腔清洁,观察口腔和咽部有无痰液或其他分泌物、呕吐物积聚,如果发现,应及时清理口咽部和气管,防止患者误吸造成窒息。

(五)协助医师查明和去除病因

(1)遵医嘱采取血液、尿液、脑脊液、呕吐物等标本进行相应的检查,以查明患者昏迷的原因。

(2)及时建立静脉通道,为临床静脉用药提供方便。

(3)针对不同病因,遵照医嘱采取相应的医疗措施进行抢救。如果有开放性伤口应及时止血、缝合、包扎;若患者为消化道中毒者,及时催吐、洗胃、注射解毒剂;若患者为糖尿病酮症酸中毒患者,及时应用胰岛素治疗并迅速补充液体;若患者为癫痫持续状态患者,应及时应用苯妥英钠等药物。

(4)遵照医嘱维持患者的循环和脑灌注压,对已经消除直接病因的患者,可行脑复苏治疗(应用营养脑细胞的药物)以促进神经功能的恢复。

(六)健康教育

应向患者家属介绍如何照顾昏迷的患者,应注意哪些事项,如果病情恶化,应保持镇静,及时与医师和护士联系。患者清醒后,应向患者和家属宣传疾病的知识,指导他们如何避免诱发原发病病情恶化的因素,并指导患者学会观察病情,及时发现恶化征象,及时就诊,以防止昏迷的再次发生。

七、护理评价

(1)患者的意识是否转清醒。

(2)患者的痰液是否有效排出。

(3)呼吸道是否保持通畅。

(4)皮肤是否保持完整,有无压疮,肺部有无感染发生。

(李顺荣)

第三节　心源性猝死

一、疾病概述

(一)概念和特点

心源性猝死(sudden cardiac death,SCD)是指由心脏原因引起的急性症状发作后以意识突然丧失为特征的自然死亡。世界卫生组织将发病后立即或 24 h 以内的死亡定为猝死,2007 年美国心脏协会会议上将发病 1 h 内死亡定为猝死。

据统计,全世界每年有数百万人因心源性猝死丧生,占死亡人数的 15%～20%。美国每年有约 30 万人发生心源性猝死,占全部心血管病死亡人数的 50% 以上,而且心源性猝死是 20～60 岁男性的首位死因。在我国,心源性猝死也居死亡原因的首位,虽然没有大规模的临床流生病学资料报道,但心源性猝死比例在逐年升高,且随年龄增加发病率也逐渐升高,老年人心源性猝死的概率高达 90%。

男性心源性猝死的发病率较女性高。美国弗雷明翰地区 20 年随访冠心病猝死发病率,发现男性的发病率为女性的 3.8 倍;北京市的流行病学资料显示,男性年平均心源性猝死的发病率为 10.5/10 万,女性的该项数据为 3.6/10 万。

(二)相关病理生理

冠状动脉粥样硬化是最常见的病理表现。病理研究显示心源性猝死患者急性冠状动脉内血栓形成的发生率为 15%～64%。陈旧性心肌梗死也是心源性猝死的病理表现,这类患者也可见心肌肥厚、冠状动脉痉挛、心电不稳与传导障碍等病理改变。

心律失常是导致心源性猝死的重要原因,通常包括致命性快速心律失常、严重缓慢性心律失常和心室停顿。致命性快速心律失常导致冠状动脉血管事件、心肌损伤、心肌代谢异常和/或自主神经张力改变等因素相互作用,从而引起的一系列病理生理变化,引发心源性猝死,但其最终作用机制仍无定论。严重缓慢性心律失常和心室停顿的电生理机制是当窦房结和/或房室结功能异常时,次级自律细胞不能承担起心脏的起搏功能,常见于病变弥漫累及心内膜下浦肯野纤维的严重心脏疾病。

非心律失常导致的心源性猝死较少。心源性猝死常由心脏破裂、心脏流入和流出道的急性阻塞、急性心脏压塞等原因导致。心肌电机械分离是指心肌细胞有电兴奋的节律活动,而无心肌细胞的机械收缩是心源性猝死较少见的原因之一。

(三)病因与危险因素

1.基本病因

绝大多数心源性猝死发生在有器质性心脏病的患者。Braunward 认为心源性猝死的病因有十大类:①冠状动脉疾病;②心肌肥厚;③心肌病和心力衰竭;④心肌炎症、肿瘤及退行性变;⑤瓣膜疾病;⑥先天性心脏病;⑦心电生理异常;⑧中枢神经及神经体液影响的心电不稳;⑨婴儿猝死及儿童猝死;⑩其他。

(1)冠状动脉疾病:主要包括冠心病及其引起的冠状动脉栓塞或痉挛等。还有一些较少见的,如先天性冠状动脉异常、冠状动脉栓塞、冠状动脉炎、冠状动脉机械性阻塞。

(2)心肌问题和心力衰竭:心肌的问题引起的心源性猝死常在剧烈运动时发生,其机制是心肌电生理异常的作用。慢性心力衰竭患者的射血分数较低,常引发猝死。

(3)瓣膜疾病:在瓣膜病中最易引发猝死的是主动脉瓣狭窄,瓣膜狭窄引起心肌突发性、大面积的缺血而导致猝死。梅毒性主动脉炎、主动脉扩张引起主动脉瓣关闭不全时引起的猝死也不少见。

(4)心电生理异常及传导系统的障碍:心传导系统异常、Q-T 间期延长综合征、不明或未确定原因的室颤等都是引起心源性猝死的病因。

2.主要危险因素

(1)年龄:从年龄而言,心源性猝死有两个高峰期,即出生后至 6 个月及 45～75 岁。成年人心源性猝死的发病率随着年龄增长而增长,而老年人是成年人心源性猝死的主要人群。随着年龄的增长,高血压、高血脂、心律失常、糖尿病、冠心病和肥胖的发生率增加,这些危险因素提高了心源性猝死的发生率。

(2)冠心病和高血压:在西方国家,约 80% 的心源性猝死是由冠心病及其并发症引起的。冠心病患者发生心肌梗死后,左心室射血分数降低是心源性猝死的主要因素。高血压是冠心病的主要危险因素,且在临床上两种疾病常常并存。高血压患者左心室肥厚,维持血压应激能力受损,交感神经控制能力下降,易出现快速心律失常而导致猝死。

(3)急性心功能不全和心律失常:急性心功能不全患者的心脏机械功能恶化时,可出现心肌电活动紊乱,引发心力衰竭而发生猝死。临床上多种心脏病理类型几乎都是由心律失常恶化引发心源性猝死的。

(4)抑郁:其机制可能是抑郁患者的交感或副交感神经调节失衡,导致心脏的电调节失调。

(5)时间:美国弗雷明翰地区 38 年随访资料显示,猝死发生以 7:00～10:00 和 16:00～20:00为两个高峰期,这可能与此时生活、工作紧张,交感神经兴奋,诱发冠状动脉痉挛,导致心律失常有关。

(四)临床表现

心源性猝死可分为 4 个临床时期:前驱期、终末事件期、心搏骤停期与生物学死亡期。

1.前驱期

前驱症状的表现形式多样,具有突发性和不可测性,例如,在猝死前数天或数月,有些患者可出现胸痛、气促、疲乏、心悸等非特异性症状,但也可无任何前驱症状,瞬间发生心搏骤停。

2.终末事件期

终末事件期是指心血管状态出现急剧变化到心搏骤停发生的一段时间,时间从瞬间到1 h。心源性猝死所定义时间多指该时期持续的时间。其典型表现包括严重胸痛、急性呼吸困难、突发心悸或眩晕等。在猝死前常有心电活动改变,其中以致命性快速心律失常和室性异位搏动为主因室颤猝死者,常先有室性心动过速,少部分以循环衰竭为死亡原因。

3.心搏骤停期

心搏骤停后脑血流急剧减少,患者出现意识丧失,伴有局部或全身的抽搐。心搏骤停刚发生时可出现叹息样或短促痉挛性呼吸,随后呼吸停止伴发绀,皮肤苍白或发绀,瞳孔散大,脉搏消失,大小便失禁。

4.生物学死亡期

从心搏骤停至生物学死亡的时间长短取决于原发病的性质和复苏开始时间。心搏骤停后4~6 min脑部出现不可逆性损害,随后经数分钟发展至生物学死亡。心搏骤停后立即实施心肺复苏和除颤是避免发生生物学死亡的关键。

(五)急救方法

1.识别心搏骤停

在最短时间内判断患者是否发生心搏骤停。

2.呼救

在不影响实施救治的同时,设法通知急救医疗系统。

3.初级心肺复苏

初级心肺复苏即基础生命支持,包括人工胸外按压、开放气道和人工呼吸。如果具备自动电除颤仪,应联合应用心肺复苏和电除颤。

4.高级心肺复苏

高级心肺复苏即高级生命支持,是在基础生命支持的基础上,应用辅助设备、特殊技术等建立更为有效的通气和血运循环,主要措施包括气管插管、电除颤转复心律、建立静脉通道并给药维护循环等。在这一救治阶段应给予心电、血压、血氧饱和度及呼气末二氧化碳分压监测,必要时还需进行有创血流动力学监测,如动脉血气分析和动脉压、中心动脉压、肺动脉压、肺毛细血管楔压监测。早期电除颤对于救治心搏骤停至关重要,如果有条件,越早进行越好。心肺复苏的首选药物是肾上腺素,每3~5 min重复静脉推注1 mg,可逐渐增加剂量到5 mg。低血压时可使用去甲肾上腺素、多巴胺、多巴酚丁胺等,抗心律失常药物常用胺碘酮、利多卡因、β受体阻滞剂等。

5.复苏后处理

处理原则是维护有效循环和呼吸功能,特别是维持脑灌注,预防再次发生心搏骤停,维持水、电解质和酸碱平衡,防治脑水肿、急性肾衰竭和继发感染等,其中重点是脑复苏、补充营养。

(六)预防

1.识别高危人群,采用相应预防措施

对高危人群,针对其心脏基础疾病采用相应的预防措施能减少心源性猝死的发生率,例如,对冠心病患者采用减轻心肌缺血、预防心肌梗死或缩小梗死范围等措施,对急性心肌梗死、心肌

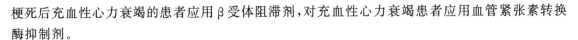

梗死后充血性心力衰竭的患者应用β受体阻滞剂,对充血性心力衰竭患者应用血管紧张素转换酶抑制剂。

2.抗心律失常

胺碘酮在心源性猝死的二级预防中优于传统的Ⅰ类抗心律失常药物。抗心律失常的外科手术治疗对部分药物治疗效果欠佳的患者有一定的预防心源性猝死的作用。近年研究证明,埋藏式心脏复律除颤器(implantable cardioverter defibrillator,ICD)能改善一些高危患者的预后。

3.健康知识和心肺复苏技能的普及

高危人群尽量避免独居,对其及家属进行相关健康知识和心肺复苏技能普及。

二、护理评估

(一)一般评估

(1)识别心搏骤停:当发现无反应或突然倒地的患者时,首先观察其对刺激的反应,并判断有无呼吸和大动脉搏动。判断心搏骤停的指标包括意识突然丧失或伴有短阵抽搐;呼吸断续,喘息,随后呼吸停止;皮肤苍白或明显发绀,瞳孔散大,大小便失禁;颈、股动脉搏动消失;心音消失。

(2)患者主诉:胸痛、气促、疲乏、心悸等前驱症状。

(3)相关记录:记录心搏骤停和复苏成功的时间。

(4)复苏过程中须持续监测血压、血氧饱和度,必要时进行有创血流动力学监测。

(二)身体评估

1.头颈部

轻拍肩部呼叫,观察患者的反应、瞳孔变化情况,气道内是否有异物。手指于胸锁乳突肌内侧沟中检测颈总动脉搏动(耗时不超过10 s)。

2.胸部

视诊患者胸廓起伏,感受呼吸情况,听诊呼吸音,判断自主呼吸恢复情况。

3.其他

观察全身皮肤颜色及肢体活动情况,触诊全身皮肤温度、湿度等。

(三)心理-社会评估

复苏后应评估患者的心理反应与需求、家庭及社会支持情况,引导患者正确配合疾病的治疗与护理。

(四)辅助检查结果评估

(1)心电图:显示心室颤动或心电停止。

(2)评估各项生化检查情况和动脉血气分析结果。

(五)常用药物治疗效果的评估

1.血管升压药的评估要点

(1)评估用药剂量和速度、用药的方法(静脉滴注、注射泵/输液泵泵入)。

(2)血压的评估:患者的意识是否恢复,血压是否上升到目标值,尿量、肤色和肢端温度的改变如何等。

2.抗心律失常药的评估要点

(1)持续监测心电,观察心律和心率的变化,评估药物疗效。

(2)不良反应的评估:应观察用药后不良反应是否发生,例如,使用胺碘酮可能引起窦性心动过缓、低血压等现象,使用利多卡因可能引起感觉异常、窦房结抑制、房室传导阻滞等。

三、主要护理诊断/问题

(一)循环障碍
其与心脏收缩障碍有关。

(二)清理呼吸道无效
其与微循环障碍、缺氧和呼吸形态改变有关。

(三)潜在并发症
潜在并发症脑水肿、感染、胸骨骨折等。

四、护理措施

(一)快速识别心搏骤停,正确及时进行心肺复苏和除颤
对心源性猝死抢救成功的关键是快速识别心搏骤停和启动急救系统,尽早进行心肺复苏和复律治疗。快速识别是进行心肺复苏的基础,而及时行心肺复苏和尽早除颤是避免发生生物学死亡的关键。

(二)合理饮食
嘱患者多摄入水果、蔬菜和黑鱼等易消化的清淡食物,可通过改善心律变异性预防心源性猝死。

(三)用药护理
应严格按医嘱用药,并注意观察常用药的疗效和毒副作用,发现问题及时处理。

(四)心理护理
复苏后部分患者会对曾发生的猝死产生明显的恐惧和焦虑心情,应帮助患者正确评估所面对情况,鼓励患者积极参与治疗和护理计划的制订,使之了解心源性猝死的高危因素和救治方法。帮助患者建立良好有效的社会支持系统,帮助患者消除恐惧和焦虑的情绪。

(五)健康教育
1.高危人群
对高危人群(如冠心病患者)应教会患者及家属了解心源性猝死早期出现的症状和体征,做到早发现、早诊断、早干预。教会家属基本救治方法和技能,嘱患者外出时随身携带急救物品和救助电话,以方便得到及时救助。

2.用药原则
嘱患者按时、正确服用相关药物,让患者了解常用药物的不良反应及自我观察要点。

五、护理效果的评估

(1)患者意识清醒。

(2)患者恢复自主呼吸和心跳。

(3)患者瞳孔缩小。

(4)患者大动脉搏动恢复。

(李顺荣)

第四节 急性肝衰竭

一、定义

急性肝衰竭是原来无肝病者的肝脏受损后短时间内发生的严重临床综合征,病死率高,最常见的病因是病毒性肝炎。

二、病因及发病机制

(一)病因

在中国引起肝衰竭的主要病因是肝炎病毒(主要是乙型肝炎病毒),其次是药物及肝毒性物质(如乙醇、化学制剂)。在欧美国家,药物是引起急性、亚急性肝衰竭的主要原因。

(二)发病机制

1.内毒素与肝损伤

内毒素使肝脏能量代谢发生障碍,还可诱导中性粒细胞向肝内聚集,并激活中性粒细胞,参与导致大块肝细胞坏死的炎症过程。内毒素作用于肝窦内皮细胞及微血管,引起肝微循环障碍,导致缺血缺氧性损伤。

2.细胞因子与肝损伤

细胞因子不仅是肝坏死过程的主要因素,还与肝衰竭时肝细胞再生抑制状态有关。

3.细胞凋亡

肝细胞凋亡在肝衰竭病理形成过程中也起着重要的作用。

4.多器官功能衰竭与肝衰竭

肝衰竭是多器官功能衰竭的主要起因,而多器官功能衰竭又可加重肝衰竭。

三、临床表现

(一)神经、精神症状

早期以性格和行为改变为主,如情绪激动、精神错乱、行为荒诞,少数患者可被误诊为精神病。晚期出现肝性脑病、肝臭,各种反射迟钝或消失,肌张力改变,踝阵挛阳性。

(二)黄疸

典型病例先是尿色加深,2~3 d皮肤巩膜出现黄疸,迅速加重,少数患者的黄疸可出现在神经、精神症状前,但较轻微,以后随病情恶化而加重。

(三)出血

肝脏内凝血因子合成障碍,导致弥散性血管内凝血、血小板减少。

(四)肝脏缩小

多数急性肝衰竭肝脏呈进行性缩小,此为诊断本病的重要体征。

(五)腹水

多数患者迅速出现腹水,大多属于漏出液,少数为渗出液或血性。

(六)脑水肿、脑疝综合征

发生率为24%～82%,单纯脑水肿表现为呕吐、头痛、烦躁、血压轻度上升。合并脑疝则出现去大脑强直、抽搐、瞳孔对光反应减弱或消失、呼吸节律不齐、呼吸骤停等。

(七)肝、肾综合征

表现为少尿或无尿、氮质血症、稀释性低血钠、低尿钠,尿中可无蛋白质及管型。

四、实验室及其他检查

肝炎病毒学检查:肝功能检查转氨酶水平升高或发生胆-酶分离现象,血生化检查凝血酶原时间延长。

五、紧急处理

(一)去除诱因

针对引起急性肝衰竭的不同诱因,给予治疗和护理。

(二)保肝治疗

(1)应用细胞活性药物,如ATP、辅酶A、肌苷、1,6-二磷酸果糖。

(2)胰岛素-胰高血糖素疗法。

(3)促肝细胞生长素促使肝细胞再生。

(4)前列腺素E可扩张血管,改善肝微循环,稳定肝细胞膜,防止肝细胞坏死。

(5)适量补充新鲜血、新鲜血浆及清蛋白,有利于提高胶体渗透压,促进肝细胞的再生和补充凝血因子。

(三)对症处理

1.肝性脑病

避免使用麻醉、镇痛、催眠等中枢抑制药物,及时控制感染和上消化道出血,注意纠正水、电解质和酸碱平衡紊乱。降低血氨水平,具体做法如下。

(1)禁止经口摄入蛋白质,尤其是动物蛋白,以减少氨的形成。

(2)抑制肠道产氨细菌生长,可口服或鼻饲新霉素,1～2 g/d,0.2 g甲硝唑,每天4次。

(3)清除肠道积食、积血或其他含氮物质,应用乳果糖或拉克替醇,口服或高位灌肠,可酸化肠道,促进氨的排出,减少肠源性毒素吸收。

(4)视患者的电解质和酸碱平衡情况酌情选择谷氨酸钠、谷氨酸钾、精氨酸等降氨药。

(5)使用支链氨基酸或支链氨基酸与精氨酸混合制剂,以纠正氨基酸失衡。

2.出血

(1)预防胃应激性溃疡出血,可用H_2受体拮抗剂或质子泵抑制剂。

(2)给凝血功能障碍者注射维生素K,可促进凝血因子的合成。可给血小板减少或功能异常者输注血小板悬液。

(3)可对胃肠道出血者用冰盐水加血管收缩药物局部灌注止血。

(4)应给活动性出血或需接受损伤性操作者补充凝血因子,以输新鲜血浆为宜。

(5)一旦患者出现弥散性血管内凝血、颅内出血,须积极配合抢救。

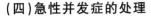

(四)急性并发症的处理

1.肝、肾综合征

(1)及时消除诱因,如避免强烈利尿及大量放腹水,不使用损害肾功能的药物。

(2)在改善肝功能的前提下,适当输注右旋糖酐 40、清蛋白等胶体溶液,以提高循环血容量。

(3)补充血容量的同时给予利尿剂,常用 20％的甘露醇,无效时可用呋塞米,可消除组织水肿、腹水,减轻心脏负荷,清除有害代谢产物。

(4)应用血管活性药,可选用多巴胺、酚妥拉明等药物,以扩张肾血管,增加肾血流量。

(5)经上述治疗无效时,宜尽早进行血液透析,清除血内有害物质,减轻氮质血症、纠正高钾血症和酸中毒。

2.感染

一旦出现感染,可单用或联合应用抗生素,但不应使用有肝、肾毒性的药物。

3.脑水肿

对颅内压增高者给予高渗性脱水剂。

(五)血液净化疗法

可清除因肝功能严重障碍而产生的各种有害物质,使血液得以净化,帮助患者度过危险期。血浆置换是较为成熟的血液净化方法,可以去除与血浆蛋白结合的毒物,补充血浆蛋白、凝血因子等人体所需物质,从而减轻急性肝衰竭患者的症状。

(六)肝替代治疗

(1)人工肝支持治疗:人工肝是指通过体外的机械、物理化学或生物装置,清除各种有害物质,补充必需物质,改善内环境,暂时替代衰竭肝的部分功能的治疗方法,能为肝细胞再生及肝功能恢复创造条件或等待机会进行肝移植。

(2)肝移植。

六、观察要点

(1)判断患者的神志是否清醒,性格和行为有无异常,以便及时发现肝性脑病的先兆。

(2)密切观察生命体征变化,注意每天测量患者的腹围、体重。

(3)黄疸:了解黄疸的程度,有无逐渐加重。

(4)出血:注意皮肤、黏膜及消化道等部位有无出血,抽血及穿刺后要长时间压迫穿刺点,防止渗血。

(5)监测中心静脉压、血气分析变化。

(6)监测肝功能、凝血功能变化。

(7)对接受胰高血糖素、胰岛素治疗的患者,用药期间随时监测血糖水平,以便随时调整药物的用量。

(8)应用谷氨酸钾时须监测钾、钠、氯含量,保持电解质平衡。

七、护理措施

(一)充分休息与心理护理

患者应绝对卧床休息,腹水患者采取半卧位。鼓励患者保持乐观情绪,以最佳心理状态配合治疗。

(二)饮食护理

给予低脂、低盐、高热量、清淡、易消化的食物。戒烟、酒,忌辛辣刺激性食物,少食多餐,可进食流质或半流质,以保证营养被充分吸收,促进肝细胞再生和修复。有腹水者控制钠盐的摄入,肝性脑病者忌食蛋白。

(三)口腔护理

饭前、饭后可用5‰的碳酸氢钠漱口。

(四)皮肤护理

保持皮肤清洁、干燥。对黄疸较深、瘙痒严重者可给予抗组胺药物。

(五)并发症的护理

1.肝肾综合征

严格控制液体入量,避免使用损害肝、肾功能的药物。注意观察尿量的变化及尿的颜色和性质,准确记录每天出入液量。

2.感染

加强支持疗法,调整免疫功能。

3.大量腹水

(1)将患者安置于半卧位,限制钠盐和每天入水量。

(2)遵医嘱应用利尿剂,避免快速和大量利尿,用药后注意监测血电解质。

(3)每天称体重,测腹围,记录尿量,密切观察腹水增长及消退情况。

(4)腹腔穿刺放腹水一次量不能超过 3 000 mL,防止水、电解质紊乱和酸碱失衡。

4.脑水肿

密切观察患者有无头痛、呕吐、眼底视盘水肿及意识障碍等表现。一旦发生,应协助患者取平卧位,抬高床头 15°~30°,以利于颅内静脉回流,减轻脑水肿。使用脱水剂、利尿剂后易出现电解质紊乱,应定时监测。

(六)安全防护

对于昏迷患者加护床挡,对烦躁患者慎用镇静药,必要时可用水合氯醛灌肠。

(七)肠道护理

灌肠可清除肠内积血,使肠内保持酸性环境,减少氨的产生和吸收。协助患者采取左侧卧位,用 100 mL 37 ℃~38 ℃温水加 50 mL 食醋灌肠,每天 1~2 次,或用 500 mL 乳果糖加 500 mL 温水保留灌肠,使血氨降低。对肝性脑病者禁用肥皂水灌肠。

(李顺荣)

第五节　急性呼吸衰竭

呼吸衰竭是指各种原因引起的肺通气和/或换气功能严重障碍,以致不能进行有效的气体交换,导致缺氧和/或二氧化碳潴留,从而引起一系列生理功能和代谢功能紊乱的临床综合征。学者一般认为在海平面、标准大气压、休息状态、呼吸空气条件下(吸入氧浓度 $FiO_2 = 21\%$),动脉血氧分压(PaO_2)＜8.0 kPa(60 mmHg)和/或二氧化碳分压($PaCO_2$)＞6.7 kPa(50 mmHg),为呼吸衰竭的血气诊断标准。根据血气变化,将呼吸衰竭分为两型:Ⅰ型(换气性)指 PaO_2 下降而 $PaCO_2$ 正常或降低,多为急性呼吸衰竭的表现;Ⅱ型(通气性)指 PaO_2 下降伴有 $PaCO_2$ 升高,多为慢性呼吸衰竭或兼有急性发作的表现。急性呼吸衰竭是指某些突发的致病因素使肺通气和/或换气功能迅速出现严重障碍,在短时间内引起呼吸衰竭。因机体不能很快代偿,若不及时抢救,会危及患者的生命。

一、病因与发病机制

(一)病因

1.呼吸道及肺疾病

这类病因包括严重支气管哮喘、原发性或继发性肺炎、急性肺损伤(acute lung injury,ALI)、急性呼吸窘迫综合征(acute respiratory distress syndrome,ARDS)、肺水肿、上呼吸道异物堵塞、喉头水肿、慢性支气管炎急性发作及肺气肿等。

2.中枢神经及传导系统疾病

这类病因包括急性脑炎、颅脑外伤、脑出血、脑梗死、脑肿瘤、安眠药中毒及吸入有害气体等。

3.周围神经传导系统及呼吸肌疾病

这类病因包括脊髓灰质炎、重症肌无力、颈椎外伤、有机磷农药中毒等。

4.胸部病变

这类病因包括胸廓狭窄、胸外伤、自发性气胸、手术损伤、急剧增加的胸腔积液等。

5.肺血管性疾病

这类病因包括急性肺栓塞、肺血管炎、多发性肺微血管栓塞等。

(二)发病机制

急性呼吸衰竭发生的主要机制有肺泡通气不足、通气血流比例(V/Q)失调、气体弥散障碍、肺内分流。

1.肺泡通气不足

肺泡通气不足引起低氧和高碳酸血症。主要机制有以下几点。

(1)呼吸驱动不足:例如,中枢神经系统病变或中枢神经抑制剂过量抑制呼吸中枢,使呼吸驱动力减弱,导致肺容量减少和肺泡通气不足。

(2)呼吸负荷过重:胸廓或横膈机械性运动能力下降,致肺泡通气量下降及气道阻力增加,胸肺顺应性下降。

(3)呼吸泵功能障碍:呼吸肌本身的病变导致呼吸运动受限,如呼吸肌疾病、有机磷农药中毒。

2.通气血流比例(V/Q)失调

正常人肺泡通气量(V)约为 4 L/min,流经肺泡的血流(Q)约为 5 L/min,V/Q 约为 0.8。有效的气体交换主要取决于 V/Q 保持在 0.8 水平。当 V/Q<0.8 时,肺泡通气不足、血流过剩,肺动脉内混合静脉血未经充分氧合即进入肺静脉,引起低氧血症。当 V/Q>0.8 时,肺泡过度通气,肺泡内气体不能与血液进行充分的气体交换而成为无效通气,结果也导致低氧血症。严重的通气血流比例失调亦可导致二氧化碳潴留。

3.气体弥散障碍

氧和二氧化碳可自由通过肺泡毛细血管膜进行气体交换,氧的弥散能力约为二氧化碳的 1/20。肺不张、肺水肿、肺气肿、肺纤维化导致气体弥散面积减少、弥散距离加大,往往影响氧的弥散从而引起低氧血症。

4.肺内分流

肺动脉内的静脉血未经氧合直接流入肺静脉,引起低氧血症,是通气血流比例失调的特例,常见于肺动脉-静脉瘘。

二、病情评估

(一)临床表现

急性呼吸衰竭患者除原发病表现外,还表现为低氧血症、高碳酸血症或两者兼有,可使机体各组织器官发生不同程度的功能改变。

1.呼吸系统改变

呼吸困难是临床最早出现的症状,表现为呼吸频率加快、呼吸费力、辅助呼吸肌活动增强、胸闷、发绀等。严重时表现为呼吸节律改变,如潮式呼吸、叹息样呼吸、陈-施呼吸。呼吸系统病变所致者,肺部有喘鸣音、湿啰音或呼吸音降低等原发病体征。

2.循环系统改变

早期心率加快,血压正常或轻度升高,严重时心率减慢,心律失常,血压下降。晚期严重缺氧和二氧化碳潴留可引起心肌损害,发生心力衰竭、休克、心搏骤停。

3.神经系统改变

大脑皮质对缺氧最敏感。轻度缺氧时出现头晕、注意力下降。有明显缺氧时出现焦虑不安、躁动、定向力障碍和精神错乱。有明显高碳酸血症时出现中枢神经系统抑制症状(如嗜睡、昏睡),严重缺氧和高碳酸血症均可导致昏迷。

4.其他系统改变

急性缺氧可造成凝血功能障碍,造血功能衰竭,弥散性血管内凝血。急性缺氧和二氧化碳潴留可致胃肠黏膜充血、水肿、糜烂而引起胃肠道出血,也可引起肾血管收缩、肾血流量减少、肾小球滤过率下降而致肾功能不全。

(二)辅助检查

1.实验室检查

尽早抽动脉血进行血气分析,PaO_2、$PaCO_2$和pH是重要的血气参数。定时检查有助于判断呼吸衰竭的程度、类型、代偿情况以及酸碱平衡紊乱程度和类型。

2.胸部X线检查

其有助于明确病因、病变范围和程度。根据X线检查能了解心脏及血管的状态,分析气胸和血胸的存在及有无肺栓塞、肺炎、肺水肿等。

3.心电图检查

急性呼吸衰竭者可出现心动过速和其他各种心律失常。急性大块肺栓塞者,心电图检查可表现为心动过速,并有电轴右偏、完全性右束支传导阻滞和肺型P波。

三、护理措施

(一)紧急处理

1.保持气道通畅

患者缺氧与二氧化碳潴留,主要是由通气功能障碍所致,而通气功能障碍的主要原因是气道阻塞。因此及时清除气道分泌物,保持气道通畅,维持气道完整性,是纠正缺氧与二氧化碳潴留的前提。护理措施包括胸部物理治疗、气道吸引、必要时建立人工气道。

(1)胸部物理治疗:包括指导患者有效咳嗽、协助翻身、体位引流、背部叩击和振动,以促进痰液排出,有助于改善通气和血流灌注,促进某些肺段的痰液引流。

(2)气道吸引:吸引导管可经鼻或经口通过咽部到达呼吸道进行分泌物和痰液抽吸。吸痰时会造成短暂的缺氧,应注意心率、心律、血氧饱和度的变化。

(3)建立人工气道:对昏迷舌根后坠的患者采用口咽通气管或鼻咽通气管支撑舌体,使其离开咽后壁,从而在短期内保持气道通畅。对需机械通气的患者,采用经鼻或经口气管内插管。经鼻气管插管易于固定,清醒患者易于耐受,用于需气管内插管时间较长者;经口气管插管操作简便,常用于紧急情况,但不易固定,易引起牙齿脱落与口腔黏膜破损。对需长期机械通气者,应行气管造口。气管造口包括气管切开术与经皮扩张气管导管留置术,均需严格无菌操作。

2.氧疗

缺氧是引起呼吸衰竭的直接原因,氧疗是急性呼吸衰竭的重要治疗措施。氧疗要根据缺氧原因和程度调整氧流量与氧浓度,严格掌握适应证,防止不良反应发生。对Ⅰ型呼吸衰竭,原则上是按需给氧,根据血气分析结果及时调整氧浓度,一般为$50\%\sim60\%$。对Ⅱ型呼吸衰竭,应采用控制性氧疗,持续性低流量吸氧,一般$1\sim3$ L/min,浓度为$25\%\sim30\%$。氧疗途径采用鼻塞法、面罩法等,对危重患者常规氧疗无效时,及早考虑机械通气给氧。

3.机械通气

机械通气是治疗急性呼吸衰竭重要而有效的措施。但因引起急性呼吸衰竭的病因各异,所造成的病理生理改变不同,故应根据具体病情特点来选择不同的通气模式。机械通气护理:保持呼吸机正常运行;保持各连接口紧密;了解通气量是否合适;及时解除报警原因;积极防治机械通气并发症;防止感染与交叉感染。

4.病因治疗

原发病治疗至关重要。有些病例在去除病因后可逆转呼吸衰竭,例如,发生急性上呼吸道阻塞时,治疗关键是建立人工气道;对严重肺部感染或全身感染所致者,应尽早给予有效抗生素治疗;对心源性肺水肿所致者,可给予硝酸甘油、利尿剂或正性肌力药治疗;对气胸或大量胸腔积液所致者,应行胸腔穿刺或放置导管引流。

(二)用药观察

1.呼吸兴奋药

(1)尼可刹米:用于各种原因引起的中枢性呼吸抑制,特别是发生肺性脑病时常用。该药能兴奋脑干呼吸中枢或刺激颈动脉体的化学感受器,反射性兴奋呼吸中枢,提高呼吸中枢对二氧化碳的敏感性。静脉注射给药,每次0.375 g,必要时每$1\sim2$ h重复一次,也可用$1.875\sim3.75$ g,以静脉微量注射泵维持。

(2)纳洛酮:主要用于解除外源性阿片(吗啡和美沙酮等)对中枢神经系统的抑制,对麻醉、镇静催眠药过量和酒精中毒也有效。该药能与脑干特异性阿片受体竞争性结合,阻断内源性和外源性阿片的呼吸抑制作用。推荐剂量为$0.4\sim0.8$ mg,静脉注射,作用维持时间短。对长效呼吸抑制剂(如美沙酮)过量者,首次静脉注射后,继续以$0.4\sim2.0$ mg/h的速度静脉滴注,持续$12\sim24$ h。

应用呼吸兴奋药时注意:①保持气道通畅。②有心功能不全或急性呼吸窘迫综合征(ARDS)

时不宜使用。③观察不良反应,例如,尼可刹米可致心动过速、血压升高、肌肉震颤或僵直、咳嗽、呕吐、出汗等症状。

2.糖皮质激素

严重支气管哮喘患者对支气管扩张药无效时,给予糖皮质激素治疗。氢化可的松 2 mg/kg,静脉注射,继而 0.5 mg/(kg·h),静脉滴注;或甲泼尼龙 40～125 mg,静脉注射,每 6 h 1 次。吸入性糖皮质激素对严重支气管哮喘无效。ARDS 患者发病后 7～10 d 应用糖皮质激素可减少肺纤维化。

应用糖皮质激素时注意:①用糖皮质激素期间应经常检测血糖,以便及时发现类固醇性糖尿病。②防止各种感染的发生,特别是防止多重感染的发生。③为减少对胃肠道的刺激,加用胃黏膜保护药物。

3.镇静药

预防呼吸衰竭患者的氧输送与氧消耗比例失常。

(1)丙泊酚(得普利麻):用于维持镇静,为短效静脉全身麻醉药,起效迅速,无明显蓄积,停药后苏醒快而完全。根据患者的病情及所需镇静深度,可在静脉注射 0.2～0.7 mg/kg 负荷量后,以 0.3～4.0 mg/(kg·h)持续静脉微量注射泵输入,保持患者镇静,可使患者耐受机械通气。对小儿禁用丙泊酚镇静。

(2)咪达唑仑(咪唑安定):咪达唑仑为最新的苯二氮䓬类药物,起效和消除迅速。咪达唑仑 1～2 mg,静脉注射,根据病情需要也可持续静脉微量注射泵输入。

应用镇静药时注意:①应用镇静药时必须建立人工气道和机械通气。②定时评估患者的精神状态,防止镇静过深。③丙泊酚可致血压下降,需动态观察血压变化。

4.肌肉松弛药

该类药应用于人机对抗时,消除自主呼吸;减少心肺功能不全者的氧消耗。常选用非去极化性肌肉松弛药。常用药物有潘库溴铵、阿曲库铵和维库溴铵。应用肌肉松弛药时注意:①必须在机械通气下使用。②必须先镇静后肌松。

5.祛痰药

呼吸系统感染常产生黏稠痰液。祛痰药能降低气道分泌物的黏滞性,有利于气道分泌物的清除。常用药物:氨溴索(沐舒坦),可静脉注射也可雾化吸入。应用祛痰药时注意与胸部物理治疗相结合。

(三)病情观察

1.观察生命体征

(1)呼吸:观察呼吸节律、频率、幅度。正常人呼吸频率为 16～20 次/分钟,新生儿为 30～40 次/分钟,呼吸幅度均匀,节律规则。成人自主呼吸频率超过 20 次/分钟,提示呼吸功能不全;超过 30 次/分钟,常需要机械辅助通气。呼吸节律改变提示脑干呼吸中枢病变或脑水肿。听诊两肺呼吸音是否对称,听诊顺序:肺尖-前胸-侧胸-背部,左右对比,有无痰鸣音、哮鸣音、湿啰音,是否伴咳嗽、咳痰,注意患者对治疗的反应。

(2)心率:观察心率、心律变化。缺氧早期心脏发生代偿作用,导致心率增快。严重缺氧可出现各种类型的心律失常,如窦性心动过缓、期前收缩、心室纤颤。如果加重,可发展为周围循环衰竭甚至心搏停止。气道吸引时短暂缺氧会诱发各种心律失常,需及时发现和纠正。

(3)体温:建立人工气道及应用机械通气期间,患者的鼻咽喉自然防御屏障功能丧失,咳嗽咳痰能力减弱或丧失,气道吸引及全身抵抗力下降,等增加感染机会,体温波动较大。观察体温变化,有助于判断感染控制情况。当体温升高,超过 38.5 ℃时,积极做好降温处理,遵医嘱留取细菌培养标本。

(4)意识:意识反映脑血流灌注和脑组织氧供情况。氧供正常时,患者意识清楚,定向力、计算力良好,能配合治疗。轻度缺氧时,患者兴奋、焦虑和烦躁不安。严重缺氧时出现意识模糊、嗜睡甚至昏迷。当患者出现意识异常时,注意安全防护,适当约束肢体,防止坠床与意外拔管。

2.血氧饱和度

原理:通过红外光传感器来测量毛细血管内氧合血红蛋白的含量。通过氧饱和度估计氧分压,氧饱和度<95%,氧分压<10.7 kPa(80 mmHg),显示轻度缺氧;氧饱和度<90%,氧分压<8.0 kPa(60 mmHg),显示中度缺氧;氧饱和度<75%,氧分压<5.3 kPa(40 mmHg),显示重度缺氧。影响脉搏血氧饱和度测定结果有末梢循环不良(如低血压、血管收缩药、低温、动脉压迫),指甲条件(如灰指甲、涂抹指甲油)。对水肿或末梢循环较差的患者,应经常检查、更换检测部位。注意氧饱和度高低不能真正反映组织供氧情况,只能作为参考。

3.血气指标

动态测定血气指标有助于判断血液氧合及酸碱平衡状态,可作为诊断呼吸衰竭、指导机械通气参数调节、纠正酸碱失衡的重要依据。PaO_2 反映机体氧合情况,对诊断缺氧和判断缺氧程度有重要价值。$PaCO_2$ 是判断肺通气功能的重要参数。机械通气开始前及治疗后 30 min 常规测定血气指标,以了解治疗效果。根据血气数据调整呼吸机参数。

(李顺荣)

第六节 急性肺栓塞

一、定义

急性肺栓塞(acute pulmonary embolism,APE)是指内源性或外源性栓子堵塞肺动脉或其分支引起肺循环障碍的病理综合征。如果发生肺出血或坏死则称为肺梗死。急性肺栓塞是世界上误诊率和病死率较高的疾病之一,对人类的健康造成了严重的威胁。

二、临床表现

(一)症状

临床症状多种多样,但缺乏特异性。常见症状:①不明原因的呼吸困难及气促,尤以活动后明显,为肺栓塞最多见的症状。②胸痛,包括胸膜炎性胸痛或心绞痛样胸痛。③晕厥,可为肺栓塞的唯一或首发症状。④烦躁不安、惊恐甚至有濒死感。⑤咯血,常为小量咯血,大咯血少见。⑥咳嗽、心悸等。各病例可出现以上症状的不同组合。临床上有时出现所谓"三联征",即同时出现呼吸困难、胸痛及咯血,但仅见于约 20%的患者。

(二)体征

1.呼吸系统

呼吸急促最常见,发绀,肺部有时可闻及哮鸣音和/或细湿啰音,肺野偶尔可闻及血管杂音,合并肺不张或胸腔积液时出现相应的体征。

2.循环系统

心动过速;血压变化,严重者可出现血压下降甚至休克;颈静脉充盈或异常搏动;肺动脉瓣区第二心音亢进或分裂,三尖瓣区有收缩期杂音。

3.其他

可伴发热,多为低热,少数患者体温达 38 ℃以上。

三、病因及发病机制

(一)病因

临床上常见的栓子包括深静脉血栓、右心房或右心室附壁血栓、空气栓、羊水栓等。引起肺栓塞的基础疾病及诱因有深静脉血栓形成、创伤、肿瘤、制动、妊娠和分娩、口服避孕药、肥胖等。

(二)发病机制

急性肺栓塞所致病理生理改变及其严重程度受多种因素影响,包括栓子的大小和数量、多次栓塞的时间间隔、是否同时存在其他心肺疾病、个体反应的差异及血栓溶解的快慢等。其病理生理改变主要包括血流动力学改变、右心功能不全、心室间相互作用及呼吸生理变化等。轻者可无任何异常改变,重者肺循环阻力突然升高,肺动脉压突然升高,心排血量急骤下降,患者出现休克,甚至死亡。

四、辅助检查

(一)动脉血气分析

动脉血气分析显示低氧血症、低碳酸血症,肺泡-动脉血氧分压差增大。

(二)实验室检查

急性肺栓塞时,血浆 D-二聚体含量升高,但多种病因可导致其升高,故在临床中对排除肺栓塞有较大的价值,若其含量低于 $500\ \mu g/L$,则可基本排除肺栓塞。

(三)影像学检查

肺动脉造影为过去诊断急性肺栓塞的"金标准",但属于有创检查。近年来,CT、MRI 的发展使急性肺栓塞的诊断率明显提高。

(四)心电图检查

心电图缺乏特异性表现,但若发现心电图动态性变化多较单一固定性异常,对肺栓塞有更大的临床意义。

(五)深静脉血栓的检查

静脉超声检查和静脉造影可辅助诊断深静脉血栓,后者是深静脉血栓诊断的"金标准"。

五、诊断要点

肺栓塞的临床表现多样,有时隐匿,缺乏特异性,确诊需特殊检查。检出肺栓塞的关键是提高诊断意识,对有疑似表现、特别是高危人群中出现疑似表现者,应及时安排相应检查。诊断程

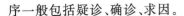

序一般包括疑诊、确诊、求因。

(一)疑诊

如果患者出现上述临床症状、体征,特别是存在前述危险因素的病例出现不明原因的呼吸困难、胸痛、晕厥、休克,或伴有单侧或双侧不对称性下肢肿胀、疼痛等,应进行如下检查:动脉血气分析、心电图、X线胸片、超声心动图和血浆 D-二聚体检查。

(二)确诊

在临床表现和初步检查提示肺栓塞的情况下,应安排肺栓塞的确诊检查:放射性核素肺通气/灌注扫描、螺旋 CT 和电子束 CT、磁共振成像和肺动脉造影。

(三)求因

对疑诊肺栓塞的病例,无论其是否有深静脉血栓性成症状,均应进行体检,并行静脉超声、放射性核素或 X 线静脉造影、CT 静脉造影、MRI 静脉造影、肢体阻抗容积图等检查,以帮助明确是否存在深静脉血栓性成及栓子的来源。

六、治疗要点

(一)一般处理

对患者进行严密监护,监测呼吸、心率、血压、静脉压、心电图及动脉血气的变化;让患者卧床休息,保持大便通畅,避免用力,以防血栓脱落;可适当使用镇静、止痛、镇咳等相应的对症治疗。

(二)呼吸循环支持治疗

纠正低氧血症。出现心功能不全但血压正常者,可使用多巴酚丁胺和多巴胺;若出现血压下降,可增大剂量或使用其他血管加压药物,如去甲肾上腺素。

(三)抗凝治疗

其可防止血栓的发展和再发。主要抗凝血药有肝素、华法林。

(四)溶栓治疗

其可迅速溶解血栓、恢复肺组织的血液灌注,降低肺动脉压、改善右心室功能。常用的溶栓药物有尿激酶(UK)、链激酶(SK)和阿替普酶(rt-PA)。

七、护理问题

(一)气体交换受损

其与肺通气、换气功能障碍有关。

(二)疼痛

其与肺栓塞有关。

(三)低效型呼吸形态

其与肺的顺应性降低、气道阻力增加不能维持自主呼吸有关。

(四)焦虑/恐惧

其与担心疾病预后有关。

(五)睡眠形态紊乱

其与呼吸困难、咳嗽、咯血等有关。

(六)活动无耐力

其与日常活动供氧不足、疲乏有关。

(七)体液不足

其与痰液排出、出汗增加、摄入减少有关。

(八)营养失调

低于机体需要量与食欲下降、摄入不足、消耗增加有关。

(九)有皮肤完整性受损的危险

其与长期卧床有关。

八、护理措施

(一)病情观察

评估患者的呼吸频率、呼吸节律、呼吸深度、呼吸困难程度、呼吸音的变化、意识状态、瞳孔、皮肤温度及颜色,询问患者胸闷、憋气、胸部疼痛等症状有无改善。严密监测患者的呼吸、血压、心率、血氧饱和度、心律失常的变化情况,若有异常及时通知医师。对昏迷患者应评估瞳孔、肌张力、腱反射及病理反射。观察痰液的量、颜色及性状,及时了解尿常规、血电解质检查结果。准确记录24 h出入量。

(二)抢救配合

急性肺栓塞属于临床急症,抢救不及时可危及患者生命。应加强患者病情的观察和血流动力学的监测,严密观察心率、心律、血氧饱和度、血压、呼吸的变化,备好抢救物品和药品,如果发现患者出现剧烈胸痛、呼吸困难、咯血、面色苍白、血压下降等,立即通知医师并协助抢救。

(三)一般护理

1.环境

提供安静、舒适、整洁的休息环境,限制探视,减少交叉感染。保持室温在 20 ℃~22 ℃,相对湿度 60%~70%;若病室没有层流装置,应注意经常通风换气,每天通风 3 次。对装有层流装置的病室,应保持层流装置有效。

2.体位

急性肺栓塞患者应绝对卧床休息、肢体制动。若肺栓塞的位置已经确定,应取健侧卧位。床上活动时应避免突然坐起、转身及改变体位,禁止搬动患者,防止栓子的脱落。应抬高下肢静脉血栓者的患肢,并高于肺平面 20~30 cm,密切观察患肢的皮肤有无发绀、肿胀、发冷、麻木等感觉障碍,发现异常及时通知医师给予处理,严禁挤压、热敷、按摩患肢,防止血栓脱落。

3.饮食护理

指导患者进食富含维生素、高蛋白、粗纤维、易消化的饮食,多饮水,保持大便通畅,避免便秘、咳嗽等,以免增加腹腔压力,影响下肢静脉血液回流。做好口腔护理,以增进食欲。

4.吸氧

及早给予氧气吸入,遵医嘱合理氧疗。采用鼻导管或鼻塞给氧,必要时面罩吸氧。氧流量控制在 4~6 L/min。注意及时根据血氧饱和度指数或血气分析结果来调整氧流量。必要时行机械通气。

5.疼痛护理

教会患者自我放松的技巧,如缓慢深呼吸、全身肌肉放松、听音乐、看书报,以分散注意力,减轻疼痛。剧烈疼痛时,遵医嘱给予药物止痛,如吗啡、哌替啶、可待因,及时评价止痛效果并观察可能出现的不良反应。

6.心理护理

胸闷、胸痛、呼吸困难,易给患者带来紧张、恐惧的情绪,甚至造成濒死感。尽量帮助患者适应环境,向患者讲解治疗的目的、要求、方法,减少其焦虑和恐惧心理。采取心理暗示和现身说教,帮助患者树立信心,使其积极配合治疗。情绪过于激动可诱发栓子脱落,应指导患者保持情绪稳定。启动家庭支持系统,帮助患者树立治疗的信心。

(四)溶栓及抗凝的护理

(1)使用抗凝血药时,应严格掌握药物的剂量、用法及速度,认真核对,严密观察用药后的反应,发现异常及时通知医师,调整剂量。

(2)进行溶栓、抗凝治疗期间,最主要的并发症是出血,因此应严密观察患者有无出血倾向。注意观察患者皮肤、黏膜、牙龈及穿刺部位有无出血,有无咯血、呕血、便血等现象。观察患者的意识状态、神志的变化,发现患者出现头痛、呕吐症状,要及时向医师报告并给予处理,谨防颅内出血的发生。溶栓治疗期间应准备好各种抢救物品。

(3)用药期间应监测凝血时间及凝血酶原时间,避免各种侵入性的操作。指导患者预防出血的方法,如选用质软的牙刷,防止碰伤、抓伤,勿挖鼻、用力咳嗽、用力排便等。

(李顺荣)

第七节　急性呼吸窘迫综合征

急性呼吸窘迫综合征(acute respiratory distress syndrome,ARDS)是指严重感染、创伤、休克等非心源性疾病过程中,肺毛细血管内皮细胞和肺泡上皮细胞损伤造成弥漫性肺间质及肺泡水肿,导致的急性低氧性呼吸功能不全或衰竭,属于 ALI 的严重阶段。以肺容积减少、肺顺应性降低、严重的通气血流比例失调为病理生理特征。临床上表现为进行性低氧血症和呼吸窘迫,肺部影像学表现为非均一性的渗出性病变。该病起病急、进展快、病死率高。

ALI 和 ARDS 是同一疾病过程中的 2 个不同阶段,ALI 代表早期和病情相对较轻的阶段,而 ARDS 代表后期病情较为严重的阶段。发生 ARDS 时患者必然经历过 ALI,但并非所有的ALI 都会发展为 ARDS。引起 ALI 和 ARDS 的原因和危险因素很多,根据肺部直接和间接损伤对危险因素进行分类,可分为肺内因素和肺外因素。肺内因素是指致病因素对肺的直接损伤,包括:①化学性因素,如吸入毒气、烟尘、胃内容物及氧中毒。②物理性因素,如肺挫伤、放射性损伤。③生物性因素,如重症肺炎。肺外因素是指致病因素通过神经体液因素间接引起肺损伤,包括严重休克、感染中毒症、严重非胸部创伤、大面积烧伤、大量输血、急性胰腺炎、药物或麻醉品中毒等。ALI 和 ARDS 的发生机制非常复杂,目前尚不完全清楚。多数学者认为,ALI和 ARDS 是由多种炎性细胞、细胞因子和炎性介质共同参与引起的广泛肺毛细血管急性炎症性损伤过程。

一、临床特点

ARDS 的临床表现可以有很大差别,取决于潜在疾病和受累器官的数目和类型。

(一)症状、体征

(1)发病迅速:ARDS多发病迅速,通常在发病因素攻击(如严重创伤、休克、败血症、误吸)后12~48 h发病,偶尔有长达5 d者。

(2)呼吸窘迫:ARDS最常见的症状,主要表现为气急和呼吸频率增快,呼吸频率大多在25~50次/分钟。其严重程度与基础呼吸频率和肺损伤的严重程度有关。

(3)咳嗽、咳痰、烦躁和神志变化:ARDS患者可有不同程度的咳嗽、咳痰,可咳出典型的血水样痰,可出现烦躁、神志恍惚。

(4)发绀:是未经治疗ARDS的常见体征。

(5)ARDS患者也常出现呼吸类型的改变,主要为呼吸浅快或潮气量的变化。病变越严重,这一改变越明显,甚至伴有吸气时鼻翼翕动及三凹征。在早期自主呼吸能力强时,常表现为深快呼吸,当呼吸肌疲劳后,则表现为浅快呼吸。

(6)早期可无异常体征或仅有少许湿啰音;后期多有水泡音,亦可出现管状呼吸音。

(二)影像学表现

1.胸部X线检查

早期病变以间质性为主,胸部X线片常无明显异常或仅见血管纹理增多,边缘模糊,双肺散在分布小斑片状阴影。随着病情进展,上述的斑片状阴影进一步扩展,融合成大片状,或两肺有均匀一致增加的毛玻璃样改变,伴有支气管充气征,心脏边缘不清或消失,称为"白肺"。

2.胸部CT检查

与胸部X线检查相比,胸部CT检查尤其是高分辨CT(HRCT)检查可更为清晰地显示出肺部病变分布、范围和形态,为早期诊断提供帮助。肺毛细血管膜通透性一致性增大,引起血管内液体渗出,两肺斑片状阴影呈现重力依赖性现象,还可出现变换体位后的重力依赖性变化。在CT中上表现为病变分布不均匀:①非重力依赖区(仰卧时主要在前胸部)正常或接近正常。②前部和中间区域呈毛玻璃样阴影。③重力依赖区呈现实变影。这些均提示肺实质的实变出现在受重力影响最明显的区域。无肺泡毛细血管膜损伤时,两肺斑片状阴影均匀分布,既不出现重力依赖现象,也无变换体位后的重力依赖性变化。这个特点有助于与感染性疾病鉴别。

(三)实验室检查

1.动脉血气分析

$PaO_2 < 8.0$ kPa(60 mmHg),有进行性下降趋势,在早期$PaCO_2$多不升高,甚至可因过度通气而低于正常值;早期多为单纯呼吸性碱中毒;随病情进展可合并代谢性酸中毒,晚期可出现呼吸性酸中毒。氧合指数较动脉氧分压更能反映吸氧时呼吸功能的障碍,而且与肺内分流量有良好的相关性,计算简便。氧合指数参照范围为53.3~66.7 kPa(400~500 mmHg),在ALI时氧合指数≤40.0 kPa(300 mmHg),发生ARDS时氧合指数≤26.7 kPa(200 mmHg)。

2.血流动力学监测

通过漂浮导管,可同时测定并计算肺动脉压(PAP)、肺毛细血管楔压等,这些结果不但对诊断、鉴别诊断有价值,而且对机械通气治疗亦为重要的监测指标。肺毛细血管楔压一般低于1.6 kPa(12 mmHg),若高于2.4 kPa(18 mmHg),则支持左心衰竭的诊断。

3.肺功能检查

ARDS发生后呼吸力学发生明显改变,包括肺顺应性降低和气道阻力增高,肺无效腔/潮气量是不断增加的,肺无效腔/潮气量增加是早期ARDS的一种特征。

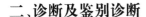

二、诊断及鉴别诊断

1999 年,中华医学会呼吸病学分会制定的诊断标准如下。

(1)有 ALI 和/或 ARDS 的高危因素。

(2)急性起病、呼吸频数和/或呼吸窘迫。

(3)低氧血症:ALI 时氧合指数≤40.0 kPa(300 mmHg);发生 ARDS 时氧合指数≤26.7 kPa(200 mmHg)。

(4)胸部 X 线检查显示两肺浸润阴影。

(5)肺毛细血管楔压≤2.4 kPa(18 mmHg)或临床上能排除心源性肺水肿。

符合以上 5 项条件者,可以诊断 ALI 或 ARDS。必须指出,ARDS 的诊断标准并不具有特异性,诊断时必须排除大片肺不张、自发性气胸、重症肺炎、急性肺栓塞和心源性肺水肿(表 4-5)。

表 4-5　ARDS 与心源性肺水肿的鉴别

类别	ARDS	心源性肺水肿
特点	高渗透性	高静水压
病史	创伤、感染等	心脏疾病
双肺浸润阴影	+	+
重力依赖性分布现象	+	+
发热	+	可能
白细胞增多	+	可能
胸腔积液	-	+
吸纯氧后分流	较高	可较高
肺毛细血管楔压	正常	高
肺泡液体蛋白含量	高	低

三、急诊处理

ARDS 是呼吸系统的一个急症,必须在严密监护下进行合理治疗。治疗目标:改善肺的氧合功能,纠正缺氧,维护脏器功能和防治并发症。治疗措施如下。

(一)氧疗

应采取一切有效措施尽快提高 PaO_2,纠正缺氧。可给高浓度吸氧,使 $PaO_2 \geqslant 8.0$ kPa(60 mmHg)或血氧饱和度(SaO_2)≥90%。轻症患者可使用面罩给氧,但多数患者需采用机械通气。

(二)去除病因

病因治疗在 ARDS 的防治中占有重要地位,主要是针对涉及的基础疾病。感染是 ALI 和ARDS 常见原因也是首位高危因素,而 ALI 和 ARDS 患者又易并发感染。如果 ARDS 的基础疾病是脓毒症,除了清除感染灶外,还应选择敏感抗生素,同时收集痰液或血液标本,分离培养病原菌和进行药敏试验,指导下一步抗生素的选择。一旦建立人工气道并进行机械通气,即应给予广谱抗生素,以预防呼吸道感染。

(三)机械通气

机械通气是最重要的支持手段。如果没有机械通气,许多ARDS患者会因呼吸衰竭在数小时至数天死亡。机械通气的指征目前尚无统一标准,多数学者认为一旦诊断为ARDS,就应进行机械通气。在ALI阶段可试用无创正压通气,使用无创机械通气治疗时应严密监测患者的生命体征及治疗反应。神志不清、休克、气道自洁能力障碍的ALI和ARDS患者不宜应用无创机械通气。如果无创机械通气治疗无效或病情继续加重,应尽快建立人工气道,行有创机械通气。

为了防止肺泡萎陷,保持肺泡开放,改善氧合功能,避免机械通气所致的肺损伤,目前常采用肺保护性通气策略,主要措施包括以下两方面。

1.应用呼气末正压

适当加用呼气末正压可使呼气末肺泡内压增大,肺泡保持开放状态,从而达到防止肺泡萎陷,减轻肺泡水肿,改善氧合功能和提高肺顺应性的目的。应用呼气末正压应首先保证有效循环血容量足够,以免因胸内正压增加而降低心排血量,而减少实际的组织氧运输;呼气末正压先从低水平 $0.29\sim0.49$ kPa($3\sim5$ cmH$_2$O)开始,逐渐增加,直到PaO$_2$$>8.0$ kPa(60 mmHg)、SaO$_2$$>90$%时的呼气末正压水平,一般呼气末正压水平为 $0.49\sim1.76$ kPa($5\sim18$ cmH$_2$O)。

2.小潮气量通气和允许性高碳酸血症

ARDS患者采用小潮气量($6\sim8$ mL/kg)通气,使吸气平台压控制在 $2.94\sim3.43$ kPa($30\sim35$ cmH$_2$O)以下,可有效防止因肺泡过度充气而引起的肺损伤。为保证小潮气量通气的进行,可允许一定程度的 CO$_2$ 潴留(PaCO$_2$ 一般不宜高于 13.3 kPa)和呼吸性酸中毒(pH $7.25\sim7.30$)。

(四)控制液体入量

在维持血压稳定的前提下,适当限制液体入量,配合利尿剂,使出入量保持轻度负平衡(每天500 mL 左右),使肺脏处于相对"干燥"状态,有利于肺水肿的消除。液体管理的目标是在最低($0.7\sim1.1$ kPa)的肺毛细血管楔压下维持足够的心排血量及氧运输量。在早期可给予高渗晶体液,一般不推荐使用胶体液。存在低蛋白血症的 ARDS 患者,可补充清蛋白等胶体溶液和应用利尿剂,有助于实现液体负平衡,并改善氧合。若限液后血压偏低,可使用多巴胺和多巴酚丁胺等血管活性药物。

(五)加强营养支持

营养支持的目的在于纠正现有的患者的营养不良,并预防患者营养不良的恶化。营养支持可经胃肠道或胃肠外途径实施。若有可能应尽早经胃肠补充部分营养,不但可以减少补液量,而且可获得经胃肠营养的有益效果。

(六)加强护理、防治并发症

有条件时应在重症加强护理病房(ICU)中动态监测患者的呼吸、心律、血压、尿量及动脉血气分析等,及时纠正酸碱失衡和电解质紊乱。注意预防呼吸机相关性肺炎的发生,尽量缩短病程和机械通气时间,加强物理治疗,包括翻身、拍背、排痰和气道湿化等。积极防治应激性溃疡和多器官功能障碍综合征。

(七)其他治疗

糖皮质激素、肺泡表面活性物质替代治疗、吸入一氧化氮在 ALI 和 ARDS 的治疗中可能有一定价值,但疗效尚不肯定。不推荐常规应用糖皮质激素预防和治疗 ARDS。糖皮质激素不能预防 ARDS 的发生,对早期 ARDS 也没有治疗作用。ARDS 发病超过 14 d 应用糖皮质激素会明显增加病死率。若感染性休克并发 ARDS 的患者合并肾上腺皮质功能不全,可考虑应用替代

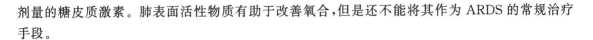

剂量的糖皮质激素。肺表面活性物质有助于改善氧合,但是还不能将其作为 ARDS 的常规治疗手段。

四、护理

在救治 ARDS 患者的过程中,精心护理是抢救成功的重要环节。护士应做到及早发现病情,迅速协助医师采取有力的抢救措施。密切观察患者的生命体征,做好各项记录,准确完成各种治疗,备齐抢救器械和药品,防止机械通气和气管切开的并发症。

(一)护理目标

(1)及早发现 ARDS 的迹象,及早有效地协助抢救。维持生命体征稳定,挽救患者的生命。

(2)做好人工气道的管理,维持患者的最佳气体交换,改善低氧血症,减少机械通气并发症。

(3)采取俯卧位通气护理,缓解肺部压迫,改善心脏的灌注。

(4)积极预防感染等各种并发症,提高救治成功率。

(5)加强基础护理,增加患者的舒适感。

(6)减轻患者的心理不适,使其合作、平静。

(二)护理措施

(1)及早发现病情变化。ARDS 通常在疾病或严重损伤的最初 24～48 h 发生。首先出现呼吸困难,通常呼吸浅快。吸气时可存在肋间隙和胸骨上窝凹陷。皮肤可出现发绀和斑纹,吸氧不能使之改善。

护士发现上述情况要高度警惕,及时向医师报告,进行动脉血气和胸部 X 线等相关检查。一旦诊断考虑 ARDS,立即积极治疗。若没有机械通气的相应措施,应尽早转至有条件的医院。患者转运过程中应有专职医师和护士陪同,并准备必要的抢救设备,氧气必不可少。若有指征,行机械通气治疗,可以先行气管插管后转运。

(2)迅速连接监测仪,密切监护心率、心律、血压等生命体征,尤其是呼吸的频率、节律、深度及血氧饱和度等。观察患者的意识、发绀情况、末梢温度等。注意有无呕血、黑便等消化道出血的表现。

(3)氧疗和机械通气的护理:治疗 ARDS 最紧迫问题在于纠正顽固性低氧,改善呼吸困难,为治疗基础疾病赢得时间。需要对患者实施氧疗甚至机械通气。

严密监测患者的呼吸情况及缺氧症状。若单纯面罩吸氧不能维持满意的血氧饱和度,应给予辅助通气。首先可尝试采用经面罩持续气道正压吸氧等无创通气,但大多需要机械通气吸入氧气。遵医嘱给予高浓度氧气吸入或使用呼气末正压(positive end expiratory pressure,PEEP)并根据动脉血气分析值的变化调节氧浓度。

使用 PEEP 时应严密观察,防止患者出现气压伤。PEEP 是在呼气终末时给予气道以恒定正压,使之不能恢复到大气压的水平。可以增加肺泡内压和功能残气量,改善氧合,防止呼气使肺泡萎陷,增加气体分布和交换,减少肺内分流,从而提高 PaO_2。由于 PEEP 使胸腔内压升高,静脉回流受阻,致心搏减少,血压下降,严重者可引起循环衰竭,另外正压过高,肺泡过度膨胀、破裂,有导致气胸的危险。所以在监护过程中,注意观察有无心率增快、突然胸痛、呼吸困难加重等相关症状,发现异常立即调节 PEEP 并向医师报告处理。

帮助患者采取有利于呼吸的体位,如端坐位或高枕卧位。

人工气道的管理有以下几方面。

妥善固定气管插管,观察气道是否通畅,定时对比听诊双肺呼吸音。对经口插管者要固定好牙垫,防止阻塞气道。每班检查并记录导管刻度,观察有无脱出或误入一侧主支气管。套管固定松紧适宜,以能放入一指为准。

气囊充气适量。充气过少易产生漏气,充气过多可压迫气管黏膜导致气管食管瘘,可以采用最小漏气技术,用来减少并发症发生。方法:用 10 mL 注射器将气体缓慢注入,直至在喉及气管部位听不到漏气声,每次向外抽出 0.25~0.5 mL 气体,至吸气压力到达峰值时出现少量漏气为止,再注入 0.25~0.5 mL 气体,此时气囊容积为最小封闭容积,气囊压力为最小封闭压力,记录注气量。观察呼吸机上气道峰压是否下降及患者能否发音说话,对长期机械通气患者要观察气囊有无破损、漏气现象。

保持气道通畅。严格无菌操作,按需适时吸痰。过多反复抽吸会刺激黏膜,使分泌物增加。先吸气道再吸口、鼻腔,吸痰前给予充分气道湿化、翻身叩背、吸纯氧 3 min,吸痰管最大外径不超过气管导管内径的1/2,迅速插吸痰管至气管插管,感到阻力后撤回吸痰管 1~2 cm,打开负压边后退边旋转吸痰管,吸痰时间不应超过 15 s。吸痰后密切观察痰液的颜色、性状、量及患者心率、心律、血压和血氧饱和度的变化,一旦出现心律失常和呼吸窘迫,立即停止吸痰,给予吸氧。

用加温湿化器对吸入气体进行湿化,根据病情需要加入盐酸氨溴索、异丙托溴铵等,每天 3 次雾化吸入。湿化满意标准为痰液稀薄、无泡沫、不附壁,能顺利吸出。

使用呼吸机过程中注意电源插头要牢固,不要与其他仪器共用一个插座;机器外部要保持清洁,上端不可放置液体;开机使用期间定时倒掉管道及集水瓶内的积水,集水瓶安装要牢固;定时检查管道是否漏气,有无打折,压缩机工作是否正常。

(4)维持有效循环,维持出入液量轻度负平衡。循环支持治疗的目的是恢复和提供充分的全身灌注,保证组织的灌流和氧供,促进受损组织的恢复。在能保持酸碱平衡和肾功能的前提下达到最低水平的血管内容量。①护士应迅速帮助完成该治疗目标。选择大血管,建立 2 个以上的静脉通道,正确补液,改善循环血容量不足。②严格记录出入量、每小时尿量。出入量管理的目标是在保证血容量、血压稳定的前提下,24 h 出量大于入量 500~1 000 mL,利于肺内水肿液的消退。充分补充血容量后,护士遵医嘱给予利尿剂,消除肺水肿。观察患者对治疗的反应。

(5)俯卧位通气护理:由仰卧位改变为俯卧位,可使 75%ARDS 患者的氧合改善。可能与血流重新分布,改善背侧肺泡的通气,使部分萎陷肺泡再膨胀达到"开放肺"的效果有关。随着通气血流比例的改善得到氧合改善。但血流动力学不稳定、颅内压增高、有脊柱外伤、急性出血、近期做过腹部手术、妊娠等为取俯卧位的禁忌。①患者发病 24~36 h 取俯卧位,翻身前给予纯氧吸入 3 min。预留足够的管路长度,注意防止气管插管过度牵拉致脱出。②为减少特殊体位给患者带来的不适,用软枕垫高头部 15°~30°,嘱患者将双手放在枕上,并在髋、膝、踝部放软枕,每 1~2 h 更换 1 次软枕的位置,每 4 h 更换 1 次体位,同时考虑患者的耐受程度。③注意血压变化,因取俯卧位时支撑物放置不当,可使腹压增加,下腔静脉回流受阻而引起低血压,必要时在翻身前提高吸氧浓度。④注意安全、防坠床。

(6)预防感染的护理:①注意严格无菌操作,每天更换气管插管切口敷料,保持局部清洁干燥,预防或消除继发感染。②加强口腔及皮肤护理,以防护理不当而加重呼吸道感染及发生压疮。③密切观察体温变化,注意呼吸道分泌物的情况。

(7)心理护理,减轻恐惧,增加心理舒适度:①评估患者的焦虑程度,指导患者学会自我调整心理状态,调控不良情绪。主动向患者介绍环境,解释治疗原则,解释机械通气、监测及呼吸机的报警系统,尽量消除患者的紧张感。②耐心向患者解释病情,对患者提出的问题要给予明确、有效和积极的信息,消除其紧张感和顾虑。③护理患者时保持冷静和耐心,表现出自信和镇静。④如果患者由于呼吸困难或人工通气不能讲话,可提供纸笔或以手势与患者交流。⑤加强巡视,了解患者的需要,帮助患者解决问题。⑥帮助并指导患者及家属应用松弛疗法、按摩等。

(8)营养护理:ARDS 患者处于高代谢状态,应及时补充热量和高蛋白、高脂肪营养物质。能量的摄取既应满足代谢的需要,又应避免糖类的摄取过多,蛋白质摄取量一般为每天 1.2～1.5 g/kg。

尽早采用肠内营养,协助患者取半卧位,充盈气囊,证实胃管在胃内后,用加温器和输液泵匀速泵入营养液。若肠鸣音消失或有胃潴留,暂停鼻饲,给予胃肠减压。一般留置 5～7 d 拔除胃管,更换到对侧鼻孔,以减少鼻窦炎的发生。

(三)健康指导

在疾病的不同阶段,根据患者的文化程度做好有关知识的宣传和教育,让患者了解病情的变化过程。

(1)提供舒适安静的环境以利于患者休息,指导患者采取正确卧位休息,讲解由仰卧位改变为俯卧位的意义,尽可能减少特殊体位给患者带来的不适。

(2)向患者解释咳嗽、咳痰的重要性,指导患者掌握有效咳痰的方法,鼓励并协助患者咳嗽、排痰。

(3)指导患者自己观察病情变化,若有不适及时通知医护人员。

(4)嘱患者严格按医嘱用药,按时服药,不要随意增减药物剂量及种类。服药过程中,需密切观察患者用药后的反应,以指导用药剂量。

(5)指导患者出院后仍以休息为主,增加活动量时要循序渐进,注意劳逸结合。此外,患者病后生活方式的改变需要家人的积极配合和支持,应指导患者家属给患者创造一个良好的身心休养环境。出院后 1 个月内来医院复查 1～2 次,出现情况随时来医院复查。

(李顺荣)

第五章 老年护理

第一节 老年人的饮食与睡眠护理

老年人随着年龄的增长，对食物的消化和营养成分的吸收能力逐渐减退，因此合理的营养是减少疾病发生和延缓老化、保持生理功能和心理功能的健康、延长寿命的一个重要条件。老年人的饮食：①预防性饮食，即针对个体健康状况的营养补充性饮食，其目的是延缓衰老，增长寿命，应于青壮年时期就开始实施；②适合基本健康老年人代谢特征的饮食，其目的是较长期地保持身体的健康；③针对老年期疾病的饮食，作为辅助药物治疗，例如，对肥胖或消瘦、有高血压病或高脂血症、糖尿病或痛风、肾功能损害及心力衰竭的患者，均应给予相应的饮食疗法。老年人必须全面、适量、均衡地摄入营养，保证体内有足够的蛋白质、脂肪、糖类、纤维素、无机盐、维生素和多种微量元素。

一、老年人所需营养成分

(一)热量

人体对热量的需要，包括基础需要量及活动需要量的总和。老年人因体力活动减少，基础代谢逐渐减少，因此热量的需要量也应随之减少，故需要控制总热量，以免脂肪组织增加，造成体重超过正常标准，使心脏和胃肠道的负荷加重。多数学者认为，热量的需要量随年龄的上升而递减，且男性需要量比女性高。WHO对老年人的热量建议量见表5-1。

表 5-1　不同性别老年人每天热量

年龄组	老年男性所需热量/kJ/d	老年女性所需热量/kJ/d
60～64 岁	9 962.3	7 953.1
65～74 岁	9 753.0	7 953.1
75 岁以上	8 790.3	7 576.4

按我国的生活习惯，一般以每日三餐较为合理，每天三餐热量的分配，以午餐为主。比较合理的分配：每天总热量，早餐占 25%～30%，午餐占 40%～50%，晚餐占25%～30%。供热的主要营养素为糖类、蛋白质、脂肪。

（二）蛋白质

蛋白质是维持老年人健康所必需的成分，老年人蛋白质以分解代谢为主，血清中清蛋白减少，球蛋白增多，各种氨基酸减少，体内表现为负氮平衡。蛋白质的需要量以占总热量的20%～30%为宜。由于老年人对蛋白质的消化和利用率降低，应选择优质且生理价值高的蛋白质（如大豆、乳类、虾、鱼类、瘦猪肉、羊肉、牛肉）作为蛋白质的主要来源，而动物内脏因含较多的胆固醇，不适宜食用，其对肥胖和患心血管疾病的老年人不利。老年人每天每千克体重需蛋白质1.0～1.2 g。老年人以素食为主时，每千克体重的蛋白质需要量应提高到1.3～1.5 g。

（三）脂肪

老年人胰脂酶的产生减少或肠黏膜对胆固醇的吸收降低，因而对脂肪的消化能力差。吸收也比较慢，并且吸收后也易在体内形成脂肪堆积。老年人膳食中的脂肪含量以占总热量的20%左右为宜。老年人应限制脂肪摄入，减少饱和脂肪酸及胆固醇的摄入，应选择一些含不饱和脂肪酸多的油脂，如菜籽油、豆油、花生油等植物性油脂，其中以菜籽油最好。老年人的脂肪摄入量以每天50 g为宜。

（四）糖类

糖类（即碳水化合物）是体内热量的主要来源，是生命活动的必需物质。但随着年龄的增长，老年人活动量少，体力消耗少，胰腺功能减退或细胞间葡萄糖代谢改变，对糖类代谢率降低。因此，对于肥胖和患有心血管疾病的老年人，应限制糖类的摄入量，每天供给量中以糖类占总热量的50%～55%为宜。

（五）无机盐（矿物质）

无机盐是构成人体组织的重要材料，但老年人对矿物质的吸收能力减弱，常会引起不足。钙、磷、镁是骨骼和牙齿的重要成分，如果摄入不足，可引起老年期的骨质疏松症。应进食乳类及乳制品、蔬菜、豆类、坚果类（如核桃、花生）以及小虾米皮等高钙食物。一般每天钙的平均摄取量为17 mg/kg（体重）。以50 kg体重的老年人为例，每天摄入量应为850 mg。茶叶里含大量的氟，老年人多喝茶可增加氟的摄入，减少骨质疏松症的发生，有利于健康。磷、硫是组成蛋白质的成分。老年人的铁储备量降低，铁缺乏易导致缺铁性贫血。老年人要多吃一些含铁丰富的食物，如动物肝脏、禽蛋、豆类和某些蔬菜。老年人锌缺乏时主要表现为味觉减退、食欲缺乏等，因此应当适当补充含锌的食物，如肉类、动物肝、鱼类、土豆、南瓜、茄子、萝卜、豆类、小麦。硒、锌、铜、锰是对免疫有重要影响的微量元素，有刺激免疫球蛋白及抗体产生的作用和防癌、防止动脉硬化及防衰老的作用，富含这些元素的食物有肉类、海藻类、面粉、黄豆、蘑菇、胡萝卜、香蕉、橙子等。微量元素铬和脂肪代谢有关，研究证明，铬可以延长动物的寿命，黑胡椒、动物肝、牛肉、面包、覃类和啤酒等是铬的主要来源。

（六）维生素

维生素是人体维持正常生理功能必须从食物中获得的极微量的天然有机物。脂溶性维生素包括维生素A、维生素D、维生素E、维生素K；水溶性维生素包括维生素C及B族维生素。它们多是某些辅酶的组成部分，若缺乏就会发生各种症状。

1.维生素A

缺乏时可使夜视功能降低，发生夜盲症；维生素A有维持黏膜和上皮细胞功能的作用，缺乏时则腺体分泌减少、皮肤干燥甚至角化；它能促进生长发育，增强免疫功能；有防止某些类型上皮肿瘤的发生和发展和对抗多种化学致癌物质的作用。维生素A主要存在于动物性食物中，如牛奶、肉、动物肝(尤其是羊肝)、鸡蛋。植物性食物中绿叶蔬菜及胡萝卜含有胡萝卜素,食入后在人体小肠及肝脏中能转化成维生素 A。

2.维生素 D

其可促进钙和磷的吸收,缺乏时可造成骨质脱钙,引起骨软化症或骨质疏松症。维生素 D 存在于海鱼、动物肝脏、蛋黄、奶油中,人的皮肤中的 7-脱氧胆固醇经日光紫外线照射后可转化成维生素 D。

3.维生素 E

其具有抗衰老和维持人类生殖功能的作用,对促进毛细血管增生、改善微循环、降低过氧化脂质含量、抑制血栓形成、防治动脉硬化和心血管疾病有一定作用。其广泛存在于动物性和植物性食物中,特别是豆类和植物油中含量较多。但长期大量补充可出现头痛、胃肠不适,视觉模糊及极度疲乏等中毒症状。

4.维生素 K

其可促进凝血,也可促进肠的蠕动和分泌功能。菠菜、白菜、西红柿及动物肝脏中含量较丰富,正常人肠道内的细菌也可产生维生素 K。

5.B 族维生素

B 族维生素包括维生素 B_1、维生素 B_2、维生素 B_6、维生素 B_{12}、烟酸、泛酸、叶酸和胆碱等。B 族维生素能保持神经和肌肉系统的功能正常,是体内重要辅酶的组成成分。维生素 B_{12} 具有促进红细胞成熟的作用。烟酸、叶酸等促进细胞代谢,是维持皮肤和神经健康所必需的。它们存在于肉、蛋、乳、豆类、绿叶蔬菜及谷物中。缺乏维生素 B_1 时可引起脚气病,表现为以多发性末梢神经炎为主的干性脚气病,或以下肢水肿、右心扩大为主的湿性脚气病。膳食中长期缺乏维生素 B_2,可引起口角炎、唇炎、舌炎、皮脂溢出性皮炎等症状。

6.维生素 C

其参与细胞间质胶原蛋白的合成,可降低毛细血管的脆性,防止老年血管硬化,并可扩张冠状动脉,降低血浆胆固醇水平;具有解毒作用,能治疗贫血,防治感冒,提高机体抵抗力及增强机体免疫功能和具有一定的抗癌作用。维生素 C 存在于新鲜蔬菜和水果中,如油菜、菠菜、柑橘、鲜枣、猕猴桃。

(七)水、电解质和纤维

水是人体组成的重要成分,占体重的 $50\%\sim60\%$。随着年龄的增长,人体含水量逐渐减少。老年人每天饮水量应保持在 2 000 mL 左右(包括食物中水分),但老年人不宜过度饮水,以防心、肾负荷过重。

膳食纤维的作用有充盈肠道、刺激肠蠕动、防止便秘;改善血糖代谢,治疗糖尿病,同时增加人体饱胀感,有利于控制肥胖;缩短食物在肠道内的停留时间,清洁肠道,起到防癌的作用;有利于预防胆石症和动脉粥样硬化症。蔬菜中的胡萝卜、蘑菇、芋头、红薯、南瓜及青菜等含纤维素较多,谷类的米糠、麦麸中膳食纤维含量最为丰富,普通面粉中的膳食纤维含量较精白面粉中的含量高,水果中的菠萝、草莓膳食纤维含量也高。

二、老年人的饮食原则

(一)食物营养比例适当

保持营养的平衡,做到种类齐全、数量充足、比例适宜,注意主、副食合理搭配,粗、细粮兼顾,

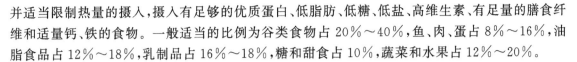

并适当限制热量的摄入,摄入有足够的优质蛋白、低脂肪、低糖、低盐、高维生素、有足量的膳食纤维和适量钙、铁的食物。一般适当的比例为谷类食物占 20%~40%,鱼、肉、蛋占 8%~16%,油脂食品占 12%~18%,乳制品占 16%~18%,糖和甜食占 10%,蔬菜和水果占 12%~20%。

(二)饮食应易于消化吸收

考虑老年人身体状况及消化功能、咀嚼能力减退的特点,食物的加工以细、软、松为主,既给牙齿咀嚼的机会,又便于消化;烹调宜采取烩、蒸、煮、炖、煨等方式,清淡可口,避免食物油腻、过咸、过甜、辛辣。同时应注意,食物宜温偏热,色、香、味俱全,促进老年人的食欲。

(三)养成良好的饮食习惯

老年人应做到饮食有规律,少吃多餐,定时定量,细嚼慢咽,不偏食,切忌暴饮暴食或过饥过饱。食量要合理分配,应遵循早晨吃好,中午吃饱,晚上吃少的原则。必要时在两餐之间适当增加点心。避免餐后立即吃水果或饮水,以防腹胀或冲淡胃液。戒烟、酒,适量饮茶。摄取含食物纤维丰富的蔬菜和水果,保证维生素、无机盐和微量元素的供给,并预防便秘。适量多饮水,因细胞内水储备量的下降可增加血黏稠度而易诱发心脑血管疾病。

(四)注意饮食卫生

做到饭前、饭后洗手;应洗净蔬菜、水果;不饮生水;餐具要清洁,定时消毒;加工食物时煮熟、煮透,防止外熟内生;对冷藏食物做到生、熟分开,对冷藏的熟食应加热后食用,以免引起肠道疾病。不吃烟熏、烧焦、腌制、发霉或过烫的食物,以防疾病发生。

(五)进补抗衰老食品

除每天摄入一定量的优质蛋白质(如鱼、肉、蛋、奶),可适当进食花生、葵花子、薏苡仁、银耳、蜂蜜、核桃及松子等。

(六)注意老年人生理性饮食变化

1.味觉改变时的饮食

人的味觉一般分为甜、咸、酸、苦 4 种,味觉主要由舌组织的味蕾产生。人的味蕾在出生后11 个月即形成,70 岁以后味蕾数量急速减少,4 种味觉也随之发生变化,其中以甜味和咸味下降最明显。老年人对甜、咸味感觉阈的升高势必增加糖、盐的摄入量,这将成为高脂血症、动脉硬化症疾病中血压升高的诱因。

2.消化、吸收功能改变时的饮食

老年人的消化、吸收功能比年轻人低下,其主要与胃酸分泌量减少、营养素吸收障碍有关。因此,老年期消化、吸收功能低下时的饮食要注意:对于肉、鱼类应选择其柔嫩的部位,切碎、搓泥、炖烂或清蒸,补充含钙、铁的食物;不应进食过多的含糖食物,多食水果、蔬菜,可给予一些香、辛调味品,以刺激胃液分泌、增进食欲。

三、老年人的睡眠护理

老年人的休息方式多种多样,如进行一些文体活动或散步,与朋友或家人聊天,闭目静坐或静卧片刻。睡眠,则是休息的深度状态,也是休息和消除疲劳的重要方式。

(一)睡眠的生理

睡眠是人类和其他高等动物生来就有的生理过程,它与觉醒交替出现,呈周期性。人的一生中有 1/3 的时间用在睡眠上。睡眠能保护大脑皮质细胞,又能使精神和体力得到恢复。睡眠时,感觉、意识逐渐减退,骨骼肌的反射运动和肌紧张减弱,除循环和呼吸等系统维持生命必需的活动外,体内各组织器官均处于相对静息状态,机体的代谢活动降到最低点,全身能量消耗减少,体内合成代谢超过分解代谢,各种组织消耗的能量得到补充。

睡眠具有两种生理形态:非动眼期睡眠(nonrapid eye movement,NREM),又称慢波睡眠,此期睡眠身体中所有的生理功能都降低,呼吸深慢而平和,脉搏、血压稳定,进入脑内的血流量降低。动眼期睡眠(rapid eye movement,REM),又称快波睡眠,此期睡眠脉搏、呼吸加快,血压升高,全身骨骼肌的反射和肌肉的紧张度极度降低,脑血管舒张,脑血流量增多,脑细胞代谢旺盛。成人睡眠开始首先进入慢波睡眠,持续 80 min 后转入快波睡眠,持续 20 min 后又转入慢波睡眠,这种反复转化 4～5 次。越接近睡眠的后期,快波睡眠的时间越长。

(二)老年人的睡眠时间

人体每天需要睡眠的时间,随年龄、性格、个体的健康状况、劳动强度、营养条件、工作环境的不同而有所差异,并随着年龄的增长而逐渐减少。新生儿的睡眠时间每天约 20 h,出生 1 周后为 16～20 h,儿童的睡眠时间为 12～14 h,成年人的睡眠时间为 7～9 h,老年人因为新陈代谢减慢及体力活动减少,所需睡眠时间少些。但有些老年人每天睡眠时间并不比成年人少,只是他们持续睡眠的时间较短而已。60～70 岁的老年人平均每天睡 7 h,70 岁以上的老年人每天睡7.6 h,90 岁以上高龄老年人每天睡 10～12 h。睡眠的好坏并不全在于"量",还在于"质",即睡眠的深度和快波、慢波睡眠占整个睡眠的比例。评估正常睡眠应以精神和体力的恢复为标准,如果睡后疲劳消失、头脑清晰、精力充沛,则无论时间的长短都属于正常睡眠。

(三)影响老年人睡眠的因素

1.生理性改变

老年人睡眠周期的改变使老年人入睡困难,而且容易醒来,影响睡眠的质量。

2.疾病的影响

疾病可影响人的睡眠。某些引起疼痛的疾病(如关节炎、溃疡病、冠心病)使患者难以入睡;另外,某些疾病(如骨折、截瘫)给患者造成不舒适的体位,从而影响患者的睡眠。

3.环境因素

环境温度、噪声、光线、居室的气味等均可影响患者的睡眠。

4.药物的影响

有些老年人因失眠问题而长期服用安眠药,因此容易在心理上产生对安眠药的依赖性,这些患者会有入睡困难和提早醒来的问题。

(四)促进睡眠的护理措施

1.养成良好的生活习惯

有规律地按作息时间就寝,养成每天清晨固定时间起床的习惯,合理地控制白天的睡眠量。老年人的睡眠时间为每天 6～8 h。老年人适当进行体力活动或于睡前散步 20～30 min 可帮助睡眠。

2.适宜的睡眠环境

睡眠环境应安静,空气新鲜,温度及湿度适宜,光线暗淡,可减少外界环境对老年人感觉器官的不良刺激。

3.保持睡前情绪稳定

睡前避免喝浓茶、可乐、咖啡等兴奋性饮料,避免看刺激性的电影、电视、书或报纸等。情绪稳定有利于睡眠。睡前可用温水洗脚或洗个热水澡、看一些轻松小文章或是静思片刻,这些都能够帮助入睡。

4.合理的饮食时间

人体每天摄取食物的时间应合理,晚餐时间最少在睡前 2 h,晚餐清淡、不宜过饱,以避免消化器官负担过重,既影响消化,又影响睡眠。晚上以及睡觉前避免摄入太多水分,以免睡眠期间起来上厕所,破坏睡眠规律。

5.形成正确的睡眠姿势

良好的睡眠姿势应取右侧卧位。以自然、舒适、放松、不影响睡眠为原则。睡后非自主性更换体位,可避免身体某些部位的过度受压,有利于血液循环。

6.选择舒适的睡眠用品

(1)选择软硬适中的床,如在木板床上铺以柔软并有适当厚度的褥子或床垫,睡床应基本上能保持脊柱的生理正常状态。

(2)枕头的高度一般以 8~15 cm 为宜,稍低于从肩膀到同侧颈部的距离。枕头过低,头部会向下垂,使颈部肌肉紧张;枕头过高,也会使颈部与躯干产生一定角度,既影响睡眠,又易使颈部肌肉劳损。枕头软硬度适中,过硬易引起头皮麻木,过软难以保证枕头与身体的平衡,影响睡眠。枕芯为木棉、棉花、荞麦皮或谷壳等。

(3)选用清洁、平坦的床单,被褥轻软,尽量减少和避免对皮肤的刺激。

(龚晓敏)

第二节　老年人的安全护理

老年人的生理功能减退,机体维持内外环境稳态的能力减弱,应对各种应激的能力降低,老年人面对各种危机或失衡状态容易表现出束手无策,给老年人身心健康甚至生命安全带来严重威胁。因此,危机与安全也是值得老年护理关注的重要内容之一。

一、危机

危机是指当个体不能用常规的应对策略处理当前突发的、重大的应激性事件时所出现强烈的情绪反应。危机也是由不可预测的或突如其来的、重大的应激事件引发,导致个体出现严重的应激反应的一种状态,用以往防卫或应对机制对这种突发的重大应激事件作用无效。个体遭遇危机时,可表现出行为失调,难以决断,解决问题能力下降。危机具有多样性、突发性及持续时间短暂的特点。可通过采取应急方案或危机干预解决危机或重建平衡。

(一)老年人中常见的危机

对于老年人而言,最大的危机莫过于丧子、丧偶和失去兄弟姐妹。以往早年重大创伤经历也可成为老年人潜在的危机。通常与老年人有关的危机包括老年人机体内、外环境突变和疾病,过于关注其儿孙及配偶,丧失亲朋好友,有急性躯体疾病、疼痛,脑卒中失语,功能残障或丧失活动能力,严重创伤,跌倒,遭遇重大的交通事故、盗窃、火灾、地震、水灾等,乔迁,经济陷入困境,单位倒闭等。

（二）危机评估

危机评估首先要考虑近期内发生的各种事件（无论是有效应对还是无效应对的事件）。危机根据其严重程度分为 0～7 期。

（1）0 期：无危机，无任何危机的迹象。

（2）1 期：轻度危机，患者可以自己处理和应对。

（3）2 期：突发危机，患者意识到且渴望得到针对性的应对帮助。

（4）3 期：紧急危机，患者意识到需要应对帮助，但不明白需要帮助什么，在哪里或怎样能得到帮助。这时需要咨询和提示。一旦出现危机，患者很愿意得到应对帮助。

（5）4 期：中度危机，患者有代偿性表现，试图自我解决危机。往往通过帮助可控制或推迟危机发生。

（6）5 期：中度严重危机，患者表现出紧张不安、迷惑甚至抑郁。

（7）6 期：重度危机，患者陷入生命受到威胁的状态。患者恳求、祈求帮助以逃避危机。

（8）7 期：非常严重危机，患者的生命时刻受到威胁，无法控制现状。

需要给予老年人及其家庭指导，加强其对危机的了解，尽早采取针对性措施。

（三）危机干预

危机干预是一套治疗性技术，用来帮助个体及时处理特殊的、紧急的心理应激。危机对于老年人来说是一种失衡状态，其延续时间不能超过 6 周，否则对老年人的健康危害极大。当危机出现时，应及时制订危机干预计划，实施干预，帮助老年人渡过危机阶段，降低应激强度。危机干预的措施较多，大致包括下面几种。

（1）保持与发生危机的老年人的密切接触，了解危机的原因，同时防止老年人发生意外。

（2）给予老年人适当的心理支持、行为训练、生物反馈治疗等。

（3）帮助老年人寻求可利用的社会支持资源。

（4）帮助老年人正确认识所发生的重大应激事件或采用认知疗法。

（5）鼓励老年人积极采取有效措施应对。

（6）鼓励老年人充分利用手头资源，结合实际解决问题。

（7）反复评价干预效果，针对个体选择最佳危机干预方法。

二、安全

安全是指老年人不存在任何因素对其健康构成威胁或危害的状态。随着年龄的增长，生理心理功能老化，平衡失调、感觉减退或机体抵抗力减弱等均可影响老年人的安全。护理人员应意识到老年人安全的重要性，在日常护理中加强老年人的安全保障措施，保证老年人安全。

（一）影响老年人安全的因素

1.生理功能老化

人步入中年后，机体钙代谢逐渐出现不平衡。老年后由于牙齿缺损，影响食物咀嚼及营养吸收；味觉改变，可出现营养不良、食欲减退和消化吸收功能的下降，导致维生素 D、钙吸收不良而造成骨质疏松，容易发生病理性的骨折。心、肺、肾的功能减退，引起多系统疾病及易致药物的不良反应。老年人的视觉、听觉敏感度下降，影响老年人活动、社交，易导致跌倒、摔伤等意外事件发生。诸如此类的生理、病理改变都会给老年人的日常生活及活动带来不安全的隐患。

2.慢性疾病

老年人由于机体抵抗力下降,常患有慢性疾病。慢性疾病多需服药物治疗,而由于老年人记忆力下降易致遗漏服药,影响治疗的依从性。此外,由于老年人生理的改变对药物代谢有影响,产生的药物不良反应也明显增多,从而对老年人的健康造成威胁。

3.心理、社会、环境等因素

老年人多有不服老和不想麻烦别人的心态,遇到事情多会自己处理,这样往往使老年人陷入无能为力的不安全境况。

老年人的视力下降,影响对客观环境的适应。例如,居室光线过暗、路面不平、过道狭窄等均可能造成老年人摔倒。居室布局复杂,居家用热水瓶、电插座板、刀、剪、玻璃器皿等也可能影响老年人的安全,导致老年人行走及用物取用不便,而引起老年人跌倒、烫伤、锐器伤、电击伤等。

(二)促进老年人安全的有效措施

1.定期健康检查,维护和促进健康

定期健康检查是预防疾病和保障健康的重要手段。健康检查可通过自我检查和医院健康体检方式进行。

(1)自我检查:可由老年人自己或家人对老年人健康状况持续地监护和维护,使老年人掌握自身健康的基本情况,了解其动态变化,提高对自身健康关注的责任感和对健康问题的敏感性。因此,有必要加大社区老年人保健的投入,加强对老年人自我保健知识和技能的培训力度,指导老年人和家庭开展自我健康检查。健康检查的内容和方法如下。①生命体征自我监测:主要是自我测量体温、脉搏、呼吸,以了解老年人生命体征的基础状况。②女性乳房及男性生殖器自查:老年女性定期自我触摸乳房,注意有无结节、疼痛等,观察形态有无改变等;注意有无阴道脓性或血性分泌物、异常气味等。男性应观察生殖器有无肿块、溃疡等异常。③排泄功能自我监测:注意观察自己的分泌物、排泄物的变化。观察排尿的次数、尿量、尿的颜色变化,有无尿频、尿急、尿痛,有无排尿不畅、血尿等;观察大便次数、大便量、形状(如变细)、排便有无困难或坠胀感,大便表面是否有脓血或混有黏液等;注意痰的量、颜色、气味,特别是痰中是否混有血丝等。④生理需要的自我观察:注意自己的饮食(如饭量、口味、饮水)以及睡眠、性生活等有无变化。⑤体重监测:注意定期测量体重,尤其是短期内有无明显原因引起的体重减轻、体重增加(超过理想体重30％)等,应注意查找原因,及时处理。

(2)医院健康体检:一般老年人宜全面健康体检,至少一年一次。老年人在自我监测中发现无法判断的症状或异常表现,要及时去医院做进一步的检查,以便对疾病早发现、早诊断、早治疗。同时各级单位要安排好老年人的年检。①一般检查:包括呼吸、脉搏、血压、身高、体重等。②化验检查:包括血、尿、便及生化检查等。③心电图:可及时发现冠心病、心律失常等。④查眼底:通过眼底检查可早期发现老年性白内障、原发性青光眼等疾病。⑤胸部 X 线照射:可早期发现肺部疾病,尤其是嗜烟者更应定期检查。⑥甲胎蛋白测定:可早期发现肝癌,对患有慢性肝病的老年人尤应注意检查。⑦大便潜血试验:可早期发现消化道疾病。⑧肛门指检:有助于发现直肠癌、前列腺癌、前列腺肥大等病证。

老年人的定期体检应每年至少做一次,并注意做好体检记录,保管好化验单。对于常规性检验项目(如体重、血压、验小便、心电图、查眼底),有条件的最好每季度查一次,这样既能及早发现疾病,又能对自己已患疾病的治疗、预后有所了解。

(3)辅助医疗及就诊:①老年人(尤其是高龄老年人)需要家人或陪护人员仔细观察有无神

志、面色、四肢活动、饮食和大小便等改变,以便给医师诊治疾病提供信息。②协助老年人就医。老年人赴医院或医疗保健机构就诊时,应注意:就诊前协助备好疾病诊疗本、以往的检查报告单或病历、医疗证或保健卡或医院的挂号证;到医院后先安排休息候诊,帮助挂号;就诊时协助老年人诉说病情,向医师提供老年人近期饮食、睡眠、用药等情况,并注意听取医师下达医嘱要求;帮助办理老年人医疗处置手续,如检查、取药、住院、转诊,避免高龄、病重、认知及活动障碍等老年人发生意外。

2.改善环境,保障活动安全

良好的环境是维护老年人身心健康的必要条件。清新、自然、舒适、安静、整洁的居住环境是每个人需要的,老年人尤其如此。

(1)一般环境:室内温度以 18 ℃~22 ℃为宜,室温过高或过低均会给老年人带来诸多的不适。室内的湿度应保持相对恒定,理想的湿度是 50%~60%。房间宜朝南或朝阳,定时开窗换气,避免感冒。

(2)保障安全:除了一般所需的居住环境之外,还要充分考虑到老年人使用的安全性。地面要保持清洁、不滑,厕所宜安装坐式马桶、扶手等;门槛不宜过高;座椅结实,有靠背和扶手,高低适宜,接触地面要稳固;宜选硬板床,褥垫厚实,高度不宜高过膝盖;室内照明充足,家具陈设简单、固定,避免老年人发生跌倒等意外。

3.合理膳食,增进生活安全

人类的健康长寿与先天的遗传和后天的社会因素、疾病因素、体力活动、居住条件、身心疾病及营养情况均有密切的关系。充足的营养是健康的物质基础,合理的营养能促进机体的正常生理活动,改善机体的健康状况,增强机体的抗病能力,同时对老年人保持充沛的精力、预防早衰及延年益寿具有极其重要的作用。

(1)营养全面:膳食中所提供的营养成分是维持人体生命活动和健康的重要条件。要合理分配主、副食,粗细兼顾;不偏食,不择食。

(2)科学添加副食:①除了保证一天三餐正常进食外,为了弥补老年人肝糖原储备减少及消化吸收能力降低等特点,可适当在晨起、餐前或睡前安排一些副食(如点心、牛奶)作为补充,但每次数量不宜太多,以保证每天的总热量不超标。忌暴饮暴食。②老年人进食水果应该采取少食多餐的方法。饭前不宜吃水果,以免影响正常进食及消化。胃酸过多者不宜吃李子、柠檬等含有机酸较多的水果;患糖尿病者不宜过多进食含糖高的水果。

(3)控制盐摄入量:老年人的味觉功能下降,应该根据个人情况,自我控制食盐量。患有高血压、心、肾、肝病者,应将每天的摄盐量控制在 5 g 以内,或在医师指导下采用少盐饮食或低钠膳食。

(4)适当补钙:人到中年以后,体内容易产生钙质代谢障碍,这种代谢平衡的紊乱,可导致骨质疏松,因此,补钙对老年人来说更加重要。老年人补充钙,除能增强体质和防治骨质疏松外,还有利于高血压、动脉硬化和其他疾病的防治。

(5)适量咖啡和浓茶:咖啡、浓茶均有兴奋提神作用,心率快、心律失常、睡眠紊乱等老年人不宜饮或多饮咖啡。经常饮咖啡者注意补钙。饮茶应注意:①忌饭后立即饮茶。因茶中的鞣酸可使食物中的蛋白质凝固成颗粒,老年人难以吸收。宜在饭后半小时后饮茶。②忌空腹和睡前饮茶。③忌饮隔夜茶和冷茶。茶水搁置过久,茶水中的有机成分改变,易致消化不良等。凉茶有寒凉和聚痰的作用。④忌用茶水服药。⑤忌用茶解酒。乙醇对心血管的刺激较大,浓茶同样具有兴奋心脏的作用,所以不宜以浓茶解酒。

（6）其他:老年人的牙齿功能下降,食物宜碎、软,易于咀嚼、消化和吸收。由于老年人的咽喉反射不敏感,进食应缓慢,避免噎食和食物误入气管。

4.劳逸结合,不容忽视运动安全

老年人适当参加一些文体和社会活动,有益于身心健康,但是如果不注意活动安全,发生跌倒、骨折等,则适得其反。

（龚晓敏）

第三节　老年人的用药护理

一、老年人的药物代谢特点

(一)药物吸收

口服给药是老年人最常用的给药途径,故药物的吸收与胃液的酸碱度、胃的排空速度、肠蠕动等情况有关。

（1）随着年龄增长,老年人的胃肠黏膜和肌肉萎缩,分泌细胞数量减少,胃肠蠕动和排空减慢,使药物进入小肠的时间延迟,影响了药物吸收的速度与程度,主动转运吸收的钙、铁、乳糖等明显减少。

（2）老年人分泌细胞数量减少,胃酸分泌减少,特别在患有萎缩性胃炎时,胃酸减少或缺乏,胃液的 pH 升高,可改变某些药物的溶解性和电离作用,从而影响药物的吸收。

（3）老年人胃肠道体液减少,不易溶解药物,同时胃排空减慢,延长了小肠的吸收时间,故达峰时间（T_{max}）延长,而曲线下面积（AUC）不变。

（4）老年人常联合用药,也会影响某些药物的吸收。

(二)药物分布

药物在人体的分布取决于血流量的多少、血浆蛋白结合率、机体的组成成分及药物的理化性质（分子大小、亲脂性及酸碱性质）。

（1）老年人的心排血量较中青年少,一般在 30 岁以后心排血量每年递减 1%,而血流量减少会影响药物到达组织器官的浓度。心排血量减少导致各组织器官的血液灌注也相应减少。老年人血管内弹性纤维减少,血管基底膜普遍增厚,使器官和组织的有效灌注减少,也会影响药物的分布。

（2）机体的非脂肪成分体重随年龄增长而降低,男性 50 岁以后每年递减 0.45 kg,女性在 30 岁以后每年递减 0.2 kg,但脂肪成分体重 30 岁以后每年递增,女性脂肪成分体重的增加比男性明显,故一些脂溶性高的药物（如巴比妥类镇静催眠药）的表观分布容积（Vd）随年龄增长而增大,呈正相关,而吗啡等水溶性药物的 Vd 与年龄呈负相关。但还有一些药物并不受年龄增长的影响。同时由于细胞功能减退,细胞内液减少,体内水分占总体重的比例则由年轻时的 61% 下降为 53%,使得亲水性高的药物（如地高辛）在体内的分布容积减小。

（3）血浆蛋白结合率是改变 Vd 和血浆清除率（CL）的重要因素之一。老年人的蛋白质摄入量及体内合成减少,而蛋白质分解代谢增加,因而老年人血浆蛋白浓度随年龄增长有所降低,可使游离药物浓度增加,容易引起不良反应,例如,应减少磺胺嘧啶、苯妥英钠、哌替啶、苯基丁氮酮等的用药剂量。另外,同时使用两种蛋白结合率高的药物时,由于它们可能与蛋白同一部位发生结合,彼此间就会产生竞争性抑制结合的现象,如水杨酸盐与清蛋白的结合易被其他药物所置换而减少,使游离药物增多而引起不良反应。

(三)药物的代谢

(1)肝脏是药物代谢的主要场所,随年龄增长肝脏微粒体的药物氧化酶 P_{450} 活性降低,对药物的代谢能力降低,且对诱导或抑制药酶作用的反应随年龄增长而减弱。例如,老年人安替匹林的药物半衰期($t_{1/2}$)比年轻人延长近 1/3,代谢清除明显减少,因而增加了这些药物的不良反应。有些非微粒体酶(如血浆碱酯酶)的活性也会随年龄增长而改变。

(2)肝细胞、肝脏血流量均随增龄而减少,老年人的肝血流量仅是青年人的 40%~50%,90 岁以上的老年人仅为 30%,肝脏重量可减少约 20%。肝血流量和功能细胞减少、肝脏药酶活性降低,对主要经过肝脏代谢灭活或经肝脏生物活化而显效的药物产生影响。肝脏代谢、解毒功能降低使药物的代谢减慢、作用时间延长、不良反应增加,对肝脏的损伤增加。因此,为老年患者应用主要经过肝脏代谢的药物时,应减少剂量,还要注意给药间隔。

(四)药物排泄

大多数药物经过肾脏排泄。老年人肾血流量减少,65 岁时肾血流量仅为年轻人的 50%,有效肾单位数量和体积也显著减少,使肾小球滤过率、肾小管排泌和重吸收功能均明显降低。故通过肾脏原型排泄的药物的肾清除率将发生改变,多表现为半衰期延长,药物的血浆浓度上升。肾功能减退,经肾脏排泄药物的能力减小,易引起蓄积中毒。

(五)药物的耐受性

老年人对药物的耐受性有所降低,单用一种或 2~3 种药物联合应用时尚可耐受,而更多的药物合用如不减少剂量,常不能耐受,易发生胃肠道的不良反应。此外,老年人个体差异较大,尤其是多种药物合用时常可发生药物的相互作用,使协同作用或拮抗作用增强,故药物的相互作用在老年人常可引起严重的不良反应。因此,要根据个体差异调整药物的用量。

综上所述,老年人药物代谢的变化是一个复杂的问题,不同研究的结论可能会有差异,在临床工作中要注意监测血药浓度的动态变化,大多数药物的药效强度与血药浓度是一致的,血药浓度的变化可反映药物吸收、分布、代谢、排泄等过程的变化规律,同时要结合临床指征,随时调整老年人的用药。

二、老年人用药的原则

世界卫生组织将合理用药定义为:"合理用药要求患者接受的药物适合其临床的需要,药物剂量应符合患者的个体化要求,疗程适当,药物对患者及其社区最为低廉。"这一概念提出合理用药的 3 个基本要素:安全、有效和经济。老年人用药原则包括以下几个方面。

(一)受益原则

受益原则包含两层含义:一是要求老年人用药需有明确的适应证。二是用药的受益要大于风险。选择药物时要考虑到既往疾病及各器官的功能情况,对有些病证可以不用药物治疗则不要急于用药,例如,对老年人失眠,可以通过生活方式指导、饮食调整来改善。必须用药时,要尽可能选用毒副作用小而疗效确切的药物。又如,老年人发生心律失常,如果无器质性心脏病,也没有血流动力学障碍,就应尽可能不用或少用抗心律失常药物,否则,长期用抗心律失常药物会增加死亡率。

(二)五种药物原则

五种药物原则的含义是要求老年人的用药品种要少,最好5种以下,治疗时根据病情的轻重缓急选择使用。老年人常常同时患有多种疾病,有资料显示,老年人人均有6种疾病,人均用药种类9.1种。同时使用多种药物,既增加他们的负担,降低用药依从性,还会增加药物间的相互作用,增加潜在的不良反应的危险性。联合用药品种越多,药物不良反应发生的可能性越高。可以通过以下措施落实五种药物原则。

(1)充分了解各种药物的局限性,合理搭配,避免过多用药。

(2)针对最危害老年人健康的疾病,少而精地用药,切忌滥用药。凡是疗效不明显、耐受差、未按医嘱服用的药物应考虑终止,病情不稳定可适当放宽,一旦病情稳定后要遵守五种药物原则。

(3)尽量选用具有兼顾疗效的药物,例如,高血压合并心绞痛者,可选用β受体阻滞剂及钙通道阻滞剂;高血压合并前列腺肥大者,可用α受体阻滞剂。

(4)重视非药物治疗的作用,配合饮食疗法、物理疗法等方法,也可帮助老年人缓解症状。

(5)减少服用保健药品,根据老年人的身体状况决定是否需要药物或保健品,尽可能采用非药物方法,以减少肝、肾等主要脏器的负担。

(三)小剂量原则

中国药典规定老年人的用药量为一般成人药量的3/4;开始剂量为成人用量的1/4~1/3,根据临床反应调整剂量,直到出现满意疗效而没有药物不良反应为止。药物剂量要准确,老年人用药要遵循从小剂量开始逐渐达到适宜个体的剂量。老年人用药剂量的确定,要根据年龄、健康状况、体重、肝和肾功能、临床情况、治疗反应等进行综合考虑。也有学者建议,从50岁开始,每增加一岁,剂量应比成人药量减少1%,60~80岁的老年人用药剂量为成人药量的3/4,80岁以上老年人的用药剂量为成人剂量的2/3,只有把药量控制在最低有效量,才是老年人的最佳用药剂量。

(四)择时原则

择时原则的含义是选择最佳给药时间。选择最合适的给药时间进行治疗,可以提高疗效和减少毒副作用。因为许多疾病的发作、加重和缓解都有节律变化,所以,进行择时治疗时,主要根据疾病的发作、药代动力学和药效学的昼夜节律变化来确定最佳用药时间。例如,夜间容易发生变异型心绞痛,主张睡前用长效钙通道阻滞剂。而治疗劳力性心绞痛应清晨用长效硝酸盐、β受体阻滞剂及钙通道阻滞剂。

(五)暂停用药原则

暂停用药原则的含义是老年人在用药期间出现了新的症状和体征,要暂时停止使用所有药物,仔细观察症状和体征的变化,以决定是增加药物还是停止用药。在老年人用药期间,应当密切观察老年人的反应,一旦出现新的症状和体征,应考虑药物的不良反应或者是病情发生了变化,而不能再次追加药物。暂停用药是现代老年病学中简单、有效的干预措施之一。

三、用药老年人的护理

老年人由于记忆力减退,对药物治疗的目的、服药的时间、方法等理解力下降,往往会影响老年人安全及时用药。故做好用药老年人的护理是护理人员的重要任务之一。

(一)护理评估

1.服药能力和作息时间

服药能力包括老年人的智力状态(如理解力、阅读处理能力、记忆力)、视力、听力、备药能力、准时准量服取能力、及时发现不良反应的能力、吞咽能力等。通过对老年人服药能力和作息时间的评估,可以帮助老年人制订合理的服药计划,便于及时辅助老年人用药和观察反应。

2.老年人的用药史

详细评估老年人的用药史,建立完整的用药记录,特别是曾引起过敏和不良反应的药物,及老年人对药物了解的情况。

3.老年人各系统的老化程度

详细评估老年人各脏器的功能情况,特别是肝、肾功能等,以判断药物使用的合理性。

4.心理-社会状况

了解老年人的文化程度、家庭经济状况、饮食习惯、对治疗和护理方案的认识程度,家庭支持的有效性,对药物有无依赖等。

(二)护理措施

1.用药方式的选择

应考虑老年人的作息时间,给药方式尽量简单,结合老年患者的生活自理能力及生活习惯,如果口服给药与注射给药效果相差不多,尽量采用口服方式,方便患者自行服药。

2.安全、正确服药

护理人员应以老年人及其家属能够接受的方式,使其完全了解医嘱上的药物种类、名称、每种药物的服用时间、间隔时间、药物的作用、不良反应及毒性反应、用药方式、期限及用药禁忌证等。必要时,可用醒目的颜色将用药时应注意的事项标于药袋上,以保证老年人能够安全、正确、有效地用药。

3.密切观察和预防药物的不良反应

老年人表现出的药物不良反应常不典型,但神经、精神症状较突出,用药中如果出现类似老化现象(如健忘、意识模糊、焦虑、抑郁、食欲缺乏),应首先考虑与药物的关系。对既往有过不良反应的药物,应记录清楚,便于治疗时参考。对未用过的药物要严密观察,出现不良反应,须及时停药。对并发症多的老年人,应在治疗中注意避免药物的互相作用,影响病情变化。

4.做好用药健康教育

护理人员必须重视老年人及其家属的用药指导,鼓励老年人首选非药物性措施,将药物的危害降到最低。训练老年人自我服药的能力,可采取卡片和小容器等帮助老年人增强服药的记忆。指导老年人及其家属不随意购买和服用药物,即便是一些滋补类药物,也要在医师指导下适当使用。

(三)提高老年人的用药依从性

老年人多患有慢性病,需要长期用药。记忆力减退、经济收入减少、担心药物的毒副作用、家庭社会支持不足等原因会导致老年人的用药依从性差。护理人员要采取措施,帮助老年人提高用药的依从性。

1.加强用药护理

对住院的老年人,护理人员应严格执行给药操作规程,做好"三查七对",帮助老年人正确用药。对出院带药的老年人,护理人员要根据其认知水平,采取恰当的措施帮助其了解药物名称、作用、剂量、用药时间、不良反应等。做好醒目标签,将不同给药途径的药物分开放置,便于老年人使用。社区护理人员还要定期到老年人家中评估其用药状况,清点剩余药量。对社区居住的空巢和独居老年人,护理人员要帮助准备一些可以提醒用药的用具,如每天服药专用药盒、小闹钟,促使老年人养成按时按量服药的习惯。对精神异常或不配合治疗的老年人,护理人员应与家属积极合作,做好督促检查工作,确定老年人的服药情况。对吞咽困难的老年人,可以通过鼻饲管给药。护理人员还要帮助老年人保管药品,定期整理家中保存的药品,及时剔除过期药,以保证用药安全。

2.建立合作性护患关系

护理人员要吸纳老年人参与用药护理计划的制订和修改,鼓励老年人说出对病情和用药的看法和感受,倾听老年人的治疗意愿,了解其用药中的困难。护理人员要与老年人建立合作性护患关系,使老年人形成良好的治疗信心,促进服药依从性的提升。

3.开展形式多样的健康教育

护理人员可以借助宣传媒介,通过专题讲座、小组讨论、咨询服务、相关知识展览、个别指导等措施,强化老年人的用药相关知识,让老年人了解每种药物的作用,提高老年人自我管理用药的能力。

4.评价老年人的用药行为

要求有能力的老年人写用药日记、自我观察记录等,护理人员要定期检查老年人的用药记录。对用药依从性好的老年人给予及时肯定,对依从性不好的老年人要给予更多的评估,帮助其解决困难,以提高用药的依从性。

(四)常用药物的注意事项

1.镇静催眠药

要小剂量服用且交替服用几种药物。对呼吸衰竭而又无人工气道辅助呼吸的老年人尤应慎用。

2.抗生素类

应选择对肝、肾功能损害较小的药物,且剂量和疗程适当,避免因广谱、量大、疗程长而致肠道菌群失调或真菌感染。

3.强心苷类

地高辛是老年人常用的强心药,由于老年人的肾功能减退,药物排泄速度减慢,半衰期延长,故应定期监测血药浓度,以免发生中毒。对慢性心力衰竭胃肠道淤血较重者,会因吸收不良而影响药效,可用去毛花苷 C,静脉注射,但注入要缓慢,同时注意监测心率及心律。

4.利尿剂

老年人在心力衰竭时食欲较差,会影响正常的水、电解质的摄入,加上肝、肾功能减退,调节能力差,易发生水、电解质紊乱及酸碱失衡,所以在使用排钾利尿剂时,应注意监测血气及血电解质情况,以便早期发现失衡现象,及时补充调整。

5.降压药物

要注意监测 24 h 动态血压,找出最佳用药剂量及间隔时间,并特别注意用药个体化。另外,对老年人降压要适度,以免因血压下降过快、过低,而引起心、脑、肾的缺血。

6.抗心律失常药物

老年人心律失常的治疗应首选不良反应小的药物,主要由临床效果决定剂量,而不能只看血药浓度,否则可能会因用药剂量大而发生其他类型的心律失常。在静脉应用抗心律失常药物时,要格外谨慎,必须有心电、血压的监测。

7.钙通道阻滞剂

应用钙通道阻滞剂的种类、剂量均应考虑老年人的个体差异,并注意观察心率变化。

8.β受体阻滞药

由于老年人肝血流量减少,β受体阻滞剂的半衰期延长,故应用此类药物时,剂量要小。对患糖尿病应用胰岛素的老年人,用此药应谨慎。

9.解热镇痛类药

老年人对解热镇痛类药物的作用较敏感,老年人用药的半衰期延长,故老年人服用此类药物剂量要小,为一般成人剂量的 1/2。有些高龄老年人用一般成人剂量的 1/4 仍可出现大汗和低血压。老年人如果长期服用小量阿司匹林,也会诱发溃疡出血,因此要注意观察。

(龚晓敏)

第四节　老年人的疼痛护理

疼痛是由感觉刺激而产生的一种生理、心理反应和情感上的不愉悦经历。老年人疼痛主要有来自骨关节系统的疼痛、头痛及其他慢性病引起的疼痛。肿瘤引起的疼痛也是老年人常见的症状之一。老年人的痛觉敏感度降低,可延误慢性疼痛病症的诊治。疼痛常使老年人服用过多的药物而增加药物的不良反应、毒性作用。

一、护理评估

(一)健康史

询问老年人疼痛的部位、性质、开始时间、持续时间和强度,加重或缓解疼痛的因素。了解是否患有骨关节病、神经系统疾病、肿瘤等疾病,明确目前存在疾病与疼痛症状间的关系。询问其目前正在使用哪些药物治疗,疼痛对食欲、睡眠和日常生活的影响。

(二)身体评估

1.疼痛类型

(1)根据起病的急缓和持续的时间分为急性和慢性疼痛。①急性疼痛的特征:起病急,持续时间多在 1 个月内;有明确的原因,如骨折、手术;疼痛常伴有自主神经系统症状,如心跳加快、出汗,甚至血压轻度升高。②慢性疼痛的特点:起病较慢,一般超过 3 个月;多与慢性疾病有关,如糖尿病性周围神经病变、骨质疏松症;无自主神经症状,但易发生抑郁等心理障碍。

(2)根据发病机制分为躯体疼痛、内脏性疼痛和神经性疼痛。①躯体疼痛:来自皮肤、骨筋膜或深部组织,疼痛容易定位,表现为钝痛或剧痛,如骨关节退行性变、手术后疼痛或转移性骨肿瘤的疼痛。②内脏性疼痛:源自脏器的浸润、压迫或牵拉,位置较深而难以定位,表现为压榨样疼痛,可牵涉到皮肤痛,内脏性疼痛以腹腔脏器的炎症性疾病较为多见。③神经性疼痛:其疼痛性

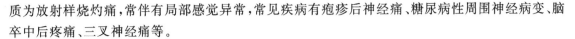

质为放射样烧灼痛,常伴有局部感觉异常,常见疾病有疱疹后神经痛、糖尿病性周围神经病变、脑卒中后疼痛、三叉神经痛等。

2.老年人疼痛表现特点

其特点有①持续性疼痛的发生率高于普通人群;②骨骼肌疼痛的发生率升高;③功能障碍与生活行为受限等症状明显增加;④疼痛常伴有疲劳、焦虑、抑郁、睡眠障碍、行走困难和康复缓慢。

3.躯体检查

运动系统检查:对触痛敏感区域、肿胀和有炎症部位的触诊,相应关节的旋转和直腿抬高试验,可使疼痛再现以帮助明确原因;做神经系统检查:寻找运动、感觉、自主神经功能障碍和神经损伤的体征。

(三)辅助检查

可通过各种疼痛量表较为准确地了解老年人的疼痛情况,对个体老年人的疼痛评估应始终使用同一个量表。

1.视觉模拟疼痛量表(visual analogue scale,VAS)

VAS是用一条长约10 cm的游动标尺,一面标有10个刻度,从"0"分端到"10"分端,"0"分表示无痛,"10"分代表难以忍受的最剧烈的疼痛。使用时让患者在直尺上标出能代表自己疼痛程度的相应位置,根据患者标出的位置为其评分。临床评定以"0~2"分为"优",以"3~5"分为"良",以"6~8"分为"可",以"9~10"分为"差"。VAS亦可用于评估疼痛的缓解情况,在尺的一端标上"疼痛无缓解",而另一端标上"疼痛完全缓解",初次疼痛评分减去治疗后的疼痛评分就是疼痛的缓解程度,此方法称为疼痛缓解的视觉模拟评分法。

2.Wong-Banker面部表情量表(face rating scale,FRS)

FRS用6种面部表情从微笑至悲伤哭泣来表达疼痛的程度。此法适合任何年龄,没有特定的文化背景要求,易于掌握。急性疼痛者、老年人、小儿、表达能力丧失者特别适用。

3.疼痛日记评分法(pain diary scale,PDS)

PDS是临床上常用的测定疼痛的方法。由护士、家属或患者记录每天各时间段(每0.5 h或1 h或2 h或4 h)与疼痛有关的活动。在疼痛日记表内注明某时间段内某种活动方式(坐位、行走、卧位)、使用的药物名称和剂量。疼痛强度用0~10的数字量级来表示,睡眠过程按无疼痛记分(0分)。此方法简单、真实、易比较,便于发现患者的行为与疼痛、疼痛与药物用量之间的关系。

(四)心理-社会状况

持续疼痛会影响老年人的睡眠、饮食和活动,并引起焦虑、抑郁、沮丧等情绪改变,导致生活质量下降,社会交往能力减退。

二、常见护理诊断与医护合作性问题

(一)疼痛

(1)其与骨关节病(组织损伤、反射性肌肉痉挛)有关。

(2)其与血管疾病(血管痉挛、梗死、静脉炎)有关。

(3)其与糖尿病(周围神经病变)有关。

(4)其与病毒感染(带状疱疹)有关。

(二)焦虑和抑郁

其与长期慢性疼痛而对疼痛治疗信心降低有关。

（三）睡眠形态紊乱

其与疼痛有关。

三、护理计划与实施

治疗和护理目标：①老年人能说出并被证实疼痛的存在；②老年人能初步应用一般止痛方法处理疼痛；③疼痛缓解或得到改善。

（一）一般护理

正确评估老年人疼痛的程度，创造良好的环境，加强生活护理，使老年人保持舒适的体位，运用按摩、冷敷、热敷、放松术、音乐疗法等辅助手段，尽量减轻疼痛对老年人日常生活的影响。

（二）用药护理

用于缓解疼痛的药物包括非甾体抗炎药、麻醉性镇痛药、抗抑郁药、抗焦虑药与镇静催眠药等。老年人的疼痛多为慢性，治疗最好使用长效缓释剂。

1.非甾体抗炎药

非甾体抗炎药是短期治疗炎性关节疾病（如痛风）和急性风湿性疾病（如风湿性关节炎）的主要药物，也是肿瘤的早期和辅助止痛药物。其中对乙酰氨基酚是用于缓解轻、中度肌肉骨骼疼痛的首选药物。其他常用药物有布洛芬、阿司匹林、双氯芬酸等，应注意其不良反应，如胃肠道不良反应、肾脏损害、钠潴留、血小板功能障碍所致的出血倾向等。

2.阿片类药物

阿片类镇痛药适用于急性疼痛和恶性肿瘤引起的强烈持续疼痛。常用药物有曲马朵、吗啡、芬太尼和哌替啶等。

3.抗抑郁药物

抗抑郁药除了抗抑郁效应外还有镇痛作用，可用于治疗各种慢性疼痛综合征。此类药包括三环类抗抑郁药，如阿米替林和单胺氧化酶制剂。三环、四环类抗抑郁药不能用于青光眼、严重心脏病和前列腺肥大患者。

4.外用药

对骨关节疼痛的老年人，可选用双氯芬酸乳胶剂（扶他林）、红花油、正骨水、吲哚美辛栓塞肛等外用药。芬太尼透皮贴剂适用于不能口服的患者和应用其他阿片类药物效果不佳的患者。

（三）心理护理

重视老年人对疼痛的主诉和表现，及时给予关心和安慰，按时给予止痛药物，施行有效的非药物止痛疗法，均有助于减轻患者的疼痛、焦虑和抑郁。

（四）健康教育

使用常用的疼痛评价方法和工具，指导家属或患者正确使用止痛药物，了解止痛药物的不良反应。提醒老年人将止痛药与其他药物合用时，应注意药物的相互作用可能带来的影响，应遵医嘱用药。鼓励老年人适当活动以缓解慢性疼痛，运动锻炼在改善全身状况的同时可调节情绪、振奋精神、缓解抑郁症状。

四、护理评价

患者及家属能恰当使用各种有效的止痛方法。老年人的生活未受到明显的影响，表现为睡眠良好，饮食、活动能正常进行，情绪稳定。

（龚晓敏）

第五节　老年人冠状动脉粥样硬化性心脏病

一、疾病概念

冠状动脉粥样硬化性心脏病指冠状动脉粥样硬化使管腔狭窄或阻塞,导致心肌缺血、缺氧而引起的心脏病,为动脉粥样硬化导致器官病变的最常见类型。它和冠状动脉功能性改变即冠状动脉痉挛一起统称冠状动脉性心脏病(coronary heart disease,CHD),简称冠心病,亦称缺血性心脏病。本病可分为:无症状性心肌缺血型、心绞痛型、心肌梗死型、缺血性心肌病型、猝死型。其中以心绞痛及心肌梗死型较常见。

二、流行病学资料

冠状动脉粥样硬化性心脏病在老年人中普遍存在并随着年龄的增长进行性加重。尸解发现,50岁以上的个体半数以上至少存在一支冠状动脉的明显狭窄,狭窄的严重程度和数量随着年龄增加。性别与心血管的关系在65岁以后逆转,65岁以前,男性心血管病发病率高于女性心血管病发病率,65岁以后女性心血管病发病率超过男性心血管病发病率,半数以上的急性心肌梗死发生在65岁以上和女性患者。

三、临床表现与并发症

(一)心绞痛型的临床表现

1.症状

心绞痛以发作性胸痛为主要临床表现,疼痛的特点如下。

(1)部位:主要在胸骨体上段或中段之后,可波及心前区,常放射至左肩、颈、咽或下颌部。

(2)性质:胸痛常为压迫、发闷或紧锁性,也可有烧灼感,但不尖锐,不像针刺或刀扎样痛,偶尔伴濒死的恐惧感。发作时,患者往往不自觉地停止原来的活动,直至症状缓解。

(3)诱因:发作常由体力劳动或情绪激动所激发,饱食、寒冷、吸烟、心动过速、休克等亦可诱发。

(4)持续时间:疼痛出现后常逐步加重,然后在3~5 min逐渐消失,一般在停止原来诱发症状的活动后缓解。舌下含用硝酸甘油也能在几分钟之内使之缓解。

2.体征

心绞痛发作时常见心率增快、血压升高、焦虑、皮肤冷或出汗,有时出现第四或第三心音奔马律。缺血发作时可有暂时性心尖部收缩期杂音。可有第二心音逆分裂或出现交替脉。部分患者可出现肺部啰音。

(二)心肌梗死型的临床表现

1.症状和体征

典型的症状为剧烈的、胸骨后压榨性或紧缩性疼痛,可放射至左臂,常伴有濒死感。这种不适类似于心绞痛,但其程度更高,持续时间更长(常超过20 min),且休息和服用硝酸甘油不能缓解。疼痛可放射至颈、颌、背、肩、右臂和上腹部。

2.伴随症状

伴随症状可包括出汗、呼吸困难、乏力、头昏、心悸、精神错乱、消化不良、恶心或呕吐。

(三)心绞痛并发症

心绞痛并发症有心律失常、心肌梗死、心力衰竭。

(四)心肌梗死的并发症

其包括乳头肌功能失调或断裂、心脏破裂、室壁瘤、栓塞、心肌梗死后综合征。

四、治疗原则

(一)心绞痛的治疗

治疗有两个主要目的:一是预防心肌梗死和猝死,改善预后;二是减轻症状和缺血发作,提高生活质量。

1.一般治疗

发作时立刻休息,一般患者停止活动后症状即可消除。平时应尽量避免各种确知的诱发因素,如过度的体力活动、情绪激动、饱餐,冬天注意保暖。调节饮食,特别是一次进食不宜过饱,避免油腻饮食,禁烟、酒。调整日常生活与工作量;减轻精神负担;保持适当的体力活动,以不致发生疼痛症状为度;治疗高血压、糖尿病、贫血、甲状腺功能亢进等相关疾病。

2.药物治疗

药物治疗首先考虑预防心肌梗死和死亡,其次是缓解症状、减轻缺血及提高生活质量。

(1)抗心绞痛和抗缺血治疗:①硝酸酯类药物,这类药物能降低心肌需氧量,同时增加心肌供氧量,从而缓解心绞痛;②β肾上腺素受体阻滞剂,机制是阻断拟交感胺类对心率和心收缩力的刺激作用,减慢心率,降低血压,降低心肌收缩力和耗氧量,从而缓解心绞痛的发作;③钙通道阻滞剂,本类药物可抑制心肌收缩,减少心肌氧耗;扩张冠状动脉,解除冠状动脉痉挛,改善心内膜下心肌的供血;扩张周围血管,降低动脉压,减轻心脏负荷;还降低血黏度,抗血小板聚集,改善心肌的微循环。

(2)预防心肌梗死和死亡的药物治疗:①抗血小板治疗,抗血小板治疗可抑制血小板在动脉粥样硬化斑块上的聚集,防止血栓形成;②降脂药物,降脂药物在治疗冠状动脉粥样硬化过程中起重要作用。他汀类药物可以使动脉粥样硬化斑块消退,显著延缓病变进展,减少不良心血管事件;③血管紧张素转换酶抑制剂(ACEI),ACEI能逆转左心室肥厚、血管增厚,延缓动脉粥样硬化进展,能减少斑块破裂和血栓形成,另外有利于心肌供氧/氧耗平衡,并降低交感神经活性。

(二)心肌梗死的治疗

1.阿司匹林和口服抗血小板治疗

除非患者有明确的阿司匹林过敏史,对所有急性心肌梗死患者都应立即给予阿司匹林治疗。

2.吸氧

对所有怀疑急性心肌梗死的患者均给予鼻导管吸氧。对有严重肺水肿或心源性休克的患者应给予面罩吸氧或气管插管给氧。

3.硝酸甘油

在考虑给予再灌注治疗前,应舌下含服硝酸甘油(0.4 mg)以判断ST段的抬高是否为冠状

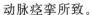

动脉痉挛所致。

4.再灌注治疗

急性心肌梗死的首要治疗目标是尽快给予再灌注治疗。对所有症状发生 12 h 内就诊、有 ST 段抬高或新发左束支传导阻滞的心肌梗死患者均应考虑给予再灌注治疗。

五、护理干预

(一)心绞痛

1.活动与休息

心绞痛发作时应立即停止正在进行的活动,休息片刻即可缓解。

2.心理护理

安慰患者,解除紧张不安情绪,以减少心肌耗氧。

3.疼痛观察

评估患者疼痛的部位、性质、程度、持续时间,给予心电监护,描记疼痛发作时的心电图,严密监测生命体征变化,观察患者有无面色苍白、大汗、恶心、呕吐等。

4.用药护理

心绞痛发作时给予患者舌下含服硝酸甘油,用药后注意观察患者胸痛变化情况,如服药后 3~5 min 仍不缓解可重复使用。用药过程中,注意观察药物不良反应,避免血压过低。

5.减少或避免诱因

疼痛缓解后,与患者一起分析心绞痛发作的诱因,如过劳、情绪激动、寒冷刺激。患者注意调节饮食,禁烟、酒,保持排便通畅,切忌用力排便,以免诱发心绞痛。

(二)心肌梗死

1.饮食与休息

起病后 4~12 h 给予流质饮食,以减轻胃扩张。随后过渡到低脂、低胆固醇的清淡饮食,提倡少食多餐。发病 12 h 内应嘱患者绝对卧床休息,保持环境安静,限制探视。

2.给氧

遵医嘱给予氧疗,以增加心肌氧的供应,减轻缺血和疼痛。

3.心理护理

疼痛发作时应有专人陪伴,允许患者表达感受,给予心理支持,鼓励患者战胜疾病的信心。尽量将监护仪的报警声调低,以免影响患者休息。

4.止痛治疗的护理

遵医嘱给予吗啡或哌替啶止痛,注意患者有无呼吸抑制等不良反应。

5.活动

急性期 24 h 内嘱患者绝对卧床休息,若病情稳定,无并发症,24 h 后可允许患者坐床边椅。指导患者进行腹式呼吸、关节被动与主动运动,逐渐过渡到床边活动。

6.排便

患者避免屏气用力排便,若出现排便困难,应立即告知医护人员,必要时应用缓泻剂或开塞露。

7.急性期严密心电监护

监测电解质和酸碱平衡状况,因电解质紊乱和酸碱失衡时更容易并发心律失常。准备好急救药物和抢救设备,随时准备抢救。

六、延续护理

延续性护理通常是指从医院到家庭的护理延续,包括经由医院制订出院计划、转诊、患者回归家庭或社区后的持续性随访和指导。

(一)成立延续护理管理小组

老年冠心病患者的延续性护理团队由患者的主治医师、责任护士、临床药师等组成,保证小组成员对延续护理的积极性,并进行规范化培训。

(二)确定延续护理的方式

患者出院前,准确、详细记录患者的相关信息,建立随访资料档案。老年冠心病延续性护理小组旨在为老年患者提供全方面的家庭护理指导,包括用药指导、饮食指导、康复指导、运动指导、病情自我监测指导等。由小组成员在出院后2周之内采用电话回访的形式实施。

(三)延续护理的主要内容

1.心绞痛

(1)合理膳食:宜摄入低热量、低脂、低胆固醇、低盐饮食,多食蔬菜、水果和粗纤维食物(如芹菜、糙米),避免暴饮暴食,注意少食多餐。

(2)控制体重:在饮食治疗的基础上,结合运动和行为治疗等综合治疗。

(3)适当运动:运动方式以有氧运动为主,注意运动的强度和时间因病情和个体差异而不同,必要时在医师指导下进行。

(4)戒烟、限酒。

(5)减轻精神压力:逐渐改变性急易怒的性格,保持平和的心态,可采取放松技术或与他人交流的方式缓解压力。

(6)避免诱发因素:告知患者及家属过劳、情绪激动、饱餐、寒冷刺激等都是心绞痛发作的诱因,应注意尽量避免。

(7)病情自我监测指导:教会患者及家属心绞痛发作时的缓解方法,胸痛发作时应立即停止活动或舌下含服硝酸甘油。如果服用硝酸甘油后症状不缓解或心绞痛发作比以往频繁、程度加重、疼痛时间延长,应立即到医院就诊,警惕心肌梗死的发生。

(8)用药指导:指导患者出院后遵医嘱服药,不要擅自增/减药量,自我监测药物的不良反应。外出时随身携带硝酸甘油以备急需。

(9)定期复查:告知患者应遵医嘱定期到医院复查心电图、血糖、血脂等。

2.心肌梗死

除心绞痛患者的延续护理内容外,还应注意以下几点。

(1)饮食调节:急性心肌梗死恢复后的所有患者均应采用饮食调节,即低饱和脂肪和低胆固醇饮食。

(2)戒烟:戒烟是心肌梗死后的二级预防的重要措施。研究表明急性心肌梗死后继续吸烟再梗死和死亡危险性升高22%～47%,应积极劝导患者戒烟,并实施戒烟计划。

(3)心理指导:心肌梗死后患者的焦虑情绪多来自对今后工作能力和生活质量的担心,应予以充分理解并指导患者保持乐观、平和的心情,正确对待自己的病情。

(4)康复指导:建议患者出院后进行康复训练,适当运动可以提高患者的心理健康水平和生活质量、延长存活时间。运动中达到患者最大心率的 60%~65% 的低强度长期锻炼是安全有效的。运动方式包括步行、慢跑、打太极拳、骑自行车、游泳、做健美操等,每周运动 3~4 d,开始每次 10~15 min,逐渐延长到每天 30 min 以上,避免剧烈活动、竞技性活动、活动时间过长。个人卫生活动、家务劳动、娱乐活动等也对患者有益。

(5)用药指导:指导患者遵医嘱用药,告知药物的作用和不良反应,并教会患者自行监测脉搏,定期去门诊接受随诊。若胸痛发作频繁、程度加重、时间延长、服用硝酸酯类药物疗效下降,提示急性心血管事件,应及时就医。

(6)照顾者指导:心肌梗死是心脏性猝死的高危因素,应教会家属心肺复苏的基本技术以备急用。

七、居家护理

(一)心绞痛

(1)按医嘱用药治疗:告知患者药物治疗的重要性,不可随意增/减药量,外出随身携带硝酸甘油等药物以备急用。硝酸甘油见光易分解,应避光保存。

(2)植入支架患者应定时来院复诊。

(3)保持乐观的心态:保持健康的生活方式和开朗、乐观的心情,避免激动。

(4)改变不良生活方式:保证充足睡眠、劳逸结合,戒烟、限酒。

(5)监测血压:每天监测血压两次,保持收缩压在 16.0~18.7 kPa(120~140 mmHg)。

(6)饮食指导:养成良好的饮食习惯,细嚼慢咽,避免饱餐。

(7)适当身体锻炼:运动时间选择上午 10 点或下午 2 点,运动方式为步行、慢跑、打太极拳等。

(8)身体不适及时就医:因老年患者疼痛反应迟钝,居家出现牙疼、咽部发紧、胃痛、肩痛、上臂发麻等情况,应高度警惕为心绞痛的不典型表现,应及时就医。

(9)避免各种诱发因素:防止受凉和感冒,避免过劳和情绪激动、饱餐、排便用力。积极治疗高血压、高血脂、糖尿病等。

(二)心肌梗死

1.提高服药依从性

指导患者出院后遵医嘱服药,自我检测药物的不良反应,不要擅自调整药量,随身携带硝酸甘油、速效救心丸等药物以备急用。

2.病情自我监测,按时随诊

监测血压、心率,注意不适症状,若出现心绞痛或心肌梗死症状,应及时就医。定期复查,监测心电图、血糖、血脂等结果。

3.改变生活方式

日常饮食保证低盐、低脂,避免饱餐,戒烟、限酒,控制体重,根据自身情况适度运动,以慢走、打太极拳等有氧运动为主。

4.避免诱发因素

(1)不搬过重的物品,避免屏气用力诱发心肌梗死。

(2)保持心情愉悦,避免激动。

(3)不在饱餐或饥饿时洗澡,水温与体温相当,洗澡时间不宜过长。

(4)注意气候变化,随着气温变化增/减衣物。

5.家庭简易急救

(1)心肌梗死先兆识别:如果患者在家中自觉心前区剧烈、持久疼痛,向手臂或肩部放射,伴随恶心、呕吐、黑蒙等症状,或出现胃部不适、牙痛等症状,可能为心肌梗死先兆,应引起患者及家属重视。

(2)简易应急措施:立即停止任何体力活动、平息激动情绪,拨打120,服用硝酸甘油或速效救心丸等急救药物,缓慢坐靠沙发休息,尽量减少不必要的体位变动,以减轻心肌耗氧,在救援到来之前可做深呼吸、用力咳嗽动作,这是有效的自救方法,效果类似于胸外按压。

(龚晓敏)

第六节　老年人骨关节炎

一、概念

骨关节炎是一种慢性、渐进性、退行性关节病变,常累及一个或多个关节,是由衰老、肥胖、炎症、创伤、关节过度使用、代谢障碍及遗传等因素引起的以关节软骨的变性、破坏及骨质增生为特征的慢性关节病。骨关节炎又称骨关节病、退行性关节炎等。临床表现为缓慢发展的关节疼痛、压痛、僵硬、关节肿大、活动受限和关节畸形等。

二、流行病学资料

随着我国人口老龄化,骨关节炎越来越受到人们的重视。该病对健康的影响越来越大,造成的医疗费用也逐步增加,已渐渐成为影响人们生活质量的主要困扰。

65岁以上人群中骨关节炎的患病率可达50%以上,而在75岁以上人群中,这个数值可达到80%左右。该病有一定的致残率。

目前导致骨关节炎的明确原因还不清楚,其发生与年龄、性别、体重、关节创伤及遗传因素等有关。衰老是导致骨关节炎的最重要原因,尤其是在50岁以上人群中,发病率逐年增加。肥胖也是导致发生骨关节炎的重要因素。

三、常见症状和体征

该病好发于膝、髋、手、足等负重或活动较多的关节。膝关节为最常见受累关节。

(一)关节疼痛及压痛

负重关节最易受累。一般早期为轻度隐痛,休息时好转,活动后加重。随病情进展可出现疼痛加重或者导致活动受限。阴冷、潮湿环境会加重病情。

(二)关节肿大

早期为关节周围的局限性肿胀,随病情进展可有关节弥漫性肿胀、滑囊增厚或伴关节积液。后期可在关节部位触及骨赘。

(三)晨僵

晨起或长时间关节制动后会有关节僵直的表现,活动后可缓解。晨僵为一过性的表现,一般不超过 30 min。

(四)关节摩擦音(感)

由于软骨破坏、关节表面粗糙等,出现关节活动时骨摩擦音(感)。膝关节常出现。

(五)关节活动受限

关节疼痛、肌肉萎缩等原因造成关节活动范围减小。

四、治疗原则

治疗目的在于缓解疼痛、阻止和延缓疾病的进展、保护关节功能、提高生活质量。治疗方案应个体化,充分考虑患者患病的危险因素、受累关节的部位、关节结构改变、炎症情况、疼痛程度、并发症等具体情况及病情。治疗原则:应以非药物治疗联合药物治疗为主,必要时行手术治疗。

(一)非药物治疗

1.体育锻炼

主要目的为增强肌肉的力量和增加关节的稳定性。根据患者的病情及健康状况制订个性化锻炼方案,循序渐进,量力而为,避免锻炼禁忌。

2.行动支持

主要减少受累关节负重,可采用拐杖、助步器等。

3.物理治疗

急性期物理治疗的主要目的是止痛、消肿和改善关节功能;慢性期物理治疗的主要目的是以增强局部血液循环和改善关节功能。物理治疗可以减轻疼痛症状和缓解关节僵直,其包括针灸、按摩、推拿、热疗、经皮电刺激等。

(二)药物治疗

1.口服药

(1)非甾体抗炎药:非甾体抗炎药既有止痛作用又有抗炎作用,是最常用的一类控制老年性骨关节炎症状的药物。其主要发挥减轻关节炎症所致的疼痛及肿胀、改善关节活动的作用。其主要不良反应有胃肠道症状、肾或肝功能损害、影响血小板功能、可增加心血管不良事件发生的风险。

(2)对乙酰氨基酚:轻症患者可短期使用一般镇痛剂,将其作为首选药物,例如,使用对乙酰氨基酚,主要不良反应有胃肠道症状和肝毒性。

(3)阿片类药物:尽量避免使用,但对于急性疼痛发作的患者,当对乙酰氨基酚及非甾体抗炎药不能充分缓解疼痛或有用药禁忌时,可考虑用弱阿片类药物,如口服可待因或曲马朵,应注意服药后的不良反应。

2.外用药

可短期缓解关节疼痛,使用时应注意避开眼睛和其他黏膜部位,以免损伤。

3.注射药

关节腔注射糖皮质激素或透明质酸等药物可缓解疼痛、减少渗出、改善关节功能,对轻中度的骨关节炎具有良好的疗效。但关节内注射药物存在引起出血及感染性关节炎的风险,因此在选择治疗时,应评估操作风险,慎重选择。

(三)手术治疗

手术治疗对于经内科治疗无明显疗效,病变严重及关节功能出现明显障碍的患者应行外科治疗,以校正畸形和改善关节功能。外科治疗手段有很多种,应充分评估患者病情后选择。主要的外科治疗有关节镜手术、截骨术和人工关节置换术。

1.关节镜手术

它是近些年广泛开展的微创手术,减轻关节疼痛,改善关节功能,延缓关节退变,具有创伤小、瘢痕少、康复快的优点。有手术适应证,不能完全替代关节切开手术。

2.截骨术

可恢复下肢正常力线,重新将承重压力分布到关节各部位,减轻关节疼痛,从而改善关节功能。

3.人工关节置换术

人工关节置换手术可以快速减轻退行性骨关节病患者关节疼痛等症状,长期疗效明显,但患者也会有发生并发症的风险,如关节假体感染、假体松动,因此应慎重选择。

五、护理干预

(一)预防

(1)控制体重或减肥:肥胖是该病发生的重要原因,故应控制体重,防止肥胖。体重下降能够防止或减轻关节的损害,并能减轻患病关节所承受的压力,有助于该病的治疗。

(2)及时和妥善治疗关节外伤、感染、代谢异常、骨质疏松等原发病。

(3)避免长时间站立及长距离行走。

(4)饮食护理:指导患者多食用高钙、高维生素、高蛋白、低脂肪的食物。骨关节病与肥胖、缺钙、缺乏维生素 A 和维生素 D 有关,因此在饮食上注意以下几点:①多进食高钙食品,以确保老年人骨质代谢的正常需要。老年人钙的摄取量一般较成年人增加 50% 左右,故宜多食乳制品、蛋、豆制品、蔬菜、水果和海产品。含钙量较多的食品有乳制品(如鲜奶、酸奶、奶酪)、蛋类、豆制品(如豆浆、豆粉、豆腐、腐竹)、某些蔬菜和水果(如金针菜、小白菜、小油菜)及海产品(紫菜、海带、鱼、虾等)。②要增加多种维生素的摄入,如维生素 A、维生素 B_1、维生素 B_{12}、维生素 C 和维生素 D 等,食用乳制品、绿叶菜、水果、豆类、蛋类、粗粮等,注意营养均衡。③禁食辛辣刺激的食物,如辣椒。④肥胖患者应适当减重,应多食用低脂肪、富含膳食纤维的食物。

(5)坚持适量体育锻炼,防止骨质疏松。有规律的运动能够通过加强肌肉、肌腱和韧带的支持作用而有助于保护关节,预防骨关节病的发生。

(6)应多见阳光及补充维生素 D,以促进钙吸收。

(7)注意关节保暖。关节受凉常诱发该病。

(二)护理干预措施

1.心理护理

大多数患者对该病认识不够完全,易产生焦虑、恐惧情绪,例如,对于疾病恢复期望值较高的患者,想到不一定能治愈,容易产生沮丧情绪;劳动能力的下降造成家庭收入的减少,给患者造成巨大的思想负担。在护理过程中,应对患者正确实施心理护理。

患者出现心理问题时,护士应为患者营造舒适的环境,采用缓慢的呼吸锻炼方法,减缓焦虑,

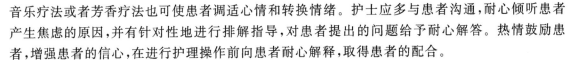

音乐疗法或者芳香疗法也可使患者调适心情和转换情绪。护士应多与患者沟通,耐心倾听患者产生焦虑的原因,并有针对性地进行排解指导,对患者提出的问题给予耐心解答。热情鼓励患者,增强患者的信心,在进行护理操作前向患者耐心解释,取得患者的配合。

2.预防跌倒

跌倒危险性评估:护士及时对患者进行跌倒危险性评估,以确定是否为高危人群;且根据患者的病情发展进行动态评估,随时调整患者的安全风险程度,对高危患者及照顾者进行防跌倒宣教并加强巡视。

(1)环境设置:环境布局应合理、安全。病室要有充足的照明,夜间开启地灯,保持地面干燥、无水迹,将物品有序放置且放置在易取用的地方。走道、楼梯、厕所需设有扶手。

(2)健康教育:及时向患者及照顾者宣教跌倒可能导致的不良后果,使患者及照顾者认识到跌倒的危害性,教会患者及照顾者识别跌倒危险因素及如何采取预防措施。告知步态不稳、软弱无力的患者,应随时有人陪伴与搀扶,并指导正确使用手杖或助步器等辅助用具;服用镇静、止痛、降压等药物后,需平卧半小时再起床活动,不要猛起猛站,下地活动前,应站稳后再移步;患者应穿着大小合适的衣裤及鞋子。鞋底应平稳、底厚、齿痕深、低跟,不穿薄底的拖鞋,鞋号大小适中,避免滑倒。

3.疼痛护理

患者入院、外科手术当天、术后三天内、主诉疼痛时及服用镇痛剂后均应评估疼痛。告知患者镇痛泵及镇痛药的作用及不良反应,观察镇痛效果。出现持续加重的疼痛,应及时通知医师。

4.生活护理

加强基础护理,保持患者头发、口腔、皮肤、会阴、指(趾)甲及床单位的清洁。

5.外科手术患者的护理要点

(1)伤口及引流管的保护和处理:保持伤口的清洁、干燥,有渗血或者渗出液时及时通知医师。如果有引流管,应适时挤压,保持引流管通畅,妥善固定,做好标识,观察引流量颜色、性质、量,准确记录,若每小时引流量>100 mL,持续2 h,应及时通知医师处理。

(2)术后应保持患肢功能位,观察患肢皮色、皮温,患肢动脉搏动,运动感觉有无受损,观察肿胀程度。

(3)冷疗时观察皮肤有无苍白、感觉有无麻木、有无刺痛等,若有异常立即停止治疗。

(4)术后第一次下地,评估患者病情、倾听患者有无头晕、心慌、乏力、疼痛等主诉,避免跌倒,进行安全宣教。

6.功能锻炼

功能锻炼是通过患者主动活动或被动活动,促进肌肉、关节活动,防止肌肉萎缩、关节僵硬,促进血液循环,改善关节活动范围,增强肌力,提高关节稳定性,改善关节功能,预防畸形,最大限度地降低致残率。

进行功能锻炼的原则为量力而行,动作轻柔,由易到难,循序渐进。

对不同受累关节进行不同的锻炼,例如,手关节可做抓、握锻炼,膝关节在非负重情况下做屈伸活动。疾病恢复早期,对不同关节可采取床上锻炼方式。

(1)踝泵运动:通过简单的屈伸脚踝,可以有效促进整个下肢的血液循环。患者躺或坐在床上,下肢伸展,大腿放松,缓缓勾起脚尖,尽力使脚尖朝向自己,至最大限度时保持5~10 s,然后脚尖缓缓下压,至最大限度时保持5~10 s,然后放松,这样一组动作完成。稍休息后可再次进行下一组动作。反复地屈伸踝关节,每 1~2 h 练习 5 min,每天练习 5~6 次。

(2)股四头肌收缩做法:在膝关节伸直的时候(坐、立、躺时都可以)主动收缩股四头肌,使其绷紧,保持 5 s,然后放松 2 s,如此反复。

(3)直腿抬高做法:大腿、小腿均保持完全伸直,下肢抬高至足跟离开床面 10~25 cm 处,保持此姿势 3~5 s,然后慢慢放下。此方法可防止坐骨神经粘连,加强股四头肌的锻炼。

(4)屈膝练习:仰卧位,尽量屈髋、屈膝,保持 5~10 s。被动膝关节屈伸练习:连续被动运动(CPM)机辅助锻炼,从 0°~30°开始,逐渐增加到 0°~120°。

7.助行设施的使用

可使用拐杖、助步器等辅助用具来支撑体重、保持平衡和助行。使用时请确保地面清洁、干燥,无水迹、油腻,无障碍物,拐杖或助步器的支架脚底垫无磨损老化,防止跌倒。

(1)拐杖:①站立时支脚着地点为脚尖向前 10 cm、向外 10 cm 的位置,拐杖顶端与腋窝间留有 5~10 cm 的空隙,不能靠腋窝支撑身体,上肢用力,避免腋窝受压造成臂丛神经的麻痹;②拐杖长度应为身高减去 40 cm;③手柄高度应为肘关节向内屈曲 25°~30°;④掌握单拐及双拐使用方法。

(2)助步器:①调整高度,双臂自然下垂,双肘向内屈曲 25°~30°时助步器扶手与手腕高度平齐,或与患者股骨大转子的高度平齐。助步器的四个支架处于同样的高度,平稳放置。②使用方法:护士协助患者站在助步器中心位置,将左、右扶手置于患者身体两侧;患者双手握紧扶手向前移动助步器一步后将其放置平稳;患肢先向前迈出一步,身体前倾,重心前移,双上肢有力支撑握住扶手,健肢再向前迈一步,使健侧足迈至患侧足平行处站稳,如此交替。

8.皮肤护理

老年患者皮肤皱褶多且皮肤干燥,皮下脂肪减少,血供较差,疾病活动受限,长时间卧床易导致受压部位出现压疮,应加强皮肤护理,预防压疮。

六、延续护理

(1)建立延续照护团队,主要由患者的医师、护士、康复师、营养师构成,并进行规范化培训。

(2)患者出院前一天对其进行全面评估,建立随访档案,根据患者的病情、心理状态、患肢功能状况制订个性化的延续性护理计划。

(3)定期进行电话回访,通过患者的恢复情况适当增加或减少患者的随访次数,给予延续性指导,也可通过微信或 QQ 等软件对患者实行移动医疗延续护理,采用文字、图片、视频等资料,有侧重地针对患者的病情进行强化宣教。

(4)随访内容:①心理护理,患者出院后往往因为患肢疼痛不愿意实施初期康复锻炼,护士应理解患者的情绪及态度,耐心解说康复锻炼的重要性、消除患者的恐惧心理,使其保持积极乐观的心态,建立战胜疾病的信心。②饮食指导,见骨关节病的预防。③了解关节功能恢复情况、每天锻炼时间及关节锻炼程度。根据患者需求进行个性化锻炼指导。随着训练时间的延长可以进行阻力锻炼,例如,可在足背上放沙袋,将腿伸直抬高训练腿部力量。④了解患者使用助行设施的效果,并强调使用注意事项,纠正使用错误。

(5)了解病情恢复的情况,如果有症状加重、手术后伤口疼痛、患肢肿胀、体温升高等现象,进行综合评估,若有异常通知患者及时就医。

(6)药物护理:①患者出院后,医师常根据患者病情开具适量镇痛药物,服用镇痛药物后,指导患者自我观察有无恶心、呕吐、头晕等不适症状,因镇痛药物有镇静效果,服用后不宜进行活动,避免跌倒及其他不良反应发生。②应遵医嘱坚持服用预防骨质疏松药物,不要自行停止,增强骨质密度,避免骨折。

(7)评估患者是否有良好的健康行为,是否按时服药,是否听从建议进行康复锻炼,是否养成良好的生活习惯,保证睡眠充足。

(8)安全防范:在家中保持地面干燥,在公共场所注意地面是否湿滑,提醒患者上、下楼抓稳扶手,有条件的家庭可于卫生间安装扶手以避免患者如厕后跌倒。

(9)复查:如果行手术治疗,术后一个月进行复查,或遵医嘱复查。

七、居家护理

(一)日常护理
保持心情愉快,戒烟,戒酒,养成良好的生活习惯。

(二)关节保暖
注意关节保暖防寒,在气温下降时应注意添加衣物,必要时戴护膝、护踝等护具保护关节。

(三)正确的锻炼方法
(1)有氧训练:有氧训练的运动特点是负荷轻、有节律感、持续时间长,常用的训练方法有步行、慢跑、游泳、自行车、打太极拳等。有研究表明有氧运动在预防骨性关节炎的发展和症状控制方面,可以减轻疼痛,改善功能,促进关节健康,并可能在一定程度上减缓关节炎的进程。

(2)避免进行对关节不利的负重锻炼,具体包括:①爬山、爬楼,爬山、爬楼会对膝盖前方的髌骨产生很大的压力,特别是下山或下楼梯的压力比向上爬的压力高。因此,应当尽量避免爬山、爬楼运动。②蹲起,蹲起会加速髌骨软骨的磨损和损伤,加重患者的病情。③拎或背重物,这会加重关节的负荷。

(3)活动时应穿合适的鞋,避免滑倒。女士不要穿高跟鞋。

(4)老年患者每天散步的时间宜在 30 min 左右,每天早、晚各一次,每周安排 2 d 左右的休息时间,或依据患者自身情况适当增/减活动时间及强度。

(5)如果老年患者心肺功能和四肢关节功能允许,在室内进行娱乐性的体育活动,与同伴协同进行,既能保持心情愉快,又能提高对周围环境的顺应性。

(龚晓敏)

第七节　老年人脊柱退行性疾病

一、疾病概念

脊柱退化性疾病泛指椎间盘及小关节的退行性改变所导致的病理状态,影像学上表现为椎间盘的变性狭窄、小关节的磨损和增生以及椎体边缘的增生骨赘,常伴有不同程度的颈、肩、腰、腿痛。常见疾病有如下三种。

（一）颈椎病

颈椎椎间盘退行性改变及其继发病理改变累及周围组织结构（神经根、脊髓、椎动脉、交感神经等），出现相应的临床表现。

（二）腰椎间盘突出症

腰椎间盘突出症是因椎间盘变性、纤维环破裂、髓核等结构突出刺激和压迫腰骶神经根和马尾神经所表现出的一种综合征。

（三）腰椎管狭窄症

腰椎椎管或椎间孔狭窄引起腰椎神经组织受压、血液循环障碍，出现臀部或下肢疼痛、神经源性跛行、伴或不伴腰痛症状的一组综合征。

二、流行病学资料

脊柱退化性疾病是一种生理性的过程，也可以由多种环境因素的影响所造成，椎间盘退变所引起的腰背痛是全球范围内常见的疾病之一，并且是一个重大的公共卫生问题。职业、体育运动、遗传与该病的发生相关，肥胖、吸烟等是易发因素。

三、临床表现与并发症

（一）颈椎退化性疾病

1.神经根型颈椎病

该型由椎间盘退变、突出、骨质增生等在椎管内或椎间孔处刺激和压迫颈神经根所致。该型发病率在颈椎退化性疾病各型中最高，表现为颈项痛和上肢疼痛、麻木。患肢感觉沉重、握力减退。

2.脊髓型颈椎病

由于颈椎退变压迫脊髓，该型为颈椎病诸型中症状最严重的类型。表现为上肢或下肢麻木无力、僵硬、双足有踩棉花感，步态不稳，行走困难，精细动作难以完成。严重者可出现尿频或排尿、排便困难等大小便功能障碍。

3.混合型颈椎病

混合型颈椎病是指颈椎间盘及椎间关节退变及其继发改变，压迫或刺激了相邻的脊髓、神经根、椎动脉、交感神经等两种或两种以上相关结构，引起了一系列相应的临床表现。

（二）腰椎退化性疾病

1.腰痛和坐骨神经痛

腰痛为大多数患者最先出现的症状，疼痛常为放射性神经根性痛。典型坐骨神经痛部位为腰骶部、臀部、大腿后外侧、小腿外侧至跟部或足背。

2.麻木

麻木感觉区按受累神经区域皮节分布。

3.间歇性跛行

患者行走时，随着距离的增多而出现腰背痛或患侧下肢放射痛或麻木加重。

4.马尾综合征

患者可有左右交替出现的坐骨神经痛和会阴区的麻木感。严重的马尾综合征患者可出现双下肢不全瘫、括约肌功能障碍、大小便困难等症状。

四、治疗原则

治疗目的在于消除或缓解疼痛,增加活动幅度,恢复功能。针对患者的个体情况,配合药物治疗,建立相适应的康复程序,病情严重者选择手术治疗。

(一)非手术治疗

非手术治疗适用于病程较轻及休息后症状明显缓解者。

(1)休息:卧床休息可以减少椎间盘承受的压力,缓解椎间盘组织对神经根局限性的压迫。

(2)牵引:可使椎间隙增大,后纵韧带紧张,有利于突出的髓核部分还纳。

(3)推拿、按摩:可缓解肌痉挛、松解神经根粘连,减少对神经根的压迫,近期疗效肯定,远期疗效尚不明确。

(4)颈围、腰围等支具:增加脊椎稳定性。

(二)手术治疗

手术治疗适用于保守治疗效果不好,下肢疼痛、症状严重影响生活,存在客观神经损害体征(如下肢肌力下降),影像学检查证实椎间盘对神经等有明显严重压迫,椎间盘突出症并有椎管狭窄等患者。

常见手术方式有椎间孔镜髓核摘除术、椎间盘切除术、椎管减压术、腰椎内固定植骨融合术、颈椎前路减压椎间盘切除椎间融合术、颈椎后路椎管扩大椎板成形术等。

五、护理干预

(一)预防

(1)避免长时间工作、看书、上网、开车等,保持良好的坐姿,使用提供适当背部支撑的椅子或使用背部靠枕。

(2)乘车外出应系好安全带并避免在车上睡觉,以免急刹车时因颈部肌肉松弛损伤颈椎。

(3)保证充足的睡眠,调整合适的睡眠姿势,可消除脊柱疲劳,首选中等硬度的床垫。

(4)可适当通过运动减轻脊柱的劳累程度,避免长期做重复的动作。

(5)避免进行增加脊柱应力的高冲击性运动,如打篮球、跳高、跳远。避免反复旋转和扭脖、弯腰的运动。

(6)夏天避免风扇、空调直接吹向脊椎,尽量避免睡凉席及凉枕。

(7)身体质量指数(BMI)超标的患者减肥,吸烟者戒烟。

(二)护理干预措施

1.心理护理

使患者消除顾虑、增加信心,保持良好的心态。

2.外科手术患者的护理要点

(1)伤口及引流管的保护和处理:保持伤口的清洁、干燥,有渗血或者渗出液时及时通知医师。如果有引流管,应适时挤压,保持引流管通畅,妥善固定,做好标识,观察引流量颜色、性质、量,准确记录,若每小时引流量>100 mL,持续 2 h,应及时通知医师处理。

(2)评估病情:观察颈椎术后患者呼吸有无困难,声音有无嘶哑,饮水有无呛咳,四肢感觉活动及肌力,有无肢体麻木、大小便功能失调;观察腰椎术后患者双下肢及双足感觉活动、足背动脉搏动情况,有无肢体麻木、酸胀等症状。并注意观察术后1~3 d有无引流量增多、引流液颜色变浅或转清,患者是否出现头痛、头晕、呕吐等症状,预防脑脊液漏。

(3)患者术后第一次下地,评估患者病情,倾听患者有无头晕、心慌、乏力、疼痛等主诉,预防跌倒,进行安全宣教。

3.翻身护理

指导并协助患者每2~4 h翻身一次,翻身时,保持头、颈、肩、臀、双下肢在一条直线上,轴线翻身,避免扭曲,防止脊髓神经损伤。

4.功能锻炼

目的:增强肌力,保持脊椎稳定,改善功能,增加脊椎活动范围,减少神经刺激,减轻肌肉痉挛,消除疼痛。

在发病最初的1~2周应避免进行功能锻炼,症状不再随时间加重时,应遵医嘱进行锻炼。以适合患者、强度适度为原则,制订个性化训练方案。部分动作应在医务人员指导下进行,避免盲目追求锻炼效果导致脊髓神经损伤。

(1)颈椎退化性疾病功能锻炼:①上肢主动训练,可用握力器、拉力器等辅助锻炼。多做捏、握、夹、持等动作,增强手的灵活性。②下肢锻炼,直腿抬高。

(2)腰椎退化性疾病功能锻炼:①直腿抬高,每天3组,每组10~20个。②平躺拉伸,平趴于床上,将双手放于身体两侧,慢慢用双手撑起躯干,头微微向后仰,腹部肌肉收缩。③飞燕式,患者俯卧于床上,双上肢向背后伸,抬起头、胸及双上肢,使其离开床面,伸直双腿,向上抬起,离开床面,可交替抬起,同时后伸抬高;患者头、颈、胸及双下肢同时抬起,双上肢后伸,腹部着床,身体呈弓形。④四点爬姿,以爬行姿势立于床上,双手、双膝支撑躯干,双手与双膝与肩同宽,慢慢抬起一侧下肢,与躯干平行,再抬起对侧上肢,与躯干平行,头微微向后仰。

六、延续护理

(1)建立延续照护团队,主要由患者的医师、护士、康复师、营养师构成,并进行规范化培训。

(2)患者出院前一天对其进行全面评估,建立随访档案,根据患者的病情、心理状态、患肢功能状况制订个性化的延续性护理计划。

(3)定期进行电话回访:通过患者的恢复情况适当增加或减少患者的随访次数,给予延续性指导,也可通过微信或QQ等对患者实行移动医疗延续护理,采用文字、图片、视频等资料,有侧重地针对患者病情进行强化宣教。

(4)随访内容:①日常生活,患者生活有规律,保证充足睡眠,修养环境应舒适,温度适宜,空气新鲜,保持心情愉快。②饮食护理,详见老年性骨关节炎相关部分。③功能锻炼,详见老年性骨关节炎相关部分。④注意事项,患者旋转运动时注意避免脊椎扭曲。腰椎患者术后3~6个月避免做弯腰、扭腰和搬、提重物等运动。

(5)支具的使用:①颈托,一般颈椎术后佩戴颈托不超过三个月或遵医嘱,佩戴及摘除颈托时应保持卧位,轴向翻身至侧卧位。先佩戴颈托后片,取平卧位,再佩戴颈托前片,让前片压住后片,粘好尼龙贴。调节松紧度,以可伸入一指为宜。床旁坐起无不适后离床活动。②腰围,腰围佩戴不宜超过三个月或遵医嘱,佩戴及摘除时应保持卧位。患者轴线翻身至侧卧位,将腰围卷成筒状,放入患者身下,使腰围正中线与患者脊柱对齐,腰围的上缘与肋下缘平齐,下缘与臀裂平齐,轴向翻身至平卧位,先后将腰围的内、外固定片粘牢,调节松紧度,以可伸入一指为宜。患者床旁坐起无不适后离床活动。

(6)服药护理:见老年性骨关节炎相关部分。

(7)复查:如果行手术治疗,术后一个月进行复查,或遵医嘱复查。

七、居家护理

(1)保持心情愉快。

(2)戒烟、戒酒,养成良好的生活习惯。

(3)避免长时间低头姿势,不偏头耸肩,谈话、看书时正面注视,保持脊柱的直立。

(4)枕头的适宜高度为 10 cm,避免高枕睡眠的不良习惯,因高枕使头部前屈,增大颈椎的压力,有加速颈椎退变的可能。

(5)运动疗法:①有氧锻炼,选择散步、游泳、骑车、做体操等低冲击性的有氧运动。②身心锻炼,身心锻炼可促进患者肌力、柔韧性及平衡能力的改善,引导肢体放松,促进康复。

(6)三个月内避免骑车、开车等活动。进行家务劳动时,工作台高度适宜,避免过度弯腰。

(7)定期复诊,不适时随诊。

(龚晓敏)

第八节　老年人贫血

一、疾病简介

贫血是老年人临床常见的症状。随着年龄的增加,贫血的发病率会上升,因为老年人的某些生理特点与贫血的发生有一定的关系。老年人贫血主要是缺铁性贫血和慢性疾病性贫血,其次为营养性巨幼细胞贫血。在经济条件较差的人群中易发生营养性贫血。老年人贫血的发生较为缓慢、隐蔽,常会被其他系统疾病症状所掩盖。例如,心悸、气短、下肢水肿及心绞痛等症状在发生贫血及心血管疾病时均可出现,临床上多考虑为心血管疾病而忽视了贫血的存在。实际上,也可能是贫血加重了心血管的负担,使原有的心脏病症状加重。此外,贫血时神经精神症状常较为突出,如淡漠、无欲、反应迟钝甚至精神错乱,常被误诊为老年精神病。

贫血是一种症状,造成贫血的原因比较复杂,对老年人贫血应该寻找出造成贫血的真正原因。老年人贫血的常见原因是营养不良或继发于其他全身性疾病。再生障碍性贫血及溶血性贫血不多见。营养不良性贫血中以缺铁性贫血最常见。食物缺铁、吸收不良或慢性失血均可造成铁的缺乏。老年人咀嚼困难,限制饮食,胃酸缺乏,吸烟、喝酒,饭后饮茶等都可造成铁吸收障碍。慢性失血以胃溃疡出血、十二指肠溃疡出血、消化道肿瘤出血、痔疮出血、鼻出血及钩虫感染引起失血为常见。继发性贫血的常见原因是老年人肿瘤、肾炎和感染。有些药物(如某些降糖药、氯霉素、抗风湿药、利尿剂)除可直接对骨髓造血功能影响外,还可通过自身免疫机制造成溶血性贫血。

二、主要表现

老年人贫血进展缓慢,其症状、体征与贫血本身及由引起贫血的原发病共同导致,其表现与贫血的程度、发生的进度、循环血量有无改变有关。

(一)皮肤黏膜

皮肤黏膜苍白最为常见,苍白程度受贫血程度、皮内毛细血管的分布、皮肤色泽、表皮厚度以及皮下组织水分多少的影响。苍白比较明显的部位有睑结膜、口唇、甲床、手掌及耳轮。

(二)肌肉

主要表现为疲乏无力,是由骨骼肌缺氧所致。

(三)循环系统

表现为活动后心悸、气短,严重贫血可出现心绞痛、贫血性心脏病、心脏扩大乃至心力衰竭。

(四)呼吸系统

表现为气短和呼吸困难。

(五)中枢神经系统

缺氧可致头昏、头痛、耳鸣、眼花、注意力不集中及记忆力减退、困倦、嗜睡乃至意识障碍。

(六)消化系统

常见食欲减退、腹胀、恶心、腹泻、便秘、消化不良等。

三、治疗要点

老年人贫血的治疗原则与年轻人贫血的治疗原则相同,首先针对病因。一般用药原则是针对性强,尽量单一用药,剂量要充足,切忌盲目混合使用多种抗贫血药。老年人贫血多为继发性贫血,当然要以治疗原发病为主,只有治好了原发病,贫血症状才有可能得到纠正。

四、护理措施

(一)休息

可视贫血的严重程度及发生速度而定,对严重贫血并伴有临床症状的,要采取适当休息,限制下床活动,卧床或绝对卧床休息。对有一定代偿能力的,要给予一定的关照。休息的环境应清洁、安静、舒适、阳光充足,空气流通。温度、湿度适宜,并与感染者隔离。

(二)病情观察

观察体温、脉搏、呼吸、血压情况的变化,及可能合并出现的出血与感染的早期临床表现,及时处理。

(三)营养

应给予高热量、高蛋白、高维生素及含无机盐丰富的饮食。通过适当调整饮食以协助改善胃肠道症状。

(四)症状护理

心悸、气短应尽量减少活动,降低氧的消耗量,必要时吸氧。头晕为脑组织缺氧所致,应避免突然变换体位,以免造成晕厥后摔倒受伤。有慢性口腔炎及舌炎时应注意刷牙,用复方硼砂溶液定时漱口,口腔溃疡时可贴溃疡药膜。

(五)皮肤毛发护理

定期洗澡、擦澡,保持皮肤和毛发清洁。

(六)心理护理

耐心、细致地做好思想工作,关心体贴患者,帮患者消除的各种不良情绪反应及精神负担,增

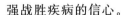

强战胜疾病的信心。

五、保健

(1)平时应注意膳食的均衡,食物中应有充足的新鲜蔬菜、肉类、乳类及蛋类制品,经常调配食用,菠菜、芥蓝、黑木耳、桂圆、红枣、海带、猪肝等富含铁质的食物,对预防营养不良性贫血有较好的作用。对已查明正在治疗原发病的贫血老年人,有辅助配合的效果。

(2)对老年人来讲,许多急性、慢性疾病,特别是常见的感染性疾病(如肿瘤、慢性支气管炎、结核、胆囊炎、肾盂肾炎、前列腺肥大、尿路感染、糖尿病及慢性肝炎或肝硬化)都可引起继发性贫血。因此,积极、有效地预防这些疾病,一旦患有疾病应及时进行治疗,不让疾病长期不愈,就可减少继发性贫血的发生率。

(龚晓敏)

第六章 神经内科护理

第一节 偏 头 痛

偏头痛是一类发作性且常为单侧的搏动性头痛。各家报道的发病率不一,有学者描述约6％的男性、18％的女性患有偏头痛,男、女患者之比为1:3;Wilkinson报道约10％的英国人口患有偏头痛;有报道称在美国约有2 300万人患有偏头痛,其中男性占6％,女性占17％。偏头痛多开始于青春期或成年早期,约25％的患者于10岁以前发病,55％的患者偏头痛发生在20岁以前,90％以上的患者偏头痛发生于40岁以前。在美国,偏头痛造成的社会经济负担为10亿～17亿美元。在我国也有大量患者因偏头痛而影响工作、学习和生活。多数患者有家族史。

一、病因与发病机制

偏头痛的确切病因及发病机制仍处于讨论之中。很多因素可诱发、加重或缓解偏头痛的发作。通过物理或化学的方法,学者们也提出了一些学说。

(一)激发或加重因素

对于某些个体而言,很多外部或内部环境的变化可激发或加重偏头痛发作。

(1)激素变化:口服避孕药可增加偏头痛发作的频度;月经是偏头痛常见的触发或加重因素("周期性头痛");妊娠、性交可触发偏头痛发作("性交性头痛")。

(2)某些药物:某些易感个体服用硝苯地平、硝酸异山梨酯或硝酸甘油后可出现典型的偏头痛发作。

(3)天气变化:特别是天气转热、多云或天气潮湿。

(4)某些食品添加剂、饮料和食物:包括酒精性饮料(如某些红葡萄酒)、乳制品、咖啡、含亚硝酸盐的食物、某些水果(如柑橘类水果)、巧克力("巧克力性头痛")、某些蔬菜、酵母、人工甜食、发酵的腌制品(如泡菜)、味精。

(5)运动:头部的微小运动可诱发偏头痛发作或使之加重,有些患者因惧怕乘车引起偏头痛发作而不敢乘车;踢足球的人以头顶球可诱发头痛("足球运动员偏头痛");爬楼梯上楼可出现偏头痛。

(6)睡眠过多或过少。

(7)一顿饭漏吃或延后。

(8)抽烟或置身于烟中。

(9)闪光、灯光过强。

(10)紧张、生气、情绪低落、哭泣("哭泣性头痛"):很多女性逛商场或到人多的场合可致偏头痛发作;国外有人骑马时尽管拥挤不到 1 min,也可使偏头痛加重。

在激发因素中,尚应考虑剂量、联合作用及个体差异。例如,敏感个体吃一瓣橘子可能不致引起头痛,而吃数瓣橘子则可引起头痛。有些情况下,吃数瓣橘子也不引起头痛发作,但如果同时有月经的影响,这种联合作用就可引起偏头痛发作。有的个体在商场中待一会儿即偏头痛发作,而有的个体在商场中久待才出现偏头痛发作。

偏头痛尚有很多改善因素。有人于偏头痛发作时静躺片刻,即可使头痛缓解。有人于光线较暗淡的房间闭目而使头痛缓解。有人于头痛发作时喜以双手压迫双颞侧,以期使头痛缓解,有人通过冷水洗头使头痛得以缓解。妇女绝经后及妊娠 3 个月后偏头痛趋于缓解。

(二)有关发病机制的几个学说

1.血管活性物质

在所有血管活性物质中,5-羟色胺(5-HT)学说是学者们提及最多的一个。学者们发现偏头痛发作期血小板中5-HT浓度下降,而尿中 5-HT 代谢物 5-羟吲哚乙酸增加。脑干中 5-羟色胺能神经元及去甲肾上腺素能神经元可调节颅内血管舒缩。很多 5-羟色胺受体拮抗剂治疗偏头痛有效。以利血压耗竭 5-HT 可加速偏头痛发生。

2.三叉神经血管脑膜反应

刺激啮齿动物的三叉神经,可使其脑膜产生炎性反应,而治疗偏头痛药物麦角胺、双氢麦角碱、舒马普坦(舒马普坦)等可阻止这种神经源性炎症。在偏头痛患者体内可检测到由三叉神经所释放的降钙素基因相关肽(CGRP),而降钙素基因相关肽为强烈的血管扩张剂。双氢麦角碱、舒马普坦既能缓解头痛,又能降低降钙素基因相关肽含量。偏头痛的疼痛是由神经血管性炎症产生的无菌性脑膜炎。Wilkinson 认为三叉神经分布于涉痛区域,偏头痛可能就是一种神经源性炎症。Solomon 在复习儿童偏头痛的研究文献后指出,儿童眼肌瘫痪型偏头痛的复视源于海绵窦内颈内动脉的肿胀伴第Ⅲ对脑神经的损害。还有一种解释是小脑上动脉和大脑后动脉肿胀造成的第Ⅲ对脑神经的损害,也可能为神经的炎症。

3.内源性疼痛控制系统障碍

中脑水管周围及第四脑室室底灰质含有大量与镇痛有关的内源性阿片肽类物质,如脑啡肽、β-内啡肽。正常情况下,这些物质通过对疼痛传入的调节而起镇痛作用。虽然报告的结果不一,但多数报告显示偏头痛患者脑脊液或血浆中 β-内啡肽或其类似物含量降低,提示偏头痛患者存在内源性疼痛控制系统障碍。这种障碍导致患者的疼痛阈值降低,对疼痛的感受性增强,易于发生疼痛。鲑钙紧张素治疗偏头痛的同时可引起患者血浆 β-内啡肽水平升高。

4.自主功能障碍

自主功能障碍很早即引起了学者们的重视。瞬时心率变异及心血管反射研究显示,偏头痛患者存在交感功能低下。24 h 动态心率变异研究提示,偏头痛患者存在交感、副交感功能平衡障碍。也有学者报道偏头痛患者存在瞳孔直径不均,提示这部分患者存在自主功能异常。有人认为在偏头痛患者中的猝死现象可能与自主功能障碍有关。

5.偏头痛的家族聚集性及基因研究

偏头痛患者具有肯定的家族聚集性倾向。遗传因素最明显,研究较多的是家族性偏瘫型偏头痛及基底型偏头痛。有先兆偏头痛比无先兆偏头痛具有更高的家族聚集性。有先兆偏头痛和偏瘫发作可在同一个体交替出现,并可同时出现于家族中,基于此,学者们认为家族性偏瘫型偏头痛和非复杂性偏头痛可能具有相同的病理生理和病因。有学者报告了数个家族,其家族中多个成员出现偏头痛性质的头痛,并有眩晕发作或原发性眼震,有的晚年继发进行性周围性前庭功能丧失,有的家族成员发病年龄趋于一致,例如,均于25岁前发作。

有报告称偏瘫型偏头痛家族基因缺陷与19号染色体标志点有关,但也有发现提示有的偏瘫型偏头痛家族与19号染色体无关,提示家族性偏瘫型偏头痛存在基因的变异。与19号染色体有关的家族性偏瘫型偏头痛患者出现发作性意识障碍的频度较高,这提示在各种与19号染色体有关的偏头痛发作的外部诱发阈值较低是由遗传决定的。也有报告34例与19号染色体有关的家族性偏瘫型偏头痛家族,在电压闸门性钙离子通道 α_1 亚单位基因代码功能区域存在4种不同的错义突变。

有一种伴有发作间期眼震的家族性发作性共济失调,其特征是共济失调。眩晕伴以发作间期眼震,为显性遗传性神经功能障碍,约50%的这类患者出现无先兆偏头痛,临床症状与家族性偏瘫型偏头痛有重叠,二者亦均与基底型偏头痛的典型状态有关,且均可有原发性眼震及进行性共济失调。Ophoff报道了2例伴有发作间期眼震的家族性共济失调家族,存在19号染色体电压依赖性钙通道基因的突变,这与在家族性偏瘫型偏头痛患者中所探测到的一样。所不同的是其阅读框架被打断,并产生一种截断的 α_1 亚单位,这导致正常情况下可在小脑内大量表达的钙通道密度减少,由此可能解释其发作性及进行性加重的共济失调。同样的错义突变如何导致家族性偏瘫型偏头痛中的偏瘫发作尚不明。

有学者报告了3个伴有双侧前庭病变的家族性偏头痛家族。家族中多个成员经历偏头痛性头痛、眩晕发作(数分钟),晚年继发前庭功能丧失,晚期,当眩晕发作停止,由于双侧前庭功能丧失,产生平衡障碍及走路摆动。

6.血管痉挛学说

颅外血管扩张可伴有典型的偏头痛性头痛发作。偏头痛患者是否存在颅内血管的痉挛尚有争议。以往学者认为偏头痛的视觉先兆是由血管痉挛引起的,现在有确切的证据表明,这种先兆是由皮层神经元活动由枕叶向额叶的扩布抑制(3 mm/min)造成的。血管痉挛更像是视网膜性偏头痛的始动原因,一些患者经历短暂的单眼失明,于发作期检查,可发现视网膜动脉的痉挛。另外,这些患者对抗血管痉挛剂有反应。与偏头痛相关的听力丧失和/或眩晕可基于内听动脉耳蜗和/或前庭分支的血管痉挛来解释。血管痉挛可导致内淋巴管或囊的缺血性损害,引起淋巴液循环损害,并最终发展成为水肿。经颅多普勒(TCD)脑血流速度测定发现,不论是在偏头痛发作期还是发作间期,均存在血流速度的加快,提示这部分患者颅内血管紧张度升高。

7.离子通道障碍

很多偏头痛综合征所共有的临床特征与遗传性离子通道障碍有关。偏头痛患者内耳存在局部细胞外钾的积聚。当钙进入神经元时钾退出。因为内耳的离子通道在维持富含钾的内淋巴和神经元兴奋功能方面是至关重要的,脑和内耳离子通道的缺陷可导致可逆性毛细胞除极及听觉和前庭症状。偏头痛中的头痛则是继发现象,这是细胞外钾浓度增加的结果。偏头痛综合征的很多诱发因素(包括紧张、月经)可能是激素对有缺陷的钙通道影响的结果。

8.其他学说

有人发现偏头痛于发作期存在血小板自发聚集和黏度增加。另有人发现偏头痛患者存在血栓素（TXA_2）、前列环素（PGI_2）平衡障碍、P物质及神经激肽的改变。

二、临床表现

（一）偏头痛发作

有学者在描述偏头痛发作时将其分为5期来叙述。需要指出的是,这5期并非每次发作所必备的,有的患者可能只表现其中的数期,大多数患者的发作表现为两期或两期以上,有的仅表现其中的一期。另外,每期特征可以存在很大不同,同一个体的发作也可不同。

1.前驱期

60％的偏头痛患者在头痛开始前数小时至数天出现前驱症状。前驱症状并非先兆,不论是有先兆偏头痛还是无先兆偏头痛均可出现前驱症状。可表现为精神、心理改变,如精神抑郁、疲乏无力、懒散、昏昏欲睡,也可情绪激动。易激惹、焦虑、心烦或有欣快感等。尚可表现为自主神经症状,如面色苍白、发冷、厌食或有明显的饥饿感、口渴、尿少、尿频、排尿费力、打哈欠、颈项发硬、恶心、肠蠕动增加、腹痛、腹泻、心慌、气短、心率加快,对气味过度敏感,不同患者的前驱症状具有很大的差异,但每例患者每次发作的前驱症状具有相对稳定性。这些前驱症状可在前驱期出现,也可于头痛发作中甚至持续到头痛发作后成为后续症状。

2.先兆

约20％的偏头痛患者出现先兆症状。先兆多为局灶性神经症状,偶尔为全面性神经功能障碍。典型的先兆应符合下列4条特征中的3条:重复出现,逐渐发展,持续时间不多于1h,并跟随出现头痛。大多数病例先兆持续5～20 min。极少数情况下先兆可突然发作,也有的患者于头痛期间出现先兆性症状,尚有伴迁延性先兆的偏头痛,其先兆不仅始于头痛之前,尚可持续到头痛后数小时至7 d。

先兆可为视觉性的、运动性的、感觉性的,也可表现为脑干或小脑性功能障碍。最常见的先兆为视觉性先兆,约占先兆的90％,如暗点、单眼黑蒙、双眼黑蒙、视物变形、视野外空白。闪光可为锯齿样或闪电样闪光、城垛样闪光。视网膜动脉型偏头痛患者眼底可见视网膜水肿,偶尔可见樱红色黄斑。仅次于视觉现象的常见先兆为麻痹。典型的是影响一侧手和面部,也可出现偏瘫。如果优势半球受累,可出现失语。数十分钟后出现对侧或同侧头痛,多在儿童期发病。这称为偏瘫型偏头痛。偏瘫型偏头痛患者的局灶性体征可持续7 d以上,甚至在影像学上发现脑梗死。偏头痛伴迁延性先兆和偏头痛性偏瘫曾被划入"复杂性偏头痛"。偏头痛反复发作后出现眼球运动障碍称为眼肌瘫痪型偏头痛。眼肌瘫痪型偏头痛多为动眼神经麻痹所致,其次为滑车神经和展神经麻痹。多有无先兆偏头痛病史,反复发作者麻痹可经久不愈。如果先兆涉及脑干或小脑,则这种状况被称为基底型偏头痛,又称基底动脉型偏头痛。可出现头昏、眩晕、耳鸣、听力障碍、共济失调、复视,视觉症状包括闪光、暗点、黑蒙、视野缺损、视物变形。双侧损害可出现意识抑制,后者尤见于儿童。尚可出现感觉迟钝、偏侧感觉障碍等。

偏头痛先兆可不伴头痛出现,称为偏头痛等位症,多见于儿童偏头痛,有时见于中年以后。先兆可为偏头痛发作的主要临床表现而头痛很轻或无头痛。先兆也可与头痛发作交替出现,可表现为闪光、暗点、腹痛、腹泻、恶心、呕吐、复发性眩晕、偏瘫、偏身麻木及精神心理改变。偏头痛先兆表现如儿童良性发作性眩晕、前庭性美尼尔氏病、成人良性复发性眩晕。有跟踪研究显示,不少以往诊断为美尼尔氏病患者的症状大多与偏头痛有关。有报告描述了一组成人良性复发性眩晕患者，年龄在 7～55 岁，晨起发病症状表现为反复发作的头晕、恶心、呕吐及大汗，持续数分钟至4 d不等。发作开始及末期表现为位置性眩晕，发作期间无听觉症状。发作间期几乎所有患者均无症状，这些患者眩晕发作与偏头痛有着几个共同的特征，包括可因乙醇、睡眠不足、情绪紧张造成及加重，女性多发，常见于经期。

3.头痛

头痛可出现于围绕头或颈部的任何部位，可为颞侧、额部、眶部。多为单侧痛，也可为双侧痛，甚至发展为全头痛，其中单侧痛者约占 2/3。头痛性质往往为搏动性痛，但也有的患者描述为钻痛。疼痛程度往往为中、重度痛，甚至难以忍受。往往是晨起后发病，逐渐发展，达高峰后逐渐缓解。也有的患者于下午或晚上起病，成人头痛大多历时 4 h 至 3 d，而儿童头痛多历时 2 h 至 2 d。尚有持续时间更长者，可持续数周。有人将发作持续 3 d 以上的偏头痛称为偏头痛持续状态。

头痛期间不少患者伴随出现恶心、呕吐、视物不清、畏光、畏声等，喜独居。恶心为最常见伴随症状，且常为中、重度恶心。恶心可先于头痛发作，也可于头痛发作中或发作后出现。近一半的患者出现呕吐，有些患者的经验是呕吐后发作即明显缓解。其他自主功能障碍也可出现，如尿频、排尿障碍、鼻塞、心慌、高血压、低血压甚至可出现心律失常。发作累及脑干或小脑者可出现眩晕、共济失调、复视、听力下降、耳鸣、意识障碍。

4.头痛终末期

此期为头痛开始减轻至最终停止这一阶段。

5.后续症状期

有不少患者于头痛缓解后出现一系列后续症状。表现倦怠、困顿、昏昏欲睡。有的感到精疲力尽、有饥饿感或厌食、多尿、头皮压痛、肌肉酸痛。也可出现精神心理改变，如烦躁、易怒、心境高涨或情绪低落、少语、少动等。

(二)儿童偏头痛

儿童偏头痛是儿童期头痛的常见类型。儿童偏头痛与成人偏头痛在一些方面有所不同。性别方面，发生于青春期以前的偏头痛，男、女患者比例大致相等，而成人期偏头痛，女性比例大大增加，约为男性的 3 倍。

儿童偏头痛的诱发及加重因素有很多与成人偏头痛一致，例如，劳累和情绪紧张可诱发或加重头痛，不少儿童可因运动而诱发头痛，儿童偏头痛患者可有睡眠障碍，而上呼吸道感染及其他发热性疾病在儿童比成人更易使头痛加重。

在症状方面，儿童偏头痛与成人偏头痛亦有区别。儿童偏头痛持续时间常较成人短。偏瘫型偏头痛多在儿童期发病，成年期停止，偏瘫发作可从一侧到另一侧，这种类型的偏头痛常较难控制。反复的偏瘫发作可造成永久性神经功能缺损，并可出现病理征，也可造成认知障碍。基底动脉型偏头痛在儿童比成人常见，表现闪光、暗点、视物模糊、视野缺损，也可出现脑干、小脑及耳症状，如眩晕、耳鸣、耳聋、眼球震颤。在儿童出现意识恍惚者比成人多，尚可出现跌倒发作。有些偏头痛儿童尚可仅出现反复发作性眩晕，而无头痛发作。一个平时表现完全正常的儿童可突然恐惧、大叫、面色苍白、大汗、步态蹒跚、眩晕、有旋转感，并出现眼球震颤，数分钟后可完全缓解，恢复如常，被称为儿童良性发作性眩晕，属于一种偏头痛等位症。这种眩晕发作典型地始于 4 岁以前，可每天数次发作，其后发作次数逐渐减少，多数于 8 岁以后不再发作。与成人不同，儿童偏头痛的前驱症状常为腹痛,有时可无偏头痛发作而代之以腹痛、恶心、呕吐、腹泻,称为腹型偏头痛等位症。在偏头痛的伴随症状中,儿童偏头痛出现呕吐较成人更加常见。

儿童偏头痛的预后较成人偏头痛好。6 年后约有一半儿童不再经历偏头痛,约 1/3 的偏头痛得到改善。而始于青春期的成人偏头痛常持续几十年。

三、诊断与鉴别诊断

(一)诊断

应根据详细的病史做出偏头痛的诊断,特别是头痛的性质及相关的症状非常重要,如头痛的部位、性质、持续时间、疼痛严重程度、伴随症状及体征、既往发作的病史、诱发或加重因素。

对于偏头痛患者应进行细致的一般内科查体及神经科检查,以排除症状与偏头痛有重叠、类似或同时存在的情况。诊断偏头痛虽然没有特异性的实验室指标,但有时给予患者必要的实验室检查非常重要,如血、尿、脑脊液及影像学检查,以排除器质性病变。特别是对中年或老年期出现的头痛,更应排除器质性病变。当出现严重的先兆或先兆时间延长时,有学者建议行颅脑计算机断层扫描(CT)或磁共振成像(MRI)检查。也有学者提议当每月偏头痛发作超过 2 次时,应警惕偏头痛的原因。

国际头痛协会(IHS)头痛分类委员会于 1962 年制定了一套头痛分类和诊断标准,这个旧的分类与诊断标准在世界范围内应用了 20 余年,至今我国尚有部分学术专著仍在沿用或参考。1988 年,国际头痛协会头痛分类委员会制定了新的关于头痛、脑神经痛及面部痛的分类和诊断标准。目前临床及科研多采用这个标准。该标准将头痛分为 13 个主要类型,包括 129 个头痛亚型。其中常见的头痛类型为偏头痛、紧张型头痛、丛集性头痛和慢性发作性偏头痛,而偏头痛又被分为 7 个亚型(表 6-1～表 6-4)。这 7 个亚型中,最主要的两个亚型是无先兆偏头痛和有先兆偏头痛,其中最常见的是无先兆偏头痛。

表 6-1　偏头痛分类

亚型	下属类别
无先兆偏头痛	
有先兆偏头痛	偏头痛伴典型先兆
	偏头痛伴迁延性先兆
	家族性偏瘫型偏头痛
	基底动脉型偏头痛
	偏头痛伴急性先兆发作
眼肌瘫痪型偏头痛	
视网膜型偏头痛	
可能为偏头痛前驱或与偏头痛相关联的儿童期综合征	儿童良性发作性眩晕
	儿童交替性偏瘫
偏头痛并发症	偏头痛持续状态
	偏头痛性偏瘫
不符合上述标准的偏头痛性障碍	

表 6-2　国际头痛协会关于无先兆偏头痛的诊断标准

序号	诊断标准
1	至少 5 次发作符合第 2～4 项标准
2	头痛持续 4～72 h（未治疗或没有成功治疗）
3	头痛至少具备下列特征中的 2 条：①位于单侧；②搏动性质；③中度或重度（妨碍或不敢从事每天活动）；④因上楼梯或类似的日常体力活动而加重
4	头痛期间至少具备下列 1 条：①恶心和/或呕吐；②畏光和畏声
5	至少具备下列 1 条：①病史、体格检查和神经科检查不提示器质性障碍；②病史和/或体格检查和/或神经检查确实提示这种障碍（器质性障碍），但被适当的观察所排除；③这种障碍存在，但偏头痛发作并非首次出现

表 6-3　国际头痛协会关于有先兆偏头痛的诊断标准

术语	诊断标准
有先兆偏头痛	1.至少 2 次发作符合第 2 项标准
	2.至少符合下列 4 条特征中的 3 条
	（1）有 1 个或 1 个以上提示局灶大脑皮质或脑干功能障碍的完全可逆性先兆症状
	（2）至少一个先兆症状逐渐发展超过 4 min，或 2 个或 2 个以上的症状接着发生
	（3）先兆症状持续时间不超过 60 min，如果出现 1 个以上先兆症状，持续时间可相应增加
	（4）继先兆出现的头痛间隔期在 60 min 之内（头痛尚可在先兆前或与先兆同时开始）
	3.至少具备下列 1 条
	（1）病史：体格检查及神经科检查不提示器质性障碍
	（2）病史和/或体格检查和/或神经科检查确实提示这障碍，但通过适当的观察被排除
	（3）这种障碍存在，但偏头痛发作并非首次出现
有典型先兆的偏头痛	1.符合有先兆偏头痛诊断标准，包括第 2 项全部 4 条标准
	2.有一条或一条以上下列类型的先兆症状
	（1）有视觉障碍
	（2）单侧偏身感觉障碍和/或麻木
	（3）单侧力弱
	（4）失语或非典型言语困难

表 6-4　国际头痛协会关于儿童偏头痛的定义

序号	定义
1	至少 5 次发作符合第（1）、（2）项标准
	（1）每次头痛发作持续 2～48 h
	（2）头痛至少具备下列特征中的 2 条：①位于单侧；②搏动性质；③中度或重度；④可因常规的体育活动而加重
2	头痛期间内至少具备下列 1 条
	（1）恶心和/或呕吐
	（2）畏光和畏声

国际头痛协会的诊断标准为偏头痛的诊断提供了一个可靠的、可量化的诊断标准,对于临床和科研的意义是显而易见的,有学者特别提到其对于临床试验及流行病学调查有重要意义。但临床上有时遇到患者并不能完全符合这个标准,对这种情况学者们建议随访及复查,以确定诊断。

由于国际头痛协会的诊断标准掌握起来比较复杂,为了便于临床应用,国际上一些知名的学者一直在探讨一种简单化的诊断标准。Solomon 介绍了一套简单标准,符合这个标准的患者99%符合国际头痛协会关于无先兆偏头痛的诊断标准。这套标准较易掌握,供参考。

(1)具备下列 4 条特征中的任何 2 条,即可诊断无先兆偏头痛:①疼痛位于单侧。②搏动性痛。③恶心。④畏光或畏声。

(2)另有 2 条附加说明:①首次发作者不应诊断;②应无器质性疾病的证据。

在临床工作中尚能遇到患者有时表现为紧张型头痛,有时表现为偏头痛性质的头痛,为此有学者查阅了国际上一些临床研究文献后得到的答案是,紧张型头痛和偏头痛并非截然分开的,其临床上确实存在着重叠,故有学者提出二者可能是一个连续的统一体。有时遇到有先兆偏头痛患者可表现为无先兆偏头痛,学者们认为二型之间既可能有不同的病理生理,又可能是一个连续的统一体。

(二)鉴别诊断

应鉴别偏头痛与下列疼痛。

1.紧张型头痛

紧张型头痛又称肌收缩型头痛。其临床特点是头痛部位较弥散,可位于前额、双颞、顶、枕及颈部。头痛性质常呈钝痛,头部有压迫感、紧箍感,患者常述犹如戴着一个帽子。头痛常呈持续性,可时轻时重。多有头皮、颈部压痛点,按摩头颈部可使头痛缓解,多有额、颈部肌肉紧张。多少伴有恶心、呕吐。

2.丛集性头痛

丛集性头痛又称组胺性头痛、Horton 综合征,表现为一系列密集的、短暂的、严重的单侧钻痛。与偏头痛不同,头痛部位多局限并固定于一侧眶部、球后和额颞部。常在夜间发病,并使患者痛醒。发病时间固定,起病突然而无先兆,开始可有一侧鼻部烧灼感或球后压迫感,继之出现特定部位的疼痛,常疼痛难忍,并出现面部潮红,结膜充血,流泪,流涕,鼻塞。不少患者出现Horner 征,可出现畏光,不伴恶心、呕吐。诱因可为发作群集期饮酒、兴奋或服用扩血管药。发病年龄常较偏头痛晚,平均 25 岁,男、女患者之比约 4∶1。罕见家族史。治疗:使用非甾体抗炎止痛剂;激素治疗;睾丸素治疗;使用吸氧疗法(国外介绍用 100%的氧,8～10 L/min,共 10～15 min,仅供参考);麦角胺咖啡因或双氢麦角碱睡前应用,对夜间头痛特别有效;碳酸锂的疗效尚有争议,但多数学者介绍其有效,但中毒剂量有时与治疗剂量很接近,曾有老年患者(精神患者)服一片致昏迷者,建议有条件者监测血锂水平,不良反应有胃肠道症状、肾功能改变、内分泌改变、震颤、眼球震颤、抽搐等;其他药物尚有钙通道阻滞剂、舒马普坦等。

3.痛性眼肌麻痹

痛性眼肌麻痹又称 Tolosa-Hunt 综合征,是一种以头痛和眼肌麻痹为特征,涉及特发性眼眶和海绵窦的炎性疾病。病因可为颅内颈内动脉的非特异性炎症,也可能涉及海绵窦。常表现为球后及眶周的顽固性胀痛、刺痛,数天或数周后出现复视,并可有第Ⅲ、Ⅳ、Ⅵ脑神经受累表现,间隔数月或数年后复发,需行血管造影以排除颈内动脉瘤。皮质类固醇治疗有效。

4.颅内占位所致头痛

占位早期,头痛可为间断性或晨起为重,但随着病情的发展,多成为持续性头痛,进行性加重,可出现颅内高压的症状与体征,如头痛、恶心、呕吐、视盘水肿,并可出现局灶症状与体征,如精神改变。典型者可出现偏瘫、失语、偏身感觉障碍、抽搐、偏盲、共济失调、眼球震颤等,对典型者鉴别不难。但需注意,也有表现为十几年的偏头痛最后被确诊为巨大血管瘤者。

四、防治

(一)一般原则

偏头痛的治疗策略包括两个方面:对症治疗及预防性治疗。对症治疗的目的在于消除、抑制或减轻疼痛及伴随症状。预防性治疗用来减少头痛发作的频度及减轻头痛严重性。对偏头痛患者是单用对症治疗还是同时采取对症治疗及预防性治疗,要具体分析。一般说来,如果头痛发作频度较小,疼痛程度较轻,持续时间较短,可考虑单纯选用对症治疗。如果头痛发作频度较大,疼痛程度较重,持续时间较长,对工作、学习、生活影响较明显,则在给予对症治疗的同时,给予适当的预防性治疗。总之,既要考虑到疼痛对患者的影响,又要考虑到药物不良反应对患者的影响,有时还要参考患者个人的意见。Saper的建议是对每周发作2次以下者单独给予药物性对症治疗,而对发作频繁者应给予预防性治疗。

不论是对症治疗还是预防性治疗均包括两个方面,即药物干预及非药物干预。

非药物干预方面,强调患者自助。嘱患者详细记录前驱症状、头痛发作与持续时间及伴随症状,找出头痛诱发及缓解的因素,并尽可能避免。如避免某些食物,保持规律的作息时间、规律饮食。不论是在工作日,还是周末抑或假期,坚持这些方案对于减轻头痛发作非常重要,接受这些建议对30%的患者有帮助。另有人倡导有规律的锻炼(如长跑)可能有效地减少头痛发作。认知和行为治疗(如生物反馈治疗)已被证明有效,另有患者于头痛时进行痛点压迫,于凉爽、安静、暗淡的环境中独处,或以冰块冷敷均有一定效果。

(二)药物对症治疗

偏头痛的对症治疗可选用非特异性药物治疗,包括简单的止痛药、非甾体抗炎药及麻醉剂。对于轻、中度头痛,简单的镇痛药及非甾体抗炎药常可缓解头痛的发作。常用的药物有脑清片、对乙酰氨基酚、阿司匹林、萘普生、吲哚美辛、布洛芬、罗通定等。麻醉药的应用是严格限制的,Saper提议主要在严重发作,其他治疗不能缓解,或对偏头痛特异性治疗有禁忌或不能忍受的情况下应用。偏头痛特异性5-羟色胺受体拮抗剂主要用于中、重度偏头痛。偏头痛特异性5-羟色胺受体拮抗剂结合简单的止痛剂,大多数头痛可得到有效的治疗。

5-羟色胺受体拮抗剂治疗偏头痛的疗效是肯定的。麦角胺咖啡因既能抑制去甲肾上腺素的再摄取,又能拮抗其与β-肾上腺素受体的结合,于先兆期或头痛开始后服用1片,常可使头痛发作终止或减轻。如果疗效不显,于数小时后加服1片,每天不超过4片,每周用量不超过10片。该药的缺点是不良反应较多,并且有成瘾性,有时剂量会越来越大。常见不良反应为消化道症状、心血管症状,如恶心、呕吐、胸闷、气短。孕妇、心肌缺血者、高血压者、有肝和肾疾病者等忌用。

舒马普坦、双氢麦角碱和麦角碱衍生物酒石酸麦角胺为偏头痛特异性药物,均为5-羟色胺受体拮抗剂。这些药物作用于中枢神经系统和三叉神经中受体介导的神经通路,通过阻断神经源性炎症而起到抗偏头痛作用。

　　酒石酸麦角胺主要用于中、重度偏头痛,特别是当简单的镇痛治疗效果不足或不能耐受时。其有多项作用:既是 5-羟色胺 1A、5-羟色胺 1B、5-羟色胺 1D 和 5-羟色胺 1F 受体拮抗剂,又是 α-肾上腺素受体拮抗剂,通过刺激动脉平滑肌细胞 5-羟色胺受体而产生血管收缩作用;它可收缩静脉容量性血管、抑制交感神经末端去甲肾上腺素再摄取。作为 5-羟色胺 1 受体拮抗剂,它可抑制三叉神经血管系统神经源性炎症,其抗偏头痛活性中最基础的机制可能在此,而非其血管收缩作用。其对中枢神经递质的作用对缓解偏头痛发作亦是重要的。给药途径有口服、舌下及直肠给药。生物利用度与给药途径关系密切。口服及舌下含化吸收不稳定,直肠给药起效快,吸收可靠。为了减少过多应用导致麦角胺依赖性或反跳性头痛,一般每周应用不超过 2 次,应避免大剂量连续用药。

　　有学者总结酒石酸麦角胺在下列情况下慎用或禁用:年龄 55～60 岁(相对禁忌);妊娠或哺乳;心动过缓(中至重度);有心室疾病(中至重度);有胶原-肌肉病;有心肌炎;有冠心病,包括血管痉挛性心绞痛;高血压(中至重度);肝、肾损害(中至重度);感染或高热/败血症;有消化性溃疡性疾病;周围血管病;严重瘙痒。另外,该药可加重偏头痛造成的恶心、呕吐。

　　舒马普坦亦适用于中、重度偏头痛发作,作用于神经血管系统和中枢神经系统,通过抑制或减轻神经源性炎症而发挥作用。曾有人称舒马普坦的使用为偏头痛治疗的里程碑。皮下用药 2 h,约 80% 的急性偏头痛有效。尽管 24～48 h 40% 的患者重新出现头痛,这时给予第 2 剂仍可达到同样的有效率。口服制剂的疗效稍低于皮下给药,起效亦稍慢,通常在 4 h 内起效。皮下用药后 4 h 给予口吸制剂不能预防再出现头痛,但对皮下用药后 24 h 内出现的头痛有效。

　　舒马普坦具有良好的耐受性,其不良反应通常较轻和短暂,持续时间常在 45 min 以内。不良反应包括注射部位的疼痛、耳鸣、面红、烧灼感、热感、头昏、体重增加、颈痛及发音困难。少数患者于首剂时出现非心源性胸部压迫感,仅有很少患者于后续用药时再出现这些症状。引起与其相关的心肌缺血罕见。

　　应用舒马普坦注意事项及禁忌证为:年龄 55～60 岁(相对禁忌证);妊娠或哺乳;有缺血性心肌病(心绞痛、心肌梗死病史、记录到的无症状性缺血);有不稳定型心绞痛;高血压(未控制);有基底型或偏瘫型偏头痛;有未识别的冠心病(妇女处于绝经期,男性超过 40 岁,有心脏病危险因素,如高血压、高脂血症、肥胖、糖尿病、严重吸烟及强阳性家族史);有肝、肾功能损害(重度);同时应用单胺氧化酶抑制剂和舒马普坦或在应用舒马普坦时处于单胺氧化酶抑制剂治疗终止后 2 周内;同时应用含麦角胺或麦角类制剂(24 h 内),首次剂量可能需要在医师监护下应用。

　　酒石酸双氢麦角碱的效果超过酒石酸麦角胺。大多数患者起效迅速,在中、重度发作特别有用,也可用于难治性偏头痛。与酒石酸麦角胺有共同的机制,但其动脉血管收缩作用较弱,有选择性收缩静脉血管的特性,可静脉注射、肌内注射及鼻腔吸入。静脉注射途径给药起效迅速。肌内注射生物利用度达 100%。鼻腔吸入的绝对生物利用度 40%,应用酒石酸双氢麦角碱后再出现头痛的频率较其他现有的抗偏头痛剂小,这可能与其半衰期长有关。

　　酒石酸双氢麦角碱较酒石酸麦角胺具有较好的耐受性、恶心和呕吐的发生率及程度非常低,静脉注射最高,肌内注射及鼻吸入给药低。极少成瘾和引起反跳性头痛。通常的不良反应包括胸痛、轻度肌痛、短暂的血压上升。不应给予有血管痉挛反应倾向的患者,包括已知的周围性动脉疾病,冠状动脉疾病(特别是不稳定型心绞痛或血管痉挛性心绞痛)或未控制的高血压。注意事项和禁忌证同酒石酸麦角胺。

(三)药物预防性治疗

偏头痛的预防性治疗应个体化,特别是剂量的个体化。可根据患者的体重、一般身体情况、既往用药体验等选择初始剂量,逐渐加量,如无明显不良反应,可连续用药2~3 d,无效时再接用其他药物。

1.抗组织胺药物

苯噻啶为一种有效的偏头痛预防性药物。可每天2次,每次0.5 mg起,逐渐加量,一般可增加至每天3次,每次1.0 mg,最大量不超过6 mg/d。不良反应为嗜睡、头昏、体重增加等。

2.钙通道阻滞剂

氟桂利嗪,每晚1次,每次5~10 mg,不良反应有嗜睡、锥体外系反应、体重增加、抑郁等。

3.β受体阻滞剂

普萘洛尔,开始剂量每天3次,每次10 mg,逐渐增加至60 mg/d,也有介绍用量为120 mg/d的,心率低于每分钟60次者停用。哮喘、严重房室传导阻滞者禁用。

4.抗抑郁药

阿米替林每天3次,每次25 mg,逐渐加量。可有嗜睡等不良反应,加量后不良反应明显。氟西汀(我国商品名百优解)每片20 mg,每天早晨1片,饭后服,该药初始剂量及有效剂量相同,服用方便,不良反应有睡眠障碍、胃肠道症状等,常较轻。

5.其他

非甾体抗炎药,如萘普生;抗惊厥药,如卡马西平、丙戊酸钠;舒必剂、硫必利;中医中药(辨证施治、辨经施治、成方加减、中成药)等皆可试用。

(四)关于特殊类型偏头痛

与偏头痛相关的先兆是否需要治疗及如何治疗,目前尚无定论。通常先兆为自限性的、短暂的,大多数患者于治疗尚未发挥作用时可自行缓解。如果患者经历复发性、严重的、明显的先兆,考虑舌下含化尼非地平,但头痛有可能加重,且疗效亦不肯定。给予舒马普坦及酒石酸麦角胺的疗效亦尚处观察之中。

(五)关于难治性、严重偏头痛性头痛

这类头痛主要涉及偏头痛持续状态,头痛常不能为一般的门诊治疗所缓解。患者除持续的进展性头痛外尚有一系列生理及情感症状,如恶心、呕吐、腹泻、脱水、抑郁、绝望,甚至自杀倾向。用药过度及反跳性依赖、戒断症状常促发这些障碍。这类患者常需收入急症室观察或住院,以纠正患者存在的生理障碍,如脱水;排除伴随偏头痛出现的严重的神经内科或内科疾病;治疗纠正药物依赖;预防患者于家中自杀等。应注意患者的生命体征,可做心电图检查。药物可选用酒石酸双氢麦角碱、舒马普坦、鸦片类及止吐药,必要时亦可谨慎给予氯丙嗪等。可选用非肠道途径给药,如静脉或肌内注射给药。一旦发作控制,可逐渐加入预防性药物治疗。

(六)关于孕妇的治疗

给予地美罗注射剂或片剂,并应限制剂量。还可应用泼尼松,其不易穿过胎盘,在妊娠早期不损害胎儿,但不宜应用太频繁。如欲怀孕,最好不用预防性药物并避免应用麦角类制剂。

(七)关于儿童偏头痛

儿童偏头痛用药的选择与成人有很多重叠,如止痛药物、钙离子通道拮抗剂、抗组织胺药物,但也有人质疑酒石酸麦角胺药物的疗效。如能确诊,重要的是对儿童及其家长进行安慰,使其对本病有全面的认识,以缓解由此带来的焦虑,对治疗有益。

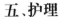

五、护理

(一)护理评估

1.健康史

(1)了解头痛的部位、性质和程度:询问头痛是全头痛还是局部头痛,是搏动性头痛还是胀痛、钻痛,是轻微痛、剧烈痛还是无法忍受的疼痛。偏头痛常被描述为双侧颞部的搏动性疼痛。

(2)头痛的规律:询问头痛发病的急缓,是持续性的还是发作性的,起始与持续时间,发作频率,激发或缓解的因素,与季节、气候、体位、饮食、情绪、睡眠、疲劳等的关系。

(3)有无先兆及伴发症状:如头晕、恶心、呕吐、面色苍白、潮红、视物不清、闪光、畏光、复视、耳鸣、失语、偏瘫、嗜睡、发热、晕厥。典型偏头痛发作常有视觉先兆和伴有恶心、呕吐、畏光。

(4)既往史与心理社会状况:询问患者的情绪、睡眠、职业情况以及服药史,了解头痛对日常生活、工作和社交的影响,患者是否因长期反复头痛而出现恐惧、忧郁或焦虑心理。大部分偏头痛患者有家族史。

2.身体状况

检查意识是否清楚,瞳孔是否等大等圆、对光反射是否灵敏;体温、脉搏、呼吸、血压是否正常;面部表情是否痛苦,精神状态怎样;眼睑是否下垂,有无脑膜刺激征。

3.主要护理问题及相关因素

(1)偏头痛:与发作性神经血管功能障碍有关。

(2)焦虑:与偏头痛长期、反复发作有关。

(3)睡眠形态紊乱:与头痛长期反复发作和/或焦虑等情绪改变有关。

(二)护理措施

1.避免诱因

告知患者可能诱发或加重头痛的因素,如情绪紧张、进食某些食物、饮酒、月经来潮、用力做性动作;保持环境安静、舒适、光线柔和。

2.指导减轻头痛的方法

方法包括指导患者缓慢深呼吸,听音乐、练气功、生物反馈治疗,引导式想象,冷、热敷以及理疗、按摩、指压止痛等。

3.用药护理

告知止痛药物的作用与不良反应,让患者了解药物依赖性或成瘾性的特点,例如,大量使用止痛剂、滥用麦角胺咖啡因可致药物依赖。指导患者遵医嘱正确服药。

(李　猛)

第二节　病毒性脑膜炎

病毒性脑膜炎是一组由各种病毒感染引起的脑膜急性炎症性疾病,临床以发热、头痛和脑膜刺激征为主要表现。该病大多呈良性过程。

一、病因及发病机制

多数的病毒性脑膜炎由肠道病毒引起。该病毒属于微小核糖核酸病毒科,有 60 多个不同亚型,包括脊髓灰质炎病毒、柯萨奇病毒 A 和 B、埃可病毒等,其次为流行性腮腺炎、单纯疱疹病毒和腺病毒。

肠道病毒主要经粪-口途径传播,少数通过呼吸道分泌物传播;大部分病毒在下消化道发生最初的感染,肠道细胞上有与肠道病毒结合的特殊受体,病毒经肠道入血,产生病毒血症,再经脉络丛侵犯脑膜,引发脑膜炎症改变。

二、临床表现

(1)该病以夏、秋季为高发季节,在热带和亚热带地区可终年发病。儿童多见,成人也可罹患。多为急性起病,出现病毒感染的全身中毒症状,如发热、头痛、畏光、肌痛、恶心、呕吐、食欲减退、腹泻和全身乏力,并可有脑膜刺激征。儿童病程常超过 1 周,成人病程可持续 2 周或更长时间。

(2)临床表现可因患者的年龄、免疫状态和病毒种类不同而异,例如,幼儿可出现发热、呕吐、皮疹等症状,而脑膜刺激征轻微甚至缺如;手足口综合征常发生于肠道病毒 71 型脑膜炎,非特异性皮疹常见于埃可病毒 9 型脑膜炎。

三、辅助检查

脑脊液压力正常或升高,白细胞数正常或升高,可达$(10\sim100)\times10^6/L$,早期可以多形核细胞为主,$8\sim48$ h 以淋巴细胞为主。蛋白质含量可轻度升高,糖和氯化物含量正常。

四、治疗

该病是一种自限性疾病,主要是对症治疗、支持治疗和防治并发症。对症治疗:头痛严重者可用止痛药,癫痫发作可选用卡马西平或苯妥英钠等,脑水肿在病毒性脑膜炎不常见,可适当应用甘露醇。对于疱疹病毒引起的脑膜炎,应用阿昔洛韦抗病毒治疗可明显缩短病程和缓解症状,目前针对肠道病毒感染临床上使用或试验性使用的药物有人免疫球蛋白和抗微小核糖核酸病毒药物普来可那立。

五、护理评估

(一)健康史
评估发病前有无发热及感染史(呼吸道、消化道)。

(二)症状
症状有发热、头痛、呕吐、食欲减退、腹泻、乏力、出皮疹等。

(三)身体状况
(1)评估生命体征及意识,尤其是体温及意识状态。

(2)头痛:观察头痛部位、性质,有无逐渐加重及突然加重,脑膜刺激征是否为阳性。

(3)呕吐:观察呕吐物性质、量、频率,是否为喷射样呕吐。

(4)其他症状:有无人格改变、共济失调、偏瘫、偏盲、皮疹。

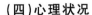

（四）心理状况

（1）有无焦虑、恐惧等情绪。

（2）疾病对生活、工作有无影响。

六、护理诊断/问题

（一）体温过高

体温过高与感染的病原有关。

（二）意识障碍

意识障碍与高热、颅内压升高引起的脑膜刺激征及脑疝形成有关。

（三）有误吸的危险

有误吸的危险与脑部病变引起的脑膜刺激征及吞咽困难有关。

（四）有受伤的危险

有受伤的危险与脑部皮质损伤引起的癫痫发作有关。

（五）营养失调：低于机体需要量

营养失调：低于机体需要量与高热、吞咽困难、脑膜刺激征所致的入量不足有关。

（六）生活自理能力缺陷

生活自理能力缺陷与昏迷有关。

（七）有皮肤完整性受损的危险

有皮肤完整性受损的危险与昏迷抽搐有关。

（八）语言沟通障碍

语言沟通障碍与脑部病变引起的失语、精神障碍有关。

（九）思维过程改变

思维过程改变与脑部损伤所致的智能改变、精神障碍有关。

七、护理措施

（一）高热的护理

（1）注意观察患者发热的热型及相伴的全身中毒症状的程度，根据体温高低定时监测其变化，并给予相应的护理。

（2）在寒战期及时给患者增加衣被保暖；在高热期则减少衣被，增加其散热。患者的内衣以棉制品为宜，且不宜过紧，应勤洗勤换。

（3）在患者头、颈、腋窝、腹股沟等大血管走行处放置冰袋，及时给予物理降温，30 min 后测量降温后的效果。

（4）当物理降温无效、患者持续高热时，遵医嘱给予降温药物。给予药物降温后，特别是对有昏迷的患者，要观察其神志、瞳孔、呼吸、血压的变化。

（5）做好基础护理，使患者身体舒适；做好皮肤护理，防止降温后大量出汗带来的不适；给予患者口腔护理，以减轻高热导致的口腔分泌物减少而引起的口唇干裂、口干、舌苔，以及呕吐、口腔残留食物引起的口臭带来的不适感及舌尖、牙龈炎等感染；给予会阴部护理，保持其清洁，防止卧床所致的泌尿系统感染；床单位清洁、干燥、无异味。

（6）患者的饮食应以清淡为宜，给予细软、易消化、高热量、高维生素、高蛋白、低脂肪饮食。

鼓励患者多饮水、多吃水果和蔬菜。对有意识障碍不能经口进食者及时给予鼻饲,并计算患者每千克体重所需的热量,配置合适的鼻饲饮食。

(7)保持病室安静、舒适、空气清新,室温 18 ℃～22 ℃,湿度 50%～60%。避免噪声,以免加重患者由发热引起的躁动不安、头痛及精神方面的不适感。降低室内光线亮度或给患者戴眼罩,减轻光线刺激引起的燥热感。

(二)病情观察

(1)严密观察患者的意识状态,维持患者的最佳意识水平。严密观察病情变化,包括意识、瞳孔、血压、呼吸、体温等生命体征的变化,结合其伴随症状,正确判断、准确识别智能障碍引起的表情呆滞、反应迟钝,或失语造成的不能应答,或高热引起的精神萎靡,或颅压高所致脑疝引起的嗜睡、昏睡、昏迷,应及时、准确地反馈给医师,以利于患者得到恰当的救治。

(2)按时给予脱水降颅压的药物,以减轻脑水肿引起的头痛、恶心、呕吐等脑膜刺激征,防止脑疝的发生。

(3)注意补充液体,准确记录 24 h 出入量,防止低血容量性休克而加重脑缺氧。

(4)定时翻身、叩背、吸痰,及时清理口、鼻、呼吸道分泌物,保持呼吸道通畅,防止肺部感染。

(5)给予鼻导管吸氧或储氧面罩吸氧,保证脑组织氧的供给,降低脑组织氧代谢。

(6)避免噪声、强光刺激,减少癫痫发作,减少脑组织损伤,维护患者意识的最佳状态。

(7)癫痫发作及癫痫持续状态的护理见癫痫患者的护理。

(三)精神症状的护理

(1)密切观察患者的行为,每天主动与患者交谈,关心其情绪,及时发现有无暴力行为和自杀倾向。

(2)减少环境刺激,避免引起患者恐惧。

(3)注意与患者沟通交流和护理操作技巧,减少不良语言和护理行为的刺激,避免患者意外事件的发生。①在与患者接触时保持安全距离,以防有暴力行为患者的伤害。②在与患者交流时注意表情,声音要低,语速要慢,避免使患者感到恐惧,从而增加患者对护士的信任。③运用顺应性语言劝解患者接受治疗护理,当患者焦虑或拒绝时,除特殊情况外,可等其情绪稳定后再处理。④每天集中进行护理操作,避免反复的操作引起患者的反感或激惹患者的情绪。⑤当遇到患者有暴力行为的倾向时,要保持沉着、冷静的态度,切勿大叫,以免使患者受到惊吓后产生恐惧,引发攻击行为而伤害他人。

(4)当患者烦躁不安或暴力行为不可控时,及时给予适当约束,以协助患者缓和情绪,减轻或避免意外事件的发生。约束患者时应注意以下几点:①约束患者前一定要向患者家属讲明约束的必要性,要详细记录病程和护理记录,必要时请患者签知情同意书,在患者情绪稳定的情况下也应向家属讲明约束原因。②应将约束带固定在患者的手不可触及的地方。约束时注意患者肢体的姿势,维持肢体功能性位置,约束带松紧度适宜,注意观察被约束肢体的肤色和活动度。③长时间约束至少每 2 h 松解约束 5 min。必要时改变患者的体位,协助肢体被动运动。若患者的情况不允许,则每隔一段时间轮流松绑肢体。④在约束患者期间令家属或其他专人陪伴,定时巡视病房,并保证患者在护理人员的视线之内。

(四)用药护理

(1)遵医嘱使用抗病毒药物,静脉给药注意保持静脉通路通畅,做好药物不良反应宣教,注意观察患者有无谵妄、震颤、皮疹、血尿,定期抽血监测肝、肾功能。

（2）使用甘露醇等脱水降颅压的药物,应保证输液快速滴注,并观察皮肤情况,药液有无外渗,准确记录出入量。

（3）使用镇静、抗癫痫药物,要观察药效及药物不良反应,定期抽血,监测血药浓度。

（4）使用退热药物,注意及时补充水分,观察血压情况,预防休克。

(五)心理护理

（1）要做好患者心理护理,介绍有关疾病知识,鼓励患者配合医护人员的治疗,树立战胜疾病的信心,减轻恐惧、焦虑、抑郁等不良情绪,以促进疾病康复。

（2）对有精神症状的患者,给予家属帮助,做好患者生活护理,减少家属的焦虑。

(六)健康教育

（1）指导患者和家属养成良好的卫生习惯。

（2）加强体质锻炼,增强抵抗疾病的能力。

（3）注意休息,避免感冒,定期复查。

（4）指导患者服药。

（李　猛）

第三节　三叉神经痛

三叉神经痛是指三叉神经分布范围内反复发作短暂性剧烈疼痛,分为原发性及继发性两种。前者的病因未明,可能是某些致病因素使三叉神经脱髓鞘而产生异位冲动或伪突触传递,近年来由于显微血管减压术的开展,多数学者认为主要原因是邻近血管压迫三叉神经根。继发性三叉神经痛的常见原因有鼻咽癌颅底转移、中颅窝脑膜瘤、听神经瘤、半月节肿瘤、动脉瘤压迫、颅底骨折、脑膜炎、颅底蛛网膜炎、三叉神经节带状疱疹病毒感染等。

一、病因和发病机制

近年来由于显微血管减压术的开展,学者认为三叉神经痛的病因是邻近血管压迫了三叉神经根。绝大部分病因为小脑上动脉从三叉神经根的上方或内上方压迫了神经根,少数病因为小脑前下动脉从三叉神经根的下方压迫了神经根。血管对神经的压迫,使神经纤维挤压在一起,逐渐使其发生脱髓鞘改变,从而引起相邻纤维之间的短路现象,轻微的刺激即可形成一系列的冲动通过短路传入中枢,引起一阵阵剧烈的疼痛。

二、临床表现

该病多发生于 40 岁以上人群,女性患者略多于男性患者,多为单侧发病。突发闪电样、刀割样、钻顶样、烧灼样剧痛,严格限于三叉神经感觉支配区内,伴有面部抽搐,又称"痛性抽搐",每次发作持续数秒钟至 1～2 min 即骤然停止,间歇期无任何疼痛。在疲劳或紧张时发作较频繁。

三、治疗原则

三叉神经痛无论为原发性还是继发性,在未明确病因或难以查出病因的情况下均可用药物治疗或封闭治疗,以缓解症状,一旦确诊病因,应针对病因治疗,除非因高龄、身患严重疾病等因素难以接受者或病因去除治疗后仍疼痛发作,可继续采用药物治疗或封闭疗法。若服药不良反应重,可先选择封闭疗法。

四、治疗

(一)药物治疗

三叉神经痛的药物治疗主要用于患者发病初期或症状较轻者。经过一段时间的药物治疗,部分患者可达到完全治愈或症状得到缓解,表现在发作程度减轻、发作次数减少。

目前应用最广泛的、最有效的药物是抗癫痫药。在用药方面应根据患者的具体情况进行具体分析,各药可单独使用,亦可互相联合应用。在采用药物治疗过程中,应特别注意各种药物的不良反应,进行必要的检测,以免发生不良反应。

1.卡马西平

卡马西平亦称痛痉宁、痛可宁等。该药对三叉神经脊束核及丘脑中央内侧核部位的突触传导有显著的抑制作用。用药达到有效治疗量后多数患者的发作性疼痛于 24 h 内消失或明显减轻,文献报道,卡马西平可使 70% 以上的患者完全止痛,20% 的患者疼痛缓解,需长期服用才能维持疗效,多数患者停药后疼痛再现。不少患者服药后疗效有时会逐渐下降,需加大剂量。此药不能根治三叉神经痛,复发者再次服用仍有效。

用法与用量:口服开始时一次 0.1～0.2 g,每天 1～2 次,然后逐日增加 0.1 g。每天最大剂量不超过1.6 g,取得疗效后,可逐日逐次地减量,维持在最小有效量。如果应用最大剂量 2 周后疼痛仍不消失或减轻,则应停止服用,改用其他药物或治疗方法。

不良反应有眩晕、嗜睡、步态不稳、恶心,数天后消失,偶尔有白细胞减少、皮疹,可停药。

2.苯妥英钠

苯妥英钠为一种抗癫痫药,在未开始应用卡马西平之前,该药曾被认为是治疗三叉神经痛的首选药物。该药疗效不如卡马西平,止痛效果不完全,长期使用止痛效果减弱,因此,目前已列为第二位选用药物。

该药主要通过升高周围神经对电刺激的兴奋阈值及抑制脑干三叉神经脊髓束的突触间传导而起作用。其疗效仅次于卡马西平,文献报道有效率为 88%～96%,但需长期用药,停药后易复发。

用法与用量:成人开始时每次 0.1 g,每天 3 次,口服。如果用药后疼痛不见缓解,可加大剂量到每天0.2 g,每天 3 次,但最大剂量不超过 0.8 g/d。取得疗效后再逐渐递减剂量,以最小量维持。肌内注射或静脉注射:一次 0.125～0.25 g,每天总量不超过 0.5 g。临用时用等渗盐水溶解后方可使用。

不良反应为长期服用该药或剂量过大,可出现头痛、头晕、嗜睡、共济失调以及神经性震颤等。一般减量或停药后可自行恢复。该药对胃有刺激性,易引起厌食、恶心、呕吐及上腹痛等症状。饭后服用可减轻上述症状。长期服用可出现黏膜溃疡,多见于口腔及生殖器,并可引起牙龈增生,同时服用钙盐及抗过敏药可减轻。苯妥英钠可引起白细胞减少、视力减退等症状。大剂量静脉注射,可引起心肌收缩力减弱、血管扩张、血压下降,严重时可引起心脏传导阻滞,心搏骤停。

3.氯硝西泮

该药为抗癫痫药物,对三叉神经痛也有一定疗效。服药 4～12 d,血浆药浓度达到稳定水平,

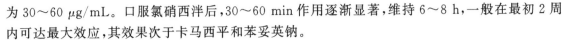

为 30～60 μg/mL。口服氯硝西泮后,30～60 min 作用逐渐显著,维持 6～8 h,一般在最初 2 周内可达最大效应,其效果次于卡马西平和苯妥英钠。

(1)用法与用量:氯硝安定的药效强,开始 1 mg/d,分 3 次服,即可产生治疗效果。而后每 3 d 调整药量 0.5～1 mg,直至达到满意的治疗效果,至维持剂量为 3～12 mg/d。最大剂量为 20 mg/d。

(2)不良反应有嗜睡、行为障碍、共济失调、眩晕、言语不清、肌张力低下等,对肝、肾功能也有一定的损害,有明显肝脏疾病者禁用。

4.山莨菪碱(654-2)

山莨菪碱为从我国特产茄科植物山莨菪中提取的一种生物碱,其作用与阿托品相似,可使平滑肌松弛,解除血管痉挛(尤其是微血管),同时具有镇痛作用。该药对治疗三叉神经痛有一定疗效,近期效果满意,据文献报道有效率为 76.1%～78.4%,止痛时间一般为 2～6 个月,个别达 5 年之久。

(1)用法与用量:①口服,每次 5～10 mg,每天 3 次,或每次 20～30 mg,每天 1 次。②肌内注射,每次 10 mg,每天 2～3 次,待疼痛减轻或疼痛发作次数减少后改为每次 10 mg,每天一次。

(2)不良反应有口干、面红、轻度扩瞳、排尿困难、视近物模糊及心率增快等反应。以上反应多在 1～3 h 消失,长期用药不会蓄积中毒。有青光眼和心脏病患者忌用。

5.巴氯芬

巴氯芬是抑制性神经递质 γ 氨基丁酸的类似物,临床试验研究表明该药能缓解三叉神经痛。用法:巴氯芬开始每次 10 mg,每天 3 次,隔天增加10 mg/d,直到治疗的第 2 周结束时,将用量递增至 60～80 mg/d。平均维持量:单用者为 50～60 mg/d,与卡马西平或苯妥英钠合用者为 30～40 mg/d。文献报道,巴氯芬与卡马西平治疗三叉神经痛的近期疗效几乎相同,但巴氯芬的远期疗效不如卡马西平,巴氯芬与卡马西平或苯妥英钠均具有协同作用,且比卡马西平更安全,这一特点使巴氯芬在治疗三叉神经痛方面颇受欢迎。

6.麻黄碱

该药可以兴奋脑啡肽系统,因而具有镇痛作用,其镇痛程度为吗啡的 1/12～1/7。用法:每次30 mg,肌内注射,每天 2 次。甲状腺功能亢进症(甲亢)、高血压、动脉硬化、心绞痛等患者禁用。

7.硫酸镁

在眶上孔或眶下孔注射该药可治疗三叉神经痛。

8.维生素 B_{12}

文献报道,用大剂量维生素 B_{12} 对治疗三叉神经痛确有较好疗效。方法:维生素 B_{12} 4 000 μg 加维生素 B_1 200 mg 加 2% 普鲁卡因 4 mL,对准扳机点做深浅上、下、左、右四点式注射,对注射的始端作深层肌下进药,注射的终点作浅层四点式进药,可根据疼痛轻重选择药量。但由于药物作用扳机点可能变位,治疗时可酌情根据变位更换进药部位。

9.哌咪清(匹莫齐特)

据文献报道,该药对用其他药物治疗无效的顽固性三叉神经痛患者有效,且其疗效明显优于卡马西平。开始剂量为 4 mg/d,逐渐增加至 12～14 mg/d,分 2 次服用。不良反应以锥体外系反应较常见,亦可有口干、无力、失眠等。

10.维生素 B_1

维生素 B_1 在神经组织蛋白合成过程中起辅酶作用,参与胆碱代谢,其止痛效果差,只能作为辅助药物。用法与用量:①肌内注射 1 mg/d,每天 1 次,10 d 后改为每周 2～3 次,持续 3 周为 1 个疗程。②对三叉神经分支注射,根据疼痛部位可作眶上神经、眶下神经、上颌神经和下颌神经注射。剂量 1 次 500～1 000 μg,每周 2～3 次。③穴位注射,每次 25～100 μg,每周 2～3 次。常用颊车、下关、四白及阿是穴等。

11.激素

原发性三叉神经痛和继发性三叉神经痛病例的病理改变在光镜和电镜下都表现为三叉神经后根有脱髓鞘改变。在临床治疗中发现,许多用卡马西平、苯妥英钠等治疗无效的患者,改用泼尼松、地塞米松等治疗有效。这种激素治疗的原理与治疗脱髓鞘疾病相同,利用激素的免疫抑制作用达到治疗三叉神经痛的目的。由于学者报告的病例少,只是对一部分卡马西平、苯妥英钠治疗无效者应用有效,其长期效果和机理有待进一步观察。剂量与用量:①泼尼松,每次 5 mg,每天 3 次。②地塞米松,每次 0.75 mg,每天 3 次。注射剂:每支 5 mg,每次 5 mg,每天 1 次,肌内注射或静脉注射。

(二)神经封闭法

神经封闭法主要包括三叉神经半月节及其周围支乙醇封闭术和半月节射频热凝法,其原理是通过乙醇的化学作用或热凝的物理作用,使三叉神经纤维发生坏死病变,从而阻断神经传导,达到止痛目的。

1.三叉神经乙醇封闭法

封闭用乙醇一般在浓度 80% 左右(因封闭前注入局麻药,故常用 98% 的浓度)。

(1)眶上神经封闭:适用于三叉神经第一支痛。方法为患者取坐或卧位,位于眶上缘中内1/3交界处触及切迹,给皮肤消毒及局麻后,用短细针头自切迹刺入皮肤直达骨面,找到骨孔后刺入,待患者出现放射痛时,先注入 0.5～1 mL 2% 的利多卡因,待眶上神经分布区针感消失,再缓慢注入 0.5 mL 左右乙醇。

(2)眶下神经封闭:在眶下孔封闭三叉神经上颌支的眶下神经,适用于三叉神经第二支痛(主要疼痛局限在鼻旁、下眼睑、上唇等部位)。方法:患者取坐或卧位,位于距眶下缘约 1 cm,距鼻中线 3 cm,触及眶下孔,该孔走向与矢状面成 40°～45°,长约 1 cm,故穿刺时针头由眶下孔做40°～45°向外上、后进针,深度不超过 1 cm,患者出现放射痛时,其后操作与眶上神经封闭相同。

(3)后上齿槽神经封闭:在上颌结节的后上齿槽孔处进行,适用于三叉神经第二支痛(痛区局限在上白齿及其外侧黏膜者)。方法:患者取坐或卧位,头转向健侧,穿刺点在颧弓下缘与齿槽嵴成角处,即相当于过眼眶外缘的垂线与颧骨下缘相交点,局部消毒后,先用左手指将附近皮肤向下前方拉紧,继之以4～5 cm长穿刺针自穿刺点稍向后上方刺入直达齿槽嵴的后侧骨面,然后紧贴骨面缓慢深入 2 cm 左右,即达后上齿槽孔处,先注入 2% 的利多卡因,再注入乙醇。

(4)颏神经封闭:在下颌骨的颏孔处进行,适用于三叉神经第三支痛(主要局限在颏部、下唇)。方法为在下颌骨上、下缘间之中点相当于咬肌前缘和颏正中线之间中点找到颏孔,然后自后上方与皮肤成 45° 角向前下进针刺入骨面,插入颏孔,其后操作与眶上神经封闭相同。

(5)上颌神经封闭:用于三叉神经第二支痛(痛区广泛及眶下神经封闭失效者)。上颌神经主干自圆孔穿出颅腔至翼腭窝。常用侧入法:穿刺点位于眼眶外缘至耳道间连线中点下方,穿刺针自该点垂直刺入深约 4 cm,触及翼突板,继之退针 2 cm 左右稍改向前方15°角重新刺入,滑过翼板前缘,再深入 0.5 cm(即入翼腭窝内),患者有放射痛时,回抽无血后,先注入 2% 的利多卡因,待上颌部感觉麻后,注入 1 mL 乙醇。

（6）下颌神经封闭：用于三叉神经第三支痛（痛区广泛及眶下神经封闭失效者）。下颌神经主干自卵圆孔穿出。常用侧入法，穿刺点同上颌神经穿刺点，垂直进针达翼突板后，退针 2 cm 再改向上后方 15°角进针，患者出现放射痛后，注药方法与上颌神经封闭相同。

（7）半月神经节封闭：用于三叉神经二、三支痛或一、二、三支痛。常用前入法：穿刺点在口角上方及外侧约 3 cm 处，自该点进针，方向后、上、内，即正面看应对准向前直视的瞳孔，从侧面看朝颧弓中点，约进针 5 cm 处达颅底触及试探，当刺入卵圆孔时，患者即出现放射痛（下颌区），则再推进 0.5 cm，上颌部亦出现剧痛即确入半月节内。回抽无血、无脑脊液，先注入 0.5 mL 2%的利多卡因，同侧面部麻木后，再缓慢注入 0.5 mL 乙醇。

以上乙醇封闭法的治疗效果差异较大，短者数月，长者可达数年。复发者可重复封闭，但难以根治。

2.三叉神经半月节射频热凝法

该法首先由 Sweat(1974)提出，它通过穿刺半月节插入电极后用电刺激确定电极位置，从而有选择地用射频温控定量灶性破坏法，达到止痛目的。方法如下。

（1）半月节穿刺：方法与半月节封闭术相同。

（2）电刺激：穿入成功后，插入电极通入 0.2～0.3 V，用 50～75 w/s 的方波电流，这时患者感觉有刺激区的蚁行感。

（3）射频温探破坏：电刺激准确定位后，打开射频发生器，产生射频电场，此时为进一步了解电极位置，可将温度控制在 42 ℃～44 ℃，这种电流可造成可逆性损伤并刺激产生疼痛。一旦电极位置无误，则可将温度升高，每次 5 ℃，增高至 60 ℃～80 ℃，每次 30～60 s，在破坏第一支时，则稍缓慢加热并检查角膜反射。此方法有效率为 85%左右，但仍会复发，不能根治。

3.三叉神经痛的 γ 刀放射疗法

1991 年，有学者利用 MRI 定位像输入 HP-9000 计算机，使用 Gamma plan 进行定位和定量计算，选择三叉神经感觉根进脑干区为靶点照射，达到缓解症状的目的，其疗效尚不明确。

五、护理

（一）护理评估

1.健康史评估

（1）原发性三叉神经痛是一种病因尚不明确的疾病。但三叉神经痛可继发于脑桥、小脑脚占位病变压迫三叉神经或由多发硬化等所致。因此，应询问患者是否患有多发硬化，检查有无占位性病变，每次面部疼痛有无诱因。

（2）评估患者年龄。此病多发生于中老年人。40 岁以上起病者占 70%～80%，女性患者与男性患者的比例为 3∶1。

2.临床观察与评估

（1）评估疼痛的部位、性质、程度、时间。通常疼痛无预兆，大多数人为单侧疼痛，开始和停止都很突然，间歇期可完全正常。发作表现为电击样、针刺样、刀割样或撕裂样的剧烈疼痛，每次数秒至 2 min。疼痛以面颊、上下颌及舌部最为明显，口角、鼻翼、颊部和舌部为敏感区。轻触即可诱发，触发点称为扳机点，当碰及触发点时（如洗脸、刷牙）疼痛发作，或咀嚼、呵欠和讲话等引起疼痛，以致患者不敢做这些动作。表现为面色憔悴、精神抑郁和情绪低落。

（2）严重者伴有面部肌肉的反复性抽搐、口角牵向患侧，称为痛性抽搐。可伴有面部发红、皮温升高、结膜充血和流泪等。严重者可昼夜发作,夜不成眠或睡后痛醒。

(3)病程可呈周期性。每次发作期可为数天、数周或数月不等;缓解期亦可数天至数年不等。病程越长,发作越频繁、越重。神经系统检查一般无阳性体征。

(4)心理评估。使用焦虑量表评估患者的焦虑程度。

(二)患者问题

1.疼痛

主要由于三叉神经受损引起面颊、上颌、下颌及舌疼痛。

2.焦虑

焦虑与疼痛反复、频繁发作有关。

(三)护理目标

(1)患者自感疼痛减轻或缓解。

(2)患者述舒适感增加,焦虑症状减轻。

(四)护理措施

1.治疗护理

(1)药物治疗:对原发性三叉神经痛首选卡马西平治疗。其不良反应为头晕、嗜睡、口干、恶心、皮疹、再生障碍性贫血、肝功能损害、智力和体力衰弱等。护理者必须注意观察。每1~2个月复查肝功能和血常规。偶尔有皮疹、肝功能损害和白细胞减少,需停药;也可按医师建议单独或联合使用苯妥英钠、氯硝西泮、巴氯芬、野木瓜等治疗。

(2)封闭治疗:三叉神经封闭是于三叉神经分支或三叉神经半月节上注射药物,阻断其传导,导致面部感觉丧失,获得一段时间的止痛效果。注射药物有无水乙醇、甘油等。封闭术的止痛效果往往不够满意,远期疗效较差,还有可能引起角膜溃疡、失明、颅神经损害、动脉损伤等并发症,且对三叉神经第一支疼痛不适用。但封闭治疗对全身状况差不能耐受手术的患者、鉴别诊断以及为手术创造条件的过渡性治疗仍有一定的价值。

(3)经皮选择性半月神经节射频电凝治疗:在 X 线监视下或经 CT 导向将射频电极针经皮插入半月神经节,通电加热至 65 ℃~75 ℃,维持 1 min,可选择性地破坏节后无髓鞘的传导痛觉、温度觉的 Aβ 和 C 细纤维,保留有髓鞘的传导触觉的 Aα 和粗纤维,疗效可达 90% 以上,但有面部感觉异常、角膜炎、咀嚼无力、复视和带状疱疹等并发症。长期随访发现复发率为 21%~28%,但重复应用仍有效。本方法尤其适用于年老体弱不适合手术治疗的患者、手术治疗后复发者以及不愿意接受手术治疗的患者。

射频电凝治疗后并发症的观察护理:观察患者的恶心、呕吐反应,随时处理污物,遵医嘱补液补钾;询问患者有无局部皮肤感觉减退,观察其是否有同侧角膜反射迟钝、咀嚼无力、面部异样不适感觉。注意给患者提供软食,洗脸水温要适宜。如果有术中穿刺方向偏内、偏深误伤视神经引起视力减退、复视等并发症,应积极遵医嘱给予治疗并防止患者活动摔伤、碰伤。

(4)外科治疗:①三叉神经周围支切除及抽除术较简单,因神经再生而容易复发,故有效时间短,目前较少采用,仅限于第一支疼痛者使用。②三叉神经感觉根切断术:经枕下入路三叉神经感觉根切断术,三叉神经痛均适用此种入路,手术操作较复杂,危险性大,术后反应较多,但常可发现病因,可很好保护运动根及保留部分面部和角膜触觉,复发率低,至今仍广泛使用。③三叉神经脊束切断术:此手术危险性太大,术后并发症严重,现很少采用。④微血管减压术:已知有 85%~96% 的三叉神经痛是由三叉神经根存在血管压迫导致,用手术方法将压迫神经的血管从三叉神经根部移开,疼痛则会消失,这就是微血管减压术,因为微血管减压术是针对三叉神经痛的主要病因进行治疗,去除血管对神经的压迫后,约90%的患者疼痛可以完全消失,面部感觉完全保留,而达到根治的目的,微血管减压术可以保留三叉神经功能,运用显微外科技术进行手术,减小了手术创伤,很少遗留永久性神经功能障碍,术中手术探查可以发现引起三叉神经痛的少见病因,如影像学未发现的小肿瘤、蛛网膜增厚及粘连,因而该方法成为原发性三叉神经痛的首选手术治疗方法。

三叉神经微血管减压术的手术适应证:正规药物治疗一段时间后,药物效果不明显或疗效明显减退;药物过敏或严重不良反应不能耐受;疼痛严重,影响工作、生活和休息。

微血管减压术治疗三叉神经痛的临床有效率为90%～98%,影响其疗效的因素很多,其中压迫血管的类型、神经受压的程度及减压方式的不同对其临床治疗和预后的判断有着重要的意义。微血管减压术治疗三叉神经痛也存在5%～10%的复发率,手术者不同,手术方法不同,差异很大。研究表明,患者的性别和年龄、疼痛的支数、疼痛部位、病程、近期疗效及压迫血管的类型可能与复发存在一定的联系。三叉神经痛术后复发的主要原因:①病程>8年;②静脉为压迫因素;③术后无即刻症状消失者。三叉神经痛复发最多见于术后2年内,2年后复发率明显降低。

2.心理支持

由于该病为突然发作的反复的阵发性剧痛,易出现精神抑郁和情绪低落等表现,护士应关心、理解、体谅患者,帮助其减轻心理压力,增强战胜疾病的信心。

3.健康教育

指导患者生活有规律,合理休息、娱乐;鼓励患者通过听音乐、阅读报刊等分散注意力,消除紧张情绪。

(李　猛)

第四节　癫　痫

癫痫是多种原因导致的脑部神经元高度同步化异常放电所引起的临床综合征,临床表现具有发作性、短暂性、重复性和刻板性的特点。临床上每次发作或每种发作的过程称为痫性发作。

一、病因与发病机制

(一)病因

癫痫不是独立的疾病,而是一组疾病或综合征。引起癫痫的病因非常复杂,根据病因学不同,癫痫可分为三大类。

1.症状性癫痫

由各种明确的中枢神经系统结构损伤和功能异常引起,如脑肿瘤、脑外伤、脑血管病、中枢神经系统感染、寄生虫、遗传代谢性疾病、神经系统变性疾病。

2.特发性癫痫

病因不明,未发现脑部有足以引起癫痫发作的结构性损伤或功能异常,可能与遗传因素密切相关。

3.隐源性癫痫

病因不明,但临床表现提示为症状性癫痫,现有的检查手段不能发现明确的病因。其占全部癫痫的 $60\%\sim70\%$。

(二)发病机制

癫痫的发病机制非常复杂,至今尚未能完全了解其全部机制,但发病的一些重要环节已被探知。

1.痫性放电的起始

神经元异常放电是癫痫发病的电生理基础。

2.痫性放电的传播

异常高频放电反复通过突触联系和强化后的易化作用诱发周边及远处的神经元的同步放电,从而引起异常电位的连续传播。

3.痫性放电的终止

目前机制尚未完全明了。

二、临床表现

(一)痫性发作

1.部分性发作

部分性发作包括以下几种。①单纯部分性发作:常以发作性一侧肢体、局部肌肉节律性抽动或感觉障碍为特征,发作时程短。②复杂部分性发作:表现为意识障碍,多有精神症状和自动症。③部分性发作继发全面性发作:上述部分性发作后出现全身性发作。

2.全面性发作

这类发作起源于双侧脑部,发作初期即有意识丧失,根据其临床表现的不同,可分为如下内容。

(1)全面强直-阵挛发作:以意识丧失、全身抽搐为主要临床特征。早期出现意识丧失、跌倒,随后的发作过程分为三期:强直期、阵挛期和发作后期。发作过程可有喉部痉挛、尖叫、心率增快、血压升高、瞳孔散大、呼吸暂停等症状,发作后各项体征逐渐恢复正常。

(2)失神发作:典型表现为正常活动中突然发生短暂的意识丧失,两眼凝视且呼之不应,发作停止后立即清醒,继续原来的活动,对发作没有丝毫记忆。

(3)强直性发作:多在睡眠中发作,表现为全身骨骼肌强直性阵挛,常伴有面色潮红或苍白、瞳孔散大等症状。

(4)阵挛性发作:表现为全身骨骼肌阵挛伴意识丧失,见于婴幼儿。

(5)肌阵挛发作:表现为短暂、快速、触电样肌肉收缩,一般无意识障碍。

(6)失张力发作:表现为全身或部分肌肉张力突然下降,造成张口、垂颈、肢体下垂甚至跌倒。

3.癫痫持续状态

癫痫持续状态指一次癫痫发作持续 30 min 以上,或连续多次发作致发作间期意识或神经功能未恢复至通常水平,可见于各种类型的癫痫,但通常是指全面强直-阵挛发作持续状态。癫痫持续状态可由不适当地停用抗癫痫药物或治疗不规范、感染、精神刺激、过度劳累、饮酒等诱发。

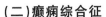

(二)癫痫综合征

癫痫综合征是特定病因引发的由特定症状和体征组成的癫痫。

三、辅助检查

(一)脑电图检查

脑电图检查是诊断癫痫最有价值的辅助检查方法,典型表现是尖波、棘波、棘-慢或尖-慢复合波。

(二)血液检查

通过血糖、血常规、血寄生虫等检查,可了解有无低血糖、贫血、寄生虫病。

(三)影像学检查

应用数字减影血管造影(DSA)、CT、MRI 等检查可发现脑部器质性病变,为癫痫的诊断提供依据。

四、治疗要点

目前癫痫治疗仍以药物治疗为主,药物治疗应达到 3 个目的:①控制发作或最大限度地减少发作次数;②长期治疗无明显不良反应;③使患者保持或恢复其原有的生理、心理和社会功能状态。

(一)病因治疗

祛除病因,避免诱因。例如,对全身代谢性疾病导致癫痫的应先纠正代谢紊乱,睡眠不足诱发癫痫的要保证充足的睡眠,对于颅内占位性病变引起者首先考虑手术治疗,对于脑寄生虫病行驱虫治疗。

(二)发作时治疗

立即让患者就地平卧,保持呼吸道通畅,及时给氧;防止外伤,预防并发症;应用药物预防再次发作,如使用地西泮、苯妥英钠。

(三)发作间歇期治疗

合理应用抗癫痫药物,常用的抗癫痫药物有地西泮、氯硝西泮、卡马西平、丙戊酸、苯妥英钠、苯巴比妥、扑痫酮、拉莫三嗪、奥卡西平、左乙拉西坦、加巴喷丁等。强直性发作、部分性发作和部分性发作继发全面性发作首选卡马西平;全面强直-阵挛发作、典型失神、肌阵挛发作、阵挛性发作首选丙戊酸。

(四)癫痫持续状态的治疗

保持稳定的生命体征和进行性心肺功能支持;终止呈持续状态的癫痫发作,减少癫痫发作对脑部神经元的损害;寻找并尽可能根除病因及诱因;处理并发症。可依次选用地西泮、异戊巴比妥钠、苯妥英钠和水合氯醛等药物。及时纠正血酸碱度和电解质失衡,发生脑水肿时给予甘露醇和呋塞米注射,注意预防和控制感染。

(五)其他治疗

对于药物难治性、有确定癫痫灶的癫痫可采用手术治疗,中医学针灸治疗对某些癫痫也有一定疗效。

五、护理措施

（一）一般护理

（1）饮食：为患者提供充足的营养，对癫痫持续状态的患者可给予鼻饲，嘱发作间歇期的患者进食清淡、无刺激、富于营养的食物。

（2）休息与运动：癫痫发作后宜卧床休息，平时应劳逸结合，保证充足的睡眠，生活规律，避免不良刺激。

（3）纠正水、电解质及酸碱平衡紊乱，预防并发症。

（二）病情观察

密切观察生命体征、意识状态、瞳孔变化、大小便等情况；观察并记录发作的类型、频率和持续时间；观察发作停止后意识恢复的时间，有无疲乏、头痛及行为异常。

（三）安全护理

告知患者有发作先兆时立即平卧。活动中发作时，立即将患者置于平卧位，避免摔伤。摘下眼镜、手表、义齿等硬物，用软垫保护患者的关节及头部，必要时用约束带适当约束，避免外伤。用牙垫或厚纱布置于患者口腔一侧上、下磨牙间，防止口、舌咬伤。发作间歇期，应为患者创造安静、安全的休养环境，避免或减少诱因，防止意外发生。

（四）保持呼吸道通畅

发作时立即解开患者的领扣、腰带以减少呼吸道受压，及时清除口腔内食物、呕吐物和分泌物，防止呼吸道阻塞。让患者平卧，头偏向一侧，必要时用舌钳拉出舌头，避免舌后坠阻塞呼吸道。必要时可行床旁吸引和气管切开。

（五）用药护理

有效的抗癫痫药物治疗可使 80% 的患者发作得到控制。告诉患者抗癫痫药物治疗的原则以及药物疗效与不良反应的观察，指导患者遵医嘱坚持长期正确服药。

1.服药注意事项

服药注意事项：①根据发作类型选择药物。②一般从小剂量开始，逐渐加量，以尽可能控制发作、又不致引起毒性反应的最小有效剂量为宜。③坚持长期有规律服药，完全不发作后还需根据发作类型、频率，再继续服药 2～3 年，然后逐渐减量至停药，切忌服药控制发作后就自行停药。④间断不规则服药不利于癫痫的控制，易导致癫痫持续状态发生。

2.常用抗癫痫药物不良反应

每种抗癫痫药物均有多种不良反应。不良反应轻者一般不需停药，从小剂量开始逐渐加量或与食物同服可以减轻，严重反应时应减量或停药、换药。服药前应做血、尿常规和肝、肾功能检查，服药期间定期监测血药浓度，复查血常规和生化检查项目。

（六）避免促发因素

1.癫痫的诱因

诱因有疲劳、饥饿、缺睡、便秘、经期、饮酒、感情冲动、一过性代谢紊乱和变态反应。过度换气对于失神发作、过度饮水对于强直性阵挛发作、闪光对于肌阵挛发作也有诱发作用。有些反射性癫痫还应避免声光刺激、惊吓、心算、阅读、书写、下棋、玩牌、刷牙、起步、外耳道刺激等特定因素。

2.癫痫持续状态的诱发因素

诱发因素常为突然停药、减药、漏服药及换药不当;其次为发热、感冒、劳累、饮酒、妊娠与分娩。使用异烟肼、利多卡因、氨茶碱或抗抑郁药亦可诱发癫痫持续状态。

(七)手术的护理

对于手术治疗癫痫的患者,术前应做好心理护理以减少恐惧和紧张。密切观察意识、瞳孔、肢体活动和生命体征等情况,并按医嘱做好术前检查和准备;术后麻醉清醒后应采取头高脚低位,以减轻脑水肿的发生。严密监测病情,做好术后常规护理、用药护理和安全护理。

(八)心理护理

病情反复发作、长期服药常会给患者带来沉重的精神负担,易产生焦虑、恐惧、抑郁等不良心理状态。护士应多关心患者,随时关注其心理状态并给予安慰和疏导,缓解患者的心理负担,使其更好地配合治疗。

(九)健康指导

(1)向患者及家属介绍疾病治疗和预防的相关知识,教会其癫痫的基本护理方法,告知安静的环境、规律的生活、合理的饮食、充足的睡眠、远离不良刺激等均有利于患者的康复。

(2)告知患者及家属遵医嘱长期、规律用药,不可突然减药甚至停药,定期复查,病情变化,立即就诊。

(3)患者应尽量避免单独外出,不参与蹦极、游泳等可能危及生命的活动,避免紧张、劳累。

(4)有特发性癫痫且有家族史的女性患者婚后不宜生育,双方均有癫痫,或一方患病,另一方有家族史者不宜婚配。

(李　猛)

第五节　帕　金　森　病

帕金森病由 James Parkinson(1817)首先描述,旧称震颤麻痹,是发生于中年以上的中枢神经系统慢性进行性变性疾病,病因至今不明,多缓慢起病,逐渐加重。其病变主要在黑质和纹状体。其他疾病累及锥体外系统也可引起同样的临床表现者,则称为帕金森综合征。65 岁以上人群患病率为 1 000/10 万,随年龄增长,男性患者稍多于女性患者。

一、临床表现

(一)震颤

肢体和头面部不自主抖动,这种抖动在精神紧张时和安静时尤为明显,病情严重时抖动呈持续性,只有在睡眠后才消失。

(二)肌肉僵直,肌张力增大

表现手指伸直,掌指关节屈曲,拇指内收,腕关节伸直,头前倾,躯干俯屈,髋关节和膝关节屈曲等特殊姿势。

(三)运动障碍

运动减少,动作缓慢,写字越写越小,不能完成精细动作,开步困难,呈慌张步态,走路前冲,呈碎步,面部缺乏表情。

(四)其他症状

其他症状有多汗、便秘、油脂脸、直立性低血压、精神抑郁症状等,部分患者伴有智力减退。

二、体格检查

(一)震颤

检查可发现静止性、姿势性震颤,手部可有搓丸样动作。

(二)肌强直

患肢肌张力增大,可因均匀的阻力而出现"铅管样强直",如伴有震颤则似齿轮样转动,称为"齿轮样强直"。四肢躯干颈部和面部肌肉受累出现僵直,患者出现特殊姿态。

(三)运动障碍

可见平衡反射、姿势反射和翻正反射等障碍以及肌强直导致的一系列运动障碍,写字过小症以及慌张步态等。

(四)自主神经系统体征

自主神经系统体征仅限于震颤一侧的大量出汗和皮脂腺分泌增加等体征,食管、胃及小肠的功能障碍导致吞咽困难和食管反流,以及顽固性便秘等。

三、辅助检查

(一)MRI

唯一的改变为在 T_2 相上呈低信号的红核和黑质网状带间的间隔变窄。

(二)正电子发射体层摄影(PET)

可检出纹状体摄取功能下降,其中又以壳核明显,尾状核相对较轻,即使症状仅见于单侧的患者也可查出双侧纹状体摄取功能降低。尚无明确症状的患者,若被 PET 检出纹状体的摄取功能轻度下降或处于正常下界,以后均发病。

四、诊断

(一)诊断思维

(1)帕金森病实验室检查及影像学检查多无特殊异常,临床诊断主要依赖发病年龄、典型临床症状及治疗性诊断(即应用左旋多巴有效)。

(2)帕金森病诊断明确后,还须进行 UPDRS 评分及分级,来评判帕金森病的严重程度并指导下一步治疗。

(二)鉴别诊断

1.脑炎后帕金森综合征

通常所说的昏睡性脑炎所致帕金森综合征,已近 70 年未见报道,因此该脑炎所致脑炎后帕金森综合征也随之消失。近年报道病毒性脑炎患者可有帕金森样症状,但该病有明显感染症状,可伴有颅神经麻痹、肢体瘫痪、抽搐、昏迷等神经系统损害的症状,脑脊液可有细胞数轻中度增多、蛋白增多、糖含量减少等。病情缓解后其帕金森样症状随之缓解,可与帕金森病鉴别。

2.肝豆状核变性

该病是隐性遗传性疾病,约 1/3 的患者有家族史,青少年发病,可有肢体肌张力增大、震颤、面具样脸、扭转痉挛等锥体外系症状。该病具有肝脏损害、出现角膜 K-F 环及血清铜蓝蛋白含量降低等特征性表现,可与帕金森病鉴别。

3.特发性震颤

特发性震颤属于显性遗传病,表现为头、下颌、肢体不自主震颤,震颤频率可高可低,高频率者甚似甲状腺功能亢进,低频者甚似帕金森震颤。该病无运动减少、肌张力增大及姿势反射障碍,并于饮酒后消失,普萘洛尔治疗有效,可与原发性帕金森病鉴别。

4.进行性核上性麻痹

该病多发于中老年,可有肌强直、震颤等锥体外系症状。但该病有突出的眼球凝视障碍,肌强直以躯干为重,肢体肌肉受累轻而较好地保持了肢体的灵活性,颈部伸肌张力增大致颈项过伸与帕金森病颈项屈曲显然不同,可与帕金森病鉴别。

5.Shy-Drager 综合征

临床常有锥体外系症状,但因有突出的自主神经症状,如晕厥、直立性低血压、性功能及膀胱功能障碍,左旋多巴制剂治疗无效,可与帕金森病鉴别。

6.药物性帕金森综合征

过量服用利血平、氯丙嗪、氟哌啶醇及其他抗抑郁药物均可引起锥体外系症状,因患者有明显的服药史,症状于停药后减轻,可资鉴别。

7.良性震颤

良性震颤指没有脑器质性病变的生理性震颤(肉眼不易觉察)和功能性震颤。功能性震颤包括:①生理性震颤加强(肉眼可见),多呈姿势性震颤,与肾上腺素能的调节反应增强有关,也见于某些内分泌疾病,如嗜铬细胞瘤、低血糖、甲状腺功能亢进;②可卡因和酒精中毒,以及一些药物的不良反应,为癔症性震颤,多有心因性诱因,分散注意力可缓解震颤;③其他如情绪紧张时和做精细动作时出现的震颤。良性震颤临床上无肌强直、运动减少和姿势异常等帕金森病的特征性表现。

五、治疗

(一)一般治疗

因该病的临床表现为震颤、强直、运动障碍、便秘和生活不能自理,故家属及医务人员应鼓励早期患者多做主动运动,尽量继续工作,培养业余爱好,多吃蔬菜水果或蜂蜜,防止摔跤,避免刺激性食物和烟、酒。对晚期卧床患者,应勤翻身,多在床上做被动运动,以防发生关节固定、压疮及坠积性肺炎。

(二)药物治疗

宜首选内科治疗,多数患者可通过内科药物治疗缓解症状。

各种药物治疗虽能使患者的症状在一定时期内获得一定程度的好转,但皆不能阻止该病的自然发展。药物治疗必须长期坚持,而长期服药则药效减退和不良反应难以避免。虽然有相当一部分患者通过药物治疗可获得症状改善,但即使是目前被认为效果较好的左旋多巴或复方多巴(多巴丝肼及信尼麦),也对 15% 左右的患者根本无效。用于治疗该病的药物种类繁多,现今最常用者仍为抗胆碱能药和多巴胺替代疗法。

1.抗胆碱能药物

该类药物最早用于帕金森病的治疗,常用者为苯海索,每次 2 mg,每天 3 次,口服,可酌情增加;东莨菪碱 0.2 mg,每天 3～4 次口服;甲磺酸苯扎托品 2～4 mg,每天 1～3 次口服等。因甲磺酸苯扎托品对周围副交感神经有阻滞作用,不良反应多,应用越来越少。

2.多巴胺替代疗法

此类药物主要补充多巴胺的不足,使乙酰胆碱-多巴胺系统重获平衡而改善症状。最早使用的是左旋多巴,但其可刺激外周多巴胺受体,引起多方面的外周不良反应,如恶心、呕吐、厌食等消化道症状和血压降低、心律失常等心血管症状。目前不主张单用左旋多巴治疗,用它与苄丝肼或卡比多巴的复合制剂。常用的药物有多巴丝肼、息宁或帕金宁。

(1)多巴丝肼是左旋多巴和苄丝肼 4∶1 配方的混合剂。对病变早期的患者,开始剂量可用 62.5 mg,日服 3 次。如果患者开始治疗时症状显著,则开始剂量可为 125 mg,每天 3 次;如果效果不满意,可在第 2 周每天增加 125 mg,第 3 周每天再增加 125 mg。如果患者的情况仍不满意,则应每隔 1 周每天再增加 125 mg。如果多巴丝肼的日剂量＞1 000 mg,需再增加剂量只能每月增加 1 次。该药明显减少了左旋多巴的外周不良反应,但不能改善其中枢不良反应。

(2)息宁是左旋多巴和卡比多巴 10∶1 的复合物,开始剂量可用 125 mg,日服 2 次,以后根据病情逐渐加量。其加药的原则和上述多巴丝肼的加药原则是一致的。帕金宁是左旋多巴和卡比多巴 10∶1 的复合物的控释片,它可使左旋多巴的血浓度更稳定并达 4～6 h,有利于减少左旋多巴的剂末现象、开始现象和剂量高峰多动现象。但是,控释片也有一些缺陷,如起效慢,并且由于在体内释放缓慢,有可能在体内产生蓄积作用,反而有时出现异动症的现象,改用多巴丝肼后消失。

3.多巴胺受体激动剂

多巴胺受体激动剂能直接激动多巴胺能神经细胞突触受体,刺激多巴胺释放。

(1)溴隐亭:最常用,对震颤疗效好,对运动减少和强直均不及左旋多巴,常用剂量维持量为每天 15～40 mg。

(2)协良行:患者使用时应逐步增加剂量,以达到不出现或少出现不良反应的目的。一般来讲,增加到 0.3 mg/d 是比较理想的剂量,但对于个别早期的患者,可能并不需要增加到这个剂量,那么可以选合适的剂量长期服用而不再增加。如果效果不理想,还可以根据病情的需要及对药物的耐受情况,每隔 5 d 增加 0.025 mg 或 0.05 mg。

(3)吡贝地尔:使用剂量是 100～200 mg/d。可以从小剂量 50 mg/d 开始,可逐渐增加剂量。在帕金森病的早期,可以单独使用吡贝地尔治疗帕金森病,剂量最大可增加至 150 mg/d。如果和左旋多巴合并使用,剂量可以维持在 50～150 mg/d。一般每使用 250 mg 左旋多巴,可考虑合并使用 50 mg 左右吡贝地尔。

(三)外科手术治疗

1.立体定向手术治疗

立体定向手术包括脑内核团毁损、慢性电刺激和神经组织移植。

(1)脑内核团毁损。①第一次手术适应证:长期服药治疗无效或药物治疗不良反应严重;疾病进行性缓慢发展已超过 3 年;年龄在 70 岁以下;工作能力和生活能力受到明显限制(按 Hoehn 和 Yahr 分级为Ⅱ～Ⅳ级);术后短期复发,同侧靶点再手术。②第二次对侧靶点毁损手术适应证:第一次手术效果好,术后震颤僵直基本消失,无任何并发症;手术近期疗效满意并保持在 12 个月以上;年龄在 70 岁以下;两次手术间隔时间 1 年;目前无明显自主神经功能紊乱症状或严重精神症状,病情仍维持在Ⅱ～Ⅳ级。禁忌证:症状很轻,仍在工作;年老体弱;出现严重关节

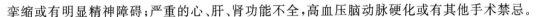

挛缩或有明显精神障碍;严重的心、肝、肾功能不全,高血压脑动脉硬化或有其他手术禁忌。

(2)脑深部电刺激(DBS):目前 DBS 最常用的神经核团为丘脑腹中间核(VIM)、丘脑底核(STN)和苍白球腹后部(PVP)。

慢性刺激术控制震颤的效果优于丘脑腹外侧核毁损术,后者发生并发症也常影响手术的成功。通过改变刺激参数可减少不必要的不良反应,远期疗效可靠。该法尚可用于非帕金森性震颤,如多发硬化和创伤后震颤。

丘脑底核(STN)也是刺激术时选用的靶点。有学者报道应用此方法观察治疗一例运动不能的帕金森病患者。靶点定位方法为脑室造影,参照立体定向脑图谱,同时根据慢性电极刺激和电生理记录进行调整。发现神经元活动自发增多的区域位于 AC-PC 平面下 $2\sim4$ mm,AC-PC 线中点旁 10 mm。对该处进行 130 Hz 刺激,可立即缓解运动不能症状(主要在对侧肢体),但不诱发半身舞蹈症等运动障碍。上述观察表明,对 STN 进行慢性电刺激可用于治疗运动严重障碍的帕金森病患者。

2.脑细胞移植和基因治疗

帕金森病脑细胞移植术和基因治疗已在动物实验上取得很大成功,但最近临床研究显示,胚胎脑移植只能轻微改善 60 岁以下患者的症状,并且 50% 的患者在手术后出现不随意运动的不良反应,因此,目前此手术还不宜普遍采用。基因治疗还停留在实验阶段。

六、护理

(一)护理评估

1.健康史评估

(1)询问患者的职业,农民的发病率较高,主要是与他们和杀虫剂、除草剂接触有关。

(2)评估患者家族中有无患此病的人,帕金森病与家族遗传有关,患者的家族发病率为 $7.5\%\sim94.5\%$。

(3)评估患者居住、生活、工作的环境,农业环境中神经毒物(杀虫剂、除草剂),工业环境中暴露重金属等是帕金森病的重要危险因素。

2.临床观察评估

常为 50 岁以上的中老年人发病,平均发病年龄为 55 岁,男性患者稍多,起病缓慢,进行性发展,首发症状多为动作不灵活与震颤,随着病程的发展,可逐渐出现下列症状和体征。

(1)震颤:常为首发症状,多由一侧上肢远端(手指)开始,逐渐扩展到同侧下肢及对侧肢体,下颌、口唇、舌及头部通常最后受累,典型表现是静止性震颤,拇指与屈曲的食指间呈"搓丸样"动作,安静或休息时出现或明显,随意运动时减轻或停止,紧张时加剧,入睡后消失。

(2)肌强直:肌强直表现为屈肌和伸肌同时受累,被动运动关节时始终保持升高的阻力,类似弯曲软铅管的感觉,故称"铅管样强直";部分患者因伴有震颤,检查时可感到在均匀掌的阻力中出现断续停顿,如同转动齿轮感,称为"齿轮样强直",是肌强直与静止性震颤叠加所致。

(3)运动迟缓:表现为随意动作减少,包括行动困难和运动迟缓,并因肌张力增大,姿势反射障碍而表现一系列特征性运动症状,如起床、翻身、步行、方向变换等运动迟缓;面部表情肌活动减少,常常双眼凝视,瞬目运动减少,呈现"面具脸";手指做精细动作(如扣钮扣、系鞋带)困难;书写时字越写越小,呈现"写字过小征"。

(4)姿势步态异常:站立时呈屈曲体姿,步态障碍甚为突出,患者自坐位、卧位起立困难,迈步后即以极小的步伐向前冲去,越走越快,不能及时停步或转弯,称慌张步态。

(5)其他症状:反复轻敲眉弓上缘可诱发眨眼不止。口、咽、腭肌运动障碍,讲话缓慢,语音低沉、单调,流涎,严重时可有吞咽困难。还有顽固性便秘、直立性低血压等;睡眠障碍;部分患者疾病晚期可出现认知功能减退、抑郁和视幻觉等,但常不严重。

3.诊断性检查评估

(1)头颅CT:CT可显示脑部不同程度的脑萎缩表现。

(2)生化检测:采用高效液相色谱(HPLC)可检测到脑脊液和尿中高香草酸(HVA)含量降低。

(3)基因检测:DNA印迹技术、聚合酶链反应(PCR)、DNA序列分析等在少数家族性帕金森病患者中可能会发现基因突变。

(4)功能显像检测:采用PET或单光子发射计算机断层成像(SPECT)与特定的放射性核素检测,可发现帕金森病患者脑内多巴胺转运体(DAT)功能显著降低,且疾病早期即可发现,D_2型多巴胺(DA)受体(D_2R)活性在疾病早期超敏、后期低敏,以及多巴胺递质合成减少,对帕金森病的早期诊断、鉴别诊断及病情进展监测均有一定的价值。

(二)护理问题

1.运动障碍

由于帕金森病患者的基底核或黑质发生病变,负责运动的锥体外束发生功能障碍,患者运动的随意肌失去了协调与控制,产生运动障碍并随之带来一定的意外伤害。

(1)跌倒:震颤、关节僵硬、动作迟缓、协调功能障碍常是患者摔倒的原因。

(2)误吸:舌头、唇、颈部肌肉和眼睑亦有明显的震颤及吞咽困难。

2.营养摄取不足

患者常因手、头不自主的震颤,进食时动作太慢,常常无法独立吃完一顿饭,以致未能摄取日常所需热量,因此,约有70%的患者有体重减轻的现象。

3.便秘

由于药物的不良反应、缺乏运动、胃肠道中缺乏唾液(因吞咽能力丧失,唾液由口角流出),液体摄入不足及肛门括约肌无力,所以大多数患者有便秘。

4.尿潴留

吞咽功能障碍以致水分摄取不足,贮存在膀胱的尿液不足200 mL则不会有排尿的冲动感;排尿括约肌无力引起尿潴留。

5.精神障碍

疾病使患者协调功能不良、顺口角流唾液,而且又无法进行日常生活的活动,因此患者会有心情抑郁、产生敌意、罪恶感或无助感等情绪反应。由于外观改变,有些患者还会产生与社会隔离的问题。

(三)护理目标

(1)患者未发生跌倒或跌倒次数减少。

(2)患者有足够的营养,患者进食水时不发生呛咳。

(3)患者排便能维持正常。

(4)患者能维持部分自我照顾的能力。

(5)患者及家属的焦虑症状减轻。

(四)护理措施

1.安全护理

(1)安全配备:由于患者行动不便,在病房楼梯两旁、楼道、门把附近的墙上,增设沙发或木制的扶手,以增加患者开、关门的安全性;配置牢固且高度适中的座厕、沙发或椅,以利于患者坐下或站起,并在厕所、浴室增设可供扶持之物,使者排便及穿、脱衣服方便;应给患者配置助行器等辅助设备;将呼叫器置于患者床旁,日常生活用品放在患者伸手可及处。

(2)定时巡视:主动了解患者的需要,既要指导和鼓励患者增强自我照顾能力,做力所能及的事情,又要适当协助患者洗漱、进食、沐浴、如厕等。

(3)防止患者自伤:患者动作笨拙,常有失误,应谨防其进食时烫伤。端碗持筷困难者尽量选择不易打碎的不锈钢餐具,避免使用玻璃和陶瓷制品。

2.饮食护理

(1)增加饮食中的热量、蛋白质的含量及容易咀嚼的食物,少食多餐。定时监测体重变化;在饮食中增加纤维与液体的摄取,以预防便秘。

(2)进食时,营造愉快的气氛,因为患者吞咽困难及无法控制唾液,所以有的患者喜欢单独进食;应将食物事先切成小块或磨研,并给予把手粗大的叉子或汤匙,使患者易于把持;给予患者充分的进食时间,若进食中食物冷却了,应加热。

(3)吞咽障碍严重者吞咽可能极为困难,在进食或饮水时有呛咳的危险,而造成吸入性肺炎,故不要勉强进食,可改为鼻饲。

3.保持排便畅通

给患者摄取足够的营养与水分,并教导患者解便与排尿时,吸气后闭气,利用增加腹压的方法解便与排尿。另外,依患者的习惯,在进食后半小时应试着坐于马桶上排便。

4.运动护理

告知患者运动锻炼的目的在于防止和推迟关节僵直和肢体挛缩,与患者和家属共同制订锻炼计划,以克服运动障碍的不良影响。

(1)尽量参与各种形式的活动,如散步、打太极拳、做床边体操。注意保持身体和各关节的活动强度与最大活动范围。

(2)对于已出现某些功能障碍或坐起已感到困难的患者,要有目的、有计划地锻炼。告诉患者知难而退或由他人包办只会加速功能衰退。如果患者感到坐立位变化有困难,应每天做完一般运动后,反复练习坐起动作。

(3)必须指导患者注意姿势,以预防畸形。应小心观察头与颈部是否有弯曲的倾向。正确的姿势有助于头、颈直立。躺于床上时,不应垫枕头,且患者应定期俯卧。

(4)该病常使患者起步困难和步行时突然僵住,因此嘱患者步行时要放松思想。尽量跨大步伐;向前走时脚要抬高,双臂摆动,目视前方而不要注视地面;转弯时,不要碎步移动,否则会失去平衡;护士和家属在协助患者行走时,不要强行拖着患者走;当患者感到脚黏在地上时,可告诉患者先向后退一步,再往前走,这样会比直接向前容易。

(5)让过度震颤者坐在有扶手的椅子上,抓着椅臂,可以稍加控制震颤。

(6)晚期患者出现显著的运动障碍时。要帮助患者活动关节,按摩四肢肌肉,注意动作轻柔,勿给患者造成疼痛。

(7)鼓励患者尽量试着独立完成日常生活的活动,自己安排娱乐活动,培养兴趣。

(8)让患者穿轻便、宽松的衣服,可减少流汗与活动的束缚。

5.合并抑郁症的护理

帕金森病患者的抑郁与帕金森疾病的程度呈正相关,即患者的运动障碍越重,对其神经心理的影响越严重。在护理患者时要教会患者一些心理调适技巧:重视自己的优点和成就;尽量维持过去的兴趣和爱好,积极参加文体活动,寻找业余爱好;向医师、护士及家人倾诉想法,疏泄郁闷,获得安慰和同情。

6.睡眠异常的护理

(1)创造良好的睡眠环境:建议患者创造舒适的睡眠环境,例如,室温和光线适宜;床褥不宜太软,以免翻身困难;为运动过缓和僵直较重的患者提供方便上下床的设施;卧室内放尿壶及便器,有利于患者夜间如厕。避免在有限的睡眠时间内实施影响患者睡眠的医疗护理操作,必须进行的治疗和护理操作应穿插于患者的自然觉醒时,以减少被动觉醒次数。

(2)睡眠卫生教育:指导患者养成良好的睡眠习惯和方式,建立比较规律的活动和休息时间表。

(3)睡眠行为干预:①刺激控制疗法。只在有睡意时才上床;床及卧室只用于睡眠,不能在床上阅读、看电视或工作;若上床15～20 min不能入睡,则应考虑换别的房间,仅在又有睡意时才上床(目的是重建卧室与睡眠间的关系);无论夜间睡多久,清晨应准时起床;白天不打瞌睡。②睡眠限制疗法。教导患者缩短在床上的时间及实际的睡眠时间,直到允许躺在床上的时间与期望维持的有效睡眠时间一样长。当睡眠效率超过90%时,允许增加15～20 min的卧床时间。睡眠效率低于80%,应减少15～20 min的卧床时间。睡眠效率为80%～90%,则保持卧床时间不变。最终,通过周期性调整卧床时间直至达到适度的睡眠时间。③依据睡眠障碍的不同类型和药物的半衰期遵医嘱有的放矢地选择镇静催眠药物。主动告知患者及家属使用镇静催眠药的原则,即最小剂量、间断、短期用药,注意停药反弹、规律停药等。

7.治疗指导

(1)遵医嘱准时给药,预防或减少"开关"现象、剂末现象、异动症的发生。

(2)药物治疗初起可出现胃肠不适,表现为恶心、呕吐等,有些患者可出现幻觉。但这些不良反应可以通过逐步增加剂量或降低剂量的办法得到克服。特别值得指出的是,有一部分患者过分担心药物的不良反应,表现为尽量推迟使用治疗帕金森病的药物,或过分地减少药物的服用量,这不仅对疾病的症状改善没有好处,长期如此还将导致患者的心、肺、消化系统等出现严重问题。

(3)精神症状:服用苯海索、金刚烷胺药物后,患者易出现幻觉,当患者表述一些离谱事时,护士应考虑到是服药引起的幻觉,立即向医师报告,遵医嘱停药或减药,以防患者发生意外。

8.功能神经外科手术治疗护理

(1)手术方法:目前主要外科治疗方法有神经核团细胞毁损手术与脑深部电刺激器埋置手术。原理是为了抑制脑细胞的异常活动,达到改善症状的目的。

(2)手术适应证:诊断明确的原发性帕金森病患者都是手术治疗的适合人群,尤其是对左旋多巴(美多巴或息宁)长期服用以后疗效减退,出现了"开关"波动现象、异动症和"剂末"恶化效应的患者。

(3)手术并发症:因手术靶点不同,会有不同的并发症。苍白球腹后部(PVP)切开术可能出现偏盲或视野缺损,丘脑腹外侧核(VIM)毁损术可出现感觉异常,如嘴唇、指尖麻木,丘脑底核(STN)毁损术可引起偏瘫。

(4)手术前护理。①术前教育:相关知识教育。②术前准备:术前一天头颅备皮;对术中、术后应用的抗生素遵医嘱做好皮试;嘱患者晚12:00后开始禁食水、药;嘱患者做好个人卫生,并在术前晨起为患者换好干净衣服。③术前30 min给予患者哌替啶25 mg,肌内注射;并将一片多巴丝肼备好交至接手术者,以便术后备用。④患者离病房后为其备好麻醉床、无菌小巾、一次性吸痰管、心电监护。

(5)手术后护理。①交接患者:了解术中是否顺利、有无特殊情况发生、术后意识状态、伤口的引流情况等。②将患者安置于麻醉床上,使患者的头枕于无菌小巾上,取平卧位,嘱患者卧床2 d,减少活动,以防诱发颅内出血;嘱患者禁食、水、药6 h后逐渐改为流食、半流食、普通饮食。③术后治疗效果观察:观察原有症状改善情况并记录。④术后并发症的观察:术后患者会出现脑功能障碍、脑水肿、颅内感染、颅内出血等并发症。因此术后严密观察患者的神志、瞳孔变化,有无高热、头疼、恶心、呕吐等症状;有无偏盲、视野变窄及感知觉异常;观察患者的伤口有无出血及分泌物等。⑤心电监测、颅脑监测24 h,低流量吸氧6 h。

9.给予患者及家属心理的支持

对于心情抑郁的患者,应鼓励其说出对别人依赖的感受。对于怀有敌意、罪恶感或无助感的患者,应给予帮助与支持,提供良好的照顾。寻找患者感兴趣的活动,鼓励患者参与。

10.健康教育

(1)指导术后服药(参见相关章节治疗中所述),针对手术的患者,要让患者认识到手术虽然改善运动障碍,但体内多巴胺缺乏,仍需继续服药。

(2)指导日常生活中的运动训练,告知患者运动锻炼的目的在于防止和推迟关节僵直和肢体挛缩,与患者和家属共同制订锻炼计划,以克服运动障碍的不良影响。①关节活动度的训练:脊柱、肩、肘、腕、指、髋、膝、踝及趾等部位都应进行活动度训练。对于脊柱,主要进行前屈后伸、左右侧屈及旋转运动。②肌力训练:上肢可进行哑铃操或徒手训练;下肢股四头肌的力量和膝关节控制能力密切相关,可进行蹲马步或反复起坐练习;腰背肌可进行仰卧位的桥式运动或俯卧位的燕式运动,腹肌力量较差,行仰卧起坐训练。③姿势转换训练:必须指导患者注意姿势,以预防畸形。应小心观察头与颈部是否有弯曲的倾向。正确的姿势有助于头、颈直立。躺于床上时,不应垫枕头,且患者应定期俯卧,注意翻身、卧位转为坐位、坐位转为站位训练。④重心转移和平衡训练:训练坐位平衡时可让患者重心在两臀间交替转移,也可训练重心的前后移动;训练站立平衡时双足分开5~10 cm,让患者从前、后方或侧方取物,待稳定后便可突然施加推或拉的外力,最好能诱发患者完成迈步反射。⑤步行步态训练:对于下肢起步困难者,最初可用脚踢患者的足跟部向前,用膝盖推挤患者腘窝使之迈出第一步,以后可在患者足前地上放一个矮小障碍物,提醒患者迈过时方能起步。抬腿低可进行抬高腿练习,对步距短的患者行走时予以提醒,步频快,则应给予节律提示。对于上、下肢动作不协调的患者,一开始嘱患者做一些站立相的两臂摆动,幅度可较大;治疗师可站于患者身后,两人左、右手分别共握一根体操棒,然后喊口令一起往前走,手的摆动频率由治疗师通过体操棒传给患者。⑥让患者穿轻便宽松的衣服,可减少流汗与活动的束缚。

(李 猛)

第六节　多发性硬化

多发性硬化(multiple sclerosis,MS)是中枢神经系统白质脱髓鞘疾病,其病因不清,病理特征为中枢神经系统白质区域多个部位的炎症、脱髓鞘及胶质增生病灶。临床上多为青壮年起病,症状和体征提示中枢神经系统多部位受累,病程有复发缓解的特征。

一、病因及发病机制

病因及发病机制尚未完全清楚。有研究认为该病与病毒感染有关,但尚未从患者的脑组织中发现和分离出病毒;有学者认为 MS 可能是中枢神经系统病毒感染引起的自身免疫性疾病。MS 还具有明显的家族性倾向,MS 患者的一级亲属患病的危险比一般人群要高得多,其遗传易感性可能是多基因产物相互作用的结果。环境、种族、免疫接种、外伤、怀孕等因素均可能与该病的发病或复发有关。

二、临床表现

(一)发病年龄

发病通常在青壮年,20～30 岁是发病的高峰年龄。10 岁以前或 60 岁以后很少发病。但有3 岁和 67 岁发病的报道。

(二)发病形式

起病快慢不一,通常急性或亚急性起病。病程有加重与缓解交替。临床病程会由数年至数十年,亦有极少数重症患者在发病后数月内死亡。部分患者首次发作症状可以完全缓解,但随着复发,缓解会不完全。

(三)症状和体征

可出现中枢神经系统各部位受累的症状和体征。其特征是症状和体征复杂,且随着时间变化,其性质和严重程度也发生着变化。

(1)视觉症状包括复视、视觉模糊、视力下降、视野缺损。眼底检查可见有视神经炎的改变,晚期可出现视神经萎缩。内侧纵束病变可造成核间性眼肌麻痹,是多发性硬化的重要体征。其特征表现为内直肌麻痹而造成一侧眼球不能内收,并有对侧外直肌无力和眼震。

(2)某些患者的三叉神经根部可能会损害,表现为面部感觉异常,角膜反射消失。三叉神经痛,应考虑多发性硬化的可能。

(3)眩晕、面瘫、构音障碍、假性延髓性麻痹均可以出现。

(4)肢体无力是最常见的体征。单瘫、轻偏瘫、四肢瘫均能见到,还可能有不对称性四肢瘫。肌力常与步行困难不成比例。某些患者(特别是晚发性患者)会表现为慢性进行性截瘫,可能只出现锥体束征及较轻的本体感觉异常。

(5)小脑及其与脑干的联系纤维常常受累,引起构音障碍、共济失调、震颤及肢体协调不能,具有特征性的扫描式语言,系腭和唇肌的小脑性协调不能加上皮质脑干束受累所致,出现所谓夏科三联征:构音不全、震颤及共济失调。

（6）排尿障碍症状包括尿失禁、尿急、尿频等。排便障碍少于排尿障碍。男性患者可以出现性欲降低和阳痿。女性性功能障碍亦不少见。

（7）感觉异常较常见。颈部被动或主动屈曲时会出现背部向下放射的闪电样疼痛，即 Lhermitte 征，提示颈髓后柱的受累。各种疼痛除 Lhermitte 征外，还有三叉神经痛、咽喉部疼痛、肢体的痛性痉挛、肢体的局部疼痛及头痛等。

（8）精神症状亦不少见，常见有抑郁、欣快，亦有可能合并情感性精神病。认知、思维、记忆等均可受累。

三、辅助检查

（一）影像学检查

磁共振是最有用的诊断手段。对 90％以上的患者可以通过 MRI 发现白质多发病灶，因而是诊断多发性硬化的首选检查。T_2 加权相是常规检查，质子相或压水相能提高检查的正确率。典型改变应在白质区域有 4 处直径＞3 mm 的病灶，或 3 处病灶至少有一处在脑室旁。

（二）脑脊液检查

脑脊液检查对于诊断可以提供支持证据。脑脊液 γ 球蛋白改变以及出现寡克隆区带，提示鞘内有免疫球蛋白合成，这是 MS 患者的脑脊液改变之一。

（三）电生理检查

视觉诱发电位及脑干诱发电位对发现临床病灶有重要意义。视觉诱发电位对视神经、视交叉、视束病灶非常敏感。

四、治疗原则

治疗原则主要包括针对病因和对症治疗。

（一）激素治疗

糖皮质激素具有抗炎和免疫抑制作用，用于治疗 MS 可以缩短病程和减少复发。急性发作较严重，可给予 1 000 mg 甲泼尼龙，加入 500 mL5％的葡萄糖注射液中静脉滴注，3～4 h 滴完，连续 3 d，然后口服泼尼松治疗：80 mg/d，10～14 d，以后可根据病情调整剂量和用药时间，逐渐减量。亦可予地塞米松 10～20 mg/d，或氢化可的松 200～300 mg/d，静脉滴注，一般使用 10～14 d 改服泼尼松。从对照研究来看，激素治疗可加速急性发作的缓解，但对于最终预后的影响尚不清楚。多数人认为不宜使用促皮质激素。

（二）干扰素

目前干扰素被认为可能改变 MS 的病程和病情。有两种制剂：β-1a、β-1b。这些药物治疗可能降低复发缓解期的发作次数 30％，也可降低症状的严重程度。β 干扰素治疗的不良反应较小，有些患者可能产生肝功能异常及骨髓抑制。

（三）免疫抑制剂

1.环磷酰胺

成人剂量一般为 0.2～0.4 g，加入 20 mL 0.9％的生理盐水中静脉注射，隔天一次，累计总量 8～10 g 为 1 个疗程。

2.硫唑嘌呤

口服剂量 1～2 mg/kg，累积剂量 8～10 g 为 1 个疗程。

3.甲氨蝶呤

甲氨蝶呤对于进展性 MS 可能有效,剂量为 7.5～15 mg,每周一次。使用免疫抑制剂时应注意其毒副作用。

(四)Copolymer1

Copolymer1 是一种由 L-丙氨酸、L-谷氨酸、L-赖氨酸和 L-酪氨酸按比例合成的一种多肽混合物。它在免疫化学特性上模拟多发性硬化的推测抗原,可清除自身抗原分子,对早期复发缓解性多发性硬化患者可减少复发次数,但对重症患者无效。用法为每天皮下注射 120 mg。

(五)对症治疗

减轻痉挛,可用 Baclofen 40～80 mg/d,分数次给予,也可给予地西泮和其他肌松药。尿失禁患者应注意预防尿路感染。有痛性强直性痉挛发作或其他发作性症状,可予卡马西平 0.1～0.2 g,每天 3 次,口服,应注意该药对血液系统和肝功能的不良反应。功能障碍患者应进行康复训练,加强营养。注意预防肺部感染。感冒、妊娠、劳累可能诱发复发,应注意避免。

五、护理评估

(一)健康史

了解患者有无家族史,有无病毒感染史。

(二)症状

1.视力障碍

表现为急性视神经炎或球后视神经炎,常伴眼球疼痛。部分患者有眼肌麻痹和复视。

2.运动障碍

出现四肢瘫、偏瘫、截瘫或单瘫,以不对称瘫痪最常见。易疲劳,可为疾病首发症状。

3.感觉异常

有浅感觉障碍,肢体、躯干或面部有针刺麻木感,有异常的肢体发冷、蚁走感、瘙痒感或尖锐、烧灼样疼痛以及定位不明确的感觉异常。

4.共济失调

出现不同程度的共济运动障碍。

5.自主神经功能障碍

出现尿频、尿失禁、便秘,或便秘与腹泻交替出现,性欲减退、半身多汗和流涎等。

6.精神症状和认知功能障碍

抑郁、易怒、脾气暴躁,也可表现为淡漠、嗜睡、强哭强笑等。

7.发作性症状

发作性症状指持续时间短暂、可被特殊因素诱发的感觉或运动异常,如构音障碍、共济失调、单肢痛性发作及感觉迟钝、面肌痉挛、阵发性瘙痒和强直性发作。

(三)身体状况

(1)生命体征:尤其是呼吸、血氧饱和度。

(2)肢体活动障碍:肌力分级、肌力有无下降。

(3)大小便障碍:有无尿失禁、尿潴留,有无便秘。

(4)呼吸:有无呼吸困难,咳嗽、咳痰是否费力。

(5)视力:有无视力障碍、复视。

(四)心理状况

(1)有无焦虑、恐惧、抑郁等情绪。

(2)疾病对生活、工作有无影响。

六、护理诊断/问题

(一)生活自理能力缺陷

其与肢体无力有关。

(二)躯体移动障碍

其与脊髓受损有关。

(三)有受伤的危险

其与视神经受损有关。

(四)有皮肤完整性受损的危险

其与瘫痪及大小便失禁有关。

(五)便秘

其与脊髓受累有关。

(六)潜在的并发症

感染与长期应用激素导致机体抵抗力下降有关。

七、护理措施

(1)环境与休息:保持病室安静舒适,病房内空气清新,温度、湿度适宜。病情危重患者应卧床休息。病情平稳时应鼓励患者下床活动,预防跌倒、坠床等不良事件的发生。

(2)饮食护理:指导患者进高热量、易消化、高维生素饮食,少食多餐,多吃新鲜蔬菜和水果。出现吞咽困难等症状时,进食前应抬高床头,进食速度宜慢,并观察进食情况,避免呛咳,必要时遵医嘱留置胃管,并进行吞咽康复锻炼。

(3)严密观察病情变化,保持呼吸道通畅,出现咳嗽无力、呼吸困难症状时给予吸氧、吸痰,并观察缺氧的程度,备好抢救物品。

(4)视力下降、视野缺损的患者要注意用眼卫生,不用手揉眼。保持室内光线良好,环境简洁整齐。将呼叫器、水杯等必需品放在患者视力范围内,将暖瓶等危险物品远离患者。建议复视患者活动时戴眼罩遮挡一侧眼部,以减轻头晕症状。

(5)指导感觉异常的患者选择宽松、棉质衣裤,以减轻束带感。洗漱时,以温水为宜,可以缓解疲劳。禁止给患者使用热水袋。患者避免泡热水澡。避免因过热而导致症状波动。

(6)嘱排泄异常的患者养成良好的排便习惯,定时排便。每天做腹部按摩,促进肠蠕动,排便困难时可使用开塞露等缓泻药物。平时多食含粗纤维的食物,以保证大便通畅。对留置导尿管的患者,保持会阴部清洁、干燥。定时夹闭导尿管,协助患者每天做膀胱、盆底肌肉训练,帮助患者控制膀胱功能。

(7)对卧床患者加强基础护理。保证患者"六洁四无"——口腔、头发、手足、皮肤、会阴、床单位清洁,无褥疮、无坠床、无烫伤、无交叉感染。定时翻身、拍背、吸痰,保持呼吸道通畅,保持皮肤完好。肢体处于功能位,每天进行肢体的被动活动及伸展运动训练。鼓励能行走的患者进行主动锻炼。锻炼要适度,并保证患者安全,避免外伤。

(8)注射干扰素时,选择正确的注射方式,避免重复注射同一部位,选择注射部位轮流注射。注射前 15~30 min 将药物从冰箱取出,置于室温环境复温,以减少注射部位反应。注射前冰敷注射部位 1~2 min,以缓解疼痛。在注射后对注射部位先轻柔按摩 1 min 再冰敷(勿超过 5 min),以减少红肿及硬块的发生。

(9)使用激素时要注意观察生命体征、血糖变化。患者应保护胃黏膜,避免进食坚硬、有刺激的食物。长期应用者,要注意预防感染。

(10)要做好患者的心理护理,介绍有关疾病知识,鼓励患者配合医护人员的治疗,树立战胜疾病的信心,减轻恐惧、焦虑、抑郁等不良情绪,以促进康复。

八、健康指导

(1)合理安排工作、学习,生活有规律。
(2)保证充足睡眠,保持积极乐观的精神状态,增加自我照顾能力和应对疾病的信心。
(3)避免紧张和焦虑。
(4)进行康复锻炼,以保持活动能力,强度要适度。
(5)避免诱发因素,如感冒、发热、外伤、过劳、手术、疫苗接种。控制感染。
(6)正确用药,合理饮食。
(7)女性患者首次发作后 2 年内避免妊娠。

(李　猛)

第七节　重症肌无力

重症肌无力(myasthenia gravis,MG)是乙酰胆碱受体抗体(AchR-Ab)介导的,细胞免疫依赖及补体参与者的神经肌肉接头处传递障碍的自身免疫性疾病。病变主要累及神经肌肉接头突触后膜上乙酰胆碱受体(AchR)。临床特征为部分或全身骨骼肌易疲劳,通常在活动后加重、休息后减轻,具有晨轻暮重等特点。MG 在一般人群中发病率为 8/10 万~20/10 万,患病率约为 50/10 万。

一、病因

(1)重症肌无力确切的发病机制目前仍不明确,但是有关该病的研究还是很多的,其中,研究最多的是有关重症肌无力与胸腺的关系以及乙酰胆碱受体抗体在重症肌无力中的作用。大量的研究发现,重症肌无力患者神经肌肉接头处突触后膜上的 AchR 数目减少,受体部位存在抗 AchR 抗体,且突触后膜上有 IgG 和 C_3 复合物的沉积。

(2)血清中的抗 AchR 抗体的增多和突触后膜上的沉积所引起的有效的 AchR 数目的减少,是该病发生的主要原因。而胸腺是 AchR 抗体产生的主要场所,因此,该病的发生一般与胸腺有密切的关系。所以,调节人体 AchR,使之数目增多,化解突触后膜上的沉积,抑制抗 AchR 抗体的产生是治愈该病的关键。

(3)很多临床现象也提示该病和免疫机制紊乱有关。

二、诊断要点

(一)临床表现

根据临床特征诊断该病不难。起病隐袭,主要表现受累肌肉病态疲劳,肌肉连续收缩后出现严重肌无力甚至瘫痪,经短暂休息后可见症状减轻或暂时好转。肌无力多于下午或傍晚劳累后加重,晨起或休息后减轻,称之为"晨轻暮重"。首发症状常为眼外肌麻痹,出现非对称性眼肌麻痹和上睑下垂,斜视和复视,严重者眼球运动明显受限,甚至眼球固定,瞳孔光反射不受影响。面肌受累表现皱纹减少,表情困难,闭眼和示齿无力;咀嚼肌受累使连续咀嚼困难,进食经常中断;延髓肌受累导致饮水呛咳,吞咽困难,声音嘶哑或讲话有鼻音;颈肌受损时抬头困难。严重时出现肢体无力,上肢重于下肢,近端重于远端。呼吸肌、膈肌受累,出现咳嗽无力、呼吸困难,重症因呼吸肌麻痹继发吸入性肺炎可导致死亡。偶尔有心肌受累可突然死亡,平滑肌和膀胱括约肌一般不受累。感染时、妊娠时、月经前病情常恶化,精神创伤、过度疲劳等可为诱因。

(二)临床试验

做肌疲劳试验,如反复睁闭眼、握拳或两上肢平举,可使肌无力更加明显,有助于诊断。

(三)药物试验

1.新斯的明试验

以 0.5 mg 甲基硫酸新斯的明肌内注射或皮下注射。如果肌力在 0.5～1 h 明显改善,可以确诊,若无反应,可次日用 1 mg、1.5 mg,直至 2 mg 再试,如果用 2 mg 仍无反应,一般可排除该病。为防止新期的明的毒碱样反应,需同时肌内注射 0.5～1.0 mg 阿托品。

2.依酚氯铵试验

该试验适用于病情危重、有延髓性麻痹或肌无力危象者。将 10 mg 依酚氯铵溶于 10 mL 生理盐水中缓慢静脉注射,至 2 mg 后稍停 20 s,若无反应可注射 8 mg,症状改善者可确诊。

(四)辅助检查

1.电生理检查

常用感应电持续刺激,受损肌反应并迅速消失。此外,也可行肌电图重复频率刺激试验,低频刺激波幅递减超过 10%,高频刺激波幅递增超过 30% 为阳性。单纤维肌电图出现颤抖现象延长,延长超过 50 μs 者也属于阳性。

2.其他

约 85% 的患者血清中抗 AchR 抗体测定结果升高。胸部 X 线摄片或胸腺 CT 检查,发现胸腺增生或伴有胸腺肿瘤,也有辅助诊断价值。

三、鉴别要点

(1)需将该病眼肌型与癔症、动眼神经麻痹、甲状腺毒症、眼肌型营养不良症、眼睑痉挛鉴别。

(2)需将延髓肌型者与真假延髓性麻痹鉴别。

(3)需将四肢无力者与神经衰弱、周期性瘫痪、感染性多发性神经炎、进行性脊肌萎缩症、多发性肌炎和癌性肌无力等鉴别。特别是由支气管小细胞肺癌所引起的 Lambert-Eaton 综合征与该病十分相似,但药物试验为阴性。肌电图(EMG)有特征异常,静息电位低于正常,低频重复电刺激活动电位渐次减小,高频重复电刺激活动电位渐次增大。

四、规范化治疗

(一)胆碱酯酶抑制剂

主要药物是溴吡斯的明,剂量为 60 mg,每天 3 次,口服。可根据患者症状确定个体化剂量,若患者吞咽困难,可在餐前 30 min 服药;如果晨起行走无力,可起床前服长效溴吡斯的明 180 mg。

(二)皮质激素

皮质激素适用于对抗胆碱酯酶药反应较差并已行胸腺切除的患者。由于用药早期肌无力症状可能加重,患者最初用药时应住院治疗,用药剂量及疗程应根据患者的具体情况做个体化处理。

1.大剂量泼尼松

开始剂量为 60～80 mg/d,口服,当症状好转时可逐渐减量至相对低的维持量,隔天服 5～15 mg/d,隔天用药可减轻不良反应。通常 1 个月内症状改善,常于数月后疗效达到高峰。

2.甲泼尼龙冲击疗法

反复发生危象或大剂量泼尼松不能缓解,住院危重病例、已用气管插管或呼吸机,可每天 1 g,口服,连用 3～5 d。如果 1 个疗程不能取得满意疗效,隔 2 周可再重复 1 个疗程,共治疗 2～3 个疗程。

(三)免疫抑制剂

严重的或进展型病例必须做胸腺切除术,并用抗胆碱酯酶药。症状改善不明显者可试用硫唑嘌呤;小剂量皮质激素未见持续疗效的患者也可用硫唑嘌呤替代大剂量皮质激素,常用剂量为 2～3 mg/(kg·d),自小剂量 1 mg/(kg·d) 开始,应定期检查血常规和肝、肾功能。白细胞低于 $3×10^9/L$ 应停用;可选择性抑制 T 和 B 淋巴细胞增生,每次 1 g,每天 2 次,口服。

(四)血浆置换

血浆置换用于病情急骤恶化或肌无力危象患者,可暂时改善症状,或于胸腺切除术前处理,避免或改善术后呼吸危象,疗效持续数天或数月。该法安全,但费用高。

(五)免疫球蛋白

通常剂量为 0.4 g/(kg·d),静脉滴注,连用 3～5 d,用于各种类型危象。

(六)胸腺切除

60 岁以下的 MG 患者可行胸腺切除术,该法适用于全身型 MG 患者,通常可使症状改善或缓解,但疗效常在数月或数年后显现。

(七)危象的处理

1.肌无力危象

肌无力危象最常见,常由抗胆碱酯药物剂量不足引起,注射依酚氯铵或新斯的明后症状减轻,应加大抗胆碱酯药的剂量。

2.胆碱能危象

抗胆碱酯酶药物过量可导致肌无力加重,出现肌束震颤及毒蕈碱样反应,静脉注射依酚氯铵无效或肌无力加重,应立即停用抗胆碱酯酶药,待药物排出后重新调整剂量或改用其他疗法。

3.反拗危象

反拗危象由抗胆碱酯酶药不敏感所致。依酚氯铵试验无反应。应停用抗胆碱酯酶药,输液维持或改用其他疗法。

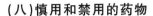

（八）慎用和禁用的药物

应禁用奎宁、吗啡及氨基糖苷类抗生素、新霉素、多黏菌素、巴龙霉素等,应慎用地西泮、苯巴比妥等。

五、护理

（一）护理诊断

1.活动无耐力

其与神经-肌肉联结点传递障碍,肌肉萎缩、活动能力下降,呼吸困难、氧供需失衡有关。

2.废用综合征

其与神经肌肉障碍导致活动减少有关。

3.吞咽障碍

其与神经肌肉障碍(呕吐反射减弱或消失、咀嚼肌肌力减弱、感知障碍)有关。

4.生活自理缺陷

其与眼外肌麻痹、眼睑下垂或四肢无力、运动障碍有关。

5.营养不足,低于机体需要量

其与咀嚼无力、吞咽困难致营养摄入量减少有关。

（二）护理措施

（1）轻症者适当休息,避免劳累、受凉、感染、创伤、激怒。病情进行性加重者须卧床休息。

（2）在急性期,鼓励患者充分卧床休息。将患者经常使用的日常生活用品(如便器、卫生纸、茶杯)放在患者容易拿取的地方。根据病情或患者的需要协助其日常生活活动,以减少能量消耗。

（3）指导患者使用床档、扶手、浴室椅等辅助设施,以节省体力和避免摔伤。鼓励患者在能耐受的活动范围内,坚持身体活动。患者活动时,注意保持周围环境安全,无障碍物,以防跌倒,路面防滑,防止滑倒。

（4）给患者和家属讲解活动的重要性,指导患者和家属对受累肌肉进行按摩和被动/主动运动,防止肌肉萎缩。

（5）选择软饭或半流质饮食,避免粗糙干硬、辛辣等刺激性食物。根据患者的需要供给高蛋白、高热量、高维生素饮食。吃饭或饮水时保持端坐、头稍微前倾的姿势。给患者提供充足的进餐时间,喂饭速度要慢,交替喂液体和固体食物,让患者充分咀嚼、吞咽后再继续喂。把药片碾碎后制成糊状再喂药。

（6）注意保持进餐环境安静、舒适;进餐时,避免讲话或进行护理活动等干扰因素。进食宜在口服抗胆碱酯酶药物后 30～60 min,以防呛咳。如果有食物滞留,鼓励患者把头转向健侧,并控制舌头向受累的一侧,清除残留的食物或喂食数口汤,让食物咽下。如果误吸液体,让患者上身稍前倾,头稍微低于胸口,便于将分泌物引流,并擦去分泌物。在床旁备吸引器,必要时吸引。患者不能由口进食时,遵医嘱给予营养支持或鼻饲。

（7）注意观察抗胆碱酯酶药物的疗效和不良反应,严格执行用药时间和剂量,以防因用量不足或过量导致危象的发生。

（三）应急措施

（1）一旦出现重症肌无力危象,应迅速通知医师;立即给予吸痰、吸氧、简易呼吸器辅助呼吸,做好气管插管或切开，人工呼吸机的准备工作；备好新斯的明等药物，按医嘱给药，尽快解除危象。

（2）避免应用一切加重神经肌肉传导障碍的药物，如吗啡、利多卡因、链霉素、卡那霉素、庆大霉素和磺胺类药物。

（四）健康指导

1.入院教育

（1）给患者讲解疾病的名称，病情的现状、进展及转归。

（2）根据患者的需要，给患者和家属讲解饮食营养的重要性，取得他们的积极配合。

2.住院教育

（1）仔细向患者解释治疗药物的名称、药物的用法、作用和不良反应。

（2）告知患者常用药治疗方法、不良反应、服药注意事项，避免因服药不当而诱发肌无力危象。

（3）肌无力症状明显时，协助做好患者的生活护理，保持口腔清洁，防止外伤和感染等并发症。

3.出院指导

（1）保持乐观情绪，生活规律，饮食合理，睡眠充足，避免疲劳、感染、情绪抑郁和精神创伤等诱因。

（2）注意根据季节、气候，适当增减衣服，避免受凉、感冒。

（3）按医嘱正确服药，避免漏服，自行停服和更改药量。

（4）患者出院后应随身带卡片（包括姓名、年龄、住址、诊断证明、目前所用药物及剂量），以便在抢救时参考。

（5）病情加重时及时就诊。

（李　猛）

第八节　脊髓压迫症

一、疾病概述

（一）概念和特点

脊髓压迫症是一组椎管内占位性病变引起的脊髓受压综合征，随着病变进展出现脊髓半切和横贯性损害及椎管梗阻，脊神经根和血管可不同程度受累。

（二）病因

脊髓是含水分丰富的柔软组织，对外来机械压力及缺血缺氧的耐受能力差，脊髓压迫症与机械压迫、血供障碍及占位病变直接浸润破坏有关。

1.急性压迫型

该型多由急性硬膜外血肿、外伤后椎管内血肿、椎管内出血等引起，病变发展快，在较短时间内（1～3 d）迅速压迫脊髓，使脊髓动脉血供减少，静脉回流受阻，受损区神经细胞、胶质细胞及神

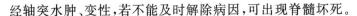

经轴突水肿、变性,若不能及时解除病因,可出现脊髓坏死。

2.慢性压迫型

该型常由先天性脊柱畸形和椎管内良性肿瘤引起,病变发展速度较慢,可在一定的时间内不表现出相应的临床症状。发病后期出现失代偿症状,机械压迫表现为神经根脊髓半切或横贯性损害。

(三)临床表现

1.急性脊髓压迫症

发病及进展迅速,常于数小时至数天内脊髓功能完全丧失,多表现为脊髓横贯性损害,出现脊髓休克,病变以下呈弛缓性瘫,各种反射消失。

2.慢性脊髓压迫症

病情缓慢进展,早期症状体征可不明显。可分为三期。

(1)根痛期(神经根刺激期):出现神经根痛及脊膜刺激症状。晚间症状加重,白天减轻;咳嗽、排便和用力等加腹压动作可使疼痛加剧,改变体位也使症状减轻或加重。

(2)脊髓部分受压期:表现脊髓半切综合征,同侧损害节段以下上运动神经元性瘫痪,腱反射亢进,病理征呈阳性,同侧深感觉障碍及病变对侧损害节段以下痛觉、温度觉减退或丧失,而触觉良好,病变侧损害节段以下血管舒缩功能障碍。

(3)脊髓完全受压期:出现脊髓完全横贯性损害,表现的运动、感觉与自主神经功能障碍和急性脊髓炎一致。

(四)辅助检查

1.脑脊液检查

常规、生化检查及动力学变化对确定脊髓压迫症和程度很有价值。

2.影像学检查

脊柱 X 线平片、CT 及 MRI、脊髓造影等也可以确定病变的节段、性质及压迫程度。

(五)治疗原则

(1)早期诊断,及早手术,尽快去除病因。恶性肿瘤或转移瘤可酌情手术、放疗或化疗。

(2)急性脊髓压迫症需在 6 h 内减压,如硬脊膜外脓肿应紧急手术并给予足量抗生素,对脊柱结核在行根治术的同时抗结核治疗。

(3)对瘫痪肢体应积极进行康复治疗及功能训练,预防并发症。

二、护理评估

(一)一般评估

1.生命体征

感染引起体温升高和心率加快。疾病波及高段颈髓和延髓时,易致呼吸肌瘫痪,观察呼吸的频率和节律。延髓心血管中枢受影响时,患者的心率和血压波动较大。

2.患者主诉

了解发病前数天或 1~2 周有无发热、全身不适或上呼吸道感染症状、脊髓炎的主要原因及诱因等。询问其首发症状和典型表现、肌无力的部位、感觉障碍的部位和性质、大小便失禁/潴留情况、有无长期卧床并发症。

(二)身体评估

1.头颈部

评估患者的意识状态和面容、患者的营养状态。观察面部表情是否淡漠,有无畸形、面肌抽动、眼睑水肿、眼球突出、眼球震颤、巩膜黄染、结膜充血。观察有无张口呼吸或鼻翼翕动,有无咳嗽无力。观察头颅大小、形状,注意有无头颅畸形。注意头颈部有无局部肿块或压痛,颈动脉搏动是否对称。观察有无头部活动受限、不自主活动及抬头无力。观察角膜反射、咽反射是否存在或消失,有无构音障碍或吞咽困难。脑膜刺激征是否为阳性。

2.胸部

观察患者胸廓、脊柱有无畸形,有无呼吸困难。肺部感染者,可触及语音震颤。心脏及肺部叩诊和听诊是否异常,注意两侧对比。观察皮肤干燥和多汗的部位。感觉检查宜在环境安静、患者清醒配合的情况下进行,注意感觉障碍的部位、性质、范围、感觉变化的平面及双侧对称性等。

(1)评估浅感觉。①痛觉:用针尖轻刺皮肤,确定痛觉减退、消失或过敏区域。检查时应掌握刺激强度,可从无痛觉区向正常区检查,自上而下,两侧对比。②温度觉:以盛有冷水(5 ℃~10 ℃)和热水(40 ℃~45 ℃)的两根试管,分别接触患者皮肤,询问其感觉。③触觉:以棉花、棉签轻触患者皮肤,询问其感觉。

(2)评估深感觉。①位置觉:嘱患者闭目,医师用手指从两侧轻轻夹住患者的手指或足趾,做伸屈动作,询问其被夹指、趾的名称和被扳动的方向。②振动觉:将音叉震动后,放在患者的骨突起部的皮肤上,询问其有无振动及振动持续时间。③实体感觉:嘱患者闭目,用手触摸分辨物体的大小、方圆、硬度。④两点分辨觉:以圆规的两个尖端,触及身体的不同部位,测定患者分辨两点距离的能力。

3.腹部

评估患者腹部和膀胱区外形和膀胱区是否正常,触诊有无局部压痛、反跳痛,双侧感觉是否存在,是否对称,记录感觉变化的部位;腹壁反射、提睾反射是否存在和对称;大小便失禁是否引起压疮。对留置导尿管者,观察尿道口有无脓性分泌物,注意尿液的性质。叩诊膀胱区,判断有无尿潴留。肠鸣音是否减弱或消失。

4.四肢

观察患者四肢外形,有无畸形,四肢肌力和肌张力如何。触诊患者的肌力和肌张力,肌张力升高或降低,肌张力异常的形式如何。评估感觉障碍的部位和性质。评估患者四肢腱反射的强弱。病理反射是否为阳性。

根据肌力的情况,一般均将肌力分为以下 0~5 级,共 6 个级别。

0 级:完全瘫痪,测不到肌肉收缩。

1 级:仅测到肌肉收缩,但不能产生动作。

2 级:肢体能在床上平行移动,但不能抵抗自身重力,即不能抬离床面。

3 级:肢体可以克服地心引力,能抬离床面,但不能抵抗阻力。

4 级:肢体能做对抗外界阻力的运动,但不完全。

5 级:肌力正常。

(三)心理-社会评估

主要了解患者患病后的情绪反应及其学习、工作与家庭生活等情况,家庭成员的支持程度,家庭经济能力和社会支持资源。

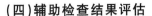

（四）辅助检查结果评估

（1）实验室检查急性期血常规可见白细胞增多,脑脊液白细胞增多,蛋白含量明显升高。

（2）磁共振检查(MRI):MRI检查可在早期明确脊髓病变的性质、范围、程度。早期,脊髓病变段呈弥漫肿胀、增粗。后期,脊髓不再肿胀,少部分患者出现脊髓萎缩。

（五）常用药物治疗效果的评估

严格按医嘱用药,严禁骤然停药,否则会引发病情加重。急性期大剂量应用糖皮质激素,注意观察患者的症状是否改善及其不良反应。长期大量应用糖皮质激素可引起物质代谢和水盐代谢紊乱,出现类肾上腺皮质功能亢进综合征,有浮肿、低血钾、高血压、糖尿病、"满月脸"、皮肤变薄、"水牛背"、向心性肥胖、多毛、痤疮、肌无力和肌萎缩等症状,一般不需格外治疗,停药后可自行消退。骨质疏松及椎骨压迫性骨折是各种年龄患者应用糖皮质激素治疗中严重的并发症。

三、主要护理诊断/问题

（一）躯体移动障碍

躯体移动障碍与脊髓病变有关。

（二）低效性呼吸形态

低效性呼吸形态与呼吸肌麻痹有关。

（三）尿潴留

尿潴留与膀胱自主神经功能障碍有关。

（四）生活自理缺陷

生活自理缺陷与肢体瘫痪有关。

（五）潜在并发症

潜在并发症有压疮、坠积性肺炎、尿路感染。

四、护理措施

（一）病情观察

监测生命体征,应严密观察有无呼吸困难、心率加快、血压升高、体温升高,有无发绀、吞咽及言语障碍等。定期监测血生化指标。判断瘫痪和感觉平面有无上升,疾病有无进展或加重。

（二）一般护理

1.休息与活动

急性期特别是并发心肌炎时应卧床休息。如果有呼吸肌麻痹,应取平卧位,头偏向一侧。恢复期可适当将活动与休息相结合,但避免过度劳累。

2.吸氧

给予低流量吸氧。如果出现呼吸无力、呼吸困难应及时通知医师,必要时给予气管插管或气管切开、呼吸机辅助呼吸。

（三）合理饮食

保证机体足够的营养,进食高蛋白、高热量、高维生素、易消化、含钾丰富(如橘子、香蕉等)的食物。吞咽困难进食呛咳者,应给予鼻饲,切勿勉强进食,以免引起吸入性肺炎及窒息。口腔护理一天两次,根据患者的情况选择合适的漱口液,鼓励可以自理的患者尽量自己洗漱。

(四)皮肤护理

大小便失禁、腹泻、发热、出汗、自主神经功能紊乱等都会使皮肤处于潮湿环境中,发生压疮的危险会增加,必须加强皮肤护理。对骨突或受压部位(如脚踝、足跟、骶尾部)常检查,加强营养;使用一些护理用品和用具,如使用气垫床、赛肤润、美皮康和海绵垫;每 2 h 翻身、拍背 1 次。输液以选健侧、上肢为原则,输液前认真观察准备输液肢体一侧的皮肤情况,输液后随时观察输液肢体局部及皮肤情况,以免液体外渗造成皮肤红肿;洗漱、浸泡时水勿过热,以免造成烫伤,冰袋降温时间勿过长,以免引起冻伤。

(五)康复训练

在脊髓受损初期,就应与康复师根据患者的情况制订康复计划,保持各关节的正常功能位,每次翻身后将肢体位置摆放正确,做关节的被动或主动运动。给予日常生活活动训练,使患者能自行穿脱衣服、进食、盥洗、大小便、淋浴及开关门窗、电灯、水龙头等,增强患者的自我照顾能力。

(六)排泄异常的护理

1.尿失禁患者

护理人员要根据给患者输液或饮水的时间,给予排便用品,协助其排便,同时在患者小腹部加压,增加膀胱内压,锻炼恢复自主排尿功能。

2.尿潴留患者

应留置导尿管,根据入量(输液、饮水)、时间,适时、规律地夹闭、开放尿管,以维持膀胱充盈、收缩功能;同时在排放尿液时可采用一些方法刺激诱导膀胱收缩,如轻敲患者下腹部、听流水声和热敷膀胱区。对留置导尿管的患者,应每天给尿道口消毒,观察尿液的色、量是否正常,是否有沉淀,尿道口有无分泌物;当尿常规化验有感染时,可根据医嘱给予膀胱冲洗,再留取样品化验,直至正常,注意操作时遵守无菌规范;患者病情允许的情况下,尽早拔除尿管。

3.大便秘结的患者

应保持适当的高纤维饮食与水分的摄取。餐后胃肠蠕动增强,当患者有便意时,指导并协助患者增加腹压来引发排便。每天固定时间进行排便训练,养成排便规律。必要时在肛门塞入开塞露,无效时可给予不保留灌肠。

4.大便失禁的患者

选择易消化、吸收的高营养的要素饮食,同时指导患者练习腹肌加压与肛门括约肌收缩,掌握进食后的排便时间规律,协助放置排便用品(便盆、尿垫);排便后随时清洁肛门周围皮肤。

(七)心理护理

患者均为突然发病且伴有肢体瘫痪、排泄异常等,严重影响其正常生活,加之对疾病知识、治疗效果不了解容易产生恐惧感。而且该病病程较长,患者可出现不同程度的情绪低落,对治疗和康复缺乏信心,护理人员应及时向患者介绍疾病相关知识,动员和指导家人和朋友在各个方面关心、支持、帮助患者,减轻其思想负担,消除紧张情绪,鼓励患者表达自己的感受,倾听患者的诉说。帮助患者做肢体活动,给予精神上的鼓励及生活支持,帮助其树立战胜疾病的信心。

(八)健康教育

(1)瘫痪肢体应早期做被动运动、按摩,以改善血液循环,促进瘫痪肢体的恢复。保持肢体的功能位置,预防足下垂及畸形。同时可配合物理治疗、针灸治疗。

(2)训练患者正确的咳嗽、咳痰方法,变换体位方法。

(3)提出治疗与护理的配合及要求,包括休息与活动、饮食、类固醇皮质激素的应用及其注意事项。

(4)增加营养,增强体质,预防感冒。

(5)对带导尿管出院者,应指导留置导尿管的护理及膀胱功能的训练。

(6)对长期卧床者,应每2h翻身、拍背1次,预防压疮及坠积性肺炎。

(7)出现生命体征改变、肢体感觉障碍、潜在并发症时及时就诊。

五、护理效果评估

(1)患者自觉逐渐好转(肌力增强、感觉障碍减退),生活基本自理。

(2)患者大小便失禁逐渐控制。

(3)患者无尿路感染。

(4)患者皮肤完好,无压疮。

(5)患者大小便潴留逐渐解除,大小便通畅。

(李 猛)

第九节 吉兰-巴雷综合征

一、概述

吉兰-巴雷综合征(GBS)又称急性感染性脱髓鞘性多发性神经病,是可能与感染有关的和免疫机制参与的急性特发性多发性神经病。临床上表现为四肢弛缓性瘫痪、末梢型感觉障碍和脑脊液蛋白细胞分离等。该病的确切病因不清,可能与空肠弯曲菌感染有关;或是机体免疫发生紊乱,产生针对周围神经的免疫应答,引起周围神经脱髓鞘。该病的年发病率为(0.6～1.9)/10万,我国尚无系统的流行病学资料。

二、诊断步骤

(一)病史采集要点

1.起病情况

以儿童或青少年多见,急性或亚急性起病,数天或2周内达高峰。需要耐心分析,争取掌握比较确切的起病时间,了解病情进展情况。

2.主要临床表现

主要临床表现为运动、感觉和自主神经损害。肢体弛缓性瘫痪从下肢远端向上发展,至上肢并累及脑神经(也可以首发症状为双侧周围性面瘫)。感觉异常(如烧灼感、麻木、疼痛)以远端为主。自主神经紊乱症状明显,如心律失常、皮肤营养障碍,但大小便障碍绝大多数患者不出现大小便障碍,严重患者可有。

3.既往史

发现可能致病的原因有较大意义。既往史如起病前1～4周有无胃肠或呼吸道感染症状,有无疫苗接种史或者外科手术史,有无明显诱因。

(二)体格检查要点

1.一般情况

精神疲乏,若感染严重,可有不同程度的发热。窦性心动过速,血压不稳定,出汗多,皮肤红肿以及有营养障碍。

2.神经系统检查

神志清,高级神经活动正常。脑神经以双侧周围性面瘫、延髓性麻痹为主,四肢呈弛缓性瘫痪,末梢型感觉障碍,大小便功能障碍多不明显。

(三)门诊资料分析

1.血常规

白细胞水平轻度升高或正常。

2.生化

血钾正常。

3.病史和检查

可见患者有运动、感觉和自主神经障碍,因此,定位在周围神经病变。起病前有感染等病史,考虑为感染性或自身免疫性疾病,应进一步检查感染和免疫相关指标以确诊。

(四)进一步检查项目

1.腰椎穿刺(腰穿)

脑脊液蛋白细胞分离是该病的特征性表现,蛋白水平升高而细胞数正常,出现在起病后 2～3 周。

2.肌电图

发现运动和感觉神经传导速度明显减慢,有失神经或轴索变性的肌电改变。脱髓鞘病变呈节段性和斑点状特点,可能某一根神经感觉传导速度正常,另一根神经异常,因此,早期要检查多根神经。发病早期可能只有 F 波或 H 反射延迟或消失。

三、诊断对策

(一)诊断要点

根据起病前有感染史,急性或亚急性起病,四肢对称性下运动神经元瘫痪,末梢型感觉减退以及脑神经损害,脑脊液蛋白细胞分离,结合肌电图可以确诊。Asbury 等的诊断标准:①多有病前感染或自身免疫反应。②急性或亚急性起病,进展不超过 4 周。③四肢瘫痪常自下肢开始,近端较明显。④可有呼吸肌麻痹。⑤可有脑神经受损。⑥可有末梢型感觉障碍或疼痛。⑦脑脊液蛋白细胞分离。⑧肌电图早期 F 波或 H 反射延迟,运动神经传导速度明显减慢。

(二)鉴别诊断要点

1.低血钾型周期性瘫痪

该病患者一般有甲亢、低血钾病史。起病快(数小时至 1 d),恢复也快(2～3 d)。四肢弛缓性瘫痪,无呼吸肌麻痹和脑神经受损,无感觉障碍。脑脊液没有蛋白细胞分离。血钾水平低,补钾有效。既往有发作史。

2.脊髓灰质炎

该病为脊髓前角病变,没有感觉障碍和脑神经受损。多在发热数天后,体温未恢复正常时出现瘫痪,通常只累及一个肢体。但该病起病后 3 周也可见脑脊液蛋白细胞分离。

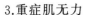

3.重症肌无力

本病为神经肌肉接头病变,主要累及骨骼肌,因此,没有感觉障碍和自主神经症状。症状呈波动性,晨轻暮重。疲劳试验和肌电图有助于诊断。

(三)吉兰-巴雷综合征

根据临床、病理及电生理表现可将变异型分为以下类型。

1.急性运动轴索型神经病

其为纯运动型,特点是病情中多有呼吸肌受累,24～48 h迅速出现四肢瘫痪,肌萎缩出现早,病残率高,预后差。

2.急性运动感觉轴索型神经病发病

此型与前者相似,但病情更重,预后差。

3.Fisher综合征

其表现为眼外肌麻痹、共济失调和腱反射消失三联征。

4.不能分类的吉兰-巴雷综合征

这包括"全自主神经功能不全"和极少数复发型吉兰-巴雷综合征。

四、治疗对策

(一)治疗原则

(1)尽早明确诊断,及时治疗。

(2)根据病情的严重情况进行分型,制订合理的治疗方案。

(3)治疗过程中应密切观察病情,注意药物的毒副作用。

(4)积极预防和控制感染及消化道出血等。

(5)早期康复训练对功能恢复有重要意义,同时可提高患者的自信心,观察其效果。

(二)治疗计划

1.基础治疗(对症支持治疗)

(1)辅助呼吸:患者气促,血氧饱和度降低,动脉血氧分压下降至9.3 kPa(70 mmHg)以下,可进行气管插管,呼吸机辅助呼吸,必要时气管切开。加强护理,保持呼吸道通畅,定时翻身、拍背,雾化吸入,吸痰等。

(2)对重症患者持续心电监护,窦性心动过速通常无须处理。血压高时可给予小剂量降压药,血压低时可扩容等。

(3)穿长弹力袜预防深静脉血栓。

(4)保持床单平整,勤帮助患者翻身,预防压疮。

(5)对吞咽困难者可留置胃管,鼻饲,以免食物误入气管引起窒息。

(6)尿潴留,可加压按压腹部,无效时可留置导尿管。便秘,可用大黄苏打片、番泻叶等。出现肠梗阻时应禁食并请外科协助治疗。

(7)出现疼痛,可给予非阿片类镇痛药或试用卡马西平。

(8)早期开始康复治疗,包括肢体被动和主动运动以防止挛缩,用夹板防止足下垂畸形,以及针灸、按压、理疗和步态训练等。

2.特异治疗(病因治疗)

(1)血浆置换:按每千克体重40 mL或1～1.5倍血浆容量计算每次交换血浆量,可用5％的白蛋白复原血容量,减少使用血浆的并发症。轻、中、重患者每周应分别做 2 次、4 次和 6 次。主要禁忌证是严重感染、心律失常、心功能不全或凝血系统疾病等。

(2)免疫球蛋白静脉滴注(IVIG):成人按 0.4 g/(kg·d)剂量,连用 5 d,尽早使用或在呼吸肌麻痹之前使用。禁忌证是先天性 IgA 缺乏,因为免疫球蛋白制品含少量 IgA,此类患者使用后可导致 IgA 致敏,再次应用可发生变态反应。常见不良反应有发热、面红等,减慢输液速度即可减轻。引起肝功能损害者,停药 1 个月即可恢复。

(3)以上两种方法是治疗吉兰-巴雷综合征的首选方法,可消除外周血免疫活性细胞、细胞因子和抗体等,减轻神经损害。尽管两种治疗方法费用高,但是严重病例或是进展快速病例,均应早期使用这些方法,可能减少辅助通气的费用和改变病程。

(4)激素通常对吉兰-巴雷综合征无效,并有不良反应。但是,在患者无经济能力或无血浆置换和 IVIG 医疗条件时,可试用甲泼尼龙 500 mg/d,静脉滴注,连用 5～7 d,或地塞米松 10 mg/d,静脉滴注,连用 7～10 d 为 1 个疗程。

五、病程观察及处理

可以按照以下分型评估患者的临床状况。

(1)轻型:四肢肌力Ⅲ以上,可独立行走。

(2)中型:四肢肌力Ⅲ以下,不能独立行走。

(3)重型:四肢无力或瘫痪,伴第Ⅸ、Ⅹ对颅神经和其他神经麻痹,不能吞咽,活动时有轻微呼吸困难,但不需要气管切开人工辅助呼吸。

(4)极重型:数小时或数天内发展为四肢瘫痪,吞咽不能,呼吸肌麻痹,需要气管切开人工辅助呼吸。

六、预后评估

该病为自限性,呈单相病程,症状和体征多于发病后 4 周时停止进展,经数周或数月恢复,恢复中可有短暂波动,极少复发。70%～75% 的患者完全恢复,25% 的患者遗留轻微神经功能缺损,5% 的患者死亡,通常死于呼吸衰竭。前期有空肠弯曲菌感染证据者预后较差,病理以轴索变性为主者病程较迁延且恢复不完全。高龄、起病急骤或辅助通气者预后不良。早期有效治疗及使用支持疗法可降低重症病例的死亡率。

七、护理

(一)主要护理问题

1.呼吸困难

呼吸困难与病变侵犯呼吸肌,引起呼吸肌麻痹有关。

2.有误吸的危险

这与病变侵犯脑神经,使得吞咽肌群无力有关。

3.生活自理能力缺陷

其与运动神经脱髓鞘改变引起的四肢瘫痪有关。

4.有失用综合征的危险

此与运动神经脱髓鞘改变引起的四肢瘫痪有关。

5.皮肤完整性受损

其与运动神经脱髓鞘改变引起的四肢瘫痪有关。

6.便秘

便秘与自主神经功能障碍及长期卧床有关。

7.恐惧

恐惧与运动障碍引起的快速进展性四肢瘫,或呼吸肌麻痹引起呼吸困难带来的濒死感有关。

(二)护理措施

1.严密观察病情变化

患者因四肢瘫痪,躯干、肋间肌和膈肌麻痹而致呼吸困难,甚至呼吸肌麻痹。因此,应重点观察患者的呼吸情况。如果出现呼吸肌群无力,呼吸困难,咳痰无力,烦躁不安及口唇发绀等缺氧症状,应及时给氧。必要时进行气管切开,使用人工呼吸机辅助呼吸。

2.保持呼吸道通畅和防止并发症的发生

(1)能否保持患者呼吸道通畅是关系患者安危的关键问题。对已气管切开使用人工呼吸机的患者应采取保护性隔离。病室温度保持在 22 ℃～24 ℃,避免空气干燥,定时通风,保持室内空气新鲜。

(2)吸痰时要严格执行无菌操作,使用一次性吸痰管,操作前、后洗手,防止交叉感染。

(3)每 2～3 h 翻身、叩背 1 次,气管内滴药,如用 2% 的碳酸氢钠,促进痰液排出。预防肺不张。

(4)对气管切开伤口每天换药,并观察伤口情况。

(5)减少探视。

3.防止压疮的发生

该病发病急骤,瘫痪肢体恢复缓慢,因此,对久卧患者要每天擦洗 1～2 次,保持皮肤清洁。患者床褥整齐、干净、平整。每 2～3 h 翻身,更换体位,以免局部受压过久。按压骨突处,促进局部血液循环。

4.加强对瘫痪肢体的护理

GBS 患者瘫痪的特点为四肢对称性瘫痪,患病早期应保持侧卧、仰卧时的良肢位,恢复期做好患者主动、被动训练、步态训练,以利于肢体功能恢复。

5.生活护理

患者四肢瘫痪,气管切开,不能讲话。因此,护理人员必须深入细致地了解患者的各项要求,做好患者口腔、皮肤、会阴部的护理。

6.鼻饲护理

患者应进食营养丰富和易消化的食物。对吞咽困难者可行鼻饲,以保证营养。鼻饲时应注意以下几点。

(1)鼻饲前将床头抬高 30°。

(2)每次鼻饲前应回抽胃液,观察胃液颜色、有无胃潴留,并观察胃管有无脱出。

(3)每次鼻饲量不宜过多,在 200～300 mL。

(4)鼻饲物的温度不宜过热,在 38 ℃～40 ℃。

(5)速度不宜过快,以防止呃逆。

(6)鼻饲之后,注入 20 mL 清水,清洗胃管。

7.肠道护理

患者长期卧床,肠蠕动减慢,常有便秘,应多饮水,多吃粗纤维的食物。可做腹部按压,按顺时针方向,必要时服用缓泻药,使患者保持排便通畅。

8.心理护理

要做好患者的心理护理,介绍有关疾病的知识,鼓励患者配合医护人员的治疗,树立战胜疾病的信心,早日康复。

9.健康指导

(1)指导患者养成良好的生活习惯,注意休息,保证充足的睡眠。

(2)指导患者坚持每天定时服药,不可随意更改药物剂量,定期复查。

(3)指导患者坚持活动和肢体功能锻炼,克服依赖心理,逐步做一些力所能及的事情。

(李 猛)

第七章 呼吸内科护理

第一节 急性气管-支气管炎

一、概述

(一)疾病概述

急性气管-支气管炎是由生物、物理、化学刺激或过敏等因素引起的急性气管-支气管黏膜炎症,多为散发,无流行倾向,年老体弱者易感。主要临床症状为咳嗽和咳痰。该病常发生于寒冷季节或气候突变时,也可由急性上呼吸道感染迁延不愈所致。

(二)相关病理生理

病原体、吸入冷空气、粉尘、刺激性气体或吸入致敏原引起气管-支气管急性炎症反应。其共同的病理表现为气管、支气管黏膜充血水肿,淋巴细胞和中性粒细胞浸润;同时可伴纤毛上皮细胞损伤,脱落;黏液腺体肥大增生。合并细菌感染时,分泌物呈脓性。

(三)急性气管-支气管炎的病因与诱因

病原体导致的感染是最主要的病因,过度劳累、受凉、年老体弱是常见诱因。

1.病原体

该病的病原体与上呼吸道感染的病原体类似。常见病毒为腺病毒、流感病毒(甲、乙型)、冠状病毒、鼻病毒、单纯疱疹病毒、呼吸道合胞病毒和副流感病毒。常见细菌为流感嗜血杆菌、肺炎链球菌、卡他莫拉菌等。近年来衣原体和支原体感染明显增加,在病毒感染的基础上继发细菌感染亦较多见。

2.物理、化学因素

冷空气、粉尘、刺激性气体或烟雾(如二氧化硫、二氧化氮、氨气、氯气)的吸入,均可刺激气管-支气管黏膜引起急性损伤和炎症反应。

3.变态反应

常见的吸入致敏原包括花粉、有机粉尘、真菌孢子、动物毛皮排泄物。对细菌蛋白质的过敏,钩虫、蛔虫的幼虫在肺内的移行均可引起气管-支气管急性炎症反应。

(四)临床表现

临床主要表现为咳嗽咳痰。一般起病较急,通常全身症状较轻,可有发热。初为干咳或有少量黏液痰,随后痰量增多,咳嗽加剧,偶尔伴血痰。咳嗽、咳痰可延续 2～3 周,如迁延不愈,可演变成慢性支气管炎。伴支气管痉挛时,可出现程度不等的胸闷气促。

(五)辅助检查

1.血液检查

病毒感染时,血常规检查白细胞计数多正常;细菌感染较重时,白细胞计数和中性粒细胞计数升高。血沉检查可有血沉快。

2.胸部 X 线检查

结果多无异常,或仅有肺纹理的增粗。

3.痰培养

细菌或支原体衣原体感染时,可明确病原体。药物敏感试验可指导临床用药。

(六)治疗要点

1.对症治疗

咳嗽无痰或少痰,可用右美沙芬、喷托维林(咳必清)镇咳。咳嗽有痰而不易咳出,可选用盐酸氨溴索、溴已新(必嗽平)、桃金娘油提取物化痰,也可雾化帮助祛痰。较为常用的为兼顾止咳和化痰的棕色合剂,也可选用中成药止咳祛痰。发生支气管痉挛时,可用平喘药,如茶碱类、β_2 受体激动剂。发热可用解热镇痛药对症处理。

2.抗菌药物治疗

有细菌感染证据时应及时使用抗菌药物。可以首选新大环内酯类、青霉素类,亦可选用头孢菌素类或喹诺酮类等药物。多数患者口服抗菌药物即可,对症状较重者可经肌内注射或静脉滴注给药,少数患者需要根据病原体培养结果指导用药。

3.一般治疗

多休息,多饮水,避免劳累。

二、护理评估

(一)病因评估

主要评估患者的健康史和发病史,近期是否受凉、劳累,是否有粉尘过敏史,是否有吸入冷空气或刺激性气体史。

(二)一般评估

1.生命体征

患者体温可正常或发热。观察有无呼吸频率加快或节律异常。

2.患者主诉

有无发热、咳嗽、咳痰、喘息等症状。

3.相关记录

记录体温与痰液颜色、性状和量等情况。

(三)身体评估

听诊有无异常呼吸音,有无双肺呼吸音变粗,两肺可否闻及散在的干、湿啰音,湿啰音部位是否固定,咳嗽后湿啰音是否减少或消失。有无闻及哮鸣音。

(四)心理-社会评估

了解患者在疾病治疗过程中的心理反应与需求、家庭及社会支持情况,引导患者正确配合疾病的治疗与护理。

(五)辅助检查结果评估

1.血液检查

有无白细胞总数和中性粒细胞百分比升高,有无血沉加快。

2.胸部 X 线检查

有无肺纹理增粗。

3.痰培养

有无致病菌生长,药敏试验结果如何。

(六)治疗常用药效果的评估

1.应用抗生素的评估要点

(1)记录每次给药的时间与次数,评估有无按时、按量给药,是否足疗程。

(2)评估用药后患者发热、咳嗽、咳痰等症状是否缓解。

(3)评估用药后患者是否出现皮疹、呼吸困难等变态反应。

(4)评估用药后患者有无较明显的恶心、呕吐、腹泻等不良反应。

2.应用止咳祛痰剂效果的评估

(1)记录每次给药的时间与次量。

(2)评估用祛痰剂后患者的痰液是否变稀,是否较易咳出。

(3)评估止咳药后,患者咳嗽频繁是否减轻,夜间睡眠是否改善。

3.应用平喘药后效果的评估

(1)记录每次给药的时间与量。

(2)评估用药后,患者呼吸困难是否减轻,听诊哮鸣音是否消失。

(3)如果应用氨茶碱时间较长,需评估有无茶碱中毒表现。

三、主要护理诊断/问题

(一)清理呼吸道无效

其与呼吸道感染、痰液黏稠有关。

(二)气体交换受损

其与过敏、炎症引起支气管痉挛有关。

四、护理措施

(一)病情观察

观察生命体征及主要症状,尤其是咳嗽,注意痰液的颜色、性质、量等的变化;有无呼吸困难与喘息等表现;监测体温情况。

(二)休息与保暖

急性期应减少活动,增加休息时间,保持室内空气新鲜,保持适宜的温度和湿度。

(三)保证充足的水分及营养

鼓励患者多饮水,必要时由静脉补充。给予易消化、营养丰富的饮食,患者发热期间进食流质或半流质食物为宜。

(四)保持口腔清洁

由于患者发热、咳嗽、痰多且黏稠,咳嗽剧烈时可引起呕吐,故要保持口腔卫生,以增加舒适感,增进食欲,促进毒素的排泄。

(五)发热护理

热度不高,不需特殊处理,高热时要采取物理降温或药物降温措施。

(六)保持呼吸道通畅

观察呼吸道分泌物的性质及能否有效地咳出痰液,指导并鼓励患者有效咳嗽;若为细菌感染所致,按医嘱使用敏感的抗生素。若痰液黏稠,可采用超声雾化吸入或蒸气吸入稀释分泌物;对于咳嗽无力的患者,宜经常更换体位,拍背,使呼吸道分泌物易于排出,促进炎症消散。

(七)给氧与解痉平喘

对有咳喘症状者可给予氧气吸入或按医嘱采用雾化吸入平喘解痉剂,严重者可口服。

(八)健康教育

1.疾病预防指导

避免急性上呼吸道感染的诱发因素。增强体质,可选择合适的体育活动,如做健康操、打太极拳、跑步,可进行耐寒训练,如用冷水洗脸、冬泳。

2.疾病知识指导

患病期间增加休息时间,避免劳累;饮食宜清淡、富含营养;按医嘱用药。

3.就诊指标

如果 2 周后症状仍持续,应及时就诊。

五、护理效果评估

(1)患者自觉症状好转(咳嗽、咳痰、喘息、发热等症状减轻)。

(2)患者体温恢复正常。

(3)听诊时双肺有无闻及干、湿啰音。

(王园园)

第二节　慢性支气管炎

慢性支气管炎是由感染或非感染因素引起气管、支气管黏膜及其周围组织的慢性非特异性炎症。临床以咳嗽、咳痰或伴有喘息反复发作为特征,每年持续 3 个月以上,且连续 2 年以上。

一、病因和发病机制

慢性支气管炎的病因极为复杂,迄今尚有许多因素还不够明确,往往是多种因素长期相互作用的综合结果。

(一)感染

病毒、支原体和细菌感染是该病急性发作的主要原因。病毒感染以流感病毒、鼻病毒、腺病毒和呼吸道合胞病毒常见;细菌感染以肺炎链球菌、流感嗜血杆菌和卡他莫拉菌及葡萄球菌常见。

(二)大气污染

化学气体(如氯气、二氧化氮、二氧化硫),空气中的粉尘等均可刺激支气管黏膜,使呼吸道清除功能受损,为细菌入侵创造条件。

(三)吸烟

吸烟为该病发病的主要因素。吸烟时间的长短与吸烟量决定发病率的高低,吸烟者的患病率较不吸烟者高。

(四)过敏因素

喘息型支气管患者多有过敏史。患者痰中嗜酸性粒细胞和组胺的含量及血中IgE明显高于正常值。此类型实际上应属于慢性支气管炎合并哮喘。

(五)其他因素

气候变化,特别是寒冷空气与慢性支气管炎的病情加重有密切关系。自主神经功能失调,副交感神经功能亢进,老年人肾上腺皮质功能减退,慢性支气管炎的发病率增加。维生素C缺乏,维生素A缺乏,易患慢性支气管炎。

二、临床表现

(一)症状

患者常在寒冷季节发病,出现咳嗽、咳痰,尤以晨起时显著。病毒感染痰液为白色黏液泡沫状,继发细菌感染,痰液转为黄色或黄绿色黏液脓性,偶尔可带血。慢性支气管炎反复发作后,支气管黏膜的迷走神经感受器反应性增强,副交感神经功能亢进,可出现过敏现象而发生喘息。

(二)体征

早期多无体征。急性发作期可在肺底部闻及干、湿啰音。喘息型支气管炎患者在咳嗽或深吸气后可闻及哮鸣音,发作时,有广泛哮鸣音。

(三)并发症

(1)阻塞性肺气肿:为慢性支气管炎最常见的并发症。

(2)支气管肺炎:慢性支气管炎蔓延至支气管周围肺组织中,患者表现寒战、发热、咳嗽加剧、痰量增多且呈脓性;白细胞总数及中性粒细胞增多;X线胸片显示双下肺野有斑点状或小片阴影。

(3)支气管扩张症为并发症之一。

三、诊断

(一)辅助检查

1.血常规

白细胞总数及中性粒细胞数可升高。

2.胸部X线

单纯型慢性支气管炎,X线检查结果为阴性或仅见双下肺纹理增多、增粗、模糊、呈条索状或网状。继发感染时为支气管周围炎症改变,表现为不规则斑点状阴影,重叠于肺纹理之上。

3.肺功能检查

早期病变多在小气道,常规肺功能检查多无异常。

(二)诊断要点

凡咳嗽、咳痰或伴有喘息,每年发作持续 3 个月,连续 2 年或 2 年以上,并排除其他心、肺疾病(如肺结核、肺尘埃沉着病、支气管哮喘、支气管扩张症、肺癌、肺脓肿、心脏病、心功能不全)、慢性鼻咽疾病后,即可诊断。如果每年发病不足 3 个月,但有明确的客观检查依据(如胸部 X 线片、肺功能),亦可诊断。

(三)鉴别诊断

1.支气管扩张

多于儿童或青年期发病,常继发于麻疹、肺炎或百日咳后,并有咳嗽、咳痰反复发作的病史,合并感染时痰量增多,并呈脓性或伴有发热,病程中常反复咯血。在肺下部周围可闻及不易消散的湿啰音。晚期重症患者可出现杵状指(趾)。胸部 X 线上可见双肺下野纹理粗乱或呈卷发状。薄层高分辨率 CT 检查有助于确诊。

2.肺结核

活动性肺结核患者多有午后低热、消瘦、乏力、盗汗等中毒症状。咳嗽痰量不多,常有咯血。老年肺结核的中毒症状多不明显,常被慢性支气管炎的症状所掩盖而误诊。胸部 X 线上可发现结核病灶,部分患者痰结核分枝杆菌检查可获阳性。

3.支气管哮喘

支气管哮喘常为特质性患者或有过敏性疾病家族史,多于幼年发病。一般无慢性咳嗽、咳痰史。哮喘多突然发作,且有季节性,血和痰中嗜酸性粒细胞常增多,治疗后可迅速缓解。发作时双肺布满哮鸣音,呼气延长,缓解后可消失,且无症状,但气道反应性仍增强。慢性支气管炎合并哮喘的患者病史中咳嗽、咳痰多发生在喘息之前,迁延不愈较长时间后伴有喘息,且咳嗽、咳痰的症状多较喘息更为突出,平喘药物疗效不如哮喘等,可资鉴别。

4.肺癌

肺癌多发生于 40 岁以上,有多年吸烟史的男性患者,刺激性咳嗽常伴痰中带血和胸痛。胸部 X 线检查常显示肺部有块影或反复发作的阻塞性肺炎。痰脱落细胞及支气管镜等检查,可明确诊断。

5.慢性肺间质纤维化

慢性咳嗽,咳少量黏液性非脓性痰,进行性呼吸困难,双肺底可闻及爆裂音(Velcro 啰音),严重者发绀并有杵状指。胸部 X 线片见中下肺野及肺周边部纹理增多、紊乱、呈网状结构,其间见弥漫性细小斑点阴影。肺功能检查呈限制性通气功能障碍,弥散功能减弱,PaO_2 下降。肺活检是确诊的手段。

四、治疗

(一)急性发作期及慢性迁延期的治疗

以控制感染、祛痰、镇咳为主,同时解痉平喘。

1.抗感染药物

及时、有效、足量,感染控制后及时停用,以免产生细菌耐药或二重感染。一般患者可根据常见致病菌用药。可选用青霉素 G 80 万 U,肌内注射;复方磺胺甲噁唑,每次 2 片,每天 2 次;阿莫西林 2~4 g/d,3~4 次口服;氨苄西林 2~4 g/d,分 4 次口服;头孢氨苄 2~4 g/d 或头孢拉定 1~2 g/d,分 4 次口服;头孢呋辛 2 g/d 或头孢克洛 0.5~1 g/d,分 2~3 次口服。亦可选择新一代

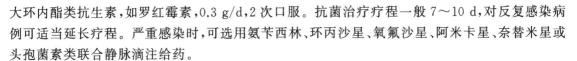

大环内酯类抗生素,如罗红霉素,0.3 g/d,2次口服。抗菌治疗疗程一般7～10 d,对反复感染病例可适当延长疗程。严重感染时,可选用氨苄西林、环丙沙星、氧氟沙星、阿米卡星、奈替米星或头孢菌素类联合静脉滴注给药。

2.祛痰镇咳药

刺激性干咳者不宜单用镇咳药物,否则痰液不易咳出。可给盐酸溴环己胺醇30 mg或羧甲基半胱氨酸500 mg,每天3次,口服。乙酰半胱氨酸(富露施)及氯化铵甘草合剂均有一定的疗效。α-糜蛋白酶雾化吸入亦有消炎祛痰的作用。

3.解痉平喘

解痉平喘主要为解除支气管痉挛,利于痰液排出。常用药物为氨茶碱0.1～0.2 g,8小时1次,口服;丙卡特罗50 mg,每天2次;特布他林2.5 mg,每天2～3次。慢性支气管炎有可逆性气道阻塞者应常规应用支气管舒张剂,如异丙托溴铵(异丙阿托品)气雾剂、特布他林吸入治疗。阵发性咳嗽常伴不同程度的支气管痉挛,应用支气管扩张药后可改善症状,并有利于痰液的排出。

(二)缓解期的治疗

应以增强体质,提高机体抗病能力和预防发作为主。

(三)中药治疗

采取扶正固本原则,按肺、脾、肾的虚实辨证施治。

五、护理措施

(一)常规护理

1.环境

保持室内空气新鲜、流通,安静,舒适,温度、湿度适宜。

2.休息

急性发作期应卧床休息,取半卧位。

3.给氧

持续低流量吸氧。

4.饮食

给予高热量、高蛋白、高维生素的易消化饮食。

(二)专科护理

1.解除气道阻塞,改善肺泡通气

及时清除痰液,应鼓励神志清醒患者咳嗽,痰稠不易咳出时,给予雾化吸入或以雾化泵喷入药物,减少局部淤血水肿,以利于痰液排出。对危重体弱患者,定时为其更换体位,叩击背部,使痰易于咳出,餐前应给予胸部叩击或胸壁震荡。方法:患者取侧卧位,护士两手手指并拢,手背隆起,指关节微屈,自肺底由下向上,由外向内叩拍患者的胸壁,震动气管,边拍边鼓励患者咳嗽,以促进痰液的排出,每侧肺叶叩击3～5 min。对神志不清者,可进行机械吸痰,需注意无菌操作,抽吸压力要适当,动作轻柔,每次抽吸时间不超过15 s,以免加重缺氧。

2.合理用氧减轻呼吸困难

根据缺氧和二氧化碳潴留的程度不同,合理用氧,一般给予低流量、低浓度、持续吸氧,如果病情需要,提高氧浓度,应辅以呼吸兴奋剂刺激通气或使用呼吸机改善通气,吸氧后如果呼吸困难缓解、呼吸频率减慢、节律正常、血压上升、心率减慢、心律正常、发绀减轻、皮肤转暖、神志转清、尿量增加等,表示氧疗有效。若呼吸过缓,意识障碍加深,需考虑二氧化碳潴留加重,必要时采取增加通气量措施。

(王园园)

第三节 支气管哮喘

支气管哮喘是由多种细胞(如嗜酸性粒细胞、肥大细胞、T 细胞、中性粒细胞)和细胞组分参与的气道慢性炎症性疾病,这种慢性炎症与气道高反应性相关,通常出现广泛而多变的可逆性气流受限,并引起反复发作的喘息、气急、胸闷或咳嗽等症状,多数患者可自行缓解或经治疗缓解。

典型表现为发作性呼气性呼吸困难或发作性胸闷和咳嗽,伴哮鸣音,症状可在数分钟内发生,并持续数小时至数天,夜间及凌晨发作或加重是哮喘的重要临床特征。目前尚无特效的根治办法,糖皮质激素可以有效控制气道炎症,β_2肾上腺素受体激动剂是控制哮喘急性发作的首选药物。经过长期规范化治疗和管理,80%以上的患者可以达到哮喘的临床控制。

一、一般护理

(1)执行内科一般护理常规。

(2)室内环境舒适、安静、冷暖适宜。保持室内空气流通,避免患者接触变应原,如花草、尘螨、花露水、香水,扫地和整理床单位时可请患者在室外等候,或采取湿式清洁方法,避免尘埃飞扬。病室避免使用皮毛、羽绒或蚕丝织物等。

(3)卧位与休息:急性发作时协助患者取坐位或半卧位,以增加舒适度,利于膈肌的运动,缓解呼气性呼吸困难。为端坐呼吸的患者提供床旁桌支撑,以减少体力消耗。

二、饮食护理

大约20%的成年患者和50%的患儿是因不适当饮食而诱发或加重哮喘,因此应给予患者营养丰富、清淡、易消化、无刺激的食物。若能找出与哮喘发作有关的食物,如鱼、虾、蟹、蛋类、牛奶,应避免食用。某些食物添加剂(如酒石黄和亚硝酸盐)可诱发哮喘发作,应引起注意。

三、用药护理

治疗哮喘的药物分为控制性药物和缓解性药物。控制性药物是指需要长期每天规律使用,主要用于治疗气道慢性炎症,达到临床控制哮喘的目的;缓解性药物指按需使用的药物,能迅速解除支气管痉挛,从而缓解哮喘症状。哮喘发作时禁用吗啡和大量镇静药,以免抑制呼吸。

(一)糖皮质激素

糖皮质激素简称激素,是目前控制哮喘最有效的药物。激素的给药途径包括吸入、口服、静脉应用等。吸入性糖皮质激素由于其局部抗感染作用强、起效快、全身不良反应少(黏膜吸收、少量进入血液),是目前哮喘长期治疗的首选药物。常用药物有布地奈德、倍氯米松等。通常需规律吸入1~2周方能控制。吸药后嘱患者用清水含漱口咽部,可减少不良反应的发生。长期吸入较大剂量激素者,应注意预防全身性不良反应。布地奈德雾化用混悬液制剂,经压缩空气泵雾化吸入,起效快,适用于轻、中度哮喘急性发作的治疗。吸入激素无效或需要短期加强治疗的患者可采用泼尼松和泼尼松龙等口服制剂,症状缓解后逐渐减量,然后停用或改用吸入剂。不主张长期口服激素。口服用药宜在饭后服用,以减少对胃肠道黏膜的刺激。重度或严重哮喘发作时应及早静脉给予激素,可选择琥珀酸氢化可的松或甲泼尼龙。无激素依赖倾向者,可在3~5 d停药;有激素依赖倾向者应适当延长给药时间,症状缓解后逐渐减量,然后改口服或吸入剂维持。

(二)β₂肾上腺素受体激动剂

短效 β_2 肾上腺素受体激动剂为治疗哮喘急性发作的首选药物。有吸入、口服和静脉三种制剂,首选吸入给药。常用药物有沙丁胺醇和特布他林。吸入剂包括定量气雾剂、干粉剂和雾化溶液。对短效 β_2 肾上腺素受体激动剂应按需间歇使用,不宜长期、单一大剂量使用,因为长期应用可引起 β_2 受体功能下降和气道反应性增强,出现耐药性。主要不良反应有心悸、骨骼肌震颤、低钾血症等。长效 β_2 肾上腺素受体激动剂与吸入性糖皮质激素联合是目前最常用的哮喘控制性药物。常用的有普米克都保(布地奈德/福莫特罗干粉吸入剂)、舒利迭(氟替卡松/沙美特罗干粉吸入剂)。

(三)茶碱类

茶碱类具有增强呼吸肌的力量以及增强气道纤毛清除功能等作用,从而起到舒张支气管和气道抗感染作用,并具有强心、利尿、扩张冠状动脉、兴奋呼吸中枢等作用,是目前治疗哮喘的有效药物之一。氨茶碱和缓释茶碱是常用的口服制剂,尤其后者适用于夜间哮喘症状的控制。静脉给药主要用于重症和危重症哮喘。注射茶碱类药物应限制注射浓度,速度不超过 $0.25\ mg/(kg \cdot min)$,以防不良反应发生。其主要不良反应包括恶心、呕吐、心律失常、血压下降及尿多,偶尔可兴奋呼吸中枢,严重者可引起抽搐乃至死亡。由于茶碱的"治疗窗"窄以及茶碱代谢存在较大个体差异,有条件的应在用药期间监测其血药浓度。发热者、妊娠妇女、小儿或老年人,患有肝、心、肾功能障碍及甲状腺功能亢进者尤须慎用。合用西咪替丁、喹诺酮类、大环内酯类药物等可影响茶碱代谢而使其排泄减慢,尤应观察其不良反应的发生。

(四)胆碱 M 受体拮抗剂

胆碱 M 受体拮抗剂分为短效(维持 4~6 h)和长效(维持 24 h)制剂。异丙托溴铵是常用的短效制剂,常与 β_2 受体激动剂联合雾化应用,代表药为可比特(异丙托溴铵/沙丁胺醇)。少数患者可有口苦或口干等不良反应。噻托溴铵是长效选择性 M_1、M_2 受体拮抗剂,目前主要用于哮喘合并慢性阻塞性肺疾病以及慢性阻塞性肺疾病患者的长期治疗。

(五)白三烯受体拮抗剂

该类药通过调节白三烯的生物活性而发挥抗感染作用,同时舒张支气管平滑肌,是目前除吸入性糖皮质激素外唯一可单独应用的哮喘控制性药物,尤其适用于阿司匹林哮喘、运动性哮喘和伴有过敏性鼻炎哮喘患者的治疗。常用药物为孟鲁司特和扎鲁司特。不良反应通常较轻微,主要是胃肠道症状,少数患者有皮疹、血管性水肿、转氨酶水平升高,停药后可恢复正常。

四、病情观察

(1)哮喘发作时,协助取舒适卧位,监测生命体征、呼吸频率、血氧饱和度等指标,观察患者喘息、气急、胸闷或咳嗽等症状,是否出现"三凹征"、辅助呼吸肌参与呼吸运动、语言沟通困难、大汗淋漓等中重度哮喘的表现。当患者不能讲话,嗜睡或意识模糊,胸腹矛盾运动,哮鸣音减弱甚至消失,脉率变慢或不规则,有严重低氧血症和高碳酸血症时,需转入重症加强护理病房(重症监护室,ICU)行机械通气治疗。

(2)注意患者有无鼻咽痒、咳嗽、打喷嚏、流涕、胸闷等哮喘早期发作症状,对于夜间或凌晨反复发作的哮喘患者,应注意是否存在睡眠低氧表现,睡眠低氧可以诱发喘息、胸闷等症状。

五、健康指导

(1)对哮喘患者进行哮喘知识教育,寻找变应原,有效改变环境,避免诱发因素,要贯穿整个哮喘治疗全过程。

(2)指导患者定期复诊、检测肺功能,做好病情自我监测,掌握峰流速仪的使用方法,记哮喘日记。与医师、护士共同制订防止复发、保持长期稳定的方案。

(3)使患者掌握正确的吸入技术,如沙丁胺醇气雾剂、信必可都保、舒利迭的使用方法,知晓药物的作用和不良反应的预防。

(4)帮助患者养成规律生活习惯,保持乐观情绪,避免精神紧张、剧烈运动、持续的喊叫等过度换气动作。

(5)使患者熟悉哮喘发作的先兆表现,如打喷嚏、咳嗽、胸闷、喉结发痒,学会在家中自行监测病情变化并进行评定以及哮喘急性发作时简单的紧急自我处理方法,例如,吸入沙丁胺醇气雾剂1~2喷、布地奈德1~2吸,缓解喘憋症状,尽快到医院就诊。

(王园园)

第四节　支气管扩张

一、疾病概述

(一)概念和特点

支气管扩张是急、慢性呼吸道感染和支气管阻塞后,反复发生支气管炎症,致使支气管组织结构病理性破坏,引起的支气管异常和持久性扩张。临床上以慢性咳嗽、大量脓痰和/或反复咯血为特征,患者多有童年麻疹、百日咳或支气管肺炎等病史。

(二)相关病理生理

支气管扩张的主要病因是支气管-肺组织感染和支气管阻塞,两者相互影响,促使支气管扩张的发生和发展。支气管扩张发生于有软骨的支气管近端分支,主要分为柱状、囊状和不规则扩张,腔内含有多量分泌物并容易积存。呼吸道相关疾病损伤气道清除机制和防御功能,使其清除分泌物的能力下降,易发生感染和炎症;细菌反复感染使气道内因充满包含炎性介质和病原菌的黏稠液体而逐渐扩大,形成瘢痕和扭曲;炎症可导致支气管壁血管增生,并伴有支气管动脉和肺动脉终末支的扩张和吻合,形成小血管瘤而易导致咯血。病变支气管反复出现炎症,使周围结缔组织和肺组织纤维化,最终引起肺的通气和换气功能障碍。继发于支气管肺组织感染病变的支气管扩张多见于下肺,尤以左下肺多见。继发于肺结核则多见于上肺叶。

(三)病因与诱因

1.支气管-肺组织感染

支气管扩张与扁桃体炎、鼻窦炎、百日咳、麻疹、支气管肺炎、肺结核等呼吸道感染密切相关，引起感染的常见病原体为铜绿假单胞菌、流感嗜血杆菌、卡他莫拉菌、肺炎克雷伯菌、金黄色葡萄球菌、非结核分枝杆菌、腺病毒和流感病毒等。婴幼儿期支气管-肺组织感染是支气管扩张最常见的病因。

2.支气管阻塞

异物、肿瘤、外源性压迫等可使支气管阻塞导致肺不张，胸腔负压直接牵拉支气管管壁导致支气管扩张。

3.支气管先天性发育缺损与遗传因素

支气管先天性发育缺损与遗传因素也可形成支气管扩张，可能与软骨发育不全或弹性纤维不足导致局部管壁薄弱或弹性较差有关。部分遗传性 α-抗胰蛋白酶缺乏者也可伴有等支气管扩张。

4.其他全身性疾病

支气管扩张可能与机体免疫功能失调有关，目前已发现类风湿关节炎、溃疡性结肠炎、克罗恩病、系统性红斑狼疮等疾病同时伴有支气管扩张。

(四)临床表现

1.症状

(1)慢性咳嗽、大量脓痰：咳嗽多为阵发性，与体位改变有关，晨起及晚上临睡时咳嗽和咳痰尤多。严重程度可用痰量估计：轻度每天少于 10 mL，中度每天 10～150 mL，重度每天多于 150 mL。感染急性发作时，黄绿色脓痰量每天可达数百毫升，将痰液放置后可出现分层的特征，即上层为泡沫，下悬脓性成分；中层为混浊黏液；下层为坏死组织沉淀物。合并厌氧菌感染时，痰和呼气具有臭味。

(2)咯血：反复咯血为该病的特点，可为痰中带血或大量咯血。少量咯血每天少于 100 mL，中量咯血每天 100～500 mL，大量咯血每天多于 500 mL 或 1 次咯血量＞300 mL。咯血量有时与病情严重程度、病变范围不一致。部分病变发生在上叶的"干性支气管扩张"患者以反复咯血为唯一症状。

(3)反复肺部感染：由于扩张的支气管清除分泌物的功能丧失，引流差，易反复发生感染，其特点是同一肺段反复发生肺炎并迁延不愈。

(4)慢性感染中毒症状：可出现发热、乏力、食欲减退、消瘦、贫血等，儿童可影响发育。

2.体征

早期或病变轻者无异常肺部体征，病变严重或继发感染时，可在病变部位(尤其是下肺部)闻及固定而持久的局限性粗湿啰音，有时可闻及哮鸣音，部分患者伴有杵状指(趾)。

(五)辅助检查

1.影像学检查

胸部 X 线检查：囊状支气管扩张的气道表现为显著的囊腔，腔内可存在气液平面，纵切面可显示"双轨征"，横切面显示"环形阴影"，可见气道壁增厚。胸部 CT 检查：可在横断面上清楚地显示扩张的支气管。高分辨 CT 进一步提高了诊断敏感性，成为支气管扩张症的主要诊断方法。

2.纤维支气管镜检查

该检查有助于发现患者的出血部位或阻塞原因。还可局部灌洗,取灌洗液做细菌学和细胞学检查。

(六)治疗原则

保持引流通畅,处理咯血,控制感染,必要时手术治疗。

1.保持引流通畅、改善气流受限

清除气道分泌物,保持气道通畅能减少继发感染和减轻全身中毒症状,例如,应用祛痰药物(盐酸氨溴索、溴己新、α-糜蛋白酶)等稀释痰液,痰液黏稠时可加用雾化吸入。应用振动、拍背、体位引流等方法促进气道分泌物的清除。应用支气管舒张剂可改善气流受限,对伴有气道高反应及可逆性气流受限的患者疗效明显。如果体位引流排痰效果不理想,可用纤维支气管镜吸痰法以保持呼吸道通畅。

2.控制感染

急性感染期,应根据症状、体征、痰液性状,必要时根据痰培养及药物敏感试验选择有效的抗生素。常用阿莫西林、头孢类抗生素、氨基糖苷类等药物,重症患者(尤其是铜绿假单胞菌感染者)常需第三代头孢菌素加氨基糖苷类药联合静脉用药。如果有厌氧菌混合感染,加用甲硝唑或替硝唑等。

3.外科治疗

对保守治疗不能缓解的反复大咯血且病变局限者,可考虑手术治疗。经充分的内科治疗后仍反复发作且病变为局限性支气管扩张,可通过外科手术切除病变组织。

二、护理评估

(一)一般评估

1.患者的主诉

有无胸闷、气促、心悸、疲倦、乏力等症状。

2.生命体征

严密观察呼吸的频率、节律、深浅和音响,患者呼吸可正常或增快,感染严重时或合并咯血可伴随不同程度的呼吸困难和发绀。患者体温正常或偏高,感染严重时可为高热。

3.咳嗽咳痰情况

观察咳嗽咳痰的发作时间、频率、持续时间、伴随的症状和影响因素等,患者反复继发肺部感染,支气管引流不畅,痰不易咳出时可导致咳嗽加剧,大量脓痰咳出后,患者感觉轻松,体温下降,精神改善。重点了解痰液的量、颜色、性质、气味和与体位的关系,痰液静置后的分层现象,记录 24 h 痰液排出量。注意患者是否出现面色苍白、出冷汗、烦躁不安等出血的症状,观察咯血的颜色、性质及量。

4.其他

评估血气分析、血氧饱和度、体重、体位等结果。

(二)身体评估

1.头颈部

观察患者的意识状态,面部颜色(贫血),皮肤黏膜有无脱水,是否粗糙、干燥,呼吸困难和缺氧的程度(有无气促,口唇有无发绀,血氧饱和度数值等如何)。

2.胸部

检查胸廓的弹性,有无胸廓的挤压痛,两肺呼吸运动是否一致。病变部位可闻及固定而持久的局限性粗湿啰音或哮鸣音。

3.其他

患者有无杵状指(趾)。

(三)心理-社会评估

询问健康史,发病原因、病程进展时间以及以往所患疾病对支气管扩张的影响,评估患者对支气管扩张的认识。患者常因慢性咳嗽、咳痰或痰量多、有异味等症状产生恐惧或焦虑的心理,并缺乏治愈的信心。

(四)辅助检查阳性结果评估

了解血氧饱和度的数值、血气分析结果。胸部CT检查明确病变部位。

(五)常用药物治疗效果的评估

使用抗生素后咳嗽咳痰症状有无减轻,原有升高的血白细胞计数是否回降至正常范围,核左移情况是否得到纠正。

三、主要护理诊断/问题

(一)清理呼吸道无效

其与大量脓痰滞留呼吸道有关。

(二)有窒息的危险

其与大咯血有关。

(三)营养失调

营养低于机体需要量与慢性感染导致机体消耗有关。

(四)焦虑

其与疾病迁延、个体健康受到威胁有关。

(五)活动无耐力

其与营养不良、贫血等有关。

四、护理措施

(一)环境

定期开窗换气,使空气流通,保持室内空气新鲜、无臭味,维持适宜的温度、湿度,注意保暖。

(二)休息和活动

休息能减少肺活动度,避免因活动诱发咯血。小量咯血者以静卧休息为主,大量咯血患者应绝对卧床休息。尽量避免搬动患者。取患侧卧位,可减少患侧胸部的活动度,既防止病灶向健侧扩散,又有利于健侧肺的通气功能。缓解期患者可适当进行户外活动,但要避免过度劳累。

(三)饮食护理

提供高热量、高蛋白质、富含维生素的易消化饮食,多进食含铁食物有利于纠正贫血,饮食中富含维生素A、维生素C、维生素E等,以提高支气管黏膜的抗病能力。大量咯血者应禁食,小量咯血者宜进少量温、凉流质饮食,避免冰冷食物诱发咳嗽或加重咯血,少食多餐。为稀释痰液利于排痰,鼓励患者多饮水,每天饮水1 500~2 000 mL。指导患者在咳痰后及进食前后漱口,以祛除口臭,促进食欲。

(四)病情观察

严密观察病情,正确记录每天痰量及痰的性质,留好痰标本。为有咯血者备好吸痰和吸氧设备。

(五)用药护理

遵医嘱使用抗生素、祛痰剂和支气管舒张剂,指导患者进行有效咳嗽,辅以叩背,及时排出痰液。指导患者掌握药物的疗效、剂量、用法和不良反应。

(六)体位引流的护理

体位引流是利用重力作用促使呼吸道分泌物流入气管、支气管排到体外的方法,其效果与需引流部位所对应的体位有关。体位引流的护理措施如下。

(1)体位引流由康复科医师执行,引流前向患者说明体位引流的目的、操作过程和注意事项,消除其顾虑,取得合作。

(2)操作前测量生命体征,听诊肺部明确病变部位。引流前 15 min 遵医嘱给予支气管舒张剂(有条件可使用雾化器或手按定量吸入器)。备好排痰用纸巾或一次性容器。

(3)根据病变部位、病情和患者的经验选择合适体位(自觉有利于咳痰的体位)。引流体位的选择取决于分泌物潴留的部位和患者的耐受程度,原则上抬高病灶部位对应的位置,使引流支气管开口向下,有利于潴留的分泌物随重力作用流入支气管和气管而排出。首先引流上叶,然后引流下叶后基底段。如果患者不能耐受,应及时调整姿势。有头部外伤、胸部创伤、咯血、严重心血管疾病者和病情状况不稳定者,不宜采用头低位进行体位引流。

(4)引流时鼓励患者做腹式深呼吸,辅以胸部叩击或震荡,指导患者进行有效咳嗽等措施,以提高引流效果。

(5)引流时间视病变部位、病情和患者的身体状况而定,一般每天 1~3 次,每次 15~20 min。在空腹或饭前一个半小时前进行,早晨清醒后立即进行效果最好。咯血时不宜进行体位引流。

(6)引流过程应有护士或家人协助,注意观察患者的反应,如果出现咯血、面色苍白、出冷汗、头晕、发绀、脉搏细弱、呼吸困难等情况,应立即停止引流。

(7)体位引流结束后,协助患者采取舒适体位休息,给予清水或漱口液漱口。记录痰液的性质、量及颜色,复查生命体征和肺部呼吸音及啰音的变化,评价体位引流的效果。

(七)窒息的抢救配合

(1)对大咯血及意识不清的患者,应在病床旁备好急救器械。

(2)一旦患者出现窒息征象,应立即取头低脚高 45°俯卧位,面向一侧,轻拍背部,迅速排出在气道和口咽部的血块,或直接刺激咽部以咳出血块。嘱患者不要屏气,以免诱发喉头痉挛。必要时用吸痰管进行负压吸引,以解除呼吸道阻塞。

(3)给予高浓度吸氧,做好气管插管或气管切开的准备与配合工作。

(4)咯血后为患者漱口,擦净血迹,防止因口咽部异物刺激引起剧烈咳嗽而诱发咯血,及时清理患者咯出的血块及污染的衣物、被褥,安慰患者,以助于稳定情绪,增加安全感,避免因精神过度紧张而加重病情。对精神极度紧张、咳嗽剧烈的患者,可按医嘱给予小剂量镇静药或镇咳剂。

(5)密切观察咯血的量、颜色、性质及出血的速度,观察生命体征及意识状态的变化,有无胸闷、气促、呼吸困难、发绀、面色苍白、出冷汗、烦躁不安等窒息征象;有无阻塞性肺不张、肺部感染及休克等并发症的表现。

(6)用药护理:①垂体后叶激素可收缩小动脉,减少肺血流量,从而减轻咯血,但也能引起子宫、肠道平滑肌收缩和冠状动脉收缩,故冠心病、高血压患者及孕妇忌用。静脉滴注时速度勿过快,以免引起恶心、便意、心悸、面色苍白等不良反应。②年老体弱、肺功能不全者应用镇静药和镇咳药后,应注意观察呼吸中枢和咳嗽反射受抑制情况,以早期发现呼吸抑制导致的呼吸衰竭和不能咯出血块而发生的窒息。

(八)心理护理

护士应以亲切的态度多与患者交谈,讲明支气管扩张反复发作的原因和治疗进展,帮助患者树立战胜疾病的信心,消除焦虑、不安心理。对呼吸困难患者应根据其病情采用恰当的沟通方式,及时了解病情,安慰患者。

(九)健康教育

(1)预防感冒等呼吸道感染,吸烟患者戒烟。不要滥用抗生素和止咳药。

(2)疾病知识指导:帮助患者和家属正确认识和对待疾病,了解疾病的发生、发展与治疗、护理过程,与患者及家属共同制订长期防治计划。

(3)保健知识的宣教:学会自我监测病情,一旦发现症状加重,应及时就诊。指导患者掌握有效咳嗽、胸部叩击、雾化吸入及体位引流的排痰方法,长期坚持,以控制病情的发展。

(4)生活指导:讲明加强营养对机体康复的作用,使患者能主动摄取必需的营养素,以增加机体的抗病能力。鼓励患者参加体育锻炼,建立良好的生活习惯,劳逸结合,消除紧张心理,防止病情进一步恶化。

(5)及时到医院就诊的指标:体温过高,痰量明显增加;出现胸闷、气促、呼吸困难、发绀、面色苍白、出冷汗、烦躁不安等症状;咯血。

五、护理效果评估

(1)呼吸道保持通畅,痰易咳出,痰量减少或消失,血氧饱和度、动脉血气分析值在正常范围内。

(2)肺部湿啰音或哮鸣音减轻或消失。

(3)患者体重增加,无并发症(咯血等)发生。

(王园园)

第五节 慢性阻塞性肺疾病

一、概述

(一)疾病概念

慢性阻塞性肺疾病(chronic obstructive pulmonary disease,COPD)是一组气流受限为特征的肺部疾病,气流受限不完全可逆,呈进行性发展,但是可以预防和治疗。COPD主要累及肺部,但也可以引起肺外各器官的损害。

COPD是呼吸系统疾病中的常见病和多发病,患病率和病死率均居高不下。近年来对我国

7个地区20 245名成年人进行调查,COPD的患病者占40岁以上人群的8.2%。肺功能进行性减退,严重影响患者的劳动能力和生活质量。

(二)相关病理生理

慢性支气管炎并发肺气肿时,视其严重程度可引起一系列病理生理改变。早期病变局限于细小气道,仅闭合容积增大,反映肺组织弹性阻力及小气道阻力的动态肺顺应性降低。病变累及大气道时,出现肺通气功能障碍,最大通气量降低。随着病情的发展,肺组织弹性日益减退,肺泡持续扩大,出现回缩障碍,则残气量及残气量占肺总量的百分比增加。肺气肿加重导致大量肺泡周围的毛细血管受膨胀肺泡的挤压而退化,致使肺毛细血管大量减少,肺泡间的血流量减少,此时肺泡虽有通气,但肺泡壁无血液灌流,导致生理无效腔气量增大;也有部分肺区虽有血液灌流,但肺泡通气不良,不能参与气体交换。如此,肺泡及毛细血管大量丧失,弥散面积减少,产生通气与血流比例失调,导致换气功能发生障碍。通气和换气功能障碍可引起缺氧和二氧化碳潴留,发生不同程度的低氧血症和高碳酸血症,最终出现呼吸衰竭。

(三)病因与诱因

确切的病因不清楚。COPD与肺部对香烟烟雾等有害气体或有害颗粒的异常炎症反应有关。这些反应存在个体易感因素和环境因素的互相作用。

(1)吸烟:为重要的发病因素,吸烟者慢性支气管炎的患病率比不吸烟者高,烟龄越长,吸烟量越大,COPD的患病率越高。

(2)职业粉尘和化学物质:接触职业粉尘及化学物质,如烟雾、变应原、工业废气及室内空气污染,浓度过高或时间过长时,均可能产生与吸烟造成的COPD类似的COPD。

(3)空气污染:大气中的有害气体(如二氧化硫、二氧化氮、氯气)可损伤气道黏膜上皮,使纤毛清除功能下降,黏液分泌增加,为细菌感染创造条件。

(4)感染因素:与慢性支气管炎类似,感染亦是COPD发生发展的重要因素之一。

(5)蛋白酶-抗蛋白酶失衡。

(6)炎症机制为一种病因与诱因。

(7)其他:自主神经功能失调、营养不良、气温变化等都有可能参与COPD的发生、发展。

(四)临床表现

起病缓慢,病程较长。主要症状如下。

1.慢性咳嗽

随病程发展可终身不愈。常晨间咳嗽明显,夜间有阵咳或排痰。

2.咳痰

痰一般为白色黏液或浆液性泡沫性痰,偶尔可带血丝,清晨排痰较多。急性发作期痰量增多,可有脓性痰。

3.气短或呼吸困难

该症状早期在劳力时出现,后逐渐加重,以致在日常活动甚至休息时也感到气短,是COPD的标志性症状。

4.喘息和胸闷

部分患者(特别是重度患者)或急性加重时出现喘息。

5.其他

晚期患者有体重下降、食欲减退等。

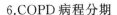

6.COPD病程分期

COPD的病程可以根据患者的症状和体征的变化分为以下两期:①急性加重期:是指在疾病发展过程中,短期内出现咳嗽、咳痰、气促和/或喘息加重、痰量增多,呈脓性或黏液脓性痰,可伴发热等症状。②稳定期:指患者咳嗽、咳痰、气促等症状稳定或较轻。

7.并发症

(1)慢性呼吸衰竭:常在COPD急性加重时发生,其症状明显加重,发生低氧血症和/或高碳酸血症,可具有缺氧和二氧化碳潴留的临床表现。

(2)自发性气胸:如果有突然加重的呼吸困难,并伴有明显的发绀,患侧肺部叩诊为鼓音,听诊呼吸音减弱或消失,应考虑并发自发性气胸,通过X线检查可以确诊。

(3)慢性肺源性心脏病:COPD患者肺病变引起肺血管床减少及缺氧致肺动脉痉挛、血管重塑,导致肺动脉高压、右心室肥厚扩大,最终发生右心功能不全。

(五)辅助检验

1.肺功能检查

肺功能检查是判断气流受限的主要客观指标,对COPD的诊断、严重程度评价、疾病进展、预后及治疗反应等有重要意义。

(1)第一秒用力呼气容积占用力肺活量百分比(FEV_1/FVC)是评价气流受限的一项敏感指标。

(2)第一秒用力呼气容积占预计值百分比($FEV_1\%$预计值)是评估COPD严重程度的良好指标,其变异性小,易于操作。

(3)吸入支气管舒张药后$FEV_1/FVC<70\%$及$FEV_1<80\%$预计值,可确定为不能完全可逆的气流受限。

2.胸部X线检查

COPD早期胸片可无变化,以后可出现肺纹理增粗、紊乱等非特异性改变,也可出现肺气肿改变。X线胸片改变对COPD诊断的特异性不高,主要作为确定肺部并发症及与其他肺疾病鉴别之用。

3.胸部CT检查

CT检查不应作为COPD的常规检查。高分辨CT对有疑问病例的鉴别诊断有一定意义。

4.血气分析

其对确定发生低氧血症、高碳酸血症、酸碱平衡失调以及判断呼吸衰竭的类型有重要价值。

5.其他

COPD合并细菌感染时,外周血白细胞计数升高,核左移。痰培养可能查出病原菌;常见病原菌为肺炎链球菌、流感嗜血杆菌、卡他莫拉菌、肺炎克雷伯菌等。

(六)治疗原则

1.缓解期治疗原则

减轻症状,阻止COPD病情发展,缓解或阻止肺功能下降,改善COPD患者的活动能力,提高其生活质量,降低病死率。

2.急性加重期治疗原则

控制感染、抗炎、平喘、解痉,纠正呼吸衰竭与右心衰竭。

(七)缓解期药物治疗

1.支气管舒张药

该药物治疗包括短期按需应用以暂时缓解症状,长期规则应用以减轻症状。

(1)β_2肾上腺素受体激动剂:主要有沙丁胺醇气雾剂,每次 $100\sim200\ \mu g(1\sim2$ 喷),定量吸入,疗效持续 $4\sim5$ h,每 24 h $8\sim12$ 喷。特布他林气雾剂有同样的作用,可缓解症状。还有沙美特罗、福莫特罗等长效 β_2 肾上腺素受体激动剂,每天仅需吸入 2 次。

(2)抗胆碱能药:是 COPD 常用的药物,主要品种为异丙托溴铵气雾剂,定量吸入,起效较沙丁胺醇慢,持续 $6\sim8$ h,每次 $40\sim80$ mg,每天 $3\sim4$ 次。长效抗胆碱药有噻托溴铵,它选择性作用于 M_1、M_3 受体,每次吸入 18 μg,每天 1 次。

(3)茶碱类:茶碱缓释或控释片,0.2 g,每 12 h 1 次;氨茶碱,0.1 g,每天 3 次。

2.祛痰药

对痰不易咳出者可应用祛痰药。常用药物有盐酸氨溴索,30 mg,每天 3 次,N-乙酰半胱氨酸 0.2 g,每天 3 次,或羧甲司坦 0.5 g,每天 3 次。稀化黏素 0.5 g,每天 3 次。

3.糖皮质激素

对重度和极重度患者(Ⅲ级和Ⅳ级)、反复加重的患者,使用长期吸入的糖皮质激素与长效 β_2 肾上腺素受体激动剂联合制剂,可增加运动耐量,减少急性加重发作频率,提高生活质量,甚至使有些患者的肺功能得到改善。

4.长期家庭氧疗

长期家庭氧疗可提高 COPD 慢性呼吸衰竭者的生活质量和生存率,对血流动力学、运动能力、肺生理和精神状态均会产生有益的影响。长期家庭氧疗指征:①$PaO_2 \leqslant 7.3$ kPa(55 mmHg)或 $SaO_2 \leqslant 88\%$,有或没有高碳酸血症。②$PaO_2\ 7.3\sim8.0$ kPa($55\sim60$ mmHg),或 $SaO_2 < 89\%$,并有肺动脉高压、心力衰竭水肿或红细胞增多症(血细胞比容>0.55)。一般用鼻导管吸氧,氧流量为$1.0\sim2.0$ L/min,吸氧时间 $10\sim15$ h/d。目的是使患者在静息状态下,达到 $PaO_2 \geqslant 8.0$ kPa(60 mmHg)和/或使 SaO_2 升至 90%。

(八)急性发作期药物治疗

1.支气管舒张药

药物与稳定期所用药物相同。对有严重喘息症状者可给予较大剂量雾化吸入治疗,例如,应用沙丁胺醇 500 μg 或异丙托溴铵 500 μg,或沙丁胺醇 1 000 μg 加异丙托溴铵 $250\sim500$ μg,通过小型雾化器给患者吸入治疗以缓解症状。

2.抗生素

应根据患者所在地常见病原菌类型及药物敏感情况积极选用抗生素治疗。如给予 β 内酰胺类/β 内酰胺酶抑制剂;第二代头孢菌素、大环内酯类或喹诺酮类。如果找到确切的病原菌,根据药敏结果选用抗生素。

3.糖皮质激素

对需住院治疗的急性加重期患者可考虑口服泼尼松龙 $30\sim40$ mg/d,也可静脉给予甲泼尼龙 $40\sim80$ mg,每天 1 次,连续 $5\sim7$ d。

4.祛痰剂

溴己新 $8\sim16$ mg,每天 3 次;盐酸氨溴索 30 mg,每天 3 次,酌情选用。

5.吸氧

低流量吸氧。

二、护理评估

(一)一般评估

1.生命体征

急性加重期时合并感染患者可有体温升高,呼吸频率常达每分钟 30～40 次。

2.患者主诉

有无慢性咳嗽、咳痰、气短、喘息和胸闷等症状。

3.相关记录

记录体温、呼吸、心率、皮肤、饮食、出入量、体重等结果。

(二)身体评估

1.视诊

胸廓前、后径增大,肋间隙增宽,剑突下胸骨下角增宽,称为桶状胸。部分患者呼吸变浅,频率增快,严重者可有缩唇呼吸等。

2.触诊

双侧语颤减弱。

3.叩诊

肺部有过清音,心浊音界缩小,肺下界和肝浊音界下降。

4.听诊

两肺呼吸音减弱,呼气延长,部分患者可闻及湿啰音和/或干啰音。

(三)心理-社会评估

了解患者在疾病治疗过程中的心理反应与需求、家庭及社会支持情况,引导患者正确配合疾病的治疗与护理。

(四)辅助检查结果评估

1.肺功能检查

吸入支气管舒张药后 $FEV_1/FVC<70\%$ 及 $FEV_1<80\%$ 预计值,可确定为不能完全可逆的气流受限。

2.血气分析

其对确定发生低氧血症、高碳酸血症、酸碱平衡失调以及判断呼吸衰竭的类型有重要价值。

3.痰培养

痰培养可能查出病原菌。

(五)COPD 常用药效果的评估

1.应用支气管扩张剂的评估要点

(1)评估与记录用药剂量、天数、用药的方法(雾化吸入法、口服、静脉滴注)。

(2)评估急性发作时,是否能正确使用定量吸入器,用药后呼吸困难是否得到缓解。

(3)评估患者是否掌握常用三种雾化吸器(定量吸入器、都保干粉吸入器、准纳器)的正确使用方法并注意用后漱口。

2.应用抗生素的评估要点

参照其他相关章节。

三、主要护理诊断/问题

(一)气体交换受损

其与气道阻塞、通气不足、呼吸肌疲劳、分泌物过多和肺泡呼吸面积减少有关。

(二)清理呼吸道无效

其与分泌物增多而黏稠、气道湿度降低和无效咳嗽有关。

(三)焦虑

其与健康状况改变、病情危重、经济状况有关。

四、护理措施

(一)休息与活动

中度以上 COPD 急性加重期患者应卧床休息,协助患者采取舒适体位,极重度患者宜采取身体前倾坐位,视病情增加适当的活动,以患者不感到疲劳,不加重病情为宜。

(二)病情观察

观察咳嗽、咳痰及呼吸困难的程度,观察血压、心率,监测动脉血气和水、电解质、酸碱平衡情况。

(三)控制感染

遵医嘱给予抗感染治疗,有效地控制呼吸道感染。

(四)合理用氧

采用低流量持续给氧,流量 1～2 L/min。提倡长期家庭氧疗,每天氧疗 15 h 以上。

(五)用药护理

遵医嘱应用抗生素、支气管舒张药和祛痰药,注意观察疗效及不良反应。

(六)呼吸功能训练

指导患者正确进行缩唇呼吸和腹式呼吸训练。

1.缩唇呼吸

呼气时将口唇缩成吹笛子状,经缩窄的口唇缓慢呼出气体。作用:提高支气管内压,防止呼气时小气道过早陷闭,以利于肺泡气体排出。

2.腹式呼吸

患者可取立位、平卧位、半卧位,两只手分别放于前胸部和上腹部。用鼻缓慢吸气,让膈肌最大程度下降,腹部松弛,腹部凸出,手触到腹部抬起;经口呼气,吸气时腹肌收缩,膈肌松弛,膈肌因腹部腔内压增加而上抬,推动肺部气体排出。

3.缩唇呼气和腹式呼吸训练

每天训练 3～4 次,每次重复 8～10 次。

(七)保持呼吸道通畅

(1)痰多黏稠、难以咳出的患者需要多饮水,以达到稀释痰液的目的。

(2)遵医嘱每天进行氧气或超声雾化吸入。

（3）护士或家属协助给予胸部叩击和体位引流。

（4）指导有效咳嗽。尽可能加深吸气，以增加或达到必要的吸气容量；吸气后要有短暂的闭气，以使气体在肺内得到最大的分布，稍后关闭声门，可进一步增强气道中的压力，而后增加胸膜腔内压，即升高肺泡内压力，这是使呼气时产生高气流的重要措施；最后开放声门，肺内冲出的高速气流使分泌物从口中喷出。

（5）必要时给予机械吸痰或纤维支气管镜吸痰。

（八）减轻焦虑

护士与家属共同帮助患者去除焦虑产生的原因；与家属、患者共同制订和实施康复计划；指导患者放松技巧。要向家属与患者强调镇静安眠药对该病的危害，该类药会抑制呼吸中枢，加重低氧血症和高碳酸血症，需慎用或不用。

（九）健康指导

1.疾病预防指导

戒烟是预防 COPD 的重要措施，避免粉尘和刺激性气体的吸入；避免和呼吸道感染患者接触，在呼吸道传染病流行期间，尽量避免去人群密集的公共场所；指导患者要根据气候变化，及时增减衣物，避免受凉感冒。

制订个体化锻炼计划：增强体质，按患者情况坚持全身有氧运动；坚持进行腹式呼吸及缩唇呼气训练。

2.饮食指导

重视缓解期营养的摄入，改善营养状况。应制订高热量、高蛋白、高维生素饮食计划。

3.家庭氧疗的指导

护士应指导患者和家属做到以下几方面：①了解氧疗的目的、必要性及注意事项；②注意安全，供氧装置周围严禁烟火，防止氧气燃烧爆炸；③定期更换氧疗装置，做好清洁、消毒。

4.就诊指标

（1）患者咳嗽、咳痰症状加重。

（2）原有的喘息症状加重，或出现呼吸困难，伴或不伴皮肤、口唇、甲床发绀。

（3）咳出脓性或黏液脓性痰，伴发热。

（4）突发明显的胸痛，咳嗽时明显加重。

（5）出现下垂部位（如下肢）水肿。

五、护理效果评估

（1）患者自觉症状好转（咳嗽、咳痰、呼吸困难减轻）。

（2）患者的体温降至正常，生命体征稳定。

（3）患者学会缩唇呼吸与腹式呼吸，学会有效咳嗽。

（4）患者掌握 3 种常用支气管扩张剂气雾剂的使用方法和注意事项。

（5）患者掌握家庭氧疗的方法与使用注意事项。

（6）患者情绪稳定。

（王园园）

第六节 硅 肺

硅肺是长期吸入游离二氧化硅（SiO_2）含量较高的粉尘所致的以肺组织纤维化为主的全身性疾病。我国硅肺病例约占尘肺总病例的50％，位居第一，是尘肺中危害最严重的一种。国际劳工组织（ILO）和世界卫生组织（WHO）的统计资料（1981、1995年）表明，美国硅肺患者约600 000例，每年有250多人死亡。澳大利亚1992年资料统计，在136 400名接触硅尘工人中约有1 010例硅肺新患者。在发展中国家硅肺的发生更为严重。

一、病因和发病机制

石英中97％以上的化学成分为SiO_2，而石英在自然矿物中分布最为广泛，因此，从事开采矿石、凿岩、穿凿隧道的工人接触石英粉尘最多。石英粉厂、耐火材料厂、玻璃厂的原料粉碎、碾磨、筛选工人，铸造业的拌砂、造型、砌炉、清砂、喷砂工人，陶瓷工业等的工人，均接触粉尘，皆可能引起硅肺。

生产空气中粉尘浓度越高，吸入粉尘量越多，硅肺的发生越快。一旦将大量游离氧化硅含量很高的粉尘（尤其是0.5～2 μm大小的粉尘）吸入肺内，即使脱离工作，也可能在若干年后出现晚发性硅肺。人的防御功能减弱，呼吸系统有慢性疾病、有慢性支气管炎或伴肺气肿者在同一作业环境下也较易患病。接触石英者是否发病取决于很多因素，除本身的物理特性外，粉尘中游离SiO_2含量、空气中粉尘浓度、粉尘颗粒大小、接触时间以及人体的防御功能都影响硅肺的发生及其严重程度，快者数年，慢者十数年发病。中医认为，硅肺的发生主要是因为长期接触石末粉尘。但游离SiO_2进入肺泡后如何引起肺的病理改变至今尚未完全明了。学者主要认为硅肺纤维化的形成与肺泡巨噬细胞破坏和细胞免疫有关。当硅尘被吸入肺内后，被巨细胞吞噬，含硅尘的巨噬细胞因SiO_2的毒性作用而坏死和裂解，被破坏的巨噬细胞可能释放具有抗原性、激活网状内皮系统的物质，从而导致肺纤维化。SiO_2所致的肺组织病变有间质性与结节性纤维化两种。在组织切片中看到肺间质有同心圆形成旋涡状排列，像洋葱头切面样的胶原纤维组织，称为硅肺结节，为本病的病变特征。

二、病理

硅肺是吸入结晶型游离SiO_2粉尘引起的尘肺，属于结节型尘肺，是尘肺中最严重、最多见、报告最早、研究最多、病理改变基本清楚的一种尘肺。目前对硅肺的研究着重于SiO_2引起发病的机制、并发肺癌的病因学和发病学。

硅肺的基本病变是硅结节形成和弥漫性肺间质纤维化。硅肺患者的肺脏多呈灰褐色，体积增大，重量增加，质地较硬，表面有沙粒感或硬块感，胸膜粘连增厚，两肺切面有大小不等的圆形结节或硬块及间质纤维化，在结节周围肺组织可见肺气肿。早期单纯性硅肺的硅结节呈3～12 mm大小不一，晚期可见单个或数个质硬如橡胶的硅肺团块。硅肺团块在硅肺的晚期大小一般为2 cm×2 cm×2 cm以上，质硬，灰黑色。通常肺门淋巴结增大、变硬、粘连，可见硅病变。显微镜下呈无细胞结构薄层排列的透明蛋白形成的结节，直径为0.3～1.5 mm，多位于细支气管和血管周围,外围包绕着不成比例的网状纤维、巨噬细胞、成纤维细胞和不同成熟期的浆细胞,呈同心圆排列,用偏光显微镜检查可见硅结节中有折光的砂粒。随着病情的进展,结节趋向扩大和融合形成大而致密的透明蛋白,正常肺组织被压缩以致消失称进行性大块状纤维化。团块状病变多位于肺尖及上叶中部,这些结节中心常因缺血性坏死而钙化,结节中也可出现空洞。在病变中可以看到小支气管和小血管的毁损、腺样化生的无气肺泡及肺泡内大量类脂蛋白沉着形成的硅尘性肺泡蛋白沉积症。肺门淋巴结为最早发生硅反应的部位。肉眼可见淋巴结肿大、粘连、坚硬,淋巴结内或其周围可有钙盐沉着,在 X 线胸片上出现特征性的肺门淋巴结"蛋壳样钙化"。弥漫性肺间质纤维化主要表现在肺胸膜下,小血管、小支气管周围及邻近的肺泡隔有广泛的纤维组织增生,呈小片状或网状结构,肺组织破坏严重者,可见成片粗大的胶原纤维,其间见少数腺样肺泡及小血管。

三、临床类型

一般分为 3 型。

(一)普通型硅肺

发病一般比较缓慢,接触较低浓度游离 SiO_2 粉尘后 15～20 年发病。但发病后,即使脱离粉尘作业,病变仍可继续发展。

(二)速发型硅肺

持续吸入含高浓度、高游离 SiO_2 的粉尘,经 1～2 年即发病者称为"速发型硅肺"。据文献报道,接触极高浓度游离 SiO_2 粉尘者数月内即可出现典型硅肺。

(三)晚发型硅肺

接尘者虽接触较高浓度硅尘,但在脱离粉尘作业时 X 线胸片未发现明显异常,或发现异常但尚不能诊断为硅肺,往往在脱离接尘作业若干年后被诊断为硅肺,称为"晚发型硅肺"。

四、治疗要点

硅肺的治疗原则是增强体质,阻止病变发展,改善症状,积极防治并发症。

(一)生活作息改变

硅肺的诊断确定后应将患者立即调离粉尘作业,根据健康状况另行安排工作。绝大多数Ⅰ期与Ⅱ期硅肺患者仍能工作,但要注意增加营养,加强身体锻炼,避免肺部感染,定期做体格检查。

(二)药物治疗

1.克矽平

克矽平适用于各期硅肺患者,对早期硅肺疗效较好。主要以 4% 的克矽平水溶液 8 mL(320 mg)雾化吸入,每周 6 次。以 12 周为 1 个疗程,疗程间隔 4～8 周,可治疗 2～3 年。

2.磷酸羟基哌喹

该药是一种哌吡基的 4-氨基喹啉类化合物,具有保护和稳定巨噬细胞的生物膜的作用,防止巨噬细胞进一步坏死和崩解,阻断肺纤维化进程,还具有抑制胶原含量增多和成纤维细胞合成羟脯氨酸的作用。该药适用于单纯硅肺治疗,也可用于单纯煤硅肺治疗。每周口服 2 次,每次 2 片,早饭后服为宜。12 周为 1 个疗程,疗程间隔为 4 周。每个疗程首次服 4 片,可在 1 d 内分 2 次服。症状改善率为 54%～62%。不良反应多为窦性心动过缓,偶尔有血压偏低倾向,谷丙转氨酶活性升高,并可促使结核病恶化。此外,个别患者可有头昏、失眠、腹泻、口干症状,皮肤色素沉着征、过缓性心律失常、合并肺结核及有肝脏疾病者禁用。应注意心电图及肝脏功能检查。

3.磷酸哌喹

磷酸哌喹是4-氨基喹啉类药物，原为抗疟药，现在是治疗硅肺较好的药物。该药具有稳定溶酶体膜的作用，能抑制胶原蛋白的合成和胶原纤维的生成，还能抑制体液免疫。方法：每片0.25 g，每次口服2～3片，每10 d 1次，4周为1个疗程，疗程间歇为12周，偶尔见口干、面唇麻木、头昏及皮肤色素沉着等不良反应，少数患者可出现窦性心动过缓，谷丙转氨酶活性升高，尿中有蛋白及微量红细胞。应注意检查肝、肾功能，心、肝、肾有明显器质性损害者忌用，对合并肺结核者应同时给予抗结核治疗，症状好转率在30%～70%。

4.矽复康

矽复康是以莨菪类药物为主的中药复方制剂，具有活血化瘀，疏通微循环，提高免疫功能，增强肺的廓清能力等作用。方法：矽复康片每次3片，每天3次，12周为1个疗程，中间休息1周，连服4个疗程。不良反应有口干、视物模糊和瞳孔轻度散大。

5.粉防己碱

该药能解除血管痉挛，使组织的血液供应得到改善从而加速病变消散。上海市劳动卫生职业研究所给患者使用该药，每天300 mg，分3次饭后服用，每周服药6 d，第1和第2个疗程各为24周，疗程间隔12～24周，第3和第4个疗程各为12周，间隔8周，疗效显著好转者达88%。

6.小檗胺

每周按150 mg/kg给药1次，对大鼠实验性硅肺有一定治疗作用。预防性给药4周或8周，大鼠肺干重、全肺胶原蛋白含量及其百分率均显著低于对照组。病后持续给药约12周或20周，肺胶原蛋白含量及硅肺病变与染尘4周的对照相仿，表明该药对硅肺发展有一定抑制作用。

(三)对症治疗

气急者吸氧。对咳嗽、吐痰、胸痛者给予镇咳、祛痰及止痛剂，对气喘者用解痉药物，重者可加用激素。

(四)并发症治疗

硅肺合并肺结核患者病情较重，且常常耐药，因此，对硅肺患者应常规反复行痰抗酸杆菌检查，做到早发现、早治疗，要联合应用抗结核药物，以防结核恶化和病情进展。对硅肺患者可行预防性抗结核药物治疗。

(五)支气管肺泡灌洗

粉尘在肺内潴留是引起硅肺发生、发展的根本病因，因此清除肺内粉尘可延缓病情的发展。目前国内一些单位采用大容量全肺灌洗术的结果显示，部分患者经上述治疗后症状改善，经对照患者和对照组的胸部X线片，发现病情稳定者居多。该疗法对短期吸入高浓度硅尘者效果较好。

五、护理评估

(一)病史

详细询问病史，患者多有采矿、采煤史和密切接触粉尘的病史。

(二)临床表现

硅肺发病一般比较缓慢，多在接触硅尘数年后发病，病程一般较长，少数患者短期内吸入大量、高浓度的硅尘，且原有慢性肺部疾病（如肺结核），则硅肺发病早，可在3～5年发病。按胸部X线片的特征，硅肺分为Ⅰ、Ⅱ、Ⅲ期。在Ⅰ、Ⅱ期硅肺症状和体征不明显，Ⅲ期硅肺的症状和体征较为明显。

1.症状

常见症状为咳嗽胸痛、气急等。早期单纯硅肺患者，一般无咳嗽或仅有轻微干咳，晚期硅肺合并肺结核、呼吸道感染者，往往咳嗽、咳痰较多，少数患者可有血痰，可能与结核、支气管扩张及肺纤维牵拉使毛细血管破裂有关。前胸常有针刺样痛或闷痛，劳动后加重。气急与病变轻重和范围大小有关。病变广泛和进展快者，呼吸困难就明显，此外，患者可有失眠、乏力、心悸、食欲缺乏等症状。

2.体征

Ⅰ期硅肺患者常缺乏阳性体征。Ⅲ期硅肺患者多有肺气肿体征，出现大块肺纤维化时，肺组织收缩，可有叩诊浊音和气管移位。伴有慢性支气管炎肺结核者，可有干啰音、湿啰音，偶尔有杵状指(趾)。

3.并发症

硅肺的并发症常使病情加重，影响预后，及时诊断和处理十分重要。硅肺并发结核、气胸、呼吸系统感染、肺源性心脏病及呼吸衰竭等较为常见。

(1)硅肺并发结核：硅肺和结核的病变相互促进，硅肺合并结核后，病情复杂、加重，抗结核治疗的效果很差，是硅肺的重要死因。

(2)气胸：边缘性泡性肺气肿的破裂是硅肺并发气胸的主要原因。靠近脏层胸膜的结核空洞或干酪坏死致外界空气进入胸腔而发生的气胸，常并发结核性脓胸，有的发生支气管胸膜瘘。硅肺并发气胸时，因肺组织严重纤维化，肺压缩不完全，导致肺功能显著减退，即使肺脏部分压缩也会造成缺氧状态。常因胸膜粘连而发生局限性气胸，肺脏部分受压。有些病例多次复发，个别病例出现双侧气胸危及生命，需紧急处理。

(3)呼吸系统感染：硅肺患者因机体抵抗力降低，出现肺清除异物功能障碍。肺部广泛纤维化，细支气管扭曲变形及狭窄而引流不畅，易于感染。感染的病原有病毒、支原体、细菌、真菌等。院外感染以流感嗜血杆菌和肺炎双球菌最为常见，其次是葡萄球菌、卡他球菌、链球菌等。偶尔见大肠埃希菌、变形杆菌、铜绿假单胞菌等革兰氏阴性杆菌感染。近年来呼吸道感染的病原菌有较大的变化，由过去的以革兰氏阳性球菌为主转变为以革兰氏阴性杆菌为主。特别是院内感染，革兰氏阴性杆菌感染占半数以上。有人统计呼吸监护室患者的痰培养结果，以革兰氏阴性杆菌为多，其中铜绿假单胞菌最多，其次为肠杆菌。这与医疗器械(如雾化器、人工呼吸器)污染有很大关系。针对硅肺患者呼吸系统感染，长期或反复大量应用广谱抗生素及激素，易致真菌感染或真菌、细菌的双重感染；耐药菌(特别是多重耐药)的感染以及抗生素的合理使用等，都是在呼吸系统感染的诊断、治疗中应重视的问题。

(4)肺源性心脏病：形成硅肺时由于肺弥漫性纤维化，小动脉内膜增厚和其周围纤维增生使管腔狭窄、闭塞，有时产生血栓，肺毛细血管床破坏，肺循环阻力增加而致肺动脉高压；肺间质及呼吸性细支气管周围纤维增生，支气管腔狭窄、痉挛，使虽吸气时空气通入无阻，但呼气时管腔易陷闭而加重支气管阻塞，肺泡内压力升高，肺泡膨胀，挤压肺泡毛细血管，增加肺循环阻力致肺动脉压升高；呼吸道感染，低氧血症和高碳酸血症均可加重肺动脉高压。发生气胸时，肺脏压缩；长期低氧血症，代偿性红细胞增多使血液黏稠度升高等均可增加肺循环阻力，而加重肺动脉高压。

(5)呼吸衰竭：硅肺早期，肺部虽有较广泛的病变，但肺功能可能基本正常或仅有轻度降低；

但在硅肺晚期,特别是并发肺气肿和支气管病变时,呼吸功能降低日趋严重,直至发生呼吸衰竭。呼吸衰竭是指在呼吸时,出现缺氧和/或 CO_2 潴留而致系列生理功能和代谢紊乱的状态。硅肺并发呼吸衰竭时,多数患者在较长的时间内处在呼吸功能不全的状态,表现为动脉血氧分压降低和/或 CO_2 分压升高。虽然如此,患者在呼吸空气的情况下,仍能生活自理和轻微活动,即为代偿性呼吸衰竭,但在并发呼吸道感染、气胸或不适当地应用呼吸中枢神经抑制剂时,可诱发呼吸衰竭,称为失代偿性慢性呼吸衰竭。在控制或排除这些诱因后,呼吸衰竭可以缓解并趋向好转。少数晚期硅肺患者由于肺组织破坏严重,在较长的一段时间内,处在失代偿性慢性呼吸衰竭状态,他们无论活动还是安静,清醒还是睡眠,均需吸氧才能维持生存。

(三)实验室及其他检查

1.X 线检查

X 线检查是诊断硅肺的主要方法,合格的胸片是硅肺分期的重要依据。主要表现为结节阴影、网状阴影和/或大片融合病灶,其次为肺门改变、肺纹理改变和胸膜改变。

典型的 X 线表现是两肺上野出现对称的圆形小阴影,直径一般为 1~3 mm,常在外带明显,以右侧为多,可逐渐增多、增大,中、下肺区也出现圆形小阴影。严重的病例,两肺满布圆形小阴影,恰似漫天大雪(暴雪状),通常肺尖不受累及,如果肺尖出现阴影,特别是阴影不规则,双侧不对称,则并发肺结核的可能性较大。硅结节密集融合后可形成纤维化病变的大团块阴影,一般多见于两肺上野中外带,常呈对称性跨叶的八字形双翼状或腊肠状。肺纹理增多、扭曲变形,呈垂柳状,气管纵隔移位。肺门阴影密度增加,呈对称性轻度增大,肺门淋巴结和气管旁淋巴结"蛋壳样钙化"也较常见,有时可见"蛋壳样钙化"的淋巴结。胸膜可有增厚、粘连或钙化。

2.肺功能检查

早期无异常。病情严重、有大块纤维化病变时,可有限制性通气功能障碍,例如,肺活量、肺总量、残气量和最大通气量均降低,一般 I 期硅沉着病患者的肺活量较正常人降低 10%~20%,II 期肺活量降低 20%~30%,III 期肺活量降低 30%~50%。弥散功能障碍不常见,在硅沉着病晚期可能有改变,严重时可有低氧血症。合并支气管改变时可有阻塞性通气功能障碍或呈混合型通气功能障碍。

3.实验室检查

血清铜蓝蛋白、溶菌酶、过氧化物歧化酶、肿瘤坏死因子、免疫球蛋白及尿羟脯氨酸含量等随着病期发展有不同程度的升高,但特异性不强。

(四)诊断要点

诊断硅肺必须以确切的接触游离 SiO_2 粉尘职业史为前提,以技术质量合格的胸部后前位高千伏 X 线片为依据,根据国家尘肺 X 线诊断标准,参考受检者的系列胸片和该单位的硅肺发病情况,方可作出 X 线诊断和分期。对于职业史不清或只有单张胸部 X 线片及胸部 X 线片质量不佳者,应尽量查清职业史,重新拍摄出质量良好的胸部 X 线片,再行诊断,避免误诊和漏诊。按照《职工工伤与职业病致残程度鉴定》(GB/16180-1996),由职业病执业医师组成的诊断组诊断,发给尘肺病诊断证明书,患者享受国家相应医疗和劳动保险待遇。

对于少数生前有较长时间接尘职业史,未被诊断为硅肺者,根据本人遗愿或死后家属提出申请进行尸体解剖诊断,具有诊断权的职业病理医师按照《尘肺病理诊断标准》(CB8783-88),参考患者生前接尘史和历次拍摄的胸部 X 线片,综合判断作出病理诊断,交送检单位和由职业病执业医师组成的诊断组处理。该诊断可作为享受职业病治疗待遇的依据。

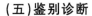

(五)鉴别诊断

许多疾病患者的胸部 X 线片表现与硅肺相似,但认真分析职业史发病规律和各种检验资料,特别是系统观察胸部 X 线片的变化规律,多不难鉴别。对有些病例必须经过一段时间的观察或治疗,并根据患者对有针对性治疗的反应,作出最后诊断。对少数难以鉴别又关系到患者的合理治疗和预后的病例,应进行肺活体组织检查以明确诊断。有些疾病患者在肺野出现圆形的小阴影和/或线条状的不规则小阴影,常见的有下列疾病。

1.血行播散型肺结核

急性血行播散型肺结核是因结核杆菌短期大量进入血液循环,形成双肺播散,两肺对称出现分布均匀的粟粒状阴影,以两上肺野明显,肺尖常受累。病情发展,结节可融合并有全身症状,如发热、消瘦以及血沉增快,病情变化明显。经抗结核治疗病情得到控制,则肺部小阴影可消失。亚急性血行播散型肺结核,肺内反复发生播散,胸部 X 线片特点是小阴影大小不一、分布不均,小阴影的密集度不同。病灶自肺上区域向下蔓延,因此肺尖的病灶较陈旧、下部病灶较新。病灶有渗出性的、纤维化的,也有的已钙化的,有时还可见小空洞等。结核病有全身中毒症状,因此不难鉴别。

2.结节病

结节病是一种原因不明、非干酪性类上皮细胞肉芽肿性疾病,可侵犯全身许多脏器,但多发生在肺部及胸内淋巴结。结节病早期肺门淋巴结常肿大,肺部病变广泛对称地分布于两侧,呈 1~3 mm 结节状、点状或絮状,但以结节阴影为多见。Ⅲ期结节病肺部呈现纤维化改变,而肺门肿大淋巴结消失,纤维化阴影中常混杂有膈肌升高、肺门上提等,可能伴有其他脏器改变(皮肤、眼结膜炎等)。确诊主要靠胸部 X 线片改变和组织学活检,血清血管紧张素转化酶水平升高、结核菌素试验阴性或弱阳性可作为参考指标。

3.弥漫性支气管肺泡细胞癌

起病隐匿,进展快,临床表现主要为刺激性干咳、消瘦,进行性呼吸困难是其一大特点。胸部 X 线片表现为结节性或浸润性病变,不成团块或大片融合,很少有网状阴影及肺气肿,痰中可找到癌细胞,必要时可行纤维支气管镜肺活检以明确诊断。

4.弥漫性间质性肺纤维化

硅肺属于已知病因弥漫性间质肺纤维化,因此应鉴别其与其他多种弥漫性间质性肺纤维化,其中以特发性弥漫性间质性肺纤维化为常见。特发性弥漫性间质性肺纤维化临床表现与硅肺极为相似,仔细询问职业史可助鉴别。

5.肺含铁血黄素沉着症

无硅尘接触史,有心脏病、心力衰竭史,如风湿性心脏病、二尖瓣狭窄、反复发作心力衰竭,系由肺部毛细血管长期淤血破裂出血,含铁血黄素沉着于肺组织所致。胸部 X 线片为两肺弥散性、对称性粟粒样小阴影,直径 1.5~2 mm,近肺门处阴影较密,以中下肺野居多,中外带变稀,左心房扩大,纤维支气管镜肺泡灌洗可见含铁血黄素巨噬细胞。根据患者有心脏病及反复左心衰竭病史而无粉尘接触史可鉴别。

6.外源性过敏性肺泡炎

可因放线菌、真菌或其他有机物质引起呼吸性细支气管和肺泡壁病变,急性与亚急性型可有肺水肿、明显的淋巴细胞浸润和肺泡壁增厚。肺水肿性改变,在两周内即可消退,继之发生肉芽肿,有人称其为"急性肉芽肿性肺炎"。慢性型是由于长期低浓度接触而发生的肺泡壁、终末细支气管或呼吸性细支气管弥漫性胶原纤维化。患者活动时呼吸困难,咳痰,临床症状逐渐加重。两肺中、下野有 1～2 mm 的圆形小阴影,也可见斑斑点点的不规整的阴影。较大的阴影一般在 2～3 周消退,小点状影可持续 6～12 个月。大多数患者的血清学检查对抗原有沉淀反应。

7.其他疾病

结缔组织病有时累及肺脏,如硬皮病、全身性红斑狼疮,可致肺部纤维化,必须结合全身病情进行鉴别。结节病、组织胞浆菌病等在肺内可见小钙化点和肺门淋巴结蛋壳样钙化,应注意鉴别。偶尔能见到肺泡微石症,呈密度极高的细小点状阴影,并有进展,有家族发病倾向,鉴别并无困难。此外还有许多原因可致肺部出现小圆形阴影或线条状阴影,其中有些是在短期内就有改变的(消退或恶化),有些是持续时间较久的。

应鉴别硅肺的大阴影和肺结核、肿瘤、肺不张、肺部炎症。参考细菌学、细胞学、组织学或其他特殊检查结果,结合病情变化,及时作出正确诊断,以免贻误治疗时机。

硅肺是进行性疾病,发病后虽脱离接触粉尘,病情常继续进展,从Ⅰ期进展到Ⅱ期,也能由Ⅱ期进展到Ⅲ期。硅肺的进展主要取决于既往接触粉尘的浓度和粉尘含游离二氧化硅的量、粉尘分散度、接触粉尘的年限等。发病时间短的患者,多为接触含高游离 SiO_2 的高浓度粉尘,这些患者的病情进展快、预后不佳。也有些患者虽有进展,但较缓慢。目前急进型硅肺已很少见,我国在 20 世纪 50—60 年代常可遇到这样的患者,接触高浓度、高含硅量粉尘 2～4 年,有的仅半年就发病,病情急剧进展,1～2 年死亡。有些接尘工人在脱离粉尘作业后数年才发病,称为晚发性硅肺,病情进展比较缓慢。单纯硅肺预后较好,硅肺并发结核,可促使病情进展,硅肺并发呼吸道感染或并发气胸,均影响硅肺的病程,特别是气胸反复发作,虽经治疗肺脏复张,在圆形小阴影的基础上出现局部小阴影密集或小片状阴影,最后形成大阴影。

对于个体的生物学因素(如年龄、生长发育、血型、遗传)对硅肺的发病和预后的影响都有人进行过研究,但均不够深入。

六、护理诊断及合作性问题

(1)气体交换受损:与肺部炎症及呼吸面积减少有关。

(2)胸痛:因炎症波及胸膜所致。

(3)潜在并发症:肺结核、气胸、呼吸道感染、呼吸衰竭等。

七、护理目标

(1)呼吸频率恢复正常。

(2)会运用缓解胸痛的方法,疼痛减轻或消失。

八、护理措施

(一)一般护理

1.休息

急性期应卧床休息,以后循序渐进,进行适宜的活动。

2.饮食与营养

加强营养,给予清淡、易消化、高热量、高蛋白质、富含维生素的饮食,以增强机体抵抗力。

3.加强口腔护理

指导患者每天漱口数次以减轻口臭,对应用抗生素患者应注意口腔霉菌感染。

(二)病情观察与护理

(1)注意观察患者的体温、脉搏、呼吸、血压的变化;观察有无精神不振、食欲缺乏、剧烈胸痛等症状。发现患者呼吸困难发绀时,应及时通知医师,并做好抢救准备。

(2)观察咳嗽、咳痰、痰量、性质等变化,应指导晚期硅肺患者正确排痰,护士应向患者讲清排痰的目的、意义和方法,在咳痰前可给患者以蒸气或雾化吸入,以利于痰液排出。

(3)呼吸困难者取半坐卧位,必要时给予氧气吸入。

(三)药物治疗的护理

注意观察药物的不良反应,发现异常,及时报告医师处理。

九、健康教育

做好早期监测、早期诊断。对已确诊为硅肺患者,应采取综合措施,包括调离粉尘作业,安排适当的劳动和休息。嘱患者加强营养,坚持呼吸体操以增强机体抗感染能力。此外,为控制硅肺的发生,还要努力搞好预防,定期体检。

(王园园)

第八章 消化内科护理

第一节 上消化道出血

一、疾病概述

(一)概念和特点

上消化道出血是指十二指肠悬韧带以上的消化道,包括食管、胃、十二指肠、胰腺、胆管等病变引起的出血,以及胃空肠吻合术的空肠病变引起的出血。上消化道大出血是指数小时内失血量超过 1 000 mL 或循环血容量的 20%,主要表现为呕血和/或黑便,常伴有血容量减少而引起急性周围循环衰竭,是临床的急症,严重者可导致失血性休克而危及生命。

近年来,该病的诊断和治疗水平有很大的提高。临床资料统计显示,80%～85%急性上消化道大出血患者的出血短期内能自行停止,仅 15%～20%的患者出血不止或反复出血,最终死于出血并发症,其中急性非静脉曲张性上消化道出血的发病率在我国仍居高不下,严重威胁人民的生命安全和健康。

(二)相关病理生理

上消化道出血多因为消化性溃疡侵蚀胃基底血管,导致其破裂。出血后逐渐影响周围血液循环量,出血量多引起有效循环血量减少,进而引发血液循环系统代偿,以致血压降低,心悸、出汗,这急需即刻处理。出血处可能因血块形成而自动止血,但也可能再次出血。

(三)上消化道出血的病因

上消化道出血的病因包括溃疡性疾病、炎症、门静脉高压、肿瘤、全身性疾病等。临床上最常见的病因是消化性溃疡,其他依次为急性糜烂出血性胃炎、食管胃底静脉曲张破裂和胃癌。现将病因归纳如下。

1.上消化道疾病

(1)食管处病因有食管疾病、食管物理性损伤、食管化学性损伤。

(2)胃、十二指肠疾病:消化性溃疡、胃癌等。

(3)空肠疾病:胃肠吻合术后空肠溃疡、克罗恩病。

2.门静脉高压引起的食管胃底静脉曲张破裂出血

(1)各种病因引起肝硬化。

(2)门静脉阻塞:门静脉炎、门静脉血栓形成、门静脉受邻近肿块压迫。

(3)肝静脉阻塞:如 Budd-Chiari 综合征。

3.上消化道邻近器官或组织的疾病

(1)胆管出血:胆囊或胆管结石、胆管蛔虫、胆管癌、肝癌、肝脓肿或肝血管瘤破入胆管等。

(2)胰腺疾病:急/慢性胰腺炎、胰腺癌、胰腺假性囊肿、胰腺脓肿等。

(3)其他:纵隔肿瘤或囊肿破入食管、主动脉瘤、肝或脾动脉瘤破入食管等。

4.全身性疾病

(1)血液病:白血病、血友病、再生障碍性贫血、弥散性血管内凝血等。

(2)急性感染:脓毒症、流行性出血热、钩端螺旋体病、重症肝炎等。

(3)脏器衰竭:尿毒症、呼吸衰竭、肝衰竭等。

(4)结缔组织病:系统性红斑狼疮、结节性多动脉炎、皮肌炎等。

5.诱因

(1)服用水杨酸类或其他非甾体抗炎药或大量饮酒。

(2)应激相关胃黏膜损伤:严重感染、休克、大面积烧伤、大手术、脑血管意外等应激状态下,会产生应激相关胃黏膜损伤。应激性溃疡可引起大出血。

(四)临床表现

上消化道大量出血的临床表现主要取决于出血量及出血速度。

1.呕血与黑便

呕血与黑便是上消化道出血的特征性表现。上消化道出血之后,均有黑便。出血部位在幽门以上者常有呕血。若出血量较少、速度慢亦可无呕血。反之,幽门以下出血如果出血量大,速度快,可因血反流入胃腔引起恶心、呕吐而表现为呕血。

呕血多棕褐色呈咖啡渣样,如果出血量大,未经胃酸充分混合即呕出,则为鲜红色或有血块。黑便呈柏油样,黏稠而发亮,当出血量大,血液在肠内推进快,粪便可呈暗红甚至鲜红色。

2.失血性周围循环衰竭

急性大量失血,由于循环血容量迅速减少而导致周围循环衰竭。一般表现为头昏、心慌、乏力,突然起立发生晕厥、肢体冷感、心率加快、血压偏低等。严重者呈休克状态。

3.发热

大量出血后,多数患者在 24 h 内出现低热,持续 3~5 d 降至正常。发热可能与循环血量减少和周围循环衰竭导致体温调节中枢功能紊乱等因素有关。

4.氮质血症

上消化道大量出血后,由于大量血液蛋白质的消化产物在肠道被吸收,血中尿素氮浓度可暂时升高,称为肠源性氮质血症。一般于 1 次出血后数小时血尿素氮水平上升,24~48 h 达到高峰,一般不超过 14.3 mmol/L(40 mg/dL),3~4 d 降至正常。

5.贫血和血常规

急性大量出血后均有失血性贫血。但在出血的早期,血红蛋白浓度、红细胞计数与血细胞比容可无明显变化。在出血后,组织液渗入血管内,使血液稀释,一般经 3 h 以上才出现贫血,出血后 24~72 h 血液稀释到最大限度。贫血程度除了取决于失血量外,还和出血前有无贫血、出血后液体平衡状态等因素相关。

急性出血患者为正细胞正色素性贫血,在出血后骨髓有明显代偿性增生,可暂时出现大细胞性贫血,慢性失血则呈小细胞低色素性贫血。出血 24 h 内网织红细胞即增多,出血停止后逐渐降至正常。白细胞计数在出血后 2～5 h 轻至中度升高,血止后 2～3 d 才恢复正常。但在肝硬化患者中,如果同时有脾功能亢进,则白细胞计数可不升高。

(五)辅助检查

1.实验室检查

测定红细胞、白细胞和血小板计数,做血红蛋白浓度、血细胞比容、肝功能、肾功能、大便隐血检查等(以了解其病因、诱因及潜在的护理问题)。

2.内镜检查

出血后 24～48 h 行急诊内镜检查,可以直接观察出血部位,明确出血的病因,同时对出血灶进行止血治疗是上消化道出血病因诊断的首选检查方法。

3.X 线钡餐检查

该检查对明确病因有价值,主要适用于不宜或不愿进行内镜检查者或胃镜检查未能发现出血原因,需排除十二指肠降段以下的小肠段有无出血病灶者。

4.其他

放射性核素扫描或选择性动脉造影(如腹腔动脉、肠系膜上动脉造影)帮助确定出血部位,适用于内镜及 X 线钡剂造影未能确诊而又反复出血者。对不能耐受 X 线、内镜或动脉造影检查的患者,可做吞线试验,根据棉线有无沾染血迹及其沾染部位(若有),可以估计活动性出血部位。

(六)治疗原则

上消化道大量出血为临床急症,应采取积极措施进行抢救。迅速补充血容量,纠正水、电解质失衡,预防和治疗失血性休克,给予止血治疗,同时积极进行病因诊断和治疗。

药物治疗:包括局部用药和全身用药两部分。

1.局部用药

经口或胃管注入消化道内,对病灶局部进行止血,主要方法如下。

(1)将 8～16 mg 去甲肾上腺素溶于 100～200 mL 冰盐水中,口服,强烈收缩出血的小动脉而止血,适用于胃、十二指肠出血。

(2)口服凝血酶,经接触性止血,促使纤维蛋白原转变为纤维蛋白,加速血液凝固,该方法近年来被广泛应用于局部止血。

2.全身用药

药物经静脉进入体内,发挥止血作用。

(1)使用抑制胃酸分泌药。对消化性溃疡和急性胃黏膜损伤引起的出血,常规给予 H_2 受体拮抗剂或质子泵抑制剂,以提高和保持胃内较高的 pH,有利于血小板聚集及血浆凝血功能所诱导的止血过程。常用药物:①西咪替丁 200～400 mg,每 6 h 1 次;②雷尼替丁 50 mg,每 6 h 1 次;③法莫替丁 20 mg,12 h 1 次;④奥美拉唑 40 mg,每 12 h 1 次。急性出血期均静脉用药。

(2)使用降低门静脉压力药。①血管升压素及其拟似物:为常用药物,其机制是收缩内脏血管,从而减少门静脉血流量,降低门静脉及其侧支循环的压力。用法为血管升压素 0.2 U/min,持续静脉滴注,视治疗反应,可逐渐加至 0.4 U/min。同时静脉滴注或含服硝酸甘油,以减轻大剂量用血管升压素的不良反应,并且硝酸甘油有协同降低门静脉压力的作用。②生长抑素及其拟似物:止血效果好,可明显减少内脏血流量,并减少奇静脉血流量,而奇静脉血流量是食管静脉血流量的标志。14 肽天然生长抑素,用法为首剂 250 μg,缓慢静脉注射,继以 250 μg/h 持续静

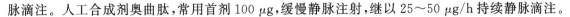

脉滴注。人工合成剂奥曲肽,常用首剂 100 μg,缓慢静脉注射,继以 25～50 μg/h 持续静脉滴注。

(3)使用促进凝血和抗纤溶药物。补充凝血因子,例如,静脉注入纤维蛋白原和凝血酶原复合物对凝血功能异常引起出血者有明显疗效。抗血纤溶芳酸和 6-氨基己酸有对抗或抑制纤维蛋白溶解的作用。

二、护理评估

(一)一般评估

1.生命体征

大量出血患者因血容量不足,外周血管收缩,体温可能偏低,出血后 2 d 内多发热,一般不超过38.5 ℃,持续 3～5 d;脉搏增快(高于每分钟 120 次)或细速;呼吸急促、浅快;血压降低,收缩压降至 10.7 kPa(80 mmHg)以下,甚至可持续下降至测不出,脉压减少,低于 4.0 kPa(30 mmHg)。

2.患者主诉

有无头晕、乏力、心慌、气促、冷、口干口渴等症状。

3.相关记录

记录呕血的颜色和量、皮肤颜色、尿量、出入量、黑便的颜色和量等。

(二)身体评估

1.头颈部

上消化道大量出血,有效循环血容量急剧减少,患者可出现精神萎靡、嗜睡、表情淡漠、烦躁不安、意识模糊甚至昏迷。

2.腹部

(1)有无肝、脾大,如果脾大,出现蜘蛛痣、腹壁静脉曲张或有腹水,提示肝硬化门静脉高压食管静脉破裂出血;肝大、质地硬、表面凹凸不平或有结节,提示肝癌。

(2)评估腹部肿块的质地软硬度,如果质地硬、表面凹凸不平或有结节,应考虑胃、胰腺、肝胆肿瘤。

(3)中等量以上的腹水可有移动性浊音。

(4)肠鸣音活跃,肠蠕动增强,肠鸣音达每分钟 10 次以上,但音调不特别高,提示有活动性出血。

(5)直肠和肛门有无结节、触痛和肿块、狭窄等异常情况。

3.其他

(1)出血部位与出血性质的评估:上消化道出血不包括口、鼻、咽喉等部位出血及咯血,应注意鉴别。出血部位在幽门以上,呕血及黑便可同时发生,而幽门以下部位出血,多以黑便为主。下消化道出血较少时,易被误认为是上消化道出血。下消化道出血仅有便血,无呕血,粪便鲜红、暗红或有血块,患者常感下腹部疼痛等不适感。进食动物血、肝,服用骨炭、铁剂、铋剂或中药也可使粪便发黑,但黑而无光泽。

(2)出血量的评估:粪便隐血试验阳性,表示每天出血量＞5 mL;出现黑便时表示每天出血量在 50～70 mL,胃内积血量达 250～300 mL,可引起呕血;急性出血量＜400 mL 时,组织液及脾脏贮血,补充失血量,可无临床表现,若大量出血,数小时内失血量超过 1 000 mL 或循环血容量的 20%,引起急性周围循环衰竭,导致急性失血性休克而危及患者生命。

(3)失血程度的评估:除按出血量评估失血程度外,还应根据全身状况来判断。失血多伴有全身症状,表现:①轻度失血,失血量达全身总血量 10%～15%,患者表现为皮肤苍白、头晕、怕冷,血压可正常但有波动,脉搏稍快,尿量减少。②中度失血:失血量达全身总血量的 20% 以上,患者表现为口干、眩晕、心悸,而且血压波动、脉压变小、脉搏细数、尿量减少。③重度失血,失血量达全身总血量 30% 以上,患者表现为烦躁不安、意识模糊、出冷汗、四肢厥冷、血压显著下降、脉搏细数超过每分钟 120 次、尿少或尿闭,重者失血性休克。

(4)出血是否停止的评估:①反复呕血,呕吐物由咖啡色转为鲜红色,黑便次数增多且粪便稀薄,色泽转为暗红色,伴肠鸣音亢进。②周围循环衰竭的表现经充分补液、输血仍未见明显改善,或暂时好转后又恶化,血压不稳,中心静脉压不稳定。③红细胞计数、血细胞比容、血红蛋白测定结果不断下降,网织红细胞计数持续升高。④在补液足够、尿量正常时,血尿素氮水平升高。⑤门静脉高压患者的脾脏大,因出血而暂时缩小,如果不见脾脏恢复肿大,提示出血未止。

(三)心理-社会评估

患者发生呕血与黑便时都可导致患者紧张、烦躁不安、恐惧、焦虑等反应。病情危重者可出现濒死感,而此时其家属表现出伤心,会使患者出现较强烈的紧张及恐惧感。慢性疾病或全身性疾病致反复呕血与黑便,易使患者对治疗和护理失去信心,表现为对护理工作不合作。患者及其家庭对疾病的认识和态度影响患者的生活质量,影响其工作、学习、社交等活动。

(四)辅助检查结果评估

1.血常规

上消化道出血后均有急性失血性贫血;出血后 6～12 d 红细胞计数、血红蛋白浓度及血细胞比容下降;在出血后 2～5 h 白细胞数开始升高,血止后 2～3 d 降至正常。

2.血尿素氮测定

呕血的同时因部分血液进入肠道,血红蛋白的分解产物在肠道被吸收,故在出血数小时后血尿素氮水平不升,24～48 h 可达高峰,持续时间不等,与出血时间长短有关。

3.粪便检查

隐血试验阳性,但检查前需禁止食动物血和肝、绿色蔬菜等 3～4 d。

4.内镜检查

直接观察出血的部位,黏膜皱襞迂曲可提示胃底静脉曲张。

(五)常用药物治疗效果的评估

1.输血

输血前评估患者的肝功能,肝功能受损,宜输新鲜血,因库存血含氨量高易诱发肝性脑病。还要评估患者的年龄、病情、周围循环动力学及贫血状况,注意输液、输血过快、过多可导致肺水肿,对原有心脏病或老年患者必要时可根据中心静脉压调节输液量。

2.血管升压素

滴注速度应准确,并严密观察有无出现腹痛、血压升高、心律失常、心肌缺血,甚至发生心肌梗死等不良反应。评估药液是否外溢,一旦外溢用 50% 的硫酸镁湿敷,因该药有抗利尿作用。突然停用血管升压素会引起反射性尿液增多,故应观察尿量并向家属做好解释工作。对孕妇、冠心病、高血压禁用血管升压素。

3.凝血酶

患者口服凝血酶时评估患者有无有恶心、头昏等不良反应,并指导患者更换体位。此药不能

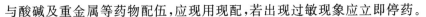

与酸碱及重金属等药物配伍,应现用现配,若出现过敏现象应立即停药。

4.镇静剂

评估患者的肝功能。肝病患者忌用吗啡、巴比妥类等强镇静药物。

三、主要护理诊断/问题

(一)体液不足

其与上消化道大量出血有关。

(二)活动无耐力

其与上消化道出血所致周围循环衰竭有关。

(三)营养失调

营养低于机体需要量:与急性期禁食及贫血有关。

(四)恐惧

其与急性上消化道大量出血有关。

(五)知识缺乏

患者缺乏有关出血的知识及防治的知识。

(六)潜在并发症

潜在并发症有休克、急性肾衰竭。

四、护理措施

(一)一般护理

1.休息与体位

少量出血者应卧床休息,大出血时绝对卧床休息,取平卧位并将下肢略抬高,以保证脑部供血。呕吐时头偏向一侧,防止窒息或误吸。指导患者坐起、站起时动作要缓慢,出现头晕、心慌、出汗时立即卧床休息并告知护士。病情稳定后,逐渐增加活动量。

2.饮食护理

急性大出血伴恶心、呕吐者应禁食。少量出血无呕吐者,可进食温凉、清淡的流质食物。出血停止后改为营养丰富、易消化、无刺激性的半流质食物、软食,从少食多餐逐渐过渡到正常饮食。食管胃底静脉曲张破裂出血者避免粗糙、坚硬、刺激性食物,且应细嚼慢咽。防止损伤曲张静脉而再次出血。

3.安全护理

轻症患者可起身稍做活动,可去厕所大小便。但应注意有活动性出血时,患者常因有便意而至厕所,在排便时或便后起立时晕厥,因此必要时由护士陪同如厕或暂时改为在床上排泄。对重症患者应多巡视,用床栏加以保护。

(二)病情观察

上消化道大量出血时,有效循环血容量急剧减少,可导致休克或死亡,所以要严密监测。①精神和意识状态:是否精神萎靡、嗜睡、表情淡漠、烦躁不安、意识模糊甚至昏迷。②生命体征:体温不升还是发热,是否呼吸急促、脉搏细弱、血压降低、脉压变小,必要时行心电监护。③周围循环状况:观察皮肤和甲床色泽,肢体温暖还是湿冷,了解周围静脉特别是颈静脉充盈情况。④准确记录 24 h 出入量,测每小时尿量,应保持尿量大于每小时 30 mL,并记录呕吐物和粪便的性质、颜色及量。⑤定期复查红细胞计数、血细胞比容、血红蛋白、网织红细胞计数、血尿素氮、粪潜血,以了解贫血程度、出血是否停止。

(三)用药护理

立即建立静脉通道,遵医嘱迅速、准确地实施输血、输液、各种止血治疗及用药等抢救措施,并观察治疗效果及不良反应。血管升压素可引起腹痛、血压升高、心律失常、心肌缺血,甚至发生心肌梗死,故滴注速度应准确,并严密观察不良反应。对孕妇、冠心病患者、高血压患者禁用血管升压素。对肝病患者忌用吗啡、巴比妥类药物,宜输新鲜血,因库存血含氨量高,易诱发肝性脑病。

(四)三腔两囊管护理

插管前应仔细检查,确保三腔气囊管通畅,无漏气,并分别做好标记,以防混淆,备用。插管后检查管道是否在胃内,抽取胃液,确定管道在胃内分别向胃囊和食管囊注气,将食管引流管、胃管与负压吸引器连接,定时抽吸,观察出血是否停止,并记录引流液的性状及量。做好留置于腔气囊管期间的护理和拔管出血停止后的观察及拔管。

(五)心理护理

护理人员应关心、安慰患者(尤其是反复出血者)。解释各项检查、治疗措施,耐心细致地解答患者或家属的提问,消除他们的疑虑。经常巡视,患者大出血时陪伴患者,以减轻患者的紧张情绪。抢救工作应迅速而不忙乱,使患者产生安全感、信任,保持稳定情绪,帮助患者消除紧张、恐惧的心理,使其更好地配合治疗及护理。

(六)健康教育

1.疾病知识指导

应帮助患者和家属掌握有关疾病的病因和诱因,以及预防、治疗和护理知识,以减少再度出血的危险,指导患者及家属学会早期识别出血征象及应急措施。

2.饮食指导

合理饮食是避免诱发上消化道出血的重要措施。注意饮食卫生和规律饮食;进营养丰富、易消化的食物,避免进粗糙、刺激性食物或过冷、过热、产气多的食物、饮料,禁烟、浓茶、咖啡等对胃有刺激的食物。

3.生活指导

生活起居要有规律,劳逸结合,乐观,保证身心愉悦,避免长期精神紧张。应在医师指导下用药,慢性病者应定期门诊随访。

4.自我观察

教会患者出院后早期识别出血征象及应急措施:出现头晕、心悸等不适或呕血、黑便时,立即卧床休息,保持安静,减少身体活动;呕吐时取侧卧位以免误吸;立即送医院治疗。

5.及时就诊的指标

(1)有呕血和黑便。

(2)出现血压降低、头晕、心悸等不适。

五、护理效果评估

(1)患者呕血和黑便停止,生命体征正常。

(2)患者活动耐受力增加,活动时无晕厥、跌倒危险。

（3）置管期间患者无窒息、意外吸入，食管胃底黏膜无溃烂、坏死。

（4）患者体重逐渐恢复正常，营养状态良好。

（王晓飞）

第二节　反流性食管炎

反流性食管炎是指胃、十二指肠内容物反流入食管所引起的食管黏膜炎症、糜烂、溃疡和纤维化等病变，甚至引起咽喉、气道等食管以外的组织损害。男、女患者比例为（2～3）：1，发病率为1.92％。随着年龄的增长，食管下段括约肌收缩力的下降，胃、十二指肠内容物自发性反流，而使老年人反流性食管炎的发病率有所增加。

一、病因与发病机制

（一）抗反流屏障削弱

食管下括约肌是指食管末端3～4 cm长的环形肌束。正常人静息时压力为1.3～4.0 kPa（10～30 mmHg），食管下括约肌为一个高压带，防止胃内容物反流入食管。由于年龄的增长，机体老化导致食管下括约肌的收缩力下降，引起食物反流。一过性食管下括约肌松弛也是反流性食管炎的主要发病机制。

（二）食管清除作用减弱

正常情况下，一旦发生食物的反流，大部分反流物通过1～2次食管自发和继发的蠕动性收缩将食管内容物排入胃内，即容量清除，剩余的部分则由唾液缓慢地中和。老年人食管蠕动缓慢和唾液产生减少，影响了食管的清除作用。

（三）食管黏膜屏障作用下降

反流物进入食管后，可以凭借食管上皮表面黏液、不移动水层和表面HCO_3^-、复层鳞状上皮等构成的上皮屏障，以及黏膜下丰富的血液供应构成的后上皮屏障，发挥其抗反流物对食管黏膜损伤的作用。随着机体老化，食管黏膜逐渐萎缩，黏膜屏障作用下降。

二、护理评估

（一）健康史

询问患者的饮食结构及习惯，有无长期服用药物史。

（二）身体评估

1.反流症状

反酸、反食、反胃（指胃内容物在无恶心和不用力的情况下涌入口腔）、嗳气等，多在餐后明显或加重，平卧或躯体前屈时易出现。

2.反流物引起的刺激症状

症状有胸骨后或剑突下有烧灼感、胸痛、吞咽困难等，常由胸骨下段向上伸延，常在餐后1 h出现，平卧、弯腰或腹压增高时可加重。反流物刺激食管痉挛导致胸痛，常发生在胸骨后或剑突下。严重时可为剧烈刺痛，可放射到后背、胸部、肩部、颈部、耳后，有的酷似心绞痛的特点。

3.其他症状

咽部不适,有异物感、棉团感或堵塞感,可能与酸反流引起食管上段括约肌压力升高有关。

4.并发症

(1)上消化道出血:因食管黏膜炎症、糜烂及溃疡可以导致上消化道出血。

(2)食管狭窄:食管炎反复发作致使纤维组织增生,最终导致瘢痕性狭窄。

(3)Barrett食管:在食管黏膜的修复过程中,食管-贲门交界处2 cm以上的食管鳞状上皮被特殊的柱状上皮取代,称为Barrett食管。Barrett食管发生溃疡时,又称Barrett溃疡。Barrett食管是食管癌的主要癌前病变,其腺癌的发生率为正常人的30～50倍。

(三)辅助检查

1.内镜检查

内镜检查是反流性食管炎最准确、最可靠的诊断方法,能判断其严重程度和有无并发症,结合活检可将该病与其他疾病鉴别。

2. 24 h食管pH监测

应用便携式pH记录仪在生理状态下对患者进行24 h食管pH连续监测,可提供食管是否存在过度酸反流的客观依据。在进行该项检查前3 d,应停用抑酸药与促胃肠动力的药物。

3.食管吞钡X线检查

对不愿意接受或不能耐受内镜检查者行该检查。严重患者可发现阳性X线征。

(四)心理社会状况

反流性食管炎长期持续存在,病情反复,病程迁延,因此患者会出现食欲减退,体重下降,导致患者心情烦躁、焦虑;合并消化道出血会使患者紧张、恐惧。应注意评估患者的情绪状态及对该病的认知程度。

三、常见护理诊断及问题

(一)疼痛

其与胃食管黏膜炎性病变有关。

(二)营养失调:低于机体需要量

其与害怕进食、消化吸收不良等有关。

(三)有体液不足的危险

其与合并消化道出血引起活动性体液丢失、呕吐及液体摄入量不足有关。

(四)焦虑

其与病情反复、病程迁延有关。

(五)知识缺乏

缺乏对反流性食管炎病因和预防知识的了解。

四、诊断要点与治疗原则

(一)诊断要点

临床上有明显的反流症状,内镜下有反流性食管炎的表现,有食管过度酸反流的客观依据即可作出诊断。

(二)治疗原则

以药物治疗为主,对药物治疗无效或发生并发症者可做手术治疗。

1.药物治疗

目前多主张采用递减法,即开始使用质子泵抑制剂加胃肠促动药,迅速控制症状,待症状控制后再减量维持。

(1)胃肠促动药:目前常用的药物是西沙必利。常用量为每次 5~15 mg,每天 3~4 次,疗程 8~12 周。

(2)抑酸药:①用 H_2 受体拮抗剂,西咪替丁 400 mg、雷尼替丁 150 mg、法莫替丁 20 mg,每天2 次,疗程 8~12 周。②质子泵抑制剂(PPI):奥美拉唑 20 mg、兰索拉唑 30 mg、泮托拉唑 40 mg、雷贝拉唑 10 mg 和埃索美拉唑 20 mg,1 d1 次,疗程 4~8 周。③抗酸药:仅用于症状轻、间歇发作的患者,临时缓解症状。反流性食管炎有并发症或停药后很快复发者,需要长期维持治疗。H_2 受体拮抗剂、西沙必利、PPI 均可用于维持治疗,其中以 PPI 效果最好。维持治疗的剂量因患者而异,以调整至患者无症状的最低剂量为合适剂量。

2.手术治疗

手术为不同术式的胃底折叠术。手术指征:①严格内科治疗无效。②虽经内科治疗有效,但患者不能忍受长期服药。③经反复扩张治疗食管狭窄仍反复发作。④确证由反流性食管炎引起严重呼吸道疾病。

3.并发症的治疗

(1)食管狭窄:对大部分狭窄可行内镜下食管扩张术治疗。扩张后予以长程 PPI 维持治疗可防止狭窄复发。少数严重瘢痕性狭窄需行手术切除。

(2)Barrett 食管:药物治疗是预防 Barrett 食管发生和发展的重要措施,必须使用 PPI 治疗及长期维持。

五、护理措施

(一)一般护理

为减少平卧时及夜间反流可将床头抬高 15~20 cm。避免睡前 2 h 内进食,白天进餐后不宜立即卧床。应避免食用使食管下括约肌压力降低的食物和药物,如高脂肪、巧克力、咖啡、浓茶及硝酸甘油、钙通道阻滞剂。应戒烟及禁酒。减少一切使腹压升高的因素,如肥胖、便秘、紧束腰带。

(二)用药护理

遵医嘱给予药物治疗,注意观察药物的疗效及不良反应。

1.H_2 受体拮抗剂

应在餐中或餐后即刻服用药物,若需同时服用抗酸药,则两种药应间隔 1 h 以上。若静脉给药应注意控制速度,给药过快可引起低血压和心律失常。西咪替丁对雄性激素受体有亲和力,可导致男性乳腺发育、阳痿及性功能紊乱,应做好解释工作。该药物主要通过肾排泄,用药期间应监测肾功能。

2.质子泵抑制剂

奥美拉唑可引起头晕,应嘱患者用药期间避免开车或做其他必须高度集中注意力的工作。兰索拉唑的不良反应包括出荨麻疹、出皮疹、瘙痒、头痛、口苦、肝功能异常等,轻度不良反应不影响继续用药,不良反应较严重时应及时停药。泮托拉唑的不良反应较少,偶尔可引起头痛和腹泻。

3.抗酸药

在饭后1h和睡前服用该药。服用片剂时应嚼服,用乳剂,给药前应充分摇匀。

应避免将抗酸剂与奶制品、酸性饮料及食物同时服用。

(三)饮食护理

(1)指导患者有规律地定时进餐,饮食不宜过饱,选择营养丰富,易消化的食物。避免摄入过咸、过甜、过辣的刺激性食物。

(2)制订饮食计划:与患者共同制订饮食计划,指导患者及家属改进烹饪技巧,增加食物的色、香、味,刺激患者食欲。

(3)观察并记录患者每天进餐的次数、量、种类,以了解其摄入营养素的情况。

六、健康指导

(一)疾病知识的指导

向患者及家属介绍该病的有关病因,避免诱发因素。患者应保持良好的心理状态,平时生活要有规律,合理安排工作和休息时间,注意劳逸结合,积极配合治疗。

(二)饮食指导

指导患者加强饮食卫生和饮食营养,养成有规律的饮食习惯;避免过冷、过热、辛辣等刺激性食物及浓茶、咖啡等饮料;嗜酒者应戒酒。

(三)用药指导

根据病因及病情进行指导,嘱患者长期维持治疗,介绍药物的不良反应,如有异常及时复诊。

(王晓飞)

第三节 胃 炎

胃炎是指不同病因所致的胃黏膜炎症,是常见的消化道疾病之一,通常包括上皮损伤、黏膜炎症反应和细胞再生3个过程。

一、急性胃炎

急性胃炎是由多种病因引起的急性胃黏膜炎症,内镜检查可见胃黏膜充血、水肿、出血、糜烂及浅表溃疡等一过性病变。临床上,以急性糜烂出血性胃炎最常见。

(一)病因与发病机制

1.药物

最常引起胃黏膜炎症的药物是非甾体抗炎药,如阿司匹林、吲哚美辛,可破坏胃黏膜上皮质,引起黏膜糜烂。

2.急性应激

严重的重要脏器衰竭、严重创伤、大手术、大面积烧伤、休克甚至精神心理因素等引起的急性

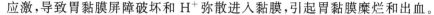

应激,导致胃黏膜屏障破坏和 H^+ 弥散进入黏膜,引起胃黏膜糜烂和出血。

3.其他

乙醇具有亲脂性和溶脂能力,高浓度乙醇可直接破坏胃黏膜屏障。某些急性细菌或病毒感染、胆汁和胰液反流、胃内异物及肿瘤放疗后的物理性损伤,可造成胃黏膜损伤,引起上皮细胞损害、黏膜出血和糜烂。

(二)临床表现

1.症状

轻者大多无明显症状,有症状者主要表现为非特异性消化不良的表现。上消化道出血是该病突出的临床表现。

2.体征

上腹部可有不同程度的压痛。

(三)辅助检查

1.实验室检查

大便潜血试验呈阳性。

2.内镜检查

纤维胃镜检查是诊断的主要依据。

(四)治疗要点

治疗原则是消除致病因素和积极治疗原发病。药物引起者,立即停药。急性应激者,在积极治疗原发病的同时,给予抑制胃酸分泌的药物。发生上消化道大出血时,按上消化道出血处理。

(五)护理措施

1.休息与活动

注意休息,减少活动。急性应激致病者应卧床休息。

2.饮食护理

定时、规律进食,少食多餐,避免辛辣刺激性食物。

3.用药指导

指导患者遵医嘱慎用或禁用对胃黏膜有刺激作用的药物,并指导患者正确服用抑酸药、胃黏膜保护剂等药物。

二、慢性胃炎

慢性胃炎是由各种病因引起的胃黏膜慢性炎症。其发病率在各种胃病中居首位。

(一)病因与发病机制

1.幽门螺杆菌感染

幽门螺杆菌感染被认为是慢性胃炎最主要的病因。

2.饮食和环境因素

高盐饮食和饮食中缺乏新鲜蔬菜、水果与发生慢性胃炎相关。幽门螺杆菌可增加胃黏膜对环境因素损害的易感性。

3.物理及化学因素

物理及化学因素可削弱胃黏膜的屏障功能,使其易受胃酸-胃蛋白酶的损害。

4.自身免疫

由于壁细胞受损,机体产生壁细胞抗体和内因子抗体,使胃酸分泌减少乃至缺失,还可影响维生素 B_{12} 吸收,导致恶性贫血。

5.其他因素

慢性胃炎与年龄相关。

(二)临床表现

1.症状

70%～80%的患者可无任何症状,部分患者表现为非特异性的消化不良,症状常与进食或食物种类有关。

2.体征

体征多不明显,有时上腹部有轻压痛。

(三)辅助检查

1.实验室检查

胃酸分泌正常或偏低。

2.幽门螺杆菌检测

可通过侵入性和非侵入性方法检测。

3.胃镜及胃黏膜活组织检查

胃镜及胃黏膜活组织检查是诊断慢性胃炎最可靠的方法。

(四)治疗要点

治疗原则是消除病因、缓解症状、控制感染、防治癌前病变。

1.根除幽门螺杆菌感染

目前对幽门螺杆菌感染引起的慢性胃炎(尤其在活动期)多采用三联疗法,即一种胶体铋剂或一种质子泵抑制剂加上两种抗菌药物。

2.根据病因给予相应处理

若胃炎由非甾体抗炎药引起,应停药并给予抑酸药或硫糖铝;若因胆汁反流,可用氢氧化铝凝胶来吸附,或予以硫糖铝及胃动力药物以中和胆盐,防止反流。

3.对症处理

有胃动力学改变者可服用多潘立酮、西沙必利等。对自身免疫性胃炎伴有恶性贫血者遵医嘱肌内注射维生素 B_{12} 。

(五)护理措施

1.一般护理

(1)休息与活动:急性发作或伴有消化道出血时应卧床休息,并可用转移注意力、做深呼吸等方法来减轻焦虑、缓解疼痛。病情缓解时,进行适当的运动和锻炼,注意避免过度劳累。

(2)饮食护理:以高热量、高蛋白、高维生素及易消化的饮食为原则,宜定时定量、少食多餐、细嚼慢咽,避免摄入过咸、过甜、过冷、过热及辛辣刺激性食物。

2.病情观察

观察患者消化不良症状,腹痛的部位及性质,呕吐物和粪便的颜色、量及性状等,用药前后患者的反应。

3.用药护理

注意观察药物的疗效及不良反应。

(1)慎用或禁用阿司匹林、吲哚美辛等对胃黏膜有刺激的药物。

(2)胶体铋剂:对枸橼酸铋钾,宜在餐前半小时用吸管吸入。部分患者服药后出现便秘和大便呈黑色,停药后可自行消失。

(3)抗菌药物:服用阿莫西林前应询问患者有无青霉素过敏史,应用过程中注意有无迟发型超敏反应。甲硝唑可引起恶心、呕吐等胃肠道反应。

4.症状、体征的护理

腹部疼痛或不适者,避免精神紧张,采取转移注意力、做深呼吸等方法缓解疼痛;或用热水袋热敷胃部,以解除痉挛,减轻腹痛。

5.健康指导

(1)疾病知识指导:向患者及家属介绍该病的相关病因和预后,避免诱发因素。

(2)饮食指导:指导患者加强饮食卫生和营养,规律饮食。

(3)生活方式指导:指导患者保持良好的心态,生活要有规律,合理安排工作和休息时间,劳逸结合。

(4)用药指导:指导患者遵医嘱服药,如有异常及时就诊,定期去门诊复查。

(王晓飞)

第四节　脂肪性肝病

一、非酒精性脂肪性肝病

非酒精性脂肪性肝病是指除酒精和其他明确的损肝因素所致的以肝细胞内脂肪过度沉积为主要特征的临床病理综合征,是与胰岛素抵抗和遗传易感性密切相关的获得性代谢应激性肝损伤。它包括单纯性脂肪肝、非酒精性脂肪性肝炎(NASH)及其相关肝硬化。随着肥胖及其相关代谢综合征全球化的流行,非酒精性脂肪性肝病现已成为欧美等发达国家和我国经济水平较高地区慢性肝病的重要病因。普通成人非酒精性脂肪性肝病患病率为 $10\%\sim30\%$,其中 $10\%\sim20\%$ 的病例为 NASH,10 年内 NASH 患者肝硬化的发生率高达 25% 。

非酒精性脂肪性肝病除可直接导致失代偿期肝硬化、肝细胞癌和移植肝复发外,还可影响其他慢性肝病的进展,并参与 2 型糖尿病和动脉粥样硬化的发病。代谢综合征相关恶性肿瘤、动脉硬化性心脑血管疾病及肝硬化是影响非酒精性脂肪性肝病患者生活质量和预期寿命的重要因素。

(一)临床表现

(1)脂肪肝的患者多无自觉症状,部分患者可有乏力、消化不良、肝区隐痛、肝和脾大等非特异性症状及体征。

(2)可有体重超重和/或内脏性肥胖、空腹血糖水平升高、血脂紊乱、高血压等代谢综合征相关症状。

（二）并发症

并发症有肝纤维化、肝硬化、肝癌。

（三）治疗

（1）基础治疗：制订合理的能量摄入及饮食结构、中等量有氧运动计划，纠正不良生活方式和行为。

（2）避免加重肝脏损害、使体重急剧下降及其他可能诱发肝病恶化的因素。不可滥用药物。

（3）减肥：所有体重超重、内脏性肥胖及短期内体重增长迅速的非酒精性脂肪性肝病患者，都需通过改变生活方式控制体重、减小腰围。

（4）胰岛素增敏剂：合并2型糖尿病、糖耐量损害、空腹血糖水平升高及内脏性肥胖者，可考虑应用二甲双胍和噻唑烷二酮类药物，以期改善胰岛素抵抗和控制血糖。

（5）降血脂药：血脂紊乱经基础治疗、减肥和应用降糖药物3～6个月，仍呈混合性高脂血症或高脂血症合并2个以上危险因素者，需考虑加用贝特类、他汀类或普罗布考等降血脂药物。

（6）针对肝病的药物：非酒精性脂肪性肝病伴肝功能异常、代谢综合征、经基础治疗3～6个月仍无效，以及肝活体组织检查证实为NASH和病程呈慢性进展性者，可采用针对肝病的药物辅助治疗，但不宜同时应用多种药物。

（四）健康教育与管理

（1）树立信心，相信通过长期合理用药、控制生活习惯，可以有效地治疗脂肪性肝病。

（2）了解脂肪性肝病的发病因素及危险因素。

（3）掌握脂肪性肝病的治疗要点。

（4）矫正不良饮食习惯，少食高脂饮食，戒烟、酒。

（5）制订合理的运动计划，控制体重，监测体重的变化。

（6）定期随访，与医师一起制订合理的健康计划。

（五）预后

绝大多数非酒精性脂肪性肝病预后良好，肝组织学进展缓慢甚至呈静止状态，预后相对良好。部分患者即使已并发脂肪性肝炎和肝纤维化，如果能得到及时诊治，肝组织学改变仍可逆转，罕见脂肪囊肿破裂并发脂肪栓塞而死亡。少数脂肪性肝炎患者进展至肝硬化，一旦发生肝硬化则其预后不佳。对于大多数脂肪肝患者，有时通过节制饮食、坚持中等量的有氧运动等非药物治疗措施就可达到控制体重和血糖、降低血脂水平和促进肝组织学逆转的目的。

（六）护理

该病的护理见表8-1。

表8-1　非酒精性脂肪性肝病的护理

日期	项目	护理内容
入院当天	评估	1.一般评估：生命体征、体重、皮肤等
		2.专科评估：脂肪厚度、有无胃肠道反应、出血点等
	治疗	根据病情避免诱因，调整饮食，根据情况使用保肝药
	检查	按医嘱行相关检查，如血常规、肝功能、B超、CT、肝穿刺
	药物	按医嘱正确使用保肝药物，注意用药后的观察

续表

日期	项目	护理内容
	活动	嘱患者以卧床休息为主,避免过度劳累
	饮食	1.低脂、高纤维、高维生素、少盐饮食
		2.禁止进食高脂肪、高胆固醇、高热量食物,如动物内脏、油炸食物
		3.戒烟、酒,多饮水
	护理	1.做好入院介绍,主管护士自我介绍
		2.制订相关的护理措施,如饮食护理、药物护理、皮肤护理、心理护理措施
		3.视病情做好各项监测记录
		4.密切观察病情,防止并发症的发生
		5.做好健康宣教
		6.根据病情留陪员,上床挡,确保安全
	健康宣教	向患者讲解疾病相关知识、安全知识、服药知识等,教会患者观察用药效果,指导各种检查的注意事项
第2 d	评估	评估神志、生命体征及患者的心理状态,对疾病相关知识的了解等情况
	治疗	按医嘱执行治疗
	检查	继续完善检查
	药物	密切观察各种药物作用和不良反应
	活动	卧床休息,进行适当的有氧运动
	饮食	同前
	护理	1.进一步做好基础护理,如导管护理、饮食护理、药物护理、皮肤护理
		2.视病情做好各项监测记录
		3.密切观察病情,防止并发症的发生
		4.做好健康宣教
	健康宣教	讲解药物的使用方法及注意事项,各项检查前后注意事项
第3~9 d	活动	进行有氧运动,如打太极拳、散步、慢跑
	健康宣教	讲解有氧运动的作用、运动的时间及如何根据自身情况调整运动量,派发健康教育宣传单
	其他	同前
出院前1 d	健康宣教	出院宣教
		1.服药指导
		2.疾病相关知识指导
		3.调节饮食,控制体重
		4.保持良好的生活习惯和心理状态
		5.定时去专科门诊复诊
出院随访		出院1周内第1次电话随访,3个月内第2次随访,6个月内第3次随访,以后1年随访1次

二、酒精性肝病

酒精性肝病是长期大量饮酒导致的肝脏疾病。初期通常表现为脂肪肝,进而可发展成酒精性肝炎、肝纤维化和肝硬化。其主要临床特征是恶心、呕吐、黄疸,可有肝脏肿大和压痛,并可并发肝衰竭和上消化道出血等。严重酗酒时可诱发广泛肝细胞坏死甚至肝衰竭。酒精性肝病是我国常见的肝脏疾病之一,严重危害人民健康。

(一)临床表现

临床症状为非特异性,可无症状,或有右上腹胀痛、食欲缺乏、乏力、体质减轻、黄疸等;随着病情加重,可有神经精神症状和蜘蛛痣、肝掌等表现。

(二)并发症

并发症有肝性脑病、肝衰竭、上消化道出血。

(三)治疗

治疗酒精性肝病的原则是戒酒和营养支持,减轻酒精性肝病的严重程度,改善已存在的继发性营养不良和对症治疗酒精性肝硬化及其并发症。

1.戒酒

戒酒是治疗酒精性肝病的最重要的措施,戒酒过程中应注意防治戒断综合征。

2.营养支持

酒精性肝病患者需要良好的营养支持,应在戒酒的基础上提供高蛋白、低脂饮食,并注意补充 B 族维生素、维生素 C、维生素 K 及叶酸。

3.药物治疗

用糖皮质激素、保肝药等。

4.手术治疗

肝移植。

(四)健康教育与管理

(1)树立信心,坚持长期合理用药并保持良好生活习惯。

(2)了解酒精性肝病的发病因素及危险因素。

(3)掌握酒精性肝病的治疗要点。

(4)矫正不良饮食习惯,戒烟、酒,合理饮食。

(5)遵医嘱服药,学会观察用药效果及注意事项。

(6)定期随访,与医师一起制订合理的健康计划。

(五)预后

一般预后良好,戒酒后可完全恢复。酒精性肝炎患者若能及时戒酒和治疗,大多可以恢复。主要死亡原因为肝衰竭。若不戒酒,酒精性脂肪肝可直接或经酒精性肝炎阶段发展为酒精性肝硬化。

(六)护理

该病的护理见表 8-2。

表 8-2　酒精性脂肪性肝病的护理

日期	项目	护理内容
入院当天	评估	1.一般评估:神志、生命体征等
		2.专科评估:饮酒的量、有无胃肠道反应、出血点等
	治疗	根据医嘱使用保肝药
	检查	按医嘱行相关检查,如血常规、肝功能、B超、CT、肝穿刺
	药物	按医嘱正确使用保肝药物,注意用药后的观察
	活动	嘱患者以卧床休息为主,避免过度劳累
	饮食	1.低脂、高纤维、高维生素、少盐饮食
		2.禁食高脂肪、高胆固醇、高热量食物,如动物内脏、油炸食物
		3.戒烟、酒,多饮水
	护理	1.做好入院介绍,主管护士自我介绍
		2.制订相关的护理措施,如饮食护理、药物护理、皮肤护理、心理护理措施
		3.视病情做好各项监测记录
		4.密切观察病情,防止并发症的发生
		5.做好健康宣教
		6.根据病情留陪员,上床挡,确保安全
	健康宣教	向患者讲解疾病相关知识、安全知识、服药知识等,教会患者观察用药效果,指导各种检查的注意事项
第2 d	评估	评估神志、生命体征及患者的心理状态,对疾病相关知识的了解等情况
	治疗	按医嘱执行治疗
	检查	继续完善检查
	药物	密切观察各种药物作用和不良反应
	活动	卧床休息,可进行散步等活动
	饮食	同前
	护理	1.做好基础护理,如皮肤护理、导管护理
		2.按照医嘱正确给药,并观察药物疗效及不良反应
		3.视病情做好各项监测记录
		4.密切观察病情,防止并发症的发生
		5.做好健康宣教
	健康宣教	讲解药物的使用方法及注意事项、各项检查前后注意事项
第3~10 d	活动	同前
	健康宣教	讲解有氧运动的作用、运动的时间及如何根据自身情况调整运动量,派发健康教育宣传单
	其他	同前
出院前1 d	健康宣教	出院宣教
		1.服药指导
		2.疾病相关知识指导

续表

日期	项目	护理内容
		3.戒酒,调整饮食
		4.保持良好的生活习惯和心理状态
		5.定时去专科门诊复诊
出院随访		出院1周内第1次电话随访,3个月内第2次随访,6个月内第3次随访,以后1年随访1次

（卞令凤）

第五节　肝　硬　化

一、疾病概述

（一）概念和特点

肝硬化是各种慢性肝病发展的晚期阶段。病理上以肝脏弥漫性纤维化、再生结节和假小叶形成为特征。临床上,起病隐匿,病程发展缓慢,晚期以肝功能减退和门静脉高压为主要表现,常出现多种并发症。

肝硬化是常见病,世界范围内的年发病率为(25～400)/10万,发病高峰年龄在35～50岁,多见于男性,出现并发症时病死率高。

（二）相关病理、生理

肝硬化的病理改变主要是正常肝小叶结构被假小叶所替代后,在大体形态上,肝脏早期肿大,晚期明显缩小,质地变硬。

肝硬化的病理、生理改变主要是肝功能减退（失代偿）和门静脉高压,临床上表现为由此而引起的多系统、多器官受累所产生的症状和体征,进一步发展可产生一系列并发症。

（三）肝硬化的病因

引起肝硬化的病因很多,在我国以病毒性肝炎为主,欧美国家以慢性酒精中毒多见。

1.病毒性肝炎

其主要为乙型、丙型和丁型肝炎病毒的感染,通常经过慢性肝炎阶段演变而来,急性或亚急性肝炎患者若有大量肝细胞坏死和肝纤维化可以直接演变为肝硬化,乙型和丙型或丁型肝炎病毒的重叠感染可加速发展至肝硬化。

2.慢性酒精中毒

长期大量饮酒（一般为每天摄入酒精80 g达10年以上）,受到酒精及其代谢产物（乙醛）的毒性作用,引起酒精性肝炎,继而可发展为肝硬化。

3.非酒精性脂肪性肝炎

非酒精性脂肪性肝炎可发展成肝硬化。

4.胆汁淤积

持续肝内胆汁淤积或肝外胆管阻塞时,高浓度胆酸和胆红素对肝细胞有损害作用,引起原发

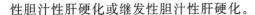

性胆汁性肝硬化或继发性胆汁性肝硬化。

5.肝静脉回流受阻

慢性充血性心力衰竭、缩窄性心包炎、肝静脉阻塞综合征、肝小静脉闭塞等引起肝脏长期淤血缺氧,引起肝细胞坏死和纤维化。

6.遗传代谢性疾病

先天性酶缺陷疾病致使某些物质不能被正常代谢而沉积在肝脏,如肝豆状核变性(铜沉积)、血色病(铁沉积)、α_1-抗胰蛋白酶缺乏症。

7.工业毒物或药物

长期接触四氯化碳、磷、砷等或服用双醋酚汀、甲基多巴、异烟肼等可引起中毒性或药物性肝炎而演变为肝硬化;长期服用甲氨蝶呤可引起肝纤维化而发展为肝硬化。

8.自身免疫性肝炎

自身免疫性肝炎可演变为肝硬化。

9.血吸虫病

虫卵沉积于汇管区,引起肝纤维化组织增生,导致窦前性门静脉高压,亦称为血吸虫病性肝硬化。

10.隐源性肝硬化

有部分原因不明的肝硬化。

(四)临床表现

1.代偿期肝硬化

代偿期肝硬化症状轻且无特异性。可有乏力、食欲减退、腹胀不适等。患者的营养状况一般,可触及肿大的肝脏,质偏硬,脾可肿大。肝功能检查正常或仅有轻度酶学异常。常在体检或手术中被偶然发现。

2.失代偿期肝硬化

临床表现明显,可发生多种并发症。

(1)症状如下。①全身症状:乏力为早期症状,其程度可自轻度疲倦至严重乏力。体重下降往往随病情进展而逐渐明显。少数患者有不规则低热,与肝细胞坏死有关,但注意与合并感染、肝癌鉴别。②消化道症状:食欲缺乏为常见症状,可有恶心,偶尔伴呕吐。腹胀常见,与胃肠积气、腹水和肝脾大等有关,腹水量大时,腹胀成为患者最难忍受的症状。腹泻往往表现为对脂肪和蛋白质耐受差,稍进油腻肉食即易发生腹泻。部分患者有腹痛,多为肝区隐痛,当出现明显腹痛时要注意合并肝癌、原发性腹膜炎、胆道感染、消化性溃疡等情况。③出血倾向:可有牙龈、鼻腔出血、皮肤紫癜,女性月经过多等。④与内分泌紊乱有关的症状:男性可有性功能减退、男性乳房发育,女性可发生闭经、不孕。部分患者有低血糖的表现。⑤门静脉高压症状:例如,食管胃底静脉曲张破裂而致上消化道出血时,表现为呕血及黑便;脾功能亢进可致血细胞减少,贫血而出现皮肤黏膜苍白。

(2)体征:患者呈肝病容,面色黝黑而无光泽。晚期患者消瘦、肌肉萎缩。可见蜘蛛痣、肝掌、男性乳房发育。腹壁静脉以脐为中心显露至曲张,严重者脐周静脉突起呈水母状并可听见静脉杂音。黄疸提示肝功能储备已明显减退,黄疸呈持续性或进行性加深提示预后不良。腹水伴或不伴下肢水肿是失代偿期肝硬化最常见表现,部分患者可伴肝性胸腔积液,以右侧多见。

肝脏早期肿大,可触及,质硬而边缘钝;后期缩小,肋下常触不到。半数患者可触及肿大的脾脏,常为中度,少数重度。

各型肝硬化起病方式与临床表现并不完全相同。例如,大结节性肝硬化起病较急进展较快,门静脉高压相对较轻,但肝功能损害则较严重;血吸虫病性肝纤维化的临床表现则以门静脉高压为主,巨脾多见,黄疸、蜘蛛痣、肝掌少见,肝功能损害较轻,肝功能试验多基本正常。

(五)辅助检查

1.实验室检查

其包括血常规、尿常规、粪常规、血清免疫学、内镜、腹腔镜、腹水和门静脉压力生化检查(以了解其病因、诱因及潜在的护理问题)。

2.肝功能检查

代偿期大多正常或仅有轻度的酶学异常,失代偿期检查结果普遍异常,且异常程度往往与肝脏的储备功能减退程度相关。具体表现为转氨酶水平升高,清蛋白水平下降、球蛋白水平升高,白球比倒置,凝血酶原时间延长,结合胆红素水平升高等。

3.影像学检查

(1)X线检查:食管静脉曲张时行食管吞钡X线检查,显示虫蚀样或蚯蚓状充盈缺损,纵行黏膜皱襞增宽,胃底静脉曲张时胃肠钡餐检查可见菊花瓣样充盈缺损。

(2)腹部超声检查:B超检查常示肝脏表面不光滑、肝叶比例失调、肝实质回声不均匀等,以及脾大、门静脉扩张和腹水等超声图像。

(3)CT和MRI检查对肝硬化的诊断价值与B超检查相似。

(六)治疗原则

该病目前无特效治疗,关键在于早期诊断,针对病因给予相应处理,阻止肝硬化进一步发展,后期积极防治并发症,终末期则只能有赖于肝移植。

二、护理评估

(一)一般评估

1.生命体征

伴感染时可有发热,心脏功能不全时可有呼吸、脉搏和血压的改变,其他无明显特殊变化。

2.患病及治疗经过

询问该病的有关病因,例如,有无肝炎或输血史、心力衰竭、胆道疾病;是否长期接触化学毒物、使用损肝药物或嗜酒,若有,询问其用量和持续时间。有无慢性肠道感染、消化不良、消瘦、黄疸、出血史。了解有关的检查、用药和其他治疗情况。

3.患者主诉及一般情况

了解饮食及消化情况,如食欲、进食量及食物种类、饮食习惯及爱好。有无食欲减退甚至畏食,有无恶心、呕吐、腹胀、腹痛,呕吐物和粪便的性质及颜色如何。了解日常休息情况及活动量、活动耐力、尿量及颜色等。

4.相关记录

记录体重、饮食、皮肤、肝脏大小、出入量、出血情况、意识等。

(二)身体评估

1.头颈部

(1)观察面部颜色,有无肝病面容、脱发。

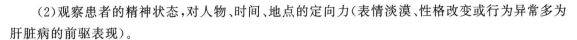

（2）观察患者的精神状态,对人物、时间、地点的定向力(表情淡漠、性格改变或行为异常多为肝脏病的前驱表现)。

2.胸部

观察呼吸的频率和节律,有无呼吸浅速、呼吸困难和发绀,有无因呼吸困难、心悸而不能平卧,有无胸腔积液形成。

3.腹部

（1）测量腹围,有无腹壁紧张度增加、脐疝、腹式呼吸减弱等腹水征象。

（2）腹部有无移动性浊音,大量腹水可有液波震颤。

（3）有无腹壁静脉显露,腹壁静脉曲张时在剑突下、脐周腹壁静脉曲张处可听见静脉连续性潺潺声(结合病例综合考虑)。

（4）了解肝、脾大小、质地、表面情况及有无压痛(结合B超检查结果综合考虑)。

4.其他

是否消瘦,皮下脂肪消失、肌肉萎缩;皮肤是否干枯,有无黄染、出血点、蜘蛛痣、肝掌等。

（三）心理-社会评估

评估时应注意患者的心理状态,有无个性、行为的改变,有无焦虑、抑郁、易怒、悲观等情绪。并发肝性脑病时,患者可出现嗜睡、兴奋、昼夜颠倒等神经精神症状,应注意鉴别。评估患者及家属对疾病的认识及态度、家庭经济情况和社会支持等。

（四）辅助检查结果评估

1.血常规检查

有无红细胞减少或全血细胞减少。

2.血生化检查

肝功能有无异常,有无电解质和酸碱平衡紊乱,血氨水平是否升高,有无氮质血症。

3.腹水检查

腹水的性质是漏出液还是渗出液,是否找到病原菌或恶性肿瘤细胞。

4.其他检查

钡餐造影检查有无食管胃底静脉曲张,B超检查有无静脉高压征象等。

（五）常用药物治疗效果的评估

1.准确记录患者出入量(尤其是24 h尿量)

大量利尿可引起血容量过度降低,心输血量下降,血尿素氮水平升高。患者皮肤弹性降低,出现直立性低血压和少尿。

2.血生化检查的结果

长期使用噻嗪类利尿剂有可能导致水、电解质紊乱,产生低钠血症、低氯血症和低钾血症。

三、主要护理诊断

（一）营养失调:低于机体需要量

低于机体需要量与肝功能减退、门静脉高压引起食欲减退、消化和吸收障碍有关。

（二）体液过多

体液过多与肝功能减退、门静脉高压引起水钠潴留有关。

(三)潜在并发症

1.上消化道出血

其与食管胃底静脉曲张破裂有关。

2.肝性脑病

其与肝功能障碍、代谢紊乱致神经系统功能失调有关。

四、护理措施

(一)休息与活动

睡眠应充足,生活起居有规律。代偿期患者无明显的精神、体力减退,可适当参加工作,避免过度疲劳;失代偿期患者以卧床休息为主,并视病情适量活动,活动量以不加重疲劳感和其他症状为度。腹水患者宜采用平卧位,可抬高下肢,以减轻水肿。阴囊水肿者可用拖带托起阴囊,有大量腹水者卧床时可取半卧位,以减轻呼吸困难和心悸。

(二)合理饮食

既保证饮食营养又遵守必要的饮食限制是改善肝功能、延缓病情进展的基本措施。与患者共同制订符合治疗需要而又为其接受的饮食计划。饮食治疗原则:高热量、高蛋白质、高维生素、限制水钠、易消化饮食,并根据病情变化及时调整。

(三)用药护理

应严格按医嘱用药,并注意观察常用药的毒副作用,发现问题及时处理。如使用利尿剂注意维持水电解质和酸碱平衡,利尿速度不宜过快,以每天体重减轻≤0.5 kg为宜。

(四)心理护理

多关心体贴患者,使患者保持愉快的心情,树立治病的信心。

(五)健康教育

1.饮食指导

切实遵循饮食治疗原则和计划,禁酒。

2.用药原则

遵医嘱按时、正确服用相关药物,加用药物需征得医师同意,以免加重肝脏负担和肝功能损害。让患者了解常用药物的不良反应及自我观察要点。

3.预防感染的措施

注意保暖和个人卫生保健。

4.适当活动计划

睡眠应充足,生活起居有规律。制订个体化的活动计划,避免过度疲劳。

5.皮肤的保护

沐浴时应注意避免水温过高,不要使用有刺激性的皂类和沐浴液,沐浴后使用性质柔和的润肤品;对皮肤瘙痒者给予止痒处理,嘱患者勿用手抓搔,以免皮肤破损。

6.及时就诊的指标

(1)患者出现性格、行为改变等可能为肝性脑病的前驱症状。

(2)出现消化道出血等其他并发症。

(卞令凤)

第九章 心内科护理

第一节 原发性高血压

原发性高血压是以血压升高为主要临床表现但原因不明的综合征,通常简称为高血压。高血压是导致充血性心力衰竭、卒中、冠心病、肾衰竭、夹层动脉瘤的发病率和病死率升高的主要危险性因素之一,严重影响人们的健康和生活质量,是最常见的疾病,防治高血压非常必要。

一、血压分类和定义

目前,我国采用国际上统一的血压分类和标准,将 18 岁以上成人的血压按不同水平分类(表 9-1),将高血压定义为收缩压≥18.7 kPa(140 mmHg)和/或舒张压≥12.0 kPa(90 mmHg),根据血压升高水平,又进一步将高血压分为 1、2、3 级。

表 9-1　血压的定义和分类(WHO/ISH)

类别	收缩压/mmHg		舒张压/mmHg
理想血压	<120	和	<80
正常血压	<130	和	<85
正常高值	130~139	或	85~89
高血压			
高血压 1 级(轻度)	140~159	或	90~99
高血压 1 级亚组:临界高血压	140~149	或	90~94
高血压 2 级(中毒)	160~179	或	100~109
高血压 3 级(重度)	≥180	或	≥110
单纯收缩期高血压	≥140	和	<90
单纯收缩期高血压亚组:临界收缩期高血压	140~149	和	<90

注:当患者的收缩压和舒张压分别属于不同分类时,应当用较高的分类。毫米汞柱(mmHg)为废弃单位,但医学上仍常用。

二、病因

(一)遗传

高血压具有明显的家族性,父母均为高血压者,子女患高血压的概率明显高于父母均无高血压者的概率。约 60% 的高血压患者有高血压家族史。

(二)饮食

膳食中钠盐的摄入量与人群血压水平和高血压病患病率呈正相关。摄盐越多,血压水平和患病率越高,钾的摄入量与血压呈负相关,限制钠、补充钾可使高血压患者的血压降低。钾的降压作用可能是通过促进排钠而减少细胞外液容量。有研究表明膳食中钙不足可使血压升高。大量研究显示高蛋白质摄入、饮食中饱和脂肪酸水平或饱和脂肪酸与不饱和脂肪酸水平的比值较高、饮酒量过多都属于升压因素。

(三)精神

城市脑力劳动者高血压的患病率超过体力劳动者,从事精神紧张度高的职业者发生高血压的可能性较大,长期生活在噪声中听力敏感性减退者患高血压的也较多。高血压患者休息后症状和血压往往可获得一定改善。

(四)肥胖

超重或肥胖是血压升高的重要危险因素。一般采用体重指数(BMI),即体重(kg)/身高(m)^2(以 20～24 为正常范围)。血压与 BMI 呈显著正相关。肥胖的类型与高血压发生关系密切,向心性肥胖者容易发生高血压,表现为腰围往往大于臀围。

(五)其他

服避孕药的妇女容易出现血压升高。一般在终止服用避孕药后 3～6 个月血压常恢复正常。阻塞性睡眠呼吸暂停综合征(OSAS)是指睡眠期间反复发作性呼吸暂停。OSAS 常伴有重度打鼾,患此病的患者常有高血压。

三、发病机制

对原发性高血压的发病机制至今还没有一个完整统一的认识。目前医师认为高血压的发病机制集中在以下几个方面。

(一)交感神经系统活性亢进

已知反复的精神刺激与过度紧张可以引起高血压。长期处于应激状态(如从事驾驶员、飞行员等职业)高血压的患病率明显升高。当大脑皮质兴奋与抑制过程失调时,交感神经和副交感神经之间的平衡失调,交感神经兴奋性增加,其末梢释放去甲肾上腺素、肾上腺素、多巴胺、血管升压素等儿茶酚胺类物质增多,从而引起阻力小动脉收缩增强,使血压升高。

(二)肾素-血管紧张素-醛固酮系统(RAAS)激活

肾小球旁细胞分泌的肾素,激活从肝脏产生的血管紧张素原,使其转化为血管紧张素Ⅰ,然后经肺循环中的血管紧张素转换酶(ACE)的作用转化为血管紧张素Ⅱ。血管紧张素Ⅱ作用于血管紧张素Ⅱ受体,有如下作用:①直接使小动脉平滑肌收缩,外周阻力增加。②刺激肾上腺皮质球状带,使醛固酮分泌增加,致使肾小管远端集合管的钠重吸收加强,导致水钠潴留。③交感神经冲动发放增加,使去甲肾上腺素分泌增加。以上作用均可使血压升高。近年来发现血管壁、心脏、脑、肾脏及肾上腺中也有 RAAS 的各种组成成分。局部 RAAS 各成分对心脏、血管平滑肌的作用,可能在高血压发生和发展中有更大影响,占有十分重要的地位。

(三)其他

细胞膜离子转运异常可使血管收缩反应性增强和平滑肌细胞增生与肥大,血管阻力增大;肾脏潴留过量摄入的钠盐,使体液容量增大,机体为避免心排血量增大使组织过度灌注,全身阻力

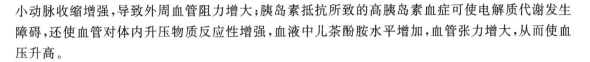

小动脉收缩增强,导致外周血管阻力增大;胰岛素抵抗所致的高胰岛素血症可使电解质代谢发生障碍,还使血管对体内升压物质反应性增强,血液中儿茶酚胺水平增加,血管张力增大,从而使血压升高。

四、病理生理和病理解剖

高血压病的早期表现为全身细小动脉的间歇性痉挛,仅有主动脉壁轻度增厚,全身细小动脉和脏器无明显的器质性改变,患者多无明显症状。如果病变持续,可导致许多脏器受累,最重要的是心、脑、肾组织的病变。

(一)心脏

心脏主要表现为左心室肥厚和扩大,病变晚期可导致心力衰竭。这种由高血压引起的心脏病称为高血压性心脏病。长期高血压还可引起冠状动脉粥样硬化。

(二)脑

脑细小动脉的长期硬化和痉挛,使动脉壁缺血、缺氧而通透性增大,容易形成微小动脉瘤,当血压突然升高时,微小动脉瘤破裂,从而发生脑出血。高血压可促使脑动脉发生粥样硬化,导致脑血栓形成。

(三)肾脏

细小动脉硬化引起的缺血使肾小球缺血、变性、坏死,继而纤维化及玻璃样变,并累及相应的肾小管,使之萎缩、消失,间质出现纤维化。因残存的肾单位越来越少,最终导致肾衰竭。

五、临床表现

(一)症状

大多数患者早期症状不明显,常见症状有头痛、头晕、耳鸣、眼花、乏力、心悸,还有的表现为失眠、健忘、注意力不集中、情绪易波动或发怒等。经常在体检或因其他疾病就医检查时发现血压升高。血压升高常与情绪激动、精神紧张、体力活动有关,休息或消除诱因,血压可下降。

(二)体征

受昼夜、气候、情绪、环境等因素影响,血压波动较大。一般清晨起床活动后血压迅速升高,夜间血压较低;冬季血压较高,夏季血压较低;情绪不稳定时血压高;在医院或诊所血压明显升高,在家或医院外的环境中血压低。体检时可听到主动脉瓣区第二心音亢进、收缩期杂音,长期高血压,有心尖冲动明显增强、搏动范围扩大及心尖冲动左移体征,提示左心室增大。

(三)恶性或急进性高血压

表现为患者发病急骤,舒张压多持续在 17.3～18.7 kPa(130～140 mmHg)或更高。常有头痛、视力模糊或失明,视网膜可发生出血及视盘水肿,肾脏损害突出,持续蛋白尿、血尿及管型尿,病情进展迅速,如果不及时治疗,易出现严重的脑、心、肾损害,发生脑血管意外、心力衰竭和尿毒症,最后患者多因尿毒症而死亡,但也可死于脑血管意外或心力衰竭。

六、并发症

(一)高血压危象

在情绪激动、精神紧张、过度劳累、寒冷等诱因作用下,小动脉发生强烈痉挛,血压突然急剧升高,收缩压可达 34.7 kPa(260 mmHg)、舒张压可达 16.0 kPa(120 mmHg)以上,影响重要脏器

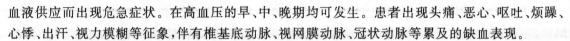

血液供应而出现危急症状。在高血压的早、中、晚期均可发生。患者出现头痛、恶心、呕吐、烦躁、心悸、出汗、视力模糊等征象,伴有椎基底动脉、视网膜动脉、冠状动脉等累及的缺血表现。

(二)高血压脑病

高血压脑病发生于重症高血压患者,是指血压突然或短期内明显升高,由于过高的血压干扰了脑血管的自身调节机制,脑组织血流灌注过多,造成脑水肿。出现中枢神经功能障碍征象。临床表现为弥漫性严重头痛、呕吐、烦躁、意识模糊、精神错乱、局灶性或全身抽搐甚至昏迷。

(三)主动脉夹层

主动脉夹层指主动脉腔内的血液通过内膜的破口进入主动脉壁中层而形成的血肿,夹层分离突然发生时多数患者突然感到胸部疼痛,向胸前及背部放射,随夹层涉及范围可以延至腹部、下肢及颈部。疼痛剧烈,难以忍受,起病后即达高峰,呈刀割或撕裂样。突发剧烈的胸痛常被误诊为急性心肌梗死。高血压是导致该病的重要因素。患者因剧痛而有休克外貌,焦虑不安、大汗淋漓、面色苍白、心率加速,从而使血压升高。

(四)其他

其他并发症可并发急性左心衰竭、急性冠脉综合征、脑出血、脑血栓形成、腔隙性脑梗死、慢性肾衰竭等。

七、辅助检查

(一)测量血压

定期测量血压是早期诊断高血压和评估严重程度的主要方法,采用经验证合格的水银柱或电子血压计,测量取坐位安静休息时上臂肱动脉处血压,必要时还应测量平卧位和站立位血压。但须在未服用降压药物情况下的不同时间测量 3 次血压,才能确诊。对偶尔有血压超出正常值者,需定期重复测量后确诊。通常在医疗单位或家中随机测血压的方式不能可靠地反映血压的波动和在休息、日常活动状态下的情况。近年来,24 h 动态血压监测已逐渐应用于临床及高血压的防治工作上。一般监测的时间为 24 h,测压时间间隔为 15~30 min,可较为客观和敏感地反映患者的实际血压水平,可了解血压的昼夜变化节律性和变异性,估计靶器官损害与预后,比随机测血压更为准确。动态血压监测的参考标准正常值:24 h 低于 17.3/10.7 kPa(130/80 mmHg),白天低于 18.0/11.3 kPa(135/85 mmHg),夜间低于 16.7/10.0 kPa(125/75 mmHg)。正常血压波动,夜间 2~3 时血压最低,清晨血压迅速上升,上午 6~10 时和下午 4~8 时出现两个高峰,高峰后血压缓慢下降。高血压患者的动态血压曲线也类似,但波动幅度较血压正常时大。

(二)体格检查

除常规检查外还要测身高、体重、双上肢血压,检查颈动脉及上、下肢动脉搏动情况,颈、腹部血管有无杂音,腹主动脉搏动,肾增大,眼底等的情况。

(三)尿液检查

观察尿的颜色、透明度、有无血尿;测比重、pH、糖和蛋白含量,并做镜下检验。尿比重降低(低于 1.010)提示肾小管浓缩功能障碍。正常尿液 pH 为 5~7,原发性醛固酮增多症患者的尿呈酸性。

(四)血生化检查

检查空腹血糖、血钾、肌酐、尿素氮、尿酸、胆固醇、甘油三酯、低密度脂蛋白、高密度脂蛋白等。

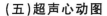

(五)超声心动图

超声心动图能更为可靠地诊断左心室肥厚,测定和计算所得的左心室质量指数(LVMI),是一项反映左心室肥厚及其程度的较为准确的指标,与病理解剖的相关性和符合率好。超声心动图可评价高血压患者的心功能,包括左心室射血分数、收缩功能、舒张功能。

(六)眼底检查

眼底检查可见血管迂曲,颜色苍白,反光增强,动脉变细,视盘水肿等。眼底改变可反映高血压的严重程度,分为4级:Ⅰ级,动脉出现轻度硬化、狭窄、痉挛、变细;Ⅱ级,视网膜动脉中度硬化、狭窄,出现动脉交叉压迫,静脉阻塞;Ⅲ级,动脉中度以上狭窄伴局部收缩,视网膜有棉絮状的物质渗出、出血和水肿;Ⅳ级,发生出血或伴视盘水肿。高血压眼底改变与病情的严重程度和预后密切相关。

(七)荧光透视或胸部 X 线片、心电图

荧光透视或胸部 X 线片、心电图对诊断高血压及评估预后都有帮助。

八、治疗

(一)目的

治疗目的是通过降压治疗使高血压患者的血压达标,以期最大限度地降低心脑血管发病和死亡的总危险。

(二)降压目标值

一般高血压人群的降压目标值<18.7/12.0 kPa(140/90 mmHg);高血压高危患者(糖尿病及肾病)的降压目标值<17.3/10.7 kPa(130/80 mmHg);老年收缩期性高血压的降压目标值:收缩压 18.7~20.0 kPa(140~150 mmHg),舒张压<12.0 kPa(90 mmHg)但不低于 8.7 kPa(65 mmHg),舒张压降得过低可能抵消收缩压下降得到的好处。

(三)非药物治疗

非药物治疗主要是改善生活方式,改善生活方式对降低血压和心脑血管危险的作用已得到广泛认可,所有患者都应采用,这些措施包括以下几点。

1.戒烟

吸烟所致的危害是使高血压并发症(如心肌梗死、脑卒中和猝死)的危险性显著增加,加重脂质代谢紊乱,降低胰岛素敏感性,降低内皮细胞依赖性血管扩张效应,并降低或抵消降压治疗的疗效。戒烟对心脑血管的良好益处在任何年龄组均可显示。

2.减轻体重

超重 10% 以上的高血压患者体重减少 5 kg,血压便明显降低,体重减轻可增加降压药物的疗效,对改善糖尿病、胰岛素抵抗、高脂血症和左心室肥厚等均有益。

3.减少过多的酒精摄入

戒酒或减少饮酒可使血压显著降低,适量饮酒仍有明显加压反应者应戒酒。

4.适当运动

适当运动有利于改善胰岛素抵抗和减轻体重,提高心血管调节能力,稳定血压水平。较好的运动方式是低或中等强度的运动,可根据年龄及身体状况选择,中老年高血压患者可选择步行、慢跑、上楼梯、骑车等,一般每周 3~5 次,每次 30~60 min。可采用心率监测法,运动时心率不应超过最大心率(每分钟 170 或 180 次)的 60%~85%。

5.减少钠盐的摄入量、补充钙和钾盐

膳食中大部分钠盐来自烹调用盐和各种腌制品,所以应减少烹调用盐及腌制品的食用量,每人每天食盐量摄入量应少于 2.4 g(相当于氯化钠 6 g)。通过食用含钾丰富的水果(如香蕉、橘子)和蔬菜(如油菜、香菇、大枣),增加钾的摄入量。喝牛奶补充钙的摄入量。

6.多食含维生素丰富的食物

多吃水果和蔬菜,减少食物中饱和脂肪酸的含量和脂肪总量。

7.减轻精神压力,保持心理平衡

长期有精神压力和忧郁是降压治疗效果欠佳的重要原因,可导致高血压。应对患者耐心劝导和心理疏导,鼓励其参加社交活动、户外活动等。

(四)降压药物治疗对象

治疗对象为高血压 2 级或以上,血压≥21.3/13.3 kPa(160/100 mmHg)患者;高血压合并糖尿病、心、脑、肾靶器官损害患者;血压持续升高 6 个月以上,改善生活方式后血压仍未获得有效控制者。从心血管危险分层的角度,对高危和极高危患者应立即开始使用降压药物强化治疗。对中危和低危患者则先继续监测血压和其他危险因素,之后再根据血压状况决定是否开始药物治疗。

(五)降压药物治疗

1.降压药物分类

现有的降压药种类很多,目前常用降压药物可归纳为以下几大类:利尿剂、β 受体阻滞剂、钙通道阻滞剂、血管紧张素转换酶抑制剂和血管紧张素 Ⅱ 受体阻滞剂、α 受体阻滞剂(表 9-2)。

表 9-2　常用降压药物的名称、剂量及用法

药物种类	药名	剂量	用法(每天)
利尿剂	氢氯噻嗪	12.5～25 mg	1～3 次
	呋塞米	20 mg	1～2 次
	螺内酯	20 mg	1～3 次
β 受体阻滞剂	美托洛尔	12.5～50 mg	2 次
	阿替洛尔	12.5～25 mg	1～2 次
钙通道阻滞剂	硝苯地平控释片	30 mg	1 次
	地尔硫䓬缓释片	90～180 mg	1 次
血管紧张素转换酶抑制剂	卡托普利	25～50 mg	2～3 次
	依那普利	5～10 mg	1～2 次
血管紧张素 Ⅱ 受体阻滞剂	缬沙坦	80～160 mg	1 次
	伊贝沙坦	150 mg	1 次
α 受体阻滞剂	哌唑嗪	0.5～3 mg	2～3 次
	特拉唑嗪	1～8 mg	1 次

2.联合用药

临床实际使用降压药时,患者的心血管危险因素状况、并发症、靶器官损害、降压疗效、药物费用及不良反应等,都可能影响降压药的具体选择。在长期治疗中使用任何药物均难以完全避免其不良反应,联合用药可使不同的药物互相取长补短,有可能减轻或抵消某些不良反应。联合

用药可减少单一药物剂量,提高患者的耐受性和依从性。现在医师认为,2级高血压,血压 ≥21.3/13.3 kPa(160/100 mmHg)患者在开始时就可以采用两种降压药物联合治疗,有利于血压在相对较短的时间内达到目标值。比较合理的两种降压药联合治疗方案:利尿剂与β受体阻滞剂;利尿剂与 ACEI 或血管紧张素受体阻滞剂(ARB);二氢吡啶类钙通道阻滞剂与β受体阻滞剂;钙通道阻滞剂与 ACEI 或 ARB,α受体阻滞剂和β受体阻滞剂。必要时也可用其他组合,包括中枢作用药(如 α_2 受体激动剂、咪哒唑啉受体调节剂),以及 ACEI 与 ARB;国内研制了多种复方制剂,如复方降压片、降压0号,以当时常用的利舍平、双肼屈嗪(血压达静)、氢氯噻嗪为主要成分,因其有一定降压效果,服药方便且价格低廉而广泛使用。

九、护理

(一)一般护理

1.休息

早期高血压患者可参加工作,但不要过度疲劳,坚持适当的锻炼,如骑自行车、跑步、做体操及打太极拳。要有充足的睡眠,保持心情舒畅,避免精神紧张和情绪激动,消除恐惧、焦虑、悲观等不良情绪。晚期血压持续升高,伴有心、肾、脑病时应卧床休息。关心体贴患者,使其精神愉快,鼓励患者树立战胜疾病的信心。

2.饮食

饮食方面应给低盐、低脂肪、低热量饮食,以减轻体重。因为摄入总热量太大,超过消耗量,多余的热量转化为脂肪,身体就会发胖,体重增加,提高血液循环的要求,必定升高血压。鼓励患者多食水果、蔬菜,戒烟,控制饮酒、咖啡、浓茶等刺激性饮料。少吃胆固醇含量多的食物,对服用排钾利尿剂的患者应注意补充含钾高的食物,如蘑菇、香蕉、橘子。肥胖者应限制热能摄入,将体重控制在理想范围之内。

3.病房环境

病房环境应整洁、安静、舒适、安全。

(二)对症护理及病情观察护理

1.剧烈头痛

当出现剧烈头痛伴恶心、呕吐,常为血压突然升高、高血压脑病,应立即让患者卧床休息,并测量血压及脉搏、心率、心律,积极协助医师采取降压措施。

2.呼吸困难、发绀

呼吸困难、发绀是高血压引起的左心衰竭所致,应立即给予舒适的半卧位,及时给予氧气吸入。按医嘱应用洋地黄治疗。

3.心悸

严密观察脉搏、心率、心律变化并做记录。安静休息,严禁下床,并安慰患者,消除紧张情绪。

4.水肿

晚期高血压伴心肾衰竭时可出现水肿。护理中注意严格记录出入量,限制钠盐和水分摄入。严格卧床休息,注意皮肤护理,严防压疮发生。

5.昏迷、瘫痪

昏迷、瘫痪是晚期高血压引起脑血管意外所导致的。应注意安全护理,防止患者坠床、窒息、肢体烫伤等。

6.病情观察护理

对血压持续升高的患者,应每天测量血压 2~3 次,并做好记录,必要时测立、坐、卧位血压,掌握血压变化规律。如果血压波动过大,要警惕脑出血的发生。例如,在血压急剧升高的同时,出现头痛、视物模糊、恶心、呕吐、抽搐等症状,应考虑高血压脑病的发生。出现端坐呼吸、喘憋、发绀、咳粉红色泡沫样痰等,应考虑急性左心衰竭的发生。出现上述各种表现时均应立即将患者送医院进行紧急救治。另外,在变换体位时也应动作缓慢,以免发生意外。有些降压药可引起水钠潴留。因此,需每天测体重,准确记录出入量,观察水肿情况,注意保持出入量的平衡。

(三)用药观察与护理

1.用药原则

终身用药,缓慢降压,从小剂量开始逐步增加剂量,即使血压降至理想水平,也应服用维持量。老年患者服药期间改变体位要缓慢,以免发生意外。要合理联合用药。

2.药物不良反应观察

使用噻嗪类和襻利尿剂时应注意血钾、血钠的变化;用 β 受体阻滞剂应注意其抑制心肌收缩力、心动过缓、房室传导时间延长、支气管痉挛、低血糖、血脂水平升高的不良反应;钙通道阻滞剂硝苯地平的不良反应有头痛、面红、下肢水肿、心动过速;血管紧张素转换酶抑制剂可有头晕、乏力、咳嗽、肾功能损害等不良反应。

(四)心理护理

患者多表现易激动、有焦虑及抑郁等特点,而精神紧张、情绪激动、不良刺激等因素均与高血压密切相关。因此,对待患者应耐心、亲切、和蔼、周到。根据患者的特点,有针对性地进行心理疏导。同时,让患者了解控制血压的重要性,帮助患者训练自我控制的能力,参与自身治疗护理方案的制订和实施,指导患者坚持长期的饮食、药物、运动治疗,将血压控制在接近正常的水平,以减少对靶器官的进一步损害,定期复查。

十、出院指导

(一)饮食调节指导

强调高血压患者要以低盐、低脂肪、低热量、低胆固醇饮食为宜;少吃或不吃动物脂肪,多食含维生素的食物,多摄入富含钾、钙的食物,食盐量应控制在 3~5 g/d,严重高血压病患者的食盐量控制在 1~2 g/d。饮食要定量、均衡,不暴饮暴食;适当地减轻体重,有利于降压。戒烟和控制酒量。

(二)休息和锻炼指导

高血压患者应根据自己的体质、病情适当地安排休息和活动,病重体弱者应以休息为主。随着病情好转,血压稳定,每天适当从事一些工作、学习、劳动将有益身心健康;还可以增加一些适宜的体能锻炼,如散步、慢跑、打太极拳、做体操等有氧活动。患者应在运动前了解自己的身体状况,以此来决定自己的运动种类、强度、频度和持续时间。注意规律生活,保证充足的休息和睡眠,睡眠差、易醒、早醒者可在睡前饮 200 mL 热牛奶,或用 40 ℃~50 ℃ 的温水泡足 30 min,或选择自己喜爱的放松精神情绪的音乐协助入睡。总之,要注意劳逸结合,养成良好的生活习惯。

(三)心理健康指导

高血压病的发病机制中,除躯体因素外,心理因素占主导地位,强烈的焦虑、紧张、愤怒及压

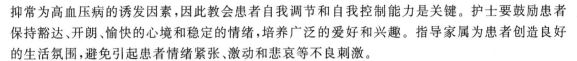

抑常为高血压病的诱发因素,因此教会患者自我调节和自我控制能力是关键。护士要鼓励患者保持豁达、开朗、愉快的心境和稳定的情绪,培养广泛的爱好和兴趣。指导家属为患者创造良好的生活氛围,避免引起患者情绪紧张、激动和悲哀等不良刺激。

(四)血压监测指导

建议患者自行购买血压计,随时监测血压。指导患者和家属正确测量血压的方法,监测血压、做好记录,复诊时这些记录对医师加减药物剂量是很好的参考依据。

(五)用药指导

由于高血压是一种慢性病,需要长期的、终身的服药治疗,而这种治疗要患者自己或家属配合进行,所以患者及家属要了解服用的药物种类及用药剂量、用药方法、药物的不良反应、服用药物的最佳时间,以便发挥药物的最佳效果和减少不良反应。出现不良反应,要及时报告主诊医师,以便调整药物及采取必要的处理措施。切不可血压降下来就停药,血压上升又服药,血压反复波动,对健康极为不利。由于这类患者大多是年长者,容易遗忘服药,可建议患者在家中醒目之处做标记,以起到提示作用。对血压显著升高多年的患者,血压不宜下降得过快,因为患者往往不能适应,还可导致心、脑、肾血液的供应不足而引起脑血管意外,使用可引起明显直立性低血压药物时,应向患者说明从平卧位起立或从坐位起立时,动作要缓慢,以免血压突然下降,出现晕厥而发生意外。

(六)按时就医

服完药出现血压升高或过低,血压波动大,出现眼花、头晕、恶心呕吐、视物不清、偏瘫、失语、意识障碍、呼吸困难、肢体乏力等情况时立即到医院就医。如果病情危重,可拨打"120"向急救中心求助。

(王莎莎)

第二节　继发性高血压

继发性高血压是指继发于其他疾病的高血压,也称为症状性高血压,只占高血压的5%~10%。血压升高仅是该病的一个临床表现。继发性高血压的临床表现、并发症和后果与原发性高血压相似。继发性高血压的原发病可以治愈,而原发病治愈之后高血压症状随之消失,而延误诊治可产生各种严重并发症,故需及时早期诊断,早期治疗继发性高血压是非常重要的。继发性高血压的主要病因有以下几点。①肾脏病变:如急性或慢性肾小球肾炎、慢性肾盂肾炎、肾动脉狭窄、糖尿病性肾小球肾炎、先天遗传性肾病、红斑狼疮、多囊肾及肾积水。②大血管病变:如肾动脉粥样硬化、肾动脉痉挛、肾动脉先天性异常、动脉瘤等大血管畸形(先天性主动脉缩窄)、多发性大动脉炎。③妊娠高血压综合征疾病:多发生于妊娠晚期,严重时要终止妊娠。④内分泌性病变:如嗜铬细胞瘤、原发性醛固酮增多症、皮质醇增多症。⑤脑部疾病:如脑瘤、脑部创伤、颅内压升高。⑥药源性因素:如长期口服避孕药、器官移植长期应用激素。

下面叙述常见的继发性高血压。

一、肾实质性高血压

(一)病理生理

发生高血压主要和肾脏病变导致钠水排泄障碍、产生高血容量状态及肾脏病变可能促使肾性升压物质分泌增加有关。

(二)临床表现

1.急性肾小球肾炎

急性肾小球肾炎多见于青少年,患者有急性起病及链球菌感染史,有发热、血尿、水肿史。

2.慢性肾小球肾炎

慢性肾小球肾炎与原发性高血压伴肾功能损害的区别不明显,但患者有反复水肿史,贫血,血浆蛋白水平低,蛋白尿出现得早而血压升高相对轻,眼底病变不明显。

3.糖尿病肾病

无论是 1 型糖尿病还是 2 型糖尿病,均可发生肾损害而有高血压,肾小球硬化。肾小球毛细血管增厚为主要的病理改变。早期肾功能正常,仅有微量清蛋白尿,血压也可能正常,伴随病情发展,出现明显蛋白尿及肾功能不全而诱发血压升高。

4.慢性肾盂肾炎

患者既往有急性尿路感染病史,出现尿急、尿痛、尿频症状,尿常规可见白细胞,尿细菌培养阳性,一般肾盂肾炎不引起血压升高,当肾功能损害程度重时,可以出现高血压症状,肾衰竭。

(三)治疗

治疗与原发性高血压及相关疾病治疗相同。

二、肾动脉狭窄性高血压

(一)病理生理

发生高血压主要是肾动脉主干及分支狭窄,造成肾实质缺血及肾素-血管紧张素-醛固酮系统、激肽释放酶-激肽-前列腺素系统的升压、降压作用失衡。在我国由肾动脉狭窄引起的高血压病患者中,有大动脉炎的占 70%,纤维肌性发育不良的占 20%,动脉粥样硬化者仅占 5%。该病可为单侧或双侧性。

(二)临床表现

患者多为中青年女性,多无高血压家族史;高血压的病程短,进展快,多呈恶性高血压表现;一般降压治疗反应差,该病患者多有舒张压中、重度升高,腹部及腰部可闻及血管性杂音,眼底呈缺血性改变。大剂量断层静脉肾盂造影、放射性核素肾图有助于诊断,肾动脉造影可明确诊断。

(三)治疗

治疗手段包括手术、经皮肾动脉成形术和药物治疗。手术治疗方法包括血流重建术、肾移植术、肾切除术。经皮穿刺肾动脉成形术是治疗肾动脉狭窄的主要方法,其成功率达 80%～90%;创伤小,疗效好,为首选治疗方法。使用降压药物时,选药原则与治疗原发性高血压的选药原则相同。但患者对一般降压药物反应不佳。ACEI 有降压效果,但可能使肾小球滤过率进一步降低,使肾功能不全恶化。钙通道阻滞剂有降压作用,并不明显影响肾功能。

三、嗜铬细胞瘤

(一)病理生理

嗜铬细胞瘤是肾上腺髓质或交感神经节等内皮组织嗜铬细胞的肿瘤的通称。最早发现的肿瘤在肾上腺,后来在交感神经元组织中也发现了具有相同生物特性的肿瘤。肾上腺部位的嗜铬细胞瘤产生肾上腺素和去甲肾上腺素,二者通过兴奋细胞膜的肾上腺素能 α 和 β 受体而发生效能,从而引起血压升高以及其他心血管和代谢改变。

(二)临床表现

血压波动明显,阵发性血压升高伴心动过速、头痛、出汗、面色苍白等症状,严重时可有心律失常、心绞痛、急性心力衰竭、脑卒中等。发作时间一般为数分钟至数小时,多为诱发因素引起,如体位改变、情绪波动、触摸肿瘤部位。一般降压药物无效,或高血压伴血糖水平升高,代谢亢进,应疑及该病。在血压升高期测定血与尿中儿茶酚胺及其代谢产物香草基杏仁酸(VMA)有助于诊断,做酚苄明试验(10 mg,每天 3 次),3 d 内血压降至正常,对诊断有价值。B 超、CT、MRT 检查可发现并确定肿瘤的部位及形态,大多数嗜铬细胞瘤为良性,可做手术切除,效果好,约10%的嗜铬细胞瘤为恶性,肿瘤切除后可有多处转移灶。

(三)治疗

手术治疗为首选的治疗方法。只有临床上确诊为恶性嗜铬细胞瘤已转移,或患者不能耐受手术时,才行内科治疗。

四、原发性醛固酮增多症

(一)病理生理

肾上腺皮质增生或肿瘤分泌过多醛固酮导致该病。过量分泌的醛固酮通过其水钠潴留效应导致高血压。水钠潴留使细胞外液容量明显增加,故心排血量增多,引起血压升高。最初,高血压是容量依赖性的,血压升高与钾丢失同时存在。随着病程延长,长期细胞内钠浓度升高和细胞内低钾直接导致血管平滑肌收缩,使外周血管阻力升高,逐渐出现阻力性高血压。

(二)临床表现

临床上以长期高血压伴顽固的低钾血症为特征,可有肌无力、周期性瘫痪、烦渴、多尿、室性期前收缩及其他室性心律失常,心电图可有明显 U 波、Q-T 间期延长等表现。血压多为轻、中度升高。实验室检查有低钾血症、高钠血症、代谢性碱中毒、血浆肾素活性降低、尿醛固酮排泄增多等。螺内酯试验阳性,具有诊断价值。

(三)治疗

大多数原发性醛固酮增多症是由单一肾上腺皮质腺瘤所致,手术切除是最好的治疗方法。术前应控制血压,纠正低钾。药物治疗尤其适用于肾上腺皮质增生引起的特发性醛固酮增多症,可做肾上腺大部切除术,但效果差,一般需用药物治疗。常用药物有螺内酯、钙通道阻滞剂、糖皮质激素等。

五、皮质醇增多症

(一)病理生理

该病又称为库欣综合征,为促肾上腺皮质激素(ACTH)过多或肾上腺病变所致。此外,长期大量应用糖皮质激素治疗某种病可引起医源性类库欣综合征;患者的垂体肾上腺皮质受到抑制、功能减退,一旦停药或遭受应激,可发生肾上腺功能低下。

(二)临床表现

除高血压外,尚有向心性肥胖、满月脸、多毛、皮肤细薄而有紫纹、血糖水平升高等特征性表现。实验室检查 24 h 尿中 17-羟皮质类固醇或 17-酮皮质类固醇增多、地塞米松抑制试验及促肾上腺皮质激素兴奋试验阳性有助于诊断。颅内蝶鞍 X 线检查、CT 放射性碘化胆固醇肾上腺扫描可用于病变定位诊断。

(三)治疗

皮质醇增多症的病因复杂,治疗方法也各不相同。已知的病因有垂体性库欣病、肾上腺瘤、肾上腺癌、不依赖于 ACTH 双侧肾上腺增生、异位 ACTH 综合征等。治疗方法涉及手术、放疗及药物治疗。

六、主动脉缩窄

(一)病理生理

多数为先天性血管畸形,少数为多发性大动脉炎引起高血压。

(二)临床表现

上肢血压升高,而下肢血压不高或降低,呈上肢血压高于下肢的反常现象,腹主动脉、股动脉及其他下肢动脉搏动减弱或不能触及,右肩胛间区、腋部可有侧支循环动脉的搏动和杂音或腹部听诊有血管杂音。检查胸部 X 线摄影可显示左心室扩大迹象,主动脉造影可明确诊断。

(三)治疗

对缓解期慢性期患者考虑外科手术治疗,急性期的可应用甲氨蝶呤和糖皮质激素,要密切监测血压,另外抗血栓用阿司匹林对症治疗,应用扩血管及降压药。

七、妊娠高血压疾病

妊娠高血压疾病(旧称妊高征)的平均发病率为 9.2%,是造成母婴围生期发病和死亡的重要原因之一。

(一)病理生理

妊娠高血压疾病的基本病变为全身小动脉痉挛,导致全身脏器血流不畅,微循环供血不足,组织缺血、缺氧,血管痉挛和血压升高导致血管内皮功能紊乱和损害,前列腺素合成减少,血栓素产生增多。结果血小板和纤维蛋白原等物质通过损伤处沉积在血管内皮下,进一步使管腔狭窄,加重组织缺血、缺氧,又刺激血管收缩,使周围循环阻力增大,血压进一步升高。

(二)临床表现

妊娠高血压疾病常于妊娠 20 周后开始发病,以血压升高、蛋白尿及水肿为特征。表现为体重增加过多,每周增加体重>0.5 kg,经休息水肿不消退,后出现高血压。病情继续发展,出现先兆子痫、子痫。重度妊娠高血压疾病患者的血管病变明显,可导致重要脏器损害,出现严重并发症。发生妊娠高血压疾病时血细胞比容<35%,血小板计数<$100×10^9$/L(10 万/mm^3),呈进行性下降,白球比倒置;重度妊娠高血压疾病可出现溶血。应鉴别妊娠高血压疾病与慢性高血压或肾脏病合并妊娠。

（三）治疗

1.一般治疗

注意休息,轻症无须住院,中、重度患者应入院治疗。保证足够睡眠及思想放松。休息、睡眠时取左侧卧位,少食盐及刺激性食物,戒酒。保证能量供应及足够蛋白质。对于中、重度患者每4 h测1次血压,密切注意血压变化。

2.药物治疗

轻度患者适当服用镇静药物,如地西泮、苯巴比妥,以保证休息。一般不用降压药物和解痉药。对中度患者,硫酸镁是首选解痉药,治疗量的硫酸镁血浓度为2～3 mmol/L,硫酸镁血浓度＞3.5 mmol/L时膝反射消失,硫酸镁血浓度＞7.5 mmol/L时可出现心跳呼吸停止。由于硫酸镁的中毒量和治疗量很接近,因此使用时应严防中毒。妊娠高血压疾病患者的血压＞22.0/15.0 kPa(165/113 mmHg)时,可能引起脑血管意外、视网膜剥脱、胎盘灌流减少和胎盘早剥等。因此降压治疗是重要措施之一。应避免血压下降得过快、过低而影响胎盘灌流,导致胎儿缺血、缺氧。对重度妊娠高血压疾病的心力衰竭伴水肿者,可疑早期急性肾衰竭、子痫和脑水肿者,可应用快速利尿剂和20％的甘露醇脱水降颅内压。

3.扩容治疗

发生重度妊娠高血压疾病时小动脉痉挛导致血容量相对不足,因此应在解痉治疗的基础上进行扩容。

八、护理措施及出院指导

参阅原发性高血压有关护理部分。

（王莎莎）

第三节　心　绞　痛

一、稳定型心绞痛

稳定型心绞痛是在冠状动脉狭窄的基础上,冠状动脉供血不足引起的心肌急剧的、暂时的缺血缺氧综合征。临床特点为阵发性胸骨后或心前区压榨性疼痛,常发生于劳力性心肌负荷增加时,持续数分钟,休息或用硝酸酯制剂后消失,其临床表现在1～3个月相对稳定。

（一）病因与发病机制

最常见的病因为冠状动脉粥样硬化。最常见的其他病因为重度主动脉瓣狭窄或关闭不全、肥厚型心肌病、先天性冠状动脉畸形等亦是该病病因。

心肌能量的产生依赖大量的氧气供应。心肌对氧的依赖性最强,耗氧量为9 mL/(min·100 g),高居人体其他器官之首。生理条件下,心肌细胞从冠状动脉血中摄取氧的能力也最强,可摄取血氧含量的65％～75％,接近于最大摄取量,因此,当心肌需氧量增加时,心肌细胞很难再从血液中摄取更多的氧,而只能依靠增加冠状动脉血流储备来满足心肌需氧量的增加。正常情况下,冠状循环储备能力很强,例如,剧烈体力活动时,冠状动脉扩张可使其血流量增加到静息时的6～

7倍,即使在缺氧状态下,也能使血流量增加至原来的4～5倍。然而在病理条件下(如冠状动脉狭窄),冠状循环储备能力下降,冠状动脉供血与心肌需血之间就会发生矛盾,即冠状动脉血流量不能满足心肌的代谢需要,此时就会引起心肌缺血缺氧,诱发心绞痛。

动脉粥样硬化斑块导致冠状动脉狭窄,冠状动脉扩张性减弱,血流量减少。当冠状动脉管腔狭窄<50%时,心肌血供基本不受影响,即血液供应尚能满足心肌平时的需要,则无心肌缺血症状,各种心脏负荷试验也无阳性表现。然而当至少一支主要冠状动脉管腔狭窄>75%时,静息时尚可代偿,但当心脏负荷突然增加(如劳累、激动、左心衰竭)时,则心肌耗氧量增加,而病变的冠状动脉不能充分扩张以供应足够的血液和氧气,即可引起心绞痛发作。此种心肌缺血为"需氧增加性心肌缺血",而且粥样硬化斑块稳定,冠状动脉对心肌的供血量相对比较恒定。这是大多数稳定型心绞痛的发病机制。

产生疼痛的直接原因可能是在缺血、缺氧的情况下,心肌内积聚过多的代谢产物,如乳酸、丙酮酸、磷酸等酸性物质或类激肽多肽类物质,刺激心脏内自主神经的传入纤维末梢,经胸1～5交感神经节和相应的脊髓段传至大脑,即可产生疼痛感觉。这种痛觉可反映在与自主神经进入水平相同脊髓段的脊神经所分布的区域——胸骨后和两臂的前内侧与小指,尤其是在左侧,而多不在心脏部位。有人认为,在缺血区内富有神经分布的冠状血管的异常牵拉或收缩,也可直接产生疼痛冲动。

(二)病理生理和病理解剖

患者在心绞痛发作之前,常有血压升高、心率增快、肺动脉压和肺毛细血管压升高的变化,反映心脏和肺的顺应性降低。发作时可有左心室收缩力和收缩速度降低、射血速度减慢、左心室收缩压下降、每搏输出量和心排血量降低、左心室舒张末期压和血容量增加等左心室收缩和舒张功能障碍的病理生理变化。左心室壁可呈收缩不协调或部分心室壁有收缩减弱的现象。

粥样硬化可累及冠状动脉的任何一支,其中以左前降支受累最为多见,病变也最为严重,其次是右冠状动脉、左回旋支和左主干。血管近端的病变较远端重,主支病变较分支重。粥样硬化斑块多分布在分支血管开口处,且常为偏心性,呈新月形。

冠状动脉造影显示,稳定型心绞痛患者中,1支、2支或3支冠状动脉腔径减少>70%者各占25%左右,左主干狭窄者占5%～10%,无显著狭窄者约占15%;而在不稳定型心绞痛患者中,单支血管病变者约占10%,2支血管病变者占20%,3支血管病变者占40%,左主干病变者约占20%,无明显血管梗阻者占10%,而且病变常呈高度狭窄、偏心性狭窄、表面毛糙或充盈缺损等。冠状动脉造影未发现异常的心绞痛,可能是因为冠状动脉痉挛、冠状动脉内血栓自发性溶解、微循环灌注障碍或造影检查时未识别,也可能与血红蛋白与氧的离解异常、交感神经过度活动、儿茶酚胺分泌过多或心肌代谢异常等有关。

(三)临床表现

1.症状

心绞痛以发作性胸痛为主要临床表现,疼痛的特点有以下几方面。

(1)部位:典型心绞痛的部位是胸骨体上中段之后或左前胸,范围有手掌大小甚至横贯前胸,界限不很清楚;可以放射到颈部、咽部、颌部、上腹部、肩背部、左臂及左手指,也可以放射至其他部位。非典型者可以表现在胸部以外的其他部位,如上腹部、咽部、颈部。疼痛每次发作的部位往往是相似的。

(2)性质:常呈紧缩感、绞榨感、压迫感、烧灼感、胸闷或窒息感、沉重感,有的只表现为胸部不

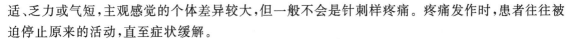

适、乏力或气短,主观感觉的个体差异较大,但一般不会是针刺样疼痛。疼痛发作时,患者往往被迫停止原来的活动,直至症状缓解。

(3)持续时间:疼痛呈阵发性发作,持续数分钟,一般不会超过 10 min,也不会转瞬即逝或持续数小时。疼痛可数天或数周发作一次,亦可 1 d 内发作多次。

(4)诱因:疼痛常由体力劳动(如快步行走、爬坡)或情绪激动(如愤怒、焦急、过度兴奋)所诱发,亦可由饱食、寒冷、吸烟、贫血、心动过速和休克等诱发。疼痛多发生于劳力或激动时。典型的心绞痛常在相似的条件下发生,但有时同样的劳力只在早晨而不在下午引起心绞痛,可能与晨间疼痛阈值较低有关。

(5)缓解方式:一般停止诱发活动后疼痛即可缓解,舌下含硝酸甘油能在 2～5 min(很少超过 5 min)使之缓解。

2.体征

体检常无明显异常。心绞痛发作时可有心率增快、血压升高、焦虑、出汗等;有时可闻及第四心音、第三心音或奔马律,心尖部有收缩期杂音(是乳头肌缺血性功能失调引起二尖瓣关闭不全所致),第二心音逆分裂;偶尔闻双肺底湿啰音。

3.分级

参照加拿大心血管学会(CCS)分级标准,将稳定型心绞痛严重程度分为 4 级。

(1)Ⅰ级:一般体力活动(如行走和上楼)不引起心绞痛,但紧张、剧烈或持续用力可引起心绞痛发作。

(2)Ⅱ级:日常体力活动稍受限制,快步行走或上楼、登高、饭后行走或上楼、寒冷或风中行走、情绪激动等,心绞痛可发作,或仅在睡醒后数小时内发作,在正常情况下以一般速度平地步行 200 m 以上或登一层以上的楼梯受限。

(3)Ⅲ级:日常体力活动明显受限,在正常情况下以一般速度平地步行 100～200 m 或登一层楼梯时心绞痛可发作。

(4)Ⅳ级:轻微活动或休息时即可出现心绞痛症状。

(四)辅助检查

1.实验室检查

基本检查包括空腹血糖(必要时查糖耐量试验)、血脂和血红蛋白等;胸痛较明显者需查心肌坏死标志物;冠状动脉造影前还需查尿常规、肝功能、肾功能、电解质、肝炎相关抗原、人类免疫缺陷病毒(HIV)及梅毒血清试验等;必要时检查甲状腺功能。

2.心电图检查

(1)静息心电图:约半数心绞痛患者的心电图在正常范围。可有陈旧性心肌梗死或非特异性ST-T 改变,有时出现房室或束支传导阻滞或室性、房性期前收缩等心律失常。不常见的隐匿性的心电图表现为 U 波倒置。与既往心电图做比较,可提高心电图的诊断准确率。

(2)心绞痛发作时心电图:95%的患者于心绞痛时出现暂时的缺血性 ST 段移位。因心内膜下心肌更容易发生缺血,故常见心内膜下心肌缺血的导联 ST 段压低>0.1 mV,发作缓解后恢复;有时出现 T 波倒置。平时有 T 波持续倒置者,心绞痛发作时可变为直立(称为“假性正常化”)。T 波改变反映心肌缺血的特异性不如 ST 段,但与平时心电图比较则有助于诊断。

(3)心电图负荷试验:运动负荷试验最为常用,运动可增加心脏负荷以激发心肌缺血。主要运动方式有分级踏板或蹬车。

(4)心电图连续监测:常用方法是让患者佩戴慢速转动的记录装置,以两个双极胸导联(现可同步 12 导联)连续记录并自动分析 24 h 心电图(动态心电图),然后在显示屏上快速回放并进行人机对话选段记录,最后打印综合报告。动态心电图可发现 ST-T 改变和各种心律失常,出现时间可与患者的活动情况和症状相对照。胸痛发作时心电图显示缺血性 ST-T 改变有助于心绞痛的诊断。

3.超声心动图

超声心动图可以观察心腔大小、心脏结构、室壁厚度和心肌功能状态,根据室壁运动异常,可判断心肌缺血和陈旧性梗死区域。稳定型心绞痛患者的静息超声心动图大都无异常表现,负荷超声心动图有助于识别心肌缺血的范围和程度。

4.血管内超声和冠状动脉内多普勒血流描记

血管内超声是近年来应用于临床的一种高分辨率检查手段,可作为冠状动脉造影更进一步的确诊手段。

5.多层螺旋 X 线计算机断层显像

多层螺旋 X 线计算机断层显像可进行冠状动脉三维重建,能较好地应用于冠心病的诊断。

(五)内科治疗

1.一般治疗

心绞痛发作时立刻休息,一般在停止活动后症状即可消除。平时应尽量避免各种诱发因素,如过度体力活动、情绪激动、饱餐、便秘。调节饮食,特别是进食不宜过饱,避免油腻饮食,忌烟、酒。调整日常生活与工作量,减轻精神负担,治疗高血压、糖尿病、贫血、甲状腺功能亢进症等相关疾病。

2.硝酸酯类

该类药物可扩张冠状动脉、降低血流阻力、增加冠状循环血量;同时能扩张周围血管,减少静脉回流,降低心室容量、心腔内压力、心排血量和血压,减低心脏前负荷、心脏后负荷和心肌需氧量,从而缓解心绞痛。患有青光眼、颅内压增高、低血压者不宜应用该类药物。

硝酸甘油:心绞痛发作时应用,0.3～0.6 mg,舌下含化,可迅速被唾液溶解而吸收,1～2 min 开始起效,作用持续约 30 min。对约 92％的患者有效,其中 76％的患者在 3 min 内见效。

3.β受体阻滞剂(美托洛尔)

阻断拟交感胺类的刺激作用,减慢心率、降低血压,减弱心肌收缩力和降低心肌耗氧量,从而缓解心绞痛发作。

4.钙通道阻滞剂[盐酸地尔硫䓬片(合心爽)、硝苯地平]

该类药物能抑制 Ca^{2+} 进入细胞和心肌细胞兴奋-收缩耦联中 Ca^{2+} 的作用,因而可抑制心肌收缩,减少心肌氧耗;扩张冠状动脉,解除冠状动脉痉挛,改善心肌供血。

5.抗血小板药物

若无特殊禁忌,所有患者均应服用阿司匹林。

6.调脂药物

调脂药物在治疗冠状动脉粥样硬化中起重要作用,他汀类制剂可使动脉粥样硬化斑块消退,并可改善血管内皮细胞功能。

7.代谢类药物

曲美他嗪通过调节心肌能源底物,抑制脂肪酸氧化,促进葡萄糖氧化,优化心肌能量代谢,能

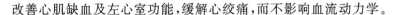

改善心肌缺血及左心室功能,缓解心绞痛,而不影响血流动力学。

8.中医中药治疗

目前常用"活血化瘀"法(常用丹参、红花、川芎、蒲黄、郁金、丹参滴丸或脑心通等)、"芳香温通"法(常用苏合香丸、苏冰滴丸、宽胸丸或保心丸等)及"祛痰通络"法(如通心络)。此外,针刺或穴位按摩治疗可能有一定疗效。

二、不稳定型心绞痛

不稳定型心绞痛是指稳定型劳力性心绞痛以外的缺血性胸痛,包括初发型劳力性心绞痛、恶化型劳力性心绞痛以及各型自发性心绞痛。不稳定型心绞痛通常被认为是介于稳定型心绞痛与急性心肌梗死之间的一种临床状态。

(一)病因与发病机制

其与稳定型劳力性心绞痛的差别在于当冠状动脉粥样硬化斑块不稳定时,易发生斑块破裂或出血、血小板聚集或血栓形成或冠状动脉痉挛致冠状动脉内张力增加,均可使心肌的血氧供应突然减少,发生心肌代谢产物清除障碍,引起心绞痛发作。此种心肌缺血为供氧减少性心肌缺血,是引起大多数不稳定型心绞痛的原因。虽然这种心绞痛也可因劳力负荷增加而诱发,但劳力终止后胸痛并不能缓解。

(二)临床表现

1.症状

不稳定型心绞痛的胸痛部位和性质与稳定型心绞痛相似,但通常程度更重,持续时间较长,患者偶尔从睡眠中痛醒。以下线索有助于不稳定型心绞痛的诊断。

(1)诱发心绞痛的体力活动阈值突然或持久地降低。

(2)心绞痛发生的频率、严重程度增加,持续时间延长。

(3)出现静息性或夜间性心绞痛。

(4)胸痛放射至附近或新的部位。

(5)发作时伴有新的相关特征,如出汗、恶心、呕吐、心悸或呼吸困难。

(6)原来能使疼痛缓解的方式只能暂时或不完全性地使疼痛缓解。

2.体征

可有一过性第三心音或第四心音,重症者可有肺部啰音或原有啰音增加,可发生心动过缓或心动过速,或有二尖瓣反流引起的收缩期杂音。若疼痛发作期间发生急性充血性心力衰竭和低血压,提示预后较差。

3.分级

依据心绞痛严重程度将不稳定型心绞痛分为3级。

(1)Ⅰ级:初发性、严重性或加剧性心绞痛,指心绞痛发生在就诊前2个月内,无静息时疼痛,每天发作3次或以上,或稳定型心绞痛的心绞痛发作更频繁或更严重,持续时间更长,或诱发体力活动的阈值降低。

(2)Ⅱ级:静息型亚急性心绞痛,指就诊前1个月内发生过1次或多次静息型心绞痛,但近48 h内无发作。

(3)Ⅲ级:静息型急性心绞痛,指在48 h内有1次或多次静息型心绞痛发作。

(三)内科治疗

不稳定型心绞痛是严重的、具有潜在危险性的疾病,随时可能发展为急性心肌梗死,因此应被高度重视。疼痛发作频繁或持续不缓解的患者以及高危患者应立即住院治疗。

1.一般治疗

(1)急性期宜卧床休息,消除心理负担。保持环境安静,必要时给予小剂量镇静药和抗焦虑药物。

(2)对有呼吸困难、发绀者应给氧,维持血氧饱和度达到90%以上。

(3)积极诊治可能引起心肌耗氧量增加的疾病,如感染、发热、急性胃肠道功能紊乱、甲状腺功能亢进症、贫血、心律失常和原有心力衰竭的加重。

(4)必要时应重复检测心肌坏死标志物,以排除急性心肌梗死。

2.硝酸酯类制剂

在发病最初24 h的治疗中,静脉内应用硝酸甘油有利于较恒定地控制心肌缺血发作;对已用硝酸酯药物和β受体阻滞剂等作为标准治疗的患者,静脉应用硝酸甘油能减少心绞痛的发作次数。初始用量5～10 μg/min,持续滴注,每3～10 min增加10 μg/min,直至症状缓解或出现明显不良反应,如头痛或低血压[收缩压＜12.0 kPa(90 mmHg)或比用药前下降4.0 kPa(30 mmHg)]。目前推荐静脉用药症状消失24 h后,改用口服制剂或皮肤贴剂。持续静脉应用硝酸甘油24～48 h即可出现药物耐受。

3.β受体阻滞剂

其可用于所有无禁忌证的不稳定型心绞痛患者,并应及早开始应用,口服剂量要个体化,使患者安静时心率为每分钟50～70次。

4.钙通道阻滞剂

钙通道阻滞剂能有效地减轻心绞痛症状,尤其用于治疗变异型心绞痛疗效最好。

5.抗凝制剂(肝素和低分子量肝素)

静脉注射肝素治疗不稳定型心绞痛是有效的,推荐剂量为先给予肝素80 U/kg,静脉注射,然后以18 U/(kg·h)的速度静脉滴注维持,治疗过程中需注意开始用药或调整剂量后6 h测定部分激活凝血酶时间(APTT),并调整用量,使APTT控制在45～70 s。与普通肝素相比,可以只根据体重调节低分子量肝素的皮下用量,而不需要实验室监测;低分子量肝素疗效肯定,使用方便。

6.抗血小板制剂

(1)阿司匹林类制剂:阻断血小板聚集,防止血栓形成,抑制血管痉挛。阿司匹林可降低不稳定型心绞痛患者的死亡率和急性心肌梗死的发生率,除了短期效应外,长期服用也是有益的。用量为每天75～325 mg。小剂量阿司匹林的胃肠道不良反应并不常见,对该药过敏、活动性消化性溃疡、局部出血和出血体质者则不宜应用。

(2)二磷酸腺苷(ADP)受体拮抗剂:氯吡格雷是新一代血小板ADP受体抑制剂,可抑制血小板内Ca^{2+}的活性,抑制血小板之间纤维蛋白原桥的形成,防止血小板聚集,作用强于阿司匹林,既可单用于阿司匹林不能耐受者,也可与阿司匹林联合应用。常用剂量为每天75 mg,必要时先给予负荷量300 mg,2 d后达有效血药浓度。该药不良反应小,作用快,不需要复查血常规。

7.血管紧张素转换酶(ACE)抑制剂

冠心病患者均能从ACE抑制剂治疗中获益,合并糖尿病、心力衰竭或左心室收缩功能不全

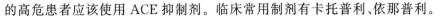

的高危患者应该使用 ACE 抑制剂。临床常用制剂有卡托普利、依那普利。

8.调脂制剂

他汀类药物能有效降低胆固醇和低密度脂蛋白胆固醇（LDL-C）水平，并因此减少心血管事件；同时他汀类还有延缓斑块进展、稳定斑块和抗炎等有益作用。常用他汀制剂有洛伐他汀、辛伐他汀。在应用他汀类药物时，应严密监测转氨酶及肌酸激酶等生化指标，及时发现药物可能引起的肝脏损害和疾病。

三、心绞痛的护理

（一）一般护理

1.休息与活动

保持适当的体力活动，以不引起心绞痛为度，一般不需卧床休息。但心绞痛发作时立即停止活动，卧床休息，协助患者取舒适体位；不稳定型心绞痛者应卧床休息。缓解期可逐渐增加活动量，应尽量避免各种诱发因素（如过度体力活动、情绪激动、饱餐），冬天注意保暖。

2.饮食

饮食原则为选择低盐、低脂、低胆固醇、高维生素、易消化饮食。宣传饮食保健的重要性，进食不宜过饱，保持大便通畅，戒烟、酒，肥胖者控制体重。

（二）对症护理及病情观察护理

1.缓解疼痛

心绞痛发作时指导患者停止活动，卧床休息；立即让患者舌下含服硝酸甘油，必要时静脉滴注；吸氧；对疼痛严重者给予哌替啶 50～100 mg，肌内注射；护士观察胸痛的部位、性质、程度、持续时间，严密监测血压、心率、心律、脉搏及心电图变化并嘱患者避免引起心绞痛的因素。

2.防止发生急性心肌梗死

指导患者避免心肌梗死的诱发因素，观察心肌梗死的先兆，例如，心绞痛发作频繁且加重，休息及含服硝酸甘油不能缓解及有无心律失常。

3.积极去除危险因素

治疗高血压、高血脂、糖尿病等与冠心病有关的疾病。定期复查心电图、血糖、血脂。

（三）用药观察与护理

注意药物疗效及不良反应。心绞痛发作时舌下含服硝酸甘油后 1～2 min 起作用，若服药后 3～5 min 仍不缓解，可再服 1 片。不良反应有头晕、头胀痛、头部有跳动感、面红、心悸等，偶尔血压下降，因此第一次用药患者宜平卧片刻，必要时吸氧。对于心绞痛发作频繁或含服硝酸甘油效果差的患者应警惕心肌梗死的发生，遵医嘱静脉滴注硝酸甘油，监测血压及心率变化及心电图的变化。静脉滴注硝酸酯类，掌握好用药浓度和输液速度，并嘱患者及家属切不可擅自调节滴速，以免造成低血压。部分患者用药后可出现面部潮红、头部胀痛、头昏、心动过速、心悸等不适，应告诉患者这是由药物导致血管扩张造成的，以解除其顾虑。第一次用药时，患者宜平卧片刻。β 受体阻滞剂有减慢心率的不良反应，二度或以上房室传导阻滞者不宜应用。

（四）心理护理

心绞痛发作时患者常感到焦虑，而焦虑能增强交感神经的兴奋性，增加心肌需氧量，加重心绞痛，因此心绞痛发作时专人守护，患者要消除紧张、焦虑、恐惧情绪，避免各种诱发因素；指导患者正确使用心绞痛发作期及预防心绞痛的药物；若心绞痛发作较以往频繁，程度加重，用硝酸甘油无效,应立即来医院就诊,警惕急性心肌梗死发生。

(五)出院指导

(1)合理安排休息与活动,活动应循序渐进,以不引起心绞痛为原则。避免重体力劳动、精神过度紧张的工作或过度劳累。

(2)指导患者遵医嘱正确用药,学会观察药物的作用和不良反应。

(3)教会心绞痛时的自救护理:立即就地休息,含服随身携带的硝酸甘油,可重复应用;若心绞痛频繁发作或持续不缓解及时到医院就诊。

(4)防止心绞痛再发作应避免各种诱发因素,如过度体力活动、情绪激动、饱餐、便秘,并积极减少危险因素,如戒烟,选择低盐、低脂、低胆固醇、高维生素、易消化饮食,维持理想体重;治疗高血压、高血脂、糖尿病等与冠心病有关的疾病。

(王莎莎)

第四节 心律失常

一、疾病概述

(一)概念和特点

心律失常是指心脏冲动频率、节律、起源部位、传导速度或激动次序的异常。按其发生原理可分为冲动形成异常和冲动传导异常两大类。按照心律失常发生时心率的快慢,可分为快速性与缓慢性心律失常两大类。

心律失常可发生在没有明确心脏病或其他原因的患者。心律失常的后果取决于其对血流动力学的影响,可从心律失常对心、脑、肾灌注的影响来判断。轻者患者可无症状,一般表现为心悸,但也可出现心绞痛、气短、晕厥等症状。心律失常持续时间不一,有时仅持续数秒、数分,有时可持续数天以上,如慢性心房颤动。

(二)相关病理生理

正常生理状态下,促成心搏的冲动起源于窦房结,并以一定的顺序传导于心房与心室,使心脏在一定频率范围内发生有规律的搏动。如果心脏内冲动的形成异常和/或传导异常,使整个心脏或其一部分的活动变为过快、过慢或不规则,或者各部分活动的程序发生紊乱,即形成心律失常。心律失常有多种发生机制,如折返、自律性改变、触发活动和平行收缩。然而,由于条件限制,目前能直接对人在体内心脏研究的仅限于折返机制,临床检查尚不能判断大多数心律失常的电生理机制。产生心律失常的电生理机制主要包括冲动发生异常、冲动传导异常及触发活动。

(三)主要病因与诱因

1.器质性心脏病

心律失常可见于各种器质性心脏病,其中以冠心病、心肌病、心肌炎和风湿性心脏病为多见,尤其在发生心力衰竭或急性心肌梗死时。

2.非心源性疾病

其他系统疾病几乎均可引发心律失常,常见的有内分泌失调、麻醉、低温、胸腔或心脏手术、

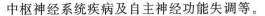

中枢神经系统疾病及自主神经功能失调等。

3.酸碱失衡和电解质紊乱

各种酸碱代谢紊乱、钾代谢紊乱可使传导系统或心肌细胞的兴奋性、传导性异常而引起心律失常。

4.理化因素和中毒

电击可直接引起心律失常甚至死亡,中暑、低温也可导致心律失常。某些药物可引起心律失常,其机制各不相同,洋地黄、奎尼丁、氨茶碱等直接作用于心肌,洋地黄、夹竹桃、蟾蜍等通过兴奋迷走神经,拟肾上腺素药、三环类抗抑郁药等通过兴奋交感神经,可溶性钡盐、棉酚、排钾性利尿剂等引起低钾血症,窒息性毒物则引起缺氧诱发心律失常。

5.其他

发生在健康者的心律失常也不少见,部分病因不明。

(四)临床表现

心律失常的诊断大多要靠心电图,但对相当一部分患者可根据病史和体征作出初步诊断。详细询问发作时的心率快慢,节律是否规整,发作起止与持续时间,发作时是否伴有低血压、昏厥、心绞痛或心力衰竭等表现,既往发作的诱因、频率如何,有助于心律失常的诊断,同时要对患者全身情况、既往治疗情况等进行全面的了解。

(五)辅助检查

1.心电图检查

心电图检查是诊断心律失常最重要的一项无创性检查技术。应记录 12 导联心电图,并记录清楚显示 P 波导联的心电图长条以备分析,通常选择 V_1 导联或 Ⅱ 导联。必要时采用动态心电图,连续记录患者24 h的心电图。

2.运动试验

患者在运动时出现心悸,可做运动试验协助诊断。运动试验诊断心律失常的敏感性不如动态心电图。

3.食管心电图

解剖上左心房后壁毗邻食管,因此,插入食管电极导管并置于心房水平时,能记录到清晰的心房电位,并能进行心房快速起搏或程序电刺激。

4.心腔内电生理检查

心腔内电生理检查是将几根多电极导管经静脉和/或动脉插入,放置在心腔内的不同部位,辅以 8 通道以上多导生理仪,同步记录各部位电活动,这些部位包括右心房、右心室、房室束、冠状静脉窦(反映左心房、左心室电活动)。其适应证:①窦房结功能测定。②房室与室内传导阻滞。③心动过速。④不明原因晕厥。

5.三维心脏电生理标测及导航系统

三维心脏电生理标测及导航系统(三维标测系统)是近年来出现的,能够减少 X 线曝光时间,提高消融成功率,加深对心律失常机制的理解。

(六)窦性心律失常的治疗原则

(1)若患者无心动过缓有关的症状,不必治疗,仅定期随诊观察。有症状的病态窦房结综合征患者应接受起搏器治疗。

(2)心动过缓-心动过速综合征患者发作心动过速,单独应用抗心律失常药物治疗可能加重心动过缓。应用起搏治疗后,患者仍有心动过速发作,可同时应用抗心律失常药物。

(七)房性心律失常的治疗原则

1.房性期前收缩

无须治疗。当有明显症状或因房性期前收缩触发室上行心动过速时,应给予治疗。治疗药物包括普罗帕酮、莫雷西嗪或β受体阻滞剂。

2.房性心动过速

(1)积极寻找病因,针对病因治疗。

(2)抗凝治疗。

(3)控制心室率。

(4)转复窦性心律。

3.心房扑动

(1)药物治疗:减慢心室率的药物包括β受体阻滞剂、钙通道阻滞剂(维拉帕米、地尔硫草)或洋地黄制剂(地高辛、毛花苷C)。转复心房扑动的药物包括ⅠA类抗心律失常药(如奎尼丁)或ⅠC类抗心律失常药(如普罗帕酮),如果心房扑动患者合并冠心病、充血性心力衰竭等,不用ⅠA或ⅠC类抗心律失常药,应选用胺碘酮。

(2)非药物治疗:直流电复律是终止心房扑动最有效的方法。食管调搏也是转复心房扑动的有效方法。射频消融可根治心房扑动。

(3)抗凝治疗:持续性心房扑动的患者发生血栓栓塞的风险明显增大,应给予抗凝治疗。

4.心房颤动

应积极寻找心房颤动的原发疾病和诱发因素,进行相应处理。

治疗:①抗凝治疗;②转复并维持窦性心律;③控制心室率。

(八)房室交界区性心律失常的治疗原则

1.房室交界区性期前收缩

通常无须治疗。

2.房室交界区性逸搏与心律

一般无须治疗,必要时可起搏治疗。

3.非阵发性房室交界区性心动过速

主要针对病因治疗。对洋地黄中毒引起者可停用洋地黄,可给予钾盐、利多卡因或β受体阻滞剂治疗。

4.与房室交界区相关的折返性心动过速

急性发作期应根据患者的基础心脏状况、既往发作的情况及对心动过速的耐受程度做出适当处理。

主要药物治疗如下述。

(1)腺苷与钙通道阻滞剂:为首选。起效迅速,不良反应为胸部有压迫感、呼吸困难、面部潮红、窦性心动过缓、房室传导阻滞等。

(2)洋地黄与β受体阻滞剂:静脉注射洋地黄可终止发作,对伴有心功能不全患者仍作为首选。β受体阻滞剂也能有效终止心动过速,选用短效β受体阻滞剂(如艾司洛尔)较合适。

(3)普罗帕酮1~2 mg/kg,静脉注射。

(4)其他:食管心房调搏术、直流电复率等。

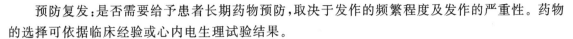

预防复发:是否需要给予患者长期药物预防,取决于发作的频繁程度及发作的严重性。药物的选择可依据临床经验或心内电生理试验结果。

5.预激综合征

对于无心动过速发作或偶尔发作但症状轻微的预激综合征患者的治疗,目前仍存在争议。如果心动过速发作频繁伴有明显症状,应给予治疗。治疗方法包括使用药物和导管消融。

(九)室性心律失常的治疗原则

1.室性期前收缩

首先应对患者室性期前收缩的类型、症状及其原有心脏病变做全面的了解;然后,根据不同的临床状况,决定是否给予治疗、采取何种方法治疗及确定治疗的终点。

2.室性心动过速

一般遵循的原则:有器质性心脏病或有明确诱因,应首先给予针对性治疗;无器质性心脏病患者发生非持续性短暂室速,如果无症状或无血流动力学影响,处理原则与室性期前收缩的处理原则相同;持续性室性发作,无论有无器质性心脏病,应给予治疗。

3.心室扑动与颤动

快速识别心搏骤停,高声呼救,进行心肺复苏,包括胸外按压、开放气道、人工呼吸、除颤、气管插管、吸氧、药物治疗等。

(十)心脏传导阻滞治疗原则

1.房室传导阻滞

应针对不同病因进行治疗。一度与二度Ⅰ型房室阻止心室率不太慢者,无须特殊治疗。二度Ⅱ型与三度房室传导阻滞,如果心室率显著缓慢,伴有明显症状或血流动力学障碍,甚至Adams-Strokes综合征发作,应给予起搏治疗。

2.室内传导阻滞

慢性单侧束支阻滞的患者如无症状,无须接受治疗。双分支与不完全性三分支阻滞有可能进展为完全性房室传导阻滞,但是否一定发生及何时发生均难以预料,不必常规预防性起搏器治疗。急性前壁心肌梗死发生双分支、三分支阻滞或慢性双分支、三分支阻滞,对伴有晕厥或阿斯综合征发作者,则应及早考虑心脏起搏器治疗。

二、护理评估

(一)一般评估

发作间歇期心律失常患者的生命体征无异常表现。发作期则出现心悸、气短、不敢活动,心电图显示心率过快、过慢、不规则或暂时消失而形成窦性停搏。

(二)身体评估

发作时体格检查应着重于判断心律失常的性质及心律失常对血流动力学状态的影响。听诊心音了解心室搏动率的快、慢和规则与否,结合颈静脉搏动所反映的心房活动情况,有助于作出心律失常的初步鉴别诊断。缓慢(低于每分钟 60 次)而规则的心率为窦性心动过缓,快速(高于每分钟 100 次)而规则的心率常为窦性心动过速。窦性心动过速较少超过每分钟 160 次,心房扑动伴二度Ⅱ型房室传导时心室率常固定在每分钟 150 次左右。不规则的心律中以期前收缩最为常见,快而不规则者以心房颤动或心房扑动、房速伴不规则房室传导阻滞为多。心律规则而第一心音强弱不等(大炮音),尤其是伴颈静脉搏动间断不规则增强(大炮波),提示房室分离,多见于完全性或室速。

(三)心理-社会评估

心律失常患者常焦虑、恐惧等，护理人员应做好以下几点：①帮助患者认识到自己的情绪反应，承认自己的感觉，指导患者使用放松术。②安慰患者，告诉患者较轻的心律失常通常不会威胁生命。有条件时安排单人房间，避免患者与其他焦虑患者接触。③经常巡视病房，了解患者的需要，帮助其解决问题，例如，主动给患者介绍环境，耐心解答有关疾病的问题。

(四)辅助检查结果的评估

1.心电图(ECG)检查

心律失常发作时的心电图记录是确诊心律失常的重要依据。应记录 12 导联心电图，包括较长的 II 或 V_1 导联记录。注意 P 波和 QRS 波形态、P 波与 QRS 波的关系、P-P 间期、P-R 间期、R-R间期，判断基本心律是窦性还是异位。通过逐个分析提早或延迟心搏的性质和来源，最后判断心律失常的性质。

2.动态心电图

其对心律失常的检出率明显高于常规心电图，尤其是对易引起猝死的恶性心律失常的检出有意义。其对心律失常的诊断优于普通心电图。

3.运动试验

运动试验可增加心律失常的诊断率和敏感性，是对 ECG 很好的补充，但运动试验有一定的危险性，需严格掌握禁忌证。

4.食管心电图

食管心电图是食管心房调搏最佳起搏点判定的可靠依据，能在心律失常的诊断与鉴别诊断方面起到特殊的作用。食管心电图与心内电生理检查具有高度的一致性，为射频导管消融术根治阵发性室上性心动过速(PSVT)提供可靠的分型及定位诊断，亦有助于不典型的预激综合征患者确立诊断。

5.心腔内电生理检查

心腔内电生理检查为有创性电生理检查，除了能确诊缓慢性和快速性心律失常的性质外，还能在心律失常发作间隙应用程序电刺激方法判断窦房结和房室传导系统功能，诱发室上性和室性快速性心律失常，确定心律失常起源部位，评价药物与非药物治疗效果，以及为手术、起搏或消融治疗提供必要的信息。

(五)常用药物治疗效果的评估

(1)治疗缓慢性心律失常：一般选用增强心肌自律性和/或加速传导的药物，如拟交感神经药、迷走神经抑制药或碱化剂(乳酸钠或碳酸氢钠)。护理评估：①服药后心悸、乏力、头晕、胸闷等临床症状有无改善。②有无不良反应发生。

(2)治疗快速性心律失常：选用减慢传导和延长不应期的药物，如迷走神经兴奋剂、拟交感神经药或抗心律失常药物。评估用药后的疗效，有无严重不良反应发生。药物疗效不佳时，考虑电转复或射频消融术治疗，并做好术前准备。

(3)临床上抗心律失常药物繁多，药物的分类主要基于其对心肌的电生理学作用。治疗缓慢性心律失常的药物主要提高心脏起搏和传导功能，有肾上腺素类药物(肾上腺素、异丙肾上腺素)，拟交感神经药(如阿托品、山莨菪碱)，β受体激动剂(如多巴胺类、沙丁胺醇)等。

(4)及时就诊的指标：①心动过速发作频繁伴有明显症状，如低血压、休克、心绞痛、心力衰竭

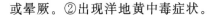

或晕厥。②出现洋地黄中毒症状。

三、主要护理诊断/问题

(一)活动无耐力
其与心律失常导致心悸或心排血量减少有关。

(二)焦虑
其与心律失常反复发作,对治疗缺乏信心有关。

(三)有受伤的危险
其与心律失常引起的头晕、晕厥有关。

(四)潜在并发症
潜在并发症有心力衰竭、脑栓塞、猝死。

四、护理措施

(一)体位与休息
当心律失常发作导致胸闷、心悸、头晕等不适时采取高枕卧位、半卧位或其他舒适体位,尽量避免左侧卧位,以防取左侧卧位时感觉到心脏搏动而加重不适。有头晕、晕厥发作或曾有跌倒病史者应卧床休息。保证患者充分的休息与睡眠,必要时遵医嘱给予镇静药。

(二)给氧
伴呼吸困难、发绀等缺氧表现时,给予氧气吸入,2~4 L/min。

(三)饮食
控制膳食总热量,以维持正常体重为度,40 岁以上者尤其应预防发胖。一般以体重指数(BMI)20~24 为正常体重。或以腰围为标准,一般以女性腰围≥80 cm、男性腰围≥85 cm 为超标。超重或肥胖者应减少每天摄入的总热量,选择低脂(30%)、低胆固醇(200 mg/d)膳食,并限制酒及糖类食物的摄入。严禁暴饮暴食,以免诱发心绞痛或心肌梗死。合并高血压或心力衰竭者应同时限制钠盐摄入。避免摄入刺激性食物,保持大便通畅。

(四)病情观察
严密进行心电监测,出现异常心律变化(如每分钟 3~5 次的室性期前收缩或阵发性室性心动过速、窦性停搏、二度Ⅱ型或三度房室传导阻滞),立即通知医师。应将急救药物备好,需争分夺秒地迅速给药。观察有无心悸、胸闷、胸痛、头晕、晕厥等。检测电解质变化,尤其是血钾。

(五)用药指导
对接受各种抗心律失常药物治疗的患者,应在心电监测下用药,以便掌握心律的变化情况和观察药物疗效。密切观察用药反应,严密观察穿刺局部情况,谨防药物外渗。皮下注射抗凝溶栓及抗血小板药时,注意更换注射部位,嘱患者避免按摩,应持续按压 2~3 min。严格按医嘱给药,避免食用影响药物疗效的食物。用药前、中、后注意心率、心律、P-R 间期、Q-T 间期等的变化,以判断疗效和有无不良反应。

(六)除颤的护理
持续性室性心动过速患者应用药物效果不明显时,护理人员应密切配合医师将除颤器电源接好,检查仪器性能是否完好,备好电极板,以便及时顺利除颤。对于缓慢型心律失常患者,应用药物治疗后仍不能增加心率,且病情有所发展或反复发作阿斯综合征时,应随时做好安装人工心脏起搏器的准备。

(七)心理护理

向患者说明心律失常的治疗原则,介绍介入治疗(如心射频导管消融术或心脏起搏器安置术)的目的及方法,以消除患者的紧张心理,使患者主动配合治疗。

(八)健康教育

1.疾病知识指导

向患者及家属讲解心律失常的病因、诱因及防治知识。

2.生活指导

指导患者劳逸结合,生活规律,保证充足的休息与睡眠。无器质性心脏病者应积极参加体育锻炼。保持情绪稳定,避免精神紧张、激动。改变不良饮食习惯,戒烟、酒,避免摄入刺激性食物。保持大便通畅,避免排便用力而加重心律失常。

3.用药指导

嘱患者严格按医嘱按时、按量服药,说明所用药物的名称、剂量、用法、作用及不良反应,不可随意增/减药物的剂量或种类。

4.制订活动计划

评估患者心律失常的类型及临床表现,与患者及家属共同制订活动计划。对无器质性心脏病的良性心律失常患者,鼓励其正常工作和生活,保持心情舒畅,避免过度劳累。窦性停搏、二度Ⅱ型或三度房室传导阻滞、持续性室速等严重心律失常患者或快速心室率引起血压下降者,应卧床休息,以减少心肌耗氧量。卧床期间加强生活护理。

5.自我监测指导

教会患者及家属测量脉搏的方法、心律失常发作时的应对措施及心肺复苏术,以便于自我检测病情和自救。对安置心脏起搏器的患者,讲解自我监测与家庭护理方法。

6.及时就诊的指标

(1)出现头晕、气促、胸闷、胸痛等不适症状。

(2)复查心电图发现异常。

五、护理效果评估

(1)患者及家属掌握自我监测脉搏的方法,能复述疾病发作时的应对措施及心肺复苏术。

(2)患者掌握疾病的诱因,能采取相应措施,尽可能避免诱因的发生。

(3)患者的心理状态稳定,养成正确的生活方式。

(4)患者未发生猝死或发生致命性心律失常时能得到及时发现和处理。

(王莎莎)

第五节 心脏瓣膜病

心脏瓣膜病是指心脏瓣膜存在结构和/或功能异常,是一组重要的心血管疾病。瓣膜开放使血流向前流动,瓣膜关闭则可防止血液反流。瓣膜狭窄,使心腔压力负荷增加;瓣膜关闭不全,使心腔容量负荷增加。这些血流动力学改变可导致心房或心室结构改变或功能异常,最终表现出心力衰竭、心律失常等临床表现。病变可累及一个或多个瓣膜。临床上以二尖瓣最常受累,其次为主动脉瓣受累。

风湿炎症导致的瓣膜损害称为风湿性心脏病,简称风心病。随着生活及医疗条件的改善,风湿性心脏病人群的患病率正在下降,但我国瓣膜性心脏病仍以风湿性心脏病最为常见。另外,黏液性变性及老年瓣膜钙化退行性改变所致的心脏瓣膜病日益增多。不同病因易累及的瓣膜也不一样,风湿性病心脏病患者中二尖瓣最常受累,其次是主动脉瓣;而老年退行性变瓣膜病以主动脉瓣膜病最为常见,其次是二尖瓣。在我国,90%以上的二尖瓣狭窄为风湿性,风心病二尖瓣狭窄多见于20～40岁的人,2/3为女性。本节主要介绍二尖瓣狭窄与二尖瓣关闭不全,主动脉瓣狭窄与主动脉关闭不全。

一、二尖瓣狭窄

(一)概念和特点

二尖瓣狭窄最常见的病因是风湿热,急性风湿热后至少需2年形成明显二尖瓣狭窄,通常需要5年以上的时间,故风湿性二尖瓣狭窄一般在40～50岁发病。女性患者居多,约占2/3。

(二)相关病理生理

正常二尖瓣口面积4～6 cm²,瓣口面积减小至1.5～2.0 cm²属于轻度狭窄;瓣口面积1.0～1.5 cm²属于中度狭窄;瓣口面积<1.0 cm²属于重度狭窄。

风湿性二尖瓣狭窄的基本病理变化为瓣叶和腱索的纤维化和挛缩,瓣叶交界面相互粘连,这些病变使瓣膜位置下移,严重者呈漏斗状,致瓣口狭窄,限制瓣膜活动和开放,瓣口面积缩小,血流受阻。

(三)主要病因及诱因

风湿热是二尖瓣狭窄的主要病因,是由A组乙型溶血性链球菌咽峡炎导致的一种反复发作的急性或慢性全身性结缔组织炎症。

(四)临床表现

1.症状

一般二尖瓣中度狭窄(瓣口面积<1.5 cm²)有临床症状。

(1)呼吸困难:是最常见的早期症状,常因劳累、情绪激动、妊娠、感染或快速性心房颤动时最易被诱发。随狭窄加重,可出现静息时呼吸困难、夜间阵发性呼吸困难和端坐呼吸。

(2)咳嗽:多为干咳无痰或泡沫样痰,并发感染时咳黏液样或脓痰。

(3)咯血:可有痰中带血或血痰,突然大咯血常见于严重二尖瓣狭窄早期。伴有突发剧烈胸痛者要注意肺梗死。

(4)其他:少数患者可有声音嘶哑、吞咽困难、血栓栓塞等。

2.体征

重度狭窄者患者呈"二尖瓣面容",口唇及双颊发绀。心前区隆起,心尖部可触及舒张期震颤,典型体征是心尖部可闻及局限性、低调、隆隆样的舒张中晚期杂音。

3.并发症

常见的并发症有心房颤动、急性肺水肿、血栓栓塞、右心衰竭、感染性心内膜炎、肺部感染等。

（五）辅助检查

1.X线检查

二尖瓣轻度狭窄时，X线检查表现可正常。中、重度狭窄而致左心房显著增大时，心影呈梨形。

2.心电图

左心房增大，可出现"二尖瓣型P波"，P波宽度>0.12 s伴切迹。QRS波群示电轴右偏和右心室肥厚。

3.超声心动图

M型超声显示二尖瓣前叶活动曲线EF斜率降低，双峰消失，前、后叶同向运动，呈"城墙样"改变。二维超声心动图可显示狭窄瓣膜的形态和活动度，测量瓣膜口面积。彩色多普勒血流显像可实时观察二尖瓣狭窄的射流。经食管超声心动图有利于左心房附壁血栓的检出。

（六）治疗原则

1.一般治疗

（1）有风湿活动者，应给予抗风湿治疗。长期甚至终身应用苄星青霉素120万U，每4周肌内注射1次，每次注射前常规皮试。

（2）呼吸困难者减少体力活动，限制钠盐摄入，口服利尿剂，避免和控制诱发急性肺水肿的因素。

（3）无症状者避免剧烈活动，每6～12个月门诊随访。

2.并发症治疗

（1）心房颤动：急性快速心房颤动时，要立即控制心室率；可先注射洋地黄类药物，如去乙酰毛花苷（毛花苷C）注射液，效果不满意时，可静脉注射硫氮唑酮或艾司洛尔。必要时电复律。对慢性心房颤动患者应争取介入或者外科手术解决狭窄。对于心房颤动病史少于1年，左心房内径<60 mm且有窦房结或房室结功能障碍者，可考虑电复律或药物复律。

（2）急性肺水肿：处理原则与急性左心衰竭所致的肺水肿相似。

（3）预防栓塞：若无抗凝禁忌，可长期服用华法林。

二、二尖瓣关闭不全

（一）概念和特点

二尖瓣关闭不全常与二尖瓣狭窄同时存在，亦可单独存在。二尖瓣的组成包括四个部分：瓣叶、瓣环、腱索和乳头肌，其中任何一个发生结构异常或功能失调，均可导致二尖瓣关闭不全。

（二）相关病理生理

风湿性炎症引起的瓣叶僵硬、变性、瓣缘卷缩、连接处融合及腱索融合缩短，使心室收缩时两瓣叶不能紧密闭合。

（三）主要病因及诱因

风湿性瓣叶损害最常见，占二尖瓣关闭不全的1/3，女性为多。任何病因引起左心室增大、瓣环退行性病变及钙化均可造成二尖瓣关闭不全。腱索先天性异常、自发性断裂。冠状动脉灌注不足可引起乳头肌缺血、损伤、坏死、纤维化和功能障碍。

二尖瓣关闭不全的主要病理生理变化是左心室每搏喷出的血流一部分反流入左心房，使前向血流减少，同时使左心房负荷和左心室舒张期负荷增加，从而引起一系列血流动力学变化。

（四）临床表现

1.症状

轻度二尖瓣关闭不全可终身无症状，或仅有轻微劳力性呼吸困难，严重反流时心排血量减少，突出症状是疲劳无力，肺淤血的症状（如呼吸困难）出现得较晚。

2.体征

心尖冲动明显，向左下移位。心尖区可闻及全收缩期高调吹风样杂音，向左腋下和左肩胛下区传导。

3.并发症

并发症与二尖瓣狭窄相似。相对而言，感染性心内膜炎较多见，而体循环栓塞较少见。

（五）辅助检查

1.X线检查

慢性重度狭窄常见左心房、左心室增大。左心衰竭时可见肺淤血和间质性肺水肿征。

2.心电图

慢性重度二尖瓣关闭不全，主要为左心房肥厚的心电图表现，部分病例有左心室肥厚和非特异性 ST-T 改变，少数病例有右心室肥厚征，心房颤动常见。

3.超声心动图

M 型超声和二维超声心动图不能确定二尖瓣关闭不全。脉冲多普勒超声和彩色多普勒血流显像可在二尖瓣左心房侧探及明显收缩期反流束，确诊率几乎达到 100%，且可半定量反流程度。二维超声可显示二尖瓣结构的形态特征，有助于明确病因。

4.其他

放射性核素心室造影、左心室造影有助于评估反流程度。

（六）治疗原则

1.内科治疗

内科治疗包括预防风湿活动和感染性心内膜炎，针对并发症治疗，一般为术前过渡措施。

2.外科治疗

外科治疗为恢复瓣膜关闭完整性的根本措施，包括瓣膜修补术和人工瓣膜置换术。

三、主动脉瓣狭窄

（一）概念和特点

主动脉瓣狭窄指主动脉瓣病变引起主动脉瓣开放受限、狭窄，导致左心室到主动脉内的血流受阻。风湿性主动脉瓣狭窄大多伴有关闭不全或二尖瓣病变。

（二）相关病理生理

风湿性炎症导致瓣膜交界处粘连融合，瓣叶纤维化、僵硬、钙化和挛缩畸形，引起主动脉瓣狭窄。

正常成人主动脉瓣口面积≥3.0 cm²，当瓣口面积减少一半时，收缩期仍无明显跨瓣压差；当瓣口面积≤1.0 cm²时，左心室收缩压明显升高，跨瓣压差显著。主动脉瓣狭窄使左心室射血阻力增加，左心室向心性肥厚，室壁顺应性降低，引起左心室舒张末压进行性升高，左心房代偿性肥厚。最终心肌缺血和纤维化等导致左心衰竭。

(三)主要病因及诱因

主动脉瓣狭窄的病因有 3 种,即先天性病变、退行性变和炎症性病变。单纯性主动脉瓣狭窄多为先天性或退行性变,极少数为炎症性,且多见于男性。

(四)临床表现

1.症状

早期可无症状,直至瓣口面积≤$1.0\ cm^2$时才出现与每搏输出量减少及脉压增大有关的心悸、心前区不适、头部静脉强烈搏动感等。心绞痛、晕厥和心力衰竭是典型主动脉瓣狭窄的常见三联征。晚期并发左心衰竭时,可出现不同程度的心源性呼吸困难。

2.体征

心界向左下扩大,心尖区可触及收缩期抬举样搏动。第一心音正常,胸骨左缘第 3、4 肋间可闻及高调叹气样舒张期杂音。典型心脏杂音在胸骨右缘第 1~2 肋间可听到粗糙、响亮的射流性杂音,向颈部传导。

3.并发症

心律失常、心力衰竭常见,感染性心内膜炎、体循环栓塞、心脏性猝死少见。

(五)辅助检查

1.X 线检查

左心房轻度增大,75%~85%的患者可呈现升主动脉扩张。

2.心电图

轻度狭窄者心电图正常,中度狭窄者可出现 QRS 波群电压升高伴轻度 ST-T 改变,重度狭窄者可出现左心室肥厚伴劳损和左心房增大。

3.超声心动图

二维超声心动图可见主动脉瓣瓣叶增厚、回声增强,提示瓣叶钙化。瓣叶收缩期开放幅度减小(小于15 mm),开放速度减慢。彩色多普勒超声心动图上可见血流于瓣口下方加速形成五彩的射流,连续多普勒可测定心脏及血管内的血流速度。

(六)治疗原则

1.内科治疗

内科治疗是预防感染性心内膜炎,无症状者无须治疗,定期随访。

2.外科治疗

凡出现临床症状者均应考虑手术治疗。手术如经皮主动脉瓣成形、置换术,直视下主动脉瓣分离术、人工瓣膜置换术。

四、主动脉瓣关闭不全

(一)概念和特点

主动脉瓣关闭不全主要由主动脉瓣膜本身病变、主动脉根部疾病所致。根据发病情况又分急性、慢性。

(二)相关病理生理

约 2/3 的主动脉瓣关闭不全为风心病所致。由于风湿性炎性病变使瓣叶纤维化、增厚、缩短、变形,影响舒张期瓣叶边缘对合,可造成关闭不全。

主动脉瓣反流引起左心室舒张期末容量增加,使每搏容量增加和主动脉收缩压增加,而有效

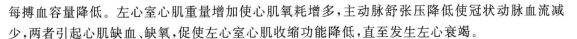

每搏血容量降低。左心室心肌重量增加使心肌氧耗增多,主动脉舒张压降低使冠状动脉血流减少,两者引起心肌缺血、缺氧,促使左心室心肌收缩功能降低,直至发生左心衰竭。

(三)主要病因及诱因

1.急性主动脉瓣关闭不全

(1)有感染性心内膜炎。

(2)胸部创伤致升主动脉根部、瓣叶支持结构和瓣叶破损或瓣叶脱垂。

(3)主动脉夹层血肿使主动脉瓣环扩大,瓣叶或瓣环被夹层血肿撕裂。

(4)人工瓣膜撕裂等。

2.慢性主动脉瓣关闭不全

(1)主动脉瓣本身病变:①风湿性心脏病。②先天性畸形。③感染性心内膜炎。④主动脉瓣退行性变。

(2)主动脉根部扩张:①Marfan综合征。②梅毒性主动脉炎。③其他病因,如高血压性主动脉环扩张、特发性升主动脉扩张、主动脉夹层形成、强直性脊柱炎、银屑病性关节炎。

(四)临床表现

1.症状

(1)急性主动脉瓣关闭不全:轻者可无症状,重者可出现呼吸困难、不能平卧、全身大汗、频繁咳嗽、咳白色或粉红色泡沫样痰,更严重者出现烦躁不安、神志模糊甚至昏迷。

(2)慢性主动脉瓣关闭不全:可在较长时间无症状。随着反流量增大,出现与每搏输出量增大有关的症状,如心悸、心前区不适、头颈部有强烈波动感。

2.体征

(1)急性主动脉瓣关闭不全:可出现面色灰暗、唇甲发绀、脉搏细数、血压下降等休克表现。二尖瓣提前关闭致使第一心音减弱或消失;肺动脉高压时可闻及肺动脉瓣区第二心音亢进,常可闻及病理性第三心音和第四心音。由于左心室舒张压急剧升高,主动脉和左心室压力阶差急剧下降,舒张期杂音柔和、短促、低音调。肺部可闻及哮鸣音,或在肺底闻及细小水泡音,严重者满肺均有水泡音。

(2)慢性主动脉瓣关闭不全:①面色苍白,头随心搏摆动,心尖冲动向左下移位,心界向左下扩大。心底部、胸骨柄切迹、颈动脉可触及收缩期震颤。颈动脉搏动明显增强。②第一心音减弱,主动脉瓣区第二心音减弱或消失;心尖区可闻及第三心音。③主动脉瓣区可闻及高调递减型叹气样舒张早期杂音,在坐位前倾位呼气末明显,向心尖区传导。④周围血管征,如点头征、水冲脉、股动脉枪击音和毛细血管波动征,听诊器压迫股动脉可闻及双期杂音。

3.并发症

感染性心内膜炎、室性心律失常、心力衰竭常见。

(五)辅助检查

1.X线检查

急性主动脉瓣关闭不全者的左心房稍增大,常有肺淤血和肺水肿表现。慢性者的左心室明显增大,升主动脉结扩张,即靴形心。

2.心电图

急性主动脉瓣关闭不全者常见窦性心动过速和非特异性ST-T改变。慢性者常见左心室肥厚劳损伴电轴左偏,如果有心肌损害,可出现心室内传导阻滞、房性和室性心律失常。

3.超声心动图

M 型超声显示舒张期二尖瓣前叶快速高频的振动,二维超声可显示主动脉关闭时不能合拢。多普勒超声显示主动脉瓣下方(左心室流出道)探及全舒张期反流。

(六)治疗原则

1.内科治疗

(1)对急性者一般采取术前准备过渡措施,包括吸氧、镇静、用多巴胺、用血管活性药物等,应及早考虑外科治疗。

(2)慢性者无症状且左心功能正常者无须治疗,但需随访。随访内容包括临床症状、超声检查左心室大小和左心室射血分数。预防感染性心内膜炎及风湿活动。

2.外科治疗

(1)对急性者在降低肺静脉压、增加新排血量、稳定血流动力学的基础上,实施人工瓣膜置换术或主动脉瓣膜修复术。

(2)对慢性者应在不可逆的左心室功能不全发生之前进行治疗。原发性主动脉关闭不全,主要采用主动脉瓣置换术;继发性主动脉瓣关闭不全,可采用主动脉瓣成形术;部分病例可行瓣膜修复术。

五、护理评估

(一)一般评估

(1)有无风湿活动,体温在正常范围。

(2)饮食及活动等日常生活是否受影响。

(3)能否平卧睡眠。

(二)身体评估

(1)是否呈现"二尖瓣面容"。

(2)评估呼吸困难及其程度。

(3)心尖区是否出现明显波动,是否出现颈静脉曲张、肝颈回流征阳性、肝大、双下肢水肿等右心衰竭表现。

(4)二尖瓣狭窄特征性的杂音,为心尖区舒张中晚期低调的隆隆样杂音,呈递增型、局限,在取左侧卧位时明显,运动或用力呼气可使其增强,常伴舒张期震颤。

(5)栓塞的危险因素:定期做超声心动图,注意有无心房、心室扩大及附壁血栓。尤其是有无心房颤动,或长期卧床。

(三)心理-社会状况评估

患者能否保持良好心态,避免精神刺激,控制激动情绪,评估家属对患者的照顾与理解,能否协助患者定期复查。

(四)辅助检查结果的评估

1.X 线检查

左心房增大不明显,无肺淤血和肺水肿表现。

2.心电图

有无窦性心动过速和非特异性 ST-T 改变及左心室肥厚劳损伴电轴左偏。

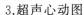

3.超声心动图

有无舒张期二尖瓣前叶快速高频的振动,主动脉瓣下方是否探及全舒张期反流。

(五)常用药物治疗效果的评估

(1)能否遵医嘱使用苄星青霉素(长效青霉素),预防感染性心内膜炎。

(2)能否坚持抗风湿药物治疗,不出现风湿活动表现,如皮肤环形红斑、皮下结节、关节红肿及疼痛不适。

(3)餐后服用阿司匹林,不出现胃肠道反应、牙龈出血、血尿、柏油样便等。

六、主要护理诊断/问题

(一)体温过高

其与风湿活动、并发感染有关。

(二)有感染的危险

其与机体抵抗力下降有关。

(三)潜在并发症

潜在并发症有感染性心内膜炎、心律失常、猝死。

七、护理措施

(一)体温过高的护理

(1)每4 h测一次体温,注意观察热型,以帮助诊断。

(2)休息与活动:卧床休息,限制活动量,以减少机体消耗。

(3)饮食:给予高热量、高蛋白、高维生素的清淡、易消化饮食。

(4)用药护理:遵医嘱给予抗生素及抗风湿治疗。

(二)并发症的护理

1.心力衰竭的护理

(1)避免诱因,如预防和控制感染、纠正心律失常、避免劳累和情绪激动。

(2)监测生命体征,评估患者有无呼吸困难、乏力、食欲减退、少尿等症状,检查有无肺部啰音、肝大、下肢水肿等体征。

2.栓塞的护理

(1)评估栓塞的危险因素:查阅超声心动图、心电图报告,看有无异常。

(2)休息与活动:左心房内有巨大附壁血栓者应绝对卧床休息。病情允许时鼓励并协助患者翻身、活动下肢、按摩及用温水泡脚,或下床活动。

(3)遵医嘱给予药物,如抗心律失常、抗血小板聚集的药物。

(4)密切观察有无栓塞的征象,一旦发生,立即报告医师,给予抗凝或溶栓等处理。

(三)健康教育

1.疾病知识指导

告知患者及家属该病的病因及病程进展特点。避免居住环境潮湿、阴暗等不良条件,保持室内空气流通、温暖、干燥,阳光充足。适当活动,避免剧烈运动或情绪激动,加强营养,提高机体抵抗力,预防和控制风湿活动。注意防寒保暖,预防上呼吸道感染。

2.用药指导与病情检测

告知患者遵医嘱坚持用药的重要性,说明具体药物的使用方法。定期门诊复查。

3.心理指导

鼓励患者树立信心,做好长期与疾病做斗争的心理准备,育龄妇女应该避孕,征得配偶及其他家属的支持与配合。

4.及时就诊的指标

(1)出现明显乏力、胸闷、心悸等症状,休息后不好转。

(2)出现腹胀、食欲缺乏、下肢水肿等不适。

(3)长期服用地高辛者,出现脉搏增快(大于 120 次/分钟)或减慢(小于 60 次/分钟)、尿量减少、体重增加等异常。

八、护理效果评估

(1)保持健康的生活方式,严格控制风湿活动,预防感冒。

(2)遵医嘱坚持长期用药,避免药物不良反应。

(3)做到预防及早期治疗各种感染,按医嘱用药,定期去门诊复查。

（王莎莎）

第十章 普外科护理

第一节 肝 脓 肿

一、细菌性肝脓肿患者的护理

当全身性细菌感染,特别是腹腔内感染时,细菌侵入肝脏,如果患者的抵抗力弱,可发生细菌性肝脓肿。细菌可以从下列途径进入肝脏。①胆道:细菌沿着胆管上行,是引起细菌性肝脓肿的主要原因,包括胆结石、胆囊炎、胆道蛔虫、其他原因所致胆管狭窄与阻塞等。②肝动脉:体内任何部位发生化脓性病变(如败血症、化脓性骨髓炎、痈、疖),细菌可经肝动脉进入肝脏。③门静脉:已较少见,如坏疽性阑尾炎、细菌性痢疾,细菌可经门静脉入肝。④肝开放性损伤:细菌可直接经伤口进入肝,引起感染而形成脓肿。细菌性肝脓肿的致病菌多为大肠埃希菌、金黄色葡萄球菌、厌氧链球菌等。肝脓肿可以是单个脓肿,也可以是多个小脓肿,数个小脓肿可以融合成为一个大脓肿。

(一)护理评估

1.健康史

注意询问有无胆道感染和胆道疾病,有无全身其他部位的化脓性感染(特别是肠道的化脓性感染),有无肝脏外伤病史,有无肝脓肿病史,是否进行过系统治疗。

2.身体状况

该病通常继发于某种感染性先驱疾病,起病急,主要症状为骤起寒战、高热、肝区疼痛和肝大。体温可高达 39 ℃～40 ℃,多表现为弛张热,伴有大汗、恶心、呕吐、食欲缺乏。肝区疼痛多为持续性钝痛或胀痛,有时可伴有右肩牵涉痛,右下胸及肝区叩击痛,增大的肝有压痛。肝前下缘比较表浅的脓肿,可有右上腹肌紧张和局部明显触痛。巨大的肝脓肿可使右季肋区呈饱满状态,甚至可见局限性隆起,局部皮肤可出现凹陷性水肿。严重时或并发胆道梗阻,可出现黄疸。

3.心理-社会状况

细菌性肝脓肿起病急剧,症状重,如果治疗不彻底容易反复发作转为慢性,并且细菌性肝脓肿极易引起严重的全身性感染,导致感染性休克,患者产生焦虑。

4.辅助检查

(1)血液检查:化验检查白细胞计数及中性粒细胞增多,有时出现贫血。肝功能检查可出现不同程度的损害和低蛋白血症。

（2）胸腹部 X 线检查：右叶脓肿，可见右膈肌升高，运动受限；肝影增大或局限性隆起；有时伴有反应性胸膜炎或胸腔积液。

（3）B 超：在肝内可显示液平面，可明确其部位和大小，阳性诊断率在 96％以上，为首选的检查方法。必要时可做 CT 检查。

（4）诊断性穿刺：抽出脓液即可证实该病。

（5）细菌培养：脓液细菌培养有助于明确致病菌，选择敏感的抗生素，并将该病与阿米巴肝脓肿鉴别。

5.治疗要点

（1）全身支持疗法：给予充分营养，纠正水和电解质及酸碱平衡失调，必要时少量多次输血和血浆以纠正低蛋白血症，增强机体抵抗力。

（2）抗生素治疗：应使用大剂量抗生素。由于肝脓肿的致病菌以大肠埃希菌、金黄色葡萄球菌和厌氧性细菌最为常见，在未确定病原菌之前，可首选对此类细菌有效的抗生素，然后根据细菌培养和抗生素敏感试验结果选用有效的抗生素。

（3）经皮肝穿刺脓肿置管引流术：适用于单个较大的脓肿。在 B 超引导下进行穿刺。

（4）手术治疗：对于较大的单个脓肿，估计有穿破可能，或已经穿破胸、腹腔；胆源性肝脓肿；位于肝左外叶脓肿，穿刺易污染腹腔；对慢性肝脓肿，应施行经腹切开引流。对病程长的慢性局限性厚壁脓肿，可行肝叶切除或部分肝切除术。不宜对多发性小脓肿行手术治疗，但对其中较大的脓肿，可行切开引流。

（二）护理诊断及合作性问题

1.营养失调

低于机体需要量，与高代谢消耗或慢性消耗病程有关。

2.体温过高

其与感染有关。

3.急性疼痛

其与感染及脓肿内压力过高有关。

4.潜在并发症

潜在并发症有急性腹膜炎、上消化道出血、感染性休克。

（三）护理目标

患者能维持适当营养，维持体温正常，疼痛减轻，无急性腹膜炎休克等并发症。

（四）护理措施

1.术前护理

（1）观察病情，配合抢救中毒性休克。

（2）高热护理：保持病室空气新鲜，使温度、湿度合适；物理降温；患者衣着适量，及时更换汗湿衣。

（3）维持适当营养：对于非手术治疗和术前的患者，给予高蛋白、高热量饮食，纠正水、电解质平衡失调和低蛋白血症。

（4）遵医嘱正确应用抗生素。

2.术后护理

（1）经皮肝穿刺脓肿置管引流术术后护理：术前做术区皮肤准备，协助医师进行穿刺部位的准确定位。术后向医师询问术中情况及术后有无特殊观察和护理要求。患者返回病房后,观察引流管固定是否牢固,引流液的性状,引流管道是否密闭。术后第二天或数天进行脓腔冲洗,选等渗盐水(或遵医嘱加用抗生素)为冲洗液。冲洗时速度缓慢,压力不宜过高,估算注入液与引出液的量。每次冲洗结束后,可遵医嘱向脓腔内注入抗生素。待引流出或冲洗出的液体变清澈,B超检查脓腔直径<2 cm即可拔管。

(2)切开引流术术后护理:切开引流术术后护理遵循腹部手术术后护理的一般要求。除此之外,每天用生理盐水冲洗脓腔,引流液量<10 mL或脓腔容积<15 mL,即考虑拔除引流管,改凡士林纱布引流,致脓腔闭合。

3.健康指导

为了预防肝脓肿疾病的发生,应教育人们积极预防和治疗胆道疾病,及时处理身体其他部位的化脓性感染。告知患者应用抗生素和放置引流管的目的和注意事项,取得患者的信任和配合。术后患者应加强营养和提高抵抗力,定期复查。

(五)护理评价

患者是否能维持适当营养,体温是否正常,疼痛是否减轻,有无急性腹膜炎、上消化道出血、感染性休克等并发症。

二、阿米巴肝脓肿患者的护理

阿米巴肝脓肿是阿米巴肠病的并发症。阿米巴原虫从结肠溃疡处经门静脉血液或淋巴管侵入肝内并发脓肿,常见于肝右叶顶部,多数为单发性。原虫产生溶解酶,导致肝细胞坏死、液化组织和血液、渗液形成脓肿。

(一)护理评估

1.健康史

注意询问有无阿米巴肠病病史。

2.身体状况

阿米巴肝脓肿有着与细菌性肝脓肿相似的表现,两者的区别详见表10-1。

表 10-1 细菌性肝脓肿与阿米巴肝脓肿的鉴别

鉴别要点	细菌性肝脓肿	阿米巴肝脓肿
病史	继发于胆道感染或其他化脓性疾病	继发于阿米巴肠病
症状	病情急骤、严重,全身中毒症状明显,有寒战、高热	起病较缓慢,病程较长,可有高热或不规则发热、盗汗
血液化验	白细胞计数及中性粒细胞可明显增加,血液细菌培养可阳性	白细胞计数可增加,如果无继发细菌感染,细菌培养为阴性,血清学阿米巴抗体检查阳性
粪便检查	无特殊表现	部分患者可找到阿米巴滋养体或结肠溃疡面(乙状结肠镜检)黏液或刮取涂片可找阿米巴滋养体或包囊
脓液	多为黄白色脓液,涂片和培养可发现细菌	大多为棕褐色脓液,无臭味,镜检有时可到阿米巴滋养体,若无混合感染,涂片和培养无细菌
诊断性治疗	抗阿米巴药物治疗无效	抗阿米巴药物治疗有好转
脓肿	较小,常为多发性	较大,多为单发,多见于肝右叶

3.心理-社会状况

由于病程长、忍受较重的痛苦、担忧预后或经济拮据等，患者常有焦虑、悲伤或恐惧反应。

4.辅助检查

辅助检查与细菌性肝脓肿的辅助检查基本相同。

5.治疗要点

对阿米巴肝脓肿以非手术治疗为主。应用抗阿米巴药物、加强支持疗法，纠正低蛋白和贫血等，对无效者穿刺置管闭式引流或手术切开引流，多可获得良好的疗效。

(二)护理诊断及合作性问题

(1)营养失调：低于机体需要量，与高代谢消耗或慢性消耗病程有关。

(2)急性疼痛：与脓肿内压力过高有关。

(3)潜在并发症：合并细菌感染。

(三)护理措施

1.非手术疗法和术前护理

(1)加强支持疗法：给予高蛋白、高热量和高维生素饮食，必要时少量多次输新鲜血，补充丙种球蛋白，增强抵抗力。

(2)正确使用抗阿米巴药物，注意观察药物的不良反应。

2.术后护理

除继续做好非手术治疗护理外，重点做好引流的护理。宜用无菌水封瓶闭式引流，每天更换消毒瓶，接口处保持无菌，防止继发细菌感染。如果继发细菌感染，需使用抗生素。

（王风荣）

第二节　原发性肝癌

原发性肝癌是指由肝细胞或肝内胆管上皮细胞发生的恶性肿瘤，是我国常见的恶性肿瘤之一，病死率较高，在恶性肿瘤死亡排位中占第二位。近年来发病率有上升趋势，肝癌的五年生存率很低，预后凶险。原发性肝癌的发病率有较高的地区分布性，该病多见于中年男性，在肝癌高发区中男、女患者之比为 3:1～4:1，在低发区这个比例则为 1:1～2:1。高发区的发病年龄高峰为 40～49 岁。

一、病因及发病机制

病因及发病机制尚不清楚，高发区的流行病学调查结果表明，下列因素与肝癌的发病关系密切。

(一)病毒性肝炎

在我国，乙型肝炎是原发性肝癌发生的最重要病因，1/3 的原发性肝癌患者有慢性肝炎病史。肝癌患者的血清中乙型肝炎标志物高达 90% 以上。近年来丙型肝炎与肝癌的关系逐渐引起医师的关注。

(二)肝硬化

原发性肝癌合并肝硬化者占50%~90%,乙肝病毒持续感染与肝细胞癌有密切关系。其过程可能是乙型肝炎病毒引起肝细胞损害继而发生增生或不典型增生,从而对致癌物质敏感。在多病因参与的发病过程中可能有多种基因发生改变,最后导致癌变。

(三)黄曲霉毒素

在肝癌高发区,尤其南方以玉米为主粮的地方调查提示,肝癌流行可能与黄曲霉毒素对粮食的污染有关,其代谢产物黄曲霉毒素B_1有强烈致癌作用。

(四)饮水污染

江苏启东的流行病学调查结果显示,饮用池塘水者与饮用井水者的肝癌发病率和病死率有明显差异,可能与池塘水的蓝藻产生的微囊藻毒素污染饮用水源有关。

(五)遗传因素

在高发区肝癌有时出现家族聚集现象,尤以共同生活并有血缘关系者的肝癌患病率高,可能与肝炎病毒垂直传播有关。

(六)其他

饮酒、亚硝胺、农药、肝吸虫,某些微量元素(如铜、锌、钼)含量异常等因素也被认为与肝癌有关。吸烟和肝癌的关系有待进一步明确。

二、临床表现

(一)症状

肝癌起病隐匿,早期缺乏典型症状,多在肝病随访中或体检普查中,应用血清甲胎蛋白(AFP)及B超检查偶然发现,此时患者既无症状,体格检查亦缺乏肿瘤的体征,此期称之为亚临床肝癌。一旦出现症状而来就诊,其病程大多已进入中晚期。不同阶段的肝癌的临床表现有明显差异。

1.肝区疼痛

肝区疼痛最常见,半数以上患者呈间歇性或持续性的钝痛或胀痛,是肿块生长迅速,使肝包膜绷紧牵拉所致。当肿瘤侵犯膈肌时,疼痛可向右肩或右背部放射。向右后生长的肿瘤可致右腰疼痛。突然出现剧烈腹痛和腹膜刺激征提示癌结节包膜下出血或向腹腔破溃。

2.消化道症状

消化道症状有食欲缺乏、恶心、呕吐、腹泻、消化不良等,缺乏特异性。

3.全身症状

低热,发热与肿瘤坏死物质吸收有关。此外还有乏力、消瘦、贫血、全身衰弱等,少数患者晚期呈恶病质,这是癌症导致的能量消耗和代谢障碍所致。

4.转移灶症状

肺转移,可出现咳嗽、咯血;胸膜转移,可引起胸痛和血性胸腔积液;癌栓栓塞肺动脉,引起肺梗死,可突然出现严重呼吸困难和胸痛;癌栓栓塞下肢静脉,可出现下肢严重水肿;骨转移和脊柱转移,可引起局部压痛或神经受压症状;颅内转移,可出现相应的神经定位症状和体征。

5.伴癌综合征

癌对机体发生影响而引起的内分泌或代谢异常的一组症候群称为伴癌综合征,如自发性低血糖症、红细胞增多症,其他罕见的有高脂血症、高钙血症、类癌综合征等。

(二)体征

1.肝大

进行性肝大是常见的特征性体征之一。肝质地坚硬,表面及边缘不光滑,有大小不等结节,伴不同程度的压痛。若肿瘤突出于右肋弓下或剑突下,上腹可出现局部隆起或饱满。

2.脾大

脾大多见于合并肝硬化、门静脉高压患者。因门静脉或脾静脉有癌栓或肿瘤压迫门静脉引起。

3.腹水

合并肝硬化、门静脉高压、门静脉或肝静脉癌栓导致腹水。肿瘤表面破溃可引起血性腹水。

4.黄疸

肿瘤浸润、破坏肝细胞,可引起肝细胞性黄疸;当肿瘤侵犯肝内胆管或压迫胆管时,可出现阻塞性黄疸。

5.转移灶相应体征

其包括锁骨上淋巴结肿大、胸腔积液的体征、截瘫、偏瘫等。

(三)并发症

并发症有肝性脑病、上消化道出血、肝癌结节破裂出血、血性胸腔积液、腹水、继发感染。上述并发症可由肝癌本身或并存的肝硬化引起,常为致死的原因。

三、辅助检查

(一)血清甲胎蛋白(AFP)测定

AFP 是目前诊断肝细胞肝癌最特异性的标志物,是体检普查的项目之一。肝癌患者 AFP 阳性率为 70%～90%,诊断标准:①AFP 水平＞500 μg/L 持续 4 周;②AFP 水平＞200 μg/L,这种中等水平持续8 周;③AFP 由低浓度升高后不下降。

(二)影像学检查

(1)超声显像是目前肝癌筛查的首选检查之一,有助于了解占位性病变的血供。

(2)CT 在反映肝癌的大小、形态、部位、数目等方面有突出的优点,被认为是补充超声显像检查的非侵入性诊断的首选方法。

(3)肝动脉造影是肝癌诊断的重要补充方法,对直径 2 cm 以下的小肝癌的诊断较有价值。

(4)MRI 的优点是除显示如 CT 那样的横断面外,还能显示矢状位、冠状位以及任意切面。

(三)肝组织活检或细胞学检查

在超声或 CT 引导下活检或细针穿刺行组织学或细胞学检查,是目前确诊直径 2 cm 以下小肝癌的有效方法。缺点是易引起近边缘的肝癌破裂,有促进转移的危险。在非侵入性操作未能确诊时考虑使用。

四、诊断要点

有慢性肝炎病史,有原因不明的肝区不适或疼痛,或原有肝病症状加重伴有全身不适、明显的食欲缺乏和消瘦、乏力、发热;肝进行性肿大,压痛,质地坚硬,表面和边缘不光滑。对高危人群进行血清 AFP 的检测及影像学检查。对既无症状也无体征的亚临床肝癌的诊断主要靠血清 AFP 的检测联合影像学检查。

五、治疗要点

早期治疗是改善肝癌预后的最主要的因素,而治疗方案的选择取决于肝癌的临床分期及患者的体质。

(一)手术治疗

手术治疗为首选的治疗方法,是影响肝癌预后的最主要因素,是提高生存率的关键。

(二)局部治疗

1.肝动脉化疗栓塞治疗(TACE)

TACE 为原发性肝癌首选非手术方案,效果较好,应反复多次治疗。机制为先栓塞肿瘤远端血供,再栓塞肿瘤近端肝动脉,使肿瘤难以建立侧支循环,最终引起病灶缺血性坏死,并在动脉内灌注化疗药物。常用栓塞剂有吸收性明胶海绵和碘化油。

2.无水乙醇注射疗法(PEI)

PEI 是肿瘤直径<3 cm,结节数在 3 个以内,伴肝硬化不能手术患者的首选治疗方法。在 B 超引导下经皮肝穿刺入肿瘤内注入无水乙醇,促使肿瘤细胞脱水变性、凝固坏死。

3.物理疗法

局部高温疗法,如微波组织凝固技术、射频消融、高功率聚焦超声治疗。

(三)其他治疗方法

1.放疗

放疗在肝癌治疗中仍有一定地位,适用于肿瘤较局限,但不能手术者,常与其他治疗方法组成综合治疗方案。

2.化疗

常用阿霉素(ADM)及其衍生物、顺铂(CDDP)、氟尿嘧啶(5-FU)、丝裂霉素(MMC)和甲氨蝶呤(MTX)等。主张联合用药,单一用药疗效较差。

3.生物治疗

常用干扰素、白介素、淋巴因子激活的杀伤细胞(LAK 细胞)、肿瘤浸润淋巴细胞(TIL 细胞)等,作为辅助治疗之一。

4.中医中药治疗

用于晚期肝癌患者和肝功能严重失代偿无法耐受其他治疗者,可作为辅助治疗之一。

5.综合治疗

根据患者的具体情况,选择一种或多种治疗方法联合使用,为中、晚期患者的主要治疗方法。

六、常用护理诊断

(一)疼痛:肝区痛

肝区痛与肿瘤迅速增大、牵拉肝包膜有关。

(二)预感性悲哀

预感性悲哀与获知疾病预后有关。

(三)营养失调:低于机体需要量

营养失调与肝功能严重损害、摄入量不足有关。

七、护理措施

(一)一般护理

1.休息与体位

给患者创造安静、舒适的休息环境,减少各种不良刺激,提高患者对疼痛的耐受性。协助并指导患者取舒适卧位。

2.饮食护理

鼓励进食,给予高蛋白、热量适量、高维生素、易消化的饮食,如出现肝性昏迷,禁食蛋白质。伴腹水患者限制水钠摄入。如果出现恶心、呕吐现象,做好口腔护理。在化疗过程中患者的胃肠道反应往往明显,可根据其口味适当调整饮食。

3.皮肤护理

晚期肝癌患者极度消瘦,严重营养不良,因为疼痛影响,常拒绝体位变动。因此,要加强翻身、皮肤按摩,如果出现压疮,做好相应处理。

(二)病情观察

监测生命体征,观察有无肝区疼痛、发热、腹水、黄疸、呕血、便血,观察 24 h 尿量以及实验室各项血液生化和免疫学指标。观察有无转移征象。

(三)疼痛护理

大部分晚期癌症患者有中度至重度的疼痛,多为顽固性的剧痛,严重影响生存质量。通过询问病史、观察或运用评估工具来判断疼痛的部位、性质、程度。

1.三阶梯疗法

目前临床普遍推行 WTO 推荐的三阶梯疗法,其原则:①按阶梯给药,依药效的强弱顺序递增使用;②无创性给药,可选择口服给药、直肠栓剂或透皮贴剂给药等方式;③按时给药,而不是按需给药;④剂量个体化。按此疗法多数患者能满意止痛。

(1)第一阶梯:轻度癌痛,可用非阿片类镇痛药,如阿司匹林。

(2)第二阶梯:中度癌痛及第一阶梯治疗效果不理想时,可选用弱阿片类药,如可卡因。

(3)第三阶梯:重度癌痛及第二阶梯治疗效果不理想者,选用强阿片类药,如吗啡。多采用口服缓释或控释剂型。

癌痛的治疗中提倡联合用药的方法,加用一些辅助药以协同主药的疗效,减少其用量与不良反应,常用辅助药物:①弱安定药,如地西泮和艾司唑仑;②强安定药,如氯丙嗪和氟哌利多;③抗抑郁药,如阿米替林。

向患者说明接受治疗的效果,帮助患者正确用药,对于已掌握的规律性疼痛,在疼痛发生前使用镇痛剂。疼痛减轻或停止时应及时停药。观察止痛疗效及不良反应。

2.其他方法

(1)放松止痛法:通过全身松弛可以阻断或减轻疼痛反应。

(2)心理暗示疗法:可结合各种癌症的治疗方法,暗示患者进行自身调节,告诉患者配合治疗就一定能战胜疾病。

(3)物理止痛法:可通过刺激疼痛周围皮肤或相对应的健侧达到止痛目的。

(4)转移止痛法:让患者取舒适体位,通过回忆、冥想、听音乐、看书等方法转移注意力,减轻疼痛反应。

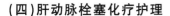

(四)肝动脉栓塞化疗护理

肝动脉栓塞化疗是肝癌非手术治疗的首选方法,已在临床上广泛应用,是一种创伤性的非手术治疗。

1.术前护理

(1)向患者和家属解释治疗的必要性、方法、效果。

(2)评估患者的身体状况,必要时先给予支持治疗。

(3)做好各种检查,如血常规、出凝血时间、肝功能、肾功能、心电图、影像学检查等;检查股动脉和足背动脉搏动的强度。

(4)做好碘过敏试验和普鲁卡因过敏试验,如果碘过敏试验呈阳性,可用非离子型造影剂。

(5)术前6 h禁食、禁饮。

(6)术前0.5 h可给予镇静剂,并测量血压。

2.术中护理

(1)准备好各种抢救用品和药物。

(2)护士应尽量陪伴在患者的身边,安慰及观察患者。

(3)注射造影剂时,应严格控制注射速度,注射完毕应密切观察患者有无恶心、心悸、胸闷、皮疹等过敏症状,观察血压的变化。

(4)注射化疗药物后应观察患者有无恶心、呕吐,一旦出现,应帮助患者把头偏向一侧,备污物盘,指导患者做深呼吸,如果使用化疗药物后胃肠道反应很明显,可在注入化疗药物前给予止吐药。

(5)观察患者有无腹痛,如果出现轻微腹痛,可向患者解释腹痛的原因,安慰患者,转移注意力;如果疼痛较剧烈,患者不能耐受,可给予止痛药。

3.术后护理

(1)预防穿刺部位出血:拔管后应压迫股动脉穿刺点15 min,用绷带包扎后,用沙袋(1～2 kg)压迫6～8 h;保持穿刺侧肢体平伸24 h;术后8 h内,应每隔1 h观察穿刺部位有无出血和渗血,保持敷料的清洁、干燥;一旦发现出血,应立即压迫止血,重新包扎,用沙袋压迫;如果为穿刺点大血肿,可用无菌注射器抽吸,24 h后可热敷,促进其吸收。

(2)观察有无血栓形成:应检查两侧足背动脉的搏动是否对称,患者有无肢体麻木、胀痛、皮肤温度降低等,出现上述症状与体征,应立即向医师报告,及时采取溶栓措施。

(3)观察有无栓塞后综合征:发热、恶心、呕吐、腹痛。如果体温超过39 ℃,可物理降温,必要时用退热药。术中或术后用止吐药,可有效地预防和减轻恶心、呕吐的症状,鼓励患者进食,尽可能满足患者对食物的要求。腹痛是因肿瘤组织坏死、局部组织水肿而引起的,可逐渐缓解,如果疼痛剧烈,可使用药物止痛。

(4)密切观察化疗后反应,及时检查肝、肾功能和血常规,及时治疗和抢救。补充足够的液体,鼓励患者多饮水、多排尿,必要时应用利尿剂。

(五)心理护理

肝癌患者的五个阶段的心理反应往往比其他癌症患者更为明显。要充分认识患者的心理反应,对部分出现过激行为(如绝望甚至自杀)的患者,要给予正确的心理疏导;同时建立良好的护患关系,减轻患者的恐惧。对于晚期患者,特别要维护其尊严,并做好临终护理。

(六)健康教育

1.疾病知识指导

对原发性肝癌应以预防为主。临床证明,肝炎、肝硬化、肝癌的关系密切。因此,患病毒性肝炎的患者应及时正确治疗,防止转变为肝硬化,非乙型肝炎病毒携带者应注射乙型肝炎疫苗。加强锻炼,增强体质,注意保暖。

2.生活指导

禁食含有黄曲霉毒素的霉变食物,特别是发霉的花生和玉米,禁饮酒。肝癌伴有肝硬化者,特别是伴食管-胃底静脉曲张的患者,应避免粗糙饮食。

3.用药指导

在化疗过程中,应向患者做好解释工作,消除其紧张心理,并介绍药物性质、不良反应,使患者心中有数。①药物反应较重者,宜安排在睡前或饭后用药,以免影响进食。呕吐严重者应少食多餐,辅以针刺足三里、合谷、曲池等穴,对减轻胃肠道反应有一定作用。②注意防止皮肤破损,观察皮肤有无瘀斑、出血点,有无牙龈出血、鼻出血、血尿及便血等症状。③鼓励患者多饮水或强迫排尿,使尿液稀释。遵医嘱适量地服用碳酸氢钠以碱化尿液。④常选用1:5 000高锰酸钾溶液坐浴,预防会阴部感染。

4.自我监测指导

出现右上腹不适、疼痛或包块者应尽早到医院检查。肝癌的疗效取决于早发现、早治疗,一旦确诊应尽早治疗,以手术为主的综合治疗可明显延长患者的生命。观察肿瘤有无并发症和有无远处转移的表现,应警惕肝癌结节破裂、肝性脑病、消化道出血和感染等。手术后的肿瘤患者应观察有无复发,定期复诊。化疗患者应定期检查肝功能、肾功能、心电图、血象、血浆药物浓度等,及时了解脏器功能和有无药物蓄积。

(王风荣)

第三节　胆道感染

胆道感染是指胆囊和/或胆囊壁受到细菌的侵袭而发生炎症反应,胆汁中有细菌生长。胆道感染与胆石症互为因果关系。胆石症可引起胆道梗阻,梗阻可造成胆汁淤滞、细菌繁殖而致胆道感染;胆道反复感染又是胆石形成的因素和促发因素。胆道感染为常见疾病,按发病部位可分为胆囊炎和胆管炎。

一、胆囊炎

(一)疾病概述

1.概念

胆囊炎是指发生在胆囊的细菌性和/或化学性炎症。根据发病的缓急和病程的长短分为急性胆囊炎、慢性胆囊炎和慢性胆囊炎急性发作。约95%的急性胆囊炎病例合并胆囊结石,称为急性胆石性胆囊炎;未合并胆囊结石者称为急性非结石性胆囊炎。胆囊炎的发病率很高,仅次于阑尾炎。多见于35岁以后,以40～60岁为发病高峰。女性的发病率约为男性的4倍,肥胖者患

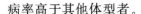

病率高于其他体型者。

2.病因

(1)急性胆囊炎:是外科常见急腹症,其发病率居于炎性急腹症的第二位,仅次于急性阑尾炎,女性患者居多。急性胆囊炎的病因复杂,胆囊结石和细菌感染是引发急性胆囊炎的两大重要因素。①胆道阻塞:结石阻塞或嵌顿于胆囊管或胆囊颈,导致胆汁排出受阻,胆汁潴留,其中水分吸收而胆汁浓缩,胆汁中的胆汁酸刺激胆囊黏膜而引起水肿、炎症,甚至坏死。90%～95%的急性胆囊炎与胆石有关,在少数情况下,胰液从胰管和胆总管共同的腔道中反流,也可进入胆囊产生化学性刺激。结石亦可直接损伤受压部位的胆囊黏膜而引起炎症。此外,胆囊颈或胆囊管腔的狭窄,或受到管外肿块的压迫也可以导致阻塞。胆管和胆囊颈结石嵌塞是急性胆囊炎重要的诱因。②细菌入侵:发生急性胆囊炎时胆囊胆汁的细菌培养阳性率可高达80%～90%,包括需氧菌与厌氧菌感染,其中大肠埃希菌感染最为常见。细菌多来源于胃肠道,致病菌通过胆道逆行、直接蔓延或经血液循环和淋巴途径入侵胆囊。结石压迫局部囊壁的静脉,使静脉回流受阻而淤血、出血,以致坏死而引起炎症。③化学性刺激:胆汁酸、逆流的胰液和溶血卵磷脂对细胞膜有毒性作用和损伤作用。④病毒感染:乙肝病毒可以侵犯许多组织和器官,可以在胆管上皮中复制,对胆道系统有直接的侵害作用。⑤胆囊的血流灌注量不足:休克和动脉硬化等,可引起胆囊黏膜的局灶性坏死。⑥其他:严重创伤、烧伤后、严重过敏、长期禁食或与胆囊无关的大手术等导致的内脏神经功能紊乱时发生急性胆囊炎。

(2)慢性胆囊炎:大多继发于急性胆囊炎,是急性胆囊炎反复发作的结果。有较多的病例直接由化学刺激引起。胆囊结石或有阻塞常伴有慢性胆囊炎,不去除这些原因,浓缩胆汁长期刺激可造成慢性炎症。结石和慢性胆囊炎的关系尤其密切,约95%的慢性胆囊炎患者有胆石存在和反复急性发作的病史。

3.病理生理

(1)急性胆囊炎的病理生理如下。①急性结石性胆囊炎:当结石致胆囊管梗阻时,胆汁淤积,胆囊内压力升高,胆囊肿大,黏膜充血、水肿,渗出增多;镜下可见血管扩张和炎性细胞浸润,称为急性单纯性胆囊炎。若梗阻未解除或炎症未控制,病情继续发展,病变可累及胆囊壁的全层,胆囊壁充血、水肿加重,出现瘀斑或脓苔,部分黏膜坏死脱落,甚至浆膜液有纤维素和脓性渗出物;镜下可见组织中有广泛的中性粒细胞浸润,黏膜上皮脱落,即为急性化脓性胆囊炎;还可引起胆囊积脓。若梗阻仍未解除,胆囊内压力继续升高,胆囊壁张力升高,导致血液循环障碍,胆囊组织除上述炎性改变外,整个胆囊呈片状缺血性坏死;镜下见胆囊黏膜结构消失,血管内、外充满红细胞,即为急性坏疽性胆囊炎。若胆囊炎症继续加重,积脓增多,胆囊内压力升高,在胆囊壁的缺血、坏死或溃疡处极易造成穿孔,会引起胆汁性腹膜炎,穿孔部位常在颈部和底部,如果胆囊坏疽穿孔发生过程较慢,周围粘连包裹,则形成胆囊周围脓肿。②急性非结石性胆囊炎:病理过程与急性结石性胆囊炎的病理过程基本相同,但急性非结石性胆囊炎更容易发生胆囊坏疽和穿孔,约75%的患者发生胆囊坏疽,15%的患者出现胆囊穿孔。

(2)慢性胆囊炎:胆囊炎症和结石反复刺激,胆囊壁炎性细胞浸润和纤维组织增生,胆囊壁增厚,可与周围组织粘连,甚至出现胆囊萎缩,失去收缩和浓缩胆汁的功能。可分为慢性结石性胆囊炎和慢性非结石性胆囊炎,前者占该病的70%～80%,后者占该病的20%～30%。

4.临床表现

(1)急性胆囊炎的临床表现有以下几点。

症状如下。①腹痛:多数患者有上腹部疼痛史,表现为右上腹阵发性绞痛,常在饱餐、进食油腻食物后或夜间发作,疼痛可放射至右肩及右肩胛下。②消化道症状:患者腹痛发作时常伴恶心、呕吐、厌食等消化道症状。③发热或中毒症状:根据胆囊炎症反应程度的不同,患者可出现不同程度的体温升高和脉搏加速。

体征如下。①腹部压痛:早期可有右上腹压痛或叩痛。胆囊化脓坏疽时可扪及肿大的胆囊,可有不同程度和不同范围的右上腹压痛,或右季肋部叩痛,墨菲(Murphy)征常为阳性,伴有不同程度的肌紧张,胆囊张力大时更加明显。腹式呼吸可因疼痛而减弱,常呈吸气性抑制。②黄疸:10%～25%的患者可出现轻度黄疸,多见于胆囊炎症反复发作合并 Mirizzi 综合征的患者。

(2)慢性胆囊炎:临床症状常不典型,主要表现为上腹部饱胀不适、厌食油腻和嗳气等消化不良的症状,以及右上腹和肩背部隐痛。多数患者有典型的胆绞痛病史。体检可发现右上腹胆囊区压痛或不适感,Murphy 征可呈弱阳性,例如,胆囊肿大,右上腹肋下可触及光滑圆形肿块。在并发胆道急性感染时,可有寒战、发热等。

5.辅助检查

(1)急性胆囊炎的辅助检查如下。①实验室检查:血常规检查可见血白细胞计数和中性粒细胞比例升高;部分患者可有血清胆红素、转氨酶、碱性磷酸酶和淀粉酶水平升高。②影像学检查:B 超检查可显示胆囊肿大、胆囊壁增厚,大部分患者可见胆囊内有结石光团。

(2)慢性胆囊炎的辅助检查:B 超检查是慢性胆囊炎首选的辅助检查方法,可显示胆囊增大、胆囊壁增厚、胆囊腔缩小或萎缩,排空功能减退或消失,并可探知有无结石。此外,CT、MRI、口服胆囊造影、拍摄腹部 X 线平片等也是重要的检查手段。

6.主要处理原则

主要为手术治疗,手术时机和手术方式取决于患者的病情。

(1)非手术治疗如下所述。

适应证:诊断明确、病情较轻的急性胆囊炎患者,老年人或伴有严重心血管疾病不能耐受手术的患者。在非手术治疗的基础上积极治疗各种并发症,待患者一般情况好转后再考虑择期手术治疗。作为手术前准备的一部分。

常用的非手术治疗措施:主要包括禁饮食和/或胃肠减压,纠正水、电解质和酸碱平衡紊乱,控制感染,使用消炎利胆及解痉止痛药物,全身支持,对症处理,还可以使用中药、针刺疗法等。在非手术治疗期间,若病情加重或出现胆囊坏疽、穿孔等并发症,应及时进行手术治疗。

(2)手术治疗如下所述。

急诊手术适应证:①发病在 48～72 d 者。②经非手术治疗无效且病情加重者。③合并胆囊穿孔、弥漫性腹膜炎、急性梗阻性化脓性胆管炎、急性坏死性胰腺炎等严重并发症者。④其余患者可根据具体情况择期手术。

手术方式如下所述。①胆囊切除术:根据病情选择开腹或腹腔镜行胆囊切除术。手术过程中遇到下列情况应同时做胆总管切开探查＋T 管引流术:患者有黄疸史;胆总管内扪及结石或术前 B 超提示肝总管、胆总管结石;胆总管扩张,直径＞1 cm;胆总管内抽出脓性胆汁或有胆色素沉淀;合并慢性复发性胰腺炎。②胆囊造口术:目的是减压和引流胆汁,主要用于年老体弱,合并严重心、肺、肾等器官功能障碍不能耐受手术的患者,或局部炎症水肿、粘连严重导致局部解剖不清者。待病情稳定、局部炎症消退后再根据患者情况决定是否行择期手术治疗。

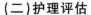

(二)护理评估

1.术前评估

(1)评估健康史及相关因素。①一般情况:患者的年龄、性别、职业、居住地及饮食习惯等。②发病的病因和诱因:腹痛的病因和诱因,腹痛发生的时间,是否与饱餐、进食油腻食物及夜间睡眠改变体位有关。③腹痛的性质:是否为突发性腹痛,疼痛的性质是绞痛、隐痛、阵发性疼痛还是持续性疼痛,有无放射至右肩背部或右肩胛下等。④既往史:有无胆石症、胆囊炎、胆道蛔虫病史,有无胆道手术史,有无消化性溃疡及类似疼痛发作史,有无用药史、过敏史及腹部手术史。

(2)身体评估。①全身:患者有无寒战、发热、恶心、呕吐,有无面色苍白等贫血现象,有无黏膜和皮肤黄染等,有无体重减轻,有无意识及神经系统的其他改变等。②局部:腹痛的部位是位于右上腹还是剑突下,有无全腹疼痛;有无压痛、肌紧张及反跳痛;能否触及胆囊及胆囊肿大的程度,Murphy 征是否阳性等。③辅助检查:血常规检查中白细胞计数及中性粒细胞比例是否升高,血清胆红素、转氨酶、碱性磷酸酶及淀粉酶水平有无升高,B 超是否观察到胆囊增大或结石影,心、肺、肾等器官功能有无异常。

(3)心理-社会评估:了解患者及其家属在疾病治疗过程中的心理反应与需求、家庭及社会支持情况、心理承受程度及对治疗的期望等,引导患者正确配合疾病的治疗与护理。

2.术后评估

(1)手术中情况:了解手术的方式和手术范围,例如,是胆囊切除还是胆囊造口术,是开腹还是腹腔镜;术中是否行胆总管探查,术中出血量及输血、补液情况;有无留置引流管及其位置和目的。

(2)术后病情:术后生命体征及手术切口愈合情况;T 管及其他引流管引流情况,包括引流液的量、颜色、性质等;对老年患者,尤其要评估其呼吸状况及循环功能等。

(3)心理-社会评估:患者及其家属对术后和术后康复的认知和期望。

(三)主要护理诊断(问题)

(1)疼痛:与胆囊结石突然嵌顿、胆汁排空受阻致胆囊强烈收缩或继发胆囊感染、术后伤口疼痛有关。

(2)有体液不足的危险:与恶心、呕吐、不能进食和手术前后需要禁食有关。

(3)潜在并发症:胆囊穿孔、感染等。

(四)护理措施

1.减轻或控制疼痛

根据疼痛的程度,采取非药物或药物方法止痛。

(1)卧床休息:协助患者采取舒适体位,指导其有节律地深呼吸,达到放松和减轻疼痛的效果。

(2)合理饮食:对病情较轻且决定采取非手术治疗的急性胆囊炎患者,指导其清淡饮食,忌食油腻食物;对病情严重需急诊手术的患者予以禁食和胃肠减压,以减轻腹胀和腹痛。

(3)药物止痛:对诊断明确的剧烈疼痛者,可遵医嘱通过口服、注射等方式给予消炎利胆、解痉或止痛药,以缓解疼痛。

(4)控制感染:遵医嘱及时、合理地应用抗生素。通过控制胆囊炎症,减轻胆囊肿胀和胆囊压力,达到减轻疼痛的效果。

2.维持体液平衡

对于禁食患者,根据医嘱经静脉补充足够的热量、氨基酸、维生素、水、电解质等,以维持水、电解质及酸碱平衡。对能进食、进食量不足者,指导和鼓励其进食高蛋白、高碳水化合物、高维生素和低脂饮食,以保持良好的营养状态。

3.并发症的预防和护理

(1)加强观察:严密观察患者的生命体征变化,了解腹痛的程度、性质,发作的时间、诱因及缓解的相关因素,以及腹部体征的变化。若腹痛进行性加重,且范围扩大,出现压痛、反跳痛、肌紧张等,同时伴有寒战、高热的症状,提示胆囊穿孔或病情加重。

(2)减轻胆囊内压力:遵医嘱应用敏感抗菌药,以有效控制感染,减轻炎性渗出,达到减少胆囊内压力、预防胆囊穿孔的目的。

(3)及时处理胆囊穿孔:一旦发生胆囊穿孔,应及时向医师报告,并配合做好紧急手术的准备。

(五)护理评价

(1)患者的腹痛得到缓解,能叙述自我缓解疼痛的方法。

(2)患者在禁食期间得到相应的体液补充。

(3)患者没有发生胆囊穿孔或能及时发现和处理已发生的胆囊穿孔。

(4)愈合良好,无并发症发生。

(5)患者对疾病的心理压力得到及时的调适与干预。依从性较好,患者对疾病的治疗和预防有一定的了解。

二、急性梗阻性化脓性胆管炎

(一)疾病概述

1.概念

急性梗阻性化脓性胆管炎又称急性重症胆管炎,是在胆道梗阻基础上并发的急性化脓性细菌感染,急性胆管炎和急性梗阻性化脓性胆管炎是同一种疾病的不同发展阶段。

2.病因

(1)胆道梗阻:最常见的原因为胆道结石性梗阻。此外,胆道蛔虫、胆管狭窄、吻合口狭窄、胆管及壶腹部肿瘤等亦可引起胆道梗阻而导致急性化脓性炎症。胆道发生梗阻时,胆盐不能进入肠道,易造成细菌移位。

(2)细菌感染:胆道内细菌多来源于胃肠道,细菌可经十二指肠逆行进入胆道,或有小肠炎症时,细菌经门静脉系统入肝到达胆道引起感染。可以是单一菌种感染,也可是两种以上的菌种感染。以大肠埃希菌、变形杆菌、克雷伯菌、铜绿假单胞菌等革兰氏阴性杆菌多见。近年来,厌氧菌及革兰氏阳性杆菌在胆道感染中的比例有升高的趋势。

3.病理生理

急性梗阻性化脓性胆管炎的基本病理改变是胆管梗阻、肝实质和胆道系统胆汁淤滞及胆管内化脓性感染。胆管梗阻及随之而来的胆道感染造成梗阻以上胆管扩张、胆管壁黏膜肿胀,使梗阻进一步加重并趋向完全性;胆管内压力升高,胆管壁充血、水肿,炎性细胞浸润及溃疡形成,管腔内逐渐充满脓性胆汁或脓液,使胆管内压力继续升高,当胆管内压力超过$3.9\ kPa(40\ cmH_2O)$时,肝细胞停止分泌胆汁,胆管内脓性胆汁及细菌逆流,引起肝内胆管及肝细胞化脓性感染;若感染进一步加重,可使肝细胞发生大片坏死;胆小管破溃后形成胆小管与肝动脉或门静脉瘘,可在肝内形成多发性脓肿及胆道出血;大量细菌和毒素可经肝静脉进入人体循环而引起全身化脓性感染和多器官功能损害,甚至引起全身脓毒血症或感染性休克,严重者可导致多器官功能障碍综

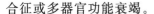

合征或多器官功能衰竭。

4.临床表现

多数患者有胆道疾病史,部分患者有胆道手术史。该病发病急骤,病情进展迅速,除了具有急性胆管炎的 Charcot 三联征(腹痛、寒战高热、黄疸)外,还有休克及中枢神经系统受抑制的表现,即 Reynolds 五联征。

(1)症状如下。①腹痛:患者常表现为突发的剑突下或右上腹持续性疼痛,可阵发性加重,并向右肩胛下及腰背部放射。腹痛及其程度可因梗阻的部位不同而有差异。肝内梗阻者疼痛较轻,肝外梗阻时症状明显。②寒战、高热:体温持续升高,达 39 ℃～40 ℃,呈弛张热。③胃肠道症状:多数患者伴恶心、呕吐、黄疸。

(2)体征如下。①腹部压痛或腹膜刺激征:剑突下或右上腹部可有不同程度和不同范围的压痛或腹膜刺激征,可有肝大及肝区叩痛,可扪及肿大的胆囊。②黄疸:多数患者可出现不同程度的黄疸,若仅为一侧胆管梗阻,可不出现黄疸。③神志改变:主要表现为神志淡漠、烦躁、谵妄或嗜睡、神志不清甚至昏迷,病情严重者可在短期内出现感染性休克表现。④休克表现:呼吸急促,出冷汗,脉搏细速,可达每分钟 120 次以上,血压在短时间内迅速下降,可出现全身发绀或皮下瘀斑。

5.辅助检查

(1)实验室检查:血常规检查可见白细胞计数升高,可超过 $20×10^9/L$;中性粒细胞比例明显升高;细胞质内可出现中毒颗粒;凝血酶原时间延长;血生化检查可见肝功能损害、电解质紊乱和血尿素氮水平升高等;血气分析检查可提示血氧分压降低和代谢性酸中毒的表现。尿常规检查可发现蛋白及颗粒管型。寒战时做血培养,多有细菌生长。

(2)影像学检查:B 超是主要的辅助检查方法。B 超检查可显示肝和胆囊肿大,胆囊壁增厚。肝、内外胆管扩张及胆管内结石光团伴声影。必要时可行 CT、经内镜逆行胰胆管成像、磁共振胰胆管成像、经皮穿刺肝胆道成像等检查,以了解梗阻的部位、程度,结石的大小和数量等。

6.主要处理原则

紧急手术解除胆道梗阻并引流,尽早而有效地降低胆管内压力,积极控制感染和抢救患者的生命。

(1)非手术治疗:既是治疗手段又是手术前准备。在严密观察下进行,若非手术治疗期间症状不能缓解或病情进一步加重,则应紧急手术治疗。主要措施:①禁食、持续胃肠减压及解痉止痛。②抗休克治疗:建立通畅的静脉输液通道,加快补液扩容,恢复有效循环血量;及时应用肾上腺皮质激素,必要时使用血管活性药物;纠正水、电解质及酸碱平衡紊乱。③抗感染治疗:联合应用足量、有效、广谱并对肝、肾毒性小的抗菌药物。④其他:包括吸氧、降温、支持治疗等,以保护重要器官功能。⑤引流:以非手术方法进行胆管减压引流,如经皮肝穿刺胆道引流术、经内镜鼻胆管引流术。

(2)手术治疗:主要目的是解除梗阻、胆道减压、挽救患者的生命。手术力求简单而有效,多采用胆总管切开减压加 T 管引流术。术中注意肝内胆管是否引流通畅,以防形成多发性肝脓肿。若病情无改善,应及时手术治疗。

(二)护理评估

1.术前评估

(1)评估健康史及相关因素。①发病情况:是否为突然发病,有无表现为起病急、症状重、进展快的特点。②发病的病因和诱因：此次发病与饮食、活动的关系，有无肝内、外胆管结石或胆囊炎反复发作史，有无类似疼痛史等。③病情及其程度：是否表现为急性病容，有无神经精神症状，是否为短期内即出现感染性休克的表现。④既往史：有无胆道手术史；有无用药史、过敏史及腹部手术史。

（2）身体状况。①全身：患者是否在发病初期即出现畏寒发热，体温持续升高至39 ℃～40 ℃；是否伴呼吸急促、出冷汗、脉搏细速及血压在短时间内迅速下降等；患者有无巩膜、皮肤黄染，以及黄染的程度；有无神志改变的表现，如神志淡漠、谵妄或嗜睡、神志不清甚至昏迷；有无感染、中毒的表现，如全身皮肤湿冷、发绀和皮下瘀斑。②局部：腹痛的部位、性质、程度及有无放射痛等；肝区有无压痛、叩击痛；腹膜刺激征是否为阳性；腹部有无不对称性肿大等。

（3）辅助检查：血常规检查白细胞计数升高及中性粒细胞比例是否明显升高；细胞质内是否出现中毒颗粒；尿常规检查有无异常；凝血酶原时间是否延长；血生化检查是否提示肝功能损害、电解质紊乱、代谢性酸中毒及血尿素氮水平升高等；血气分析检查是否提示血氧分压降低。B超及其他影像学检查是否提示肝和胆囊肿大，肝、内外胆管扩张和结石。心、肺、肾等器官功能有无异常。

（4）心理和社会支持状况：了解患者和家属对疾病的认知、家庭经济状况、心理承受程度及对治疗的期望。

2.术后评估

（1）手术中情况：了解术中胆总管探查及解除梗阻、胆道减压、胆汁引流情况，术中患者的生命体征是否平稳，肝内、外胆管结石清除及引流情况，有无多发性肝脓肿及处理情况，各种引流管放置位置和目的等。

（2）术后病情：术后生命体征及手术切口愈合情况，T管及其他引流管引流情况等。

（3）心理-社会评估：患者及其家属对术后康复的认知和期望程度。

(三)主要护理诊断(问题)

（1）疼痛：与胆道梗阻、胆管扩张及手术后伤口疼痛有关。

（2）体液不足：与呕吐、禁食、胃肠减压及感染性休克有关。

（3）体温过高：与胆道梗阻并继发感染有关。

（4）低效性呼吸困难：与感染中毒有关。

（5）潜在并发症：胆道出血、胆瘘、多器官功能障碍或衰竭。

(四)护理措施

1.减轻或控制疼痛

根据疼痛的程度，采取非药物方法或用药物止痛。

（1）卧床休息：协助患者采取舒适体位，指导其有节律地深呼吸，达到放松和减轻疼痛的效果。

（2）合理饮食：对病情较轻且决定采取非手术治疗的急性胆囊炎患者，指导其清淡饮食，忌食油腻食物；对病情严重需急诊手术的患者，予以禁食和胃肠减压，以减轻腹胀和腹痛。

（3）解痉镇痛：对诊断明确的剧烈疼痛者，可遵医嘱通过口服、注射等方式给予消炎利胆、解痉或止痛药，以缓解疼痛。

（4）控制感染：遵医嘱及时、合理地应用抗生素。通过控制胆囊炎症，减轻胆囊肿胀和胆囊压力，达到减轻疼痛的效果。

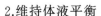

2.维持体液平衡

(1)加强观察:严密观察患者的生命体征和循环功能,如脉搏、血压、中心静脉压和每小时尿量,及时、准确地记录出入量,为补液提供可靠依据。

(2)补液扩容:对休克患者应迅速建立静脉输液通路,补液扩容,尽快恢复血容量。遵医嘱及时给予肾上腺皮质激素,必要时应用血管活性药物,以改善和保证组织器官的血流灌注及供氧。

(3)纠正水、电解质、酸碱平衡紊乱:根据病情、中心静脉压、胃肠减压及每小时尿量等情况,确定补液的种类和输液量,合理安排输液的顺序和速度,维持水、电解质及酸碱平衡。

3.降低体温

(1)物理降温:用温水擦浴、冰敷等物理方法。

(2)药物降温:在物理降温的基础上,根据病情遵医嘱通过口服、注射或其他途径给予药物降温。

(3)控制感染:遵医嘱联合应用足量、有效的广谱抗生素,以有效控制感染,使体温恢复正常。

4.维持有效呼吸

(1)加强观察:密切观察患者的呼吸频率、节律和深度;动态监测血氧饱和度的变化,定期进行动脉血气分析检查,以了解患者的呼吸功能状况。若患者呼吸急促,血氧饱和度下降,氧分压降低,提示患者的呼吸功能受损。

(2)采取合适体位:协助患者卧床休息,减少耗氧量。非休克患者取半卧位,使腹肌放松、膈肌下降,有助于改善呼吸和减轻疼痛。半卧位还可促使腹腔内炎性渗出物局限于盆腔,减轻中毒症状。对休克患者应取头低足高位。

(3)禁食和胃肠减压:禁食可减少消化液的分泌,减轻腹部胀痛。通过胃肠减压,可吸出胃内容物,减少胃内积气和积液,从而达到减轻腹胀、避免膈肌抬高和改善呼吸功能的效果。

(4)解痉镇痛:对诊断明确的剧烈疼痛患者,可遵医嘱给予消炎利胆、解痉或止痛药,以缓解疼痛,利于平稳呼吸,尤其是腹式呼吸。

(5)吸入氧气:根据患者呼吸的频率、节律、深度及血气分析情况,选择给氧的方式和确定氧气流量和浓度,例如,可通过鼻导管、面罩、呼吸机辅助等给氧,以维持患者正常的血氧饱和度及动脉血氧分压,改善缺氧症状,保证组织器官的氧气供给。

5.营养支持

(1)术前:对不能进食或禁食及胃肠减压的患者,可从静脉补充能量、氨基酸、维生素、水、电解质等,以维持和改善营养状况。对有凝血机制障碍的患者,遵医嘱肌内注射维生素 K_1。

(2)术后:患者恢复进食前或进食量不足时,仍需从胃肠外途径补充营养素;患者恢复进食后,应鼓励患者从清淡饮食逐步转为进食高蛋白、高碳水化合物、高维生素和低脂饮食。

6.并发症的预防和护理

(1)加强观察:包括神志、生命体征、每小时尿量、腹部体征及引流液的量、颜色、性质,同时注意血常规、电解质、血气分析和心电图等检查结果的变化。若 T 管引流液呈血性,伴腹痛、发热等症状,应考虑胆道出血;若腹腔引流液呈黄绿色胆汁样,应警惕胆瘘的可能;若患者出现神志淡漠、黄疸加深、每小时尿量减少或无尿、肝和肾功能异常、血氧分压降低或代谢性酸中毒,以及凝血酶原时间延长等,提示多器官功能障碍或衰竭,应及时向医师报告,并协助处理。

(2)加强腹壁切口、引流管和 T 管护理。

(3)加强支持治疗:患者发生胆瘘时,在观察并准确记录引流液的量、颜色的基础上,遵医嘱补充水、电解质及维生素,以维持水、电解质平衡;鼓励患者进食高蛋白、高碳水化合物、高维生素和低脂的易消化饮食,防止因胆汁丢失影响消化吸收而造成营养障碍。

(4)维护器官功能:一旦出现多器官功能障碍或衰竭的征象,应立即与医师联系,并配合医师采取相应的急救措施。

(五)护理评价

(1)患者补液及时,体液代谢维持平衡。

(2)患者的感染得到有效控制,体温恢复正常。

(3)患者能维持有效呼吸,没有发生低氧血症或发生后得到及时发现和纠正。

(4)患者的营养状况得到改善或维持。

(5)患者没有发生胆道出血、胆瘘及多器官功能障碍或衰竭等并发症,或发生后得到及时发现和处理。

(王风荣)

第四节 胆 石 症

胆石症是指胆道系统任何部位发生的结石,包括发生在胆囊和胆管内的结石,是胆道系统的最普遍疾病。其发病率随年龄增长而升高。在我国,胆石症的患病率为 0.9%～10.1%,平均为 5.6%,男、女患者的比例为 1:2.57。近年来,随着影像学(B 超、CT 及 MRI 等)检查的普及,在自然人群中,胆石症的发病率达 10% 左右,国内尸检结果显示,胆石症的发生率为 7%。随着生活水平的提高及饮食习惯的改变,胆石症的发生率有逐年升高的趋势,我国的胆结石从以胆管的胆色素结石为主逐渐转变为以胆囊的胆固醇结石为主。

一、胆囊结石

(一)定义

胆囊结石是指发生在胆囊内的结石,常与急性胆囊炎并存。胆囊结石是胆道系统的常见病、多发病。在我国,其患病率为 7%～10%,其中 70%～80% 的胆囊结石为胆固醇结石,约 25% 为胆色素结石。胆囊结石多见于女性,男、女患者的比例为 1:(2～3)。40 岁以后发病率随着年龄增长呈升高的趋势,随着年龄增长性别差异逐渐缩小,老年男、女患者的发病比例基本相等。

(二)临床表现

部分单发或多发的胆囊结石在胆囊内自由存在,不易发生嵌顿,很少产生症状,被称为无症状胆囊结石。约 30% 的胆囊结石患者可终身无临床症状。仅于体检或手术时发现的结石称为静止性结石。单纯性胆囊结石未合并梗阻或感染时,在早期常无临床症状,大多数是在常规体检、手术或尸体解剖中偶然发现的,或仅有轻微的消化系统症状,被误认为是胃病而没有及时就诊。当结石嵌顿时,则可出现明显症状和体征。

1.症状

(1)胆绞痛:为典型的首发症状,表现为突发的右上腹、阵发性剧烈绞痛。临床症状也可在几小时后自行缓解。常发生于饱餐、进食油腻食物后或睡眠时,是油腻饮食后胆囊素大量分泌,胆囊平滑肌痉挛,收缩功能增强,引起胆囊内压力升高;加之胆汁酸刺激胆囊黏膜,胆囊壁充血、水肿、炎性物质渗出,导致急性胆囊炎发生;或由于睡眠时体位改变,导致结石移位并嵌顿于胆囊颈部,胆汁不能通过胆囊颈和胆囊管排出,导致胆囊内压力升高,胆囊强烈收缩所致。有部分患者的临床症状可以在几小时后自行缓解。如果胆囊结石嵌顿持续不缓解,胆囊继续增大、积液,甚至合并感染,从而进展为急性胆囊炎。如果治疗不及时,少部分患者可以进展为急性化脓性胆囊炎或胆囊坏疽,严重时可发生胆囊穿孔,临床后果严重。多数患者有右肩部、肩胛部或背部放射性疼痛,常伴有恶心、呕吐、厌油、腹胀等消化不良症状。

(2)消化道症状:主要表现为上腹部或右上腹部闷胀不适、饱胀、嗳气、恶心、呕吐、厌食、呃逆等非特异性的消化道症状。大多数患者仅在进食后,特别是进食油腻食物后,胃肠道症状更明显,服用治胃病的药物多可缓解,易被误诊。

2.体征

(1)腹部体征:有时可在右上腹部触及肿大的胆囊。可有右上腹胆囊区压痛,若继发感染,右上腹部可有明显压痛、肌紧张或反跳痛。检查者将左手平放于患者的右肋部,将拇指置于右腹直肌外缘与肋弓交界处,嘱患者缓慢深吸气,使肝脏下移,若患者因拇指触及肿大的胆囊引起疼痛而突然屏气,称为 Murphy 征阳性。

(2)黄疸:胆囊结石形成 Mirizzi 综合征时黄疸明显。发生黄疸时尿色常变深、粪色常变浅。

二、胆管结石

(一)定义

胆管结石为发生在肝内、外胆管的结石,又分为原发性和继发性胆管结石。原发于胆囊的结石迁徙到肝外胆管,称继发性胆管结石;不是来自胆囊,而是直接在肝外胆管生成的结石,称原发性胆管结石。因此,凡是不伴有胆囊结石者,可确认为原发性胆管结石。但伴有胆囊结石的胆管结石是原发性还是继发性,要具体分析。肝内胆管结石无论是否合并胆囊结石,均为原发性胆管结石。

(二)临床表现

临床表现取决于胆道有无梗阻、感染及其程度。当结石阻塞胆道并继发感染时,典型的表现是反复发作的腹痛、寒战高热和黄疸,称为 Charcot 三联征。

1.肝外胆管结石

(1)腹痛:多为剑突下或右上腹部阵发性绞痛,或持续性疼痛、阵发性加剧,呈阵发性刀割样疼痛,疼痛常向右肩背部放射。这是结石下移嵌顿于胆总管下端或壶腹部,刺激胆管平滑肌,引起奥迪括约肌痉挛收缩和胆道高压所致。

(2)寒战、高热:是结石阻塞胆管并继发感染后引起的全身性中毒症状。由于胆道梗阻,胆管内压升高,感染随胆管逆行扩散,细菌和毒素通过肝窦入肝静脉进入体循环,引起菌血症或毒血症。高热多发生于剧烈腹痛后,体温可高达 39 ℃～40 ℃,呈弛张热,伴有寒战。

(3)黄疸:是胆管梗阻后胆红素逆流入血所致。胆管结石嵌于 Vater 壶腹部不缓解,1～2 d 即可出现黄疸。患者首先表现为尿黄,接着巩膜黄染,然后皮肤黄染伴瘙痒。黄疸的程度取决于梗阻的程度及是否继发感染。若梗阻不完全或结石有松动,则黄疸程度轻,且呈波动性;若为完全性梗阻,则黄疸呈进行性加深。若梗阻性黄疸长期未得到解决,将会导致严重的肝功能损害。部分患者结石嵌顿不重,阻塞的胆管近端扩张,胆石可漂移上浮,或小结石通过壶腹部排入十二指肠，使上述症状缓解。间歇性黄疸是肝外胆管结石的特点。

(4)消化道症状：多数患者恶心、腹胀、嗳气、厌食油腻食物等。

2.肝内胆管结石

肝内胆管结石常与肝外胆管结石并存，其临床表现与肝外胆管结石相似。一般没有肝外胆管结石那样典型和严重。位于周围胆管的小结石平时可无症状。当胆管梗阻和感染仅发生在部分肝叶、肝段胆管时，患者可无症状或仅有轻微的肝区和患侧背部胀痛。结石位于Ⅱ、Ⅲ级胆管，平时只有肝区不适或轻微疼痛。结石位于Ⅰ、Ⅱ级胆管或整个肝内胆管充满结石，患者会有肝区胀痛，常无胆绞痛，一般无黄疸。若一侧肝内胆管结石合并感染而未能及时治疗，并发展为胆管积脓或肝脓肿，则出现寒战、高热、轻度黄疸甚至休克，称为急性梗阻性化脓性胆管炎。

三、护理评估

(一)一般评估

1.生命体征

胆石症患者如与细菌感染并存，可出现体温偏高，疼痛刺激可能会导致心率加快、呼吸频率加快、血压上升，应监测生命体征的变化。还要注意评估患者的神志、皮肤色泽、肢端循环、尿量等，以判断是否休克。

2.患者主诉

患者主诉腹痛、腹胀、恶心等不适症状，发病及诊治经过等。

3.相关记录

记录体重、体位、饮食、面容与表情、皮肤、出入量等。

(二)身体评估

1.视诊

视诊面部表情、皮肤黏膜颜色(黄疸、贫血)、体态、体位、腹部外形等。

2.触诊

(1)腹部触诊：腹壁紧张度、压痛与反跳痛、腹腔内包块。

(2)胆囊触诊：胆囊肿大，有 Murphy 征等。

3.叩诊

有胆囊叩击痛(胆囊炎的重要体征)。

4.听诊

一般无特殊情况。

(三)心理-社会评估

评估患者在疾病治疗过程中的心理反应与需求、家庭及社会支持情况，引导患者正确配合疾病的治疗与护理。

(四)辅助检查阳性结果评估

1.实验室检查

胆管结石血常规检查可见血白细胞计数和中性粒细胞比例明显升高；血清胆红素、转氨酶和碱性磷酸酶水平升高，凝血酶原时间延长。尿液检查显示尿胆红素水平升高，尿胆原水平降低甚至消失，粪便检查显示粪中尿胆原减少。

2.影像学检查

胆囊结石B超检查可显示胆囊内结石影;胆管结石可显示胆管内结石影,近端胆管扩张。经皮穿刺肝胆道成像、经内镜逆行胰胆管成像或磁共振胰胆管成像等检查可显示梗阻部位和程度、结石大小和数量等。

(五)治疗效果的评估

1.非手术治疗评估要点

生命体征平稳,疼痛缓解。

2.手术治疗评估要点

(1)患者自觉症状:有无腹痛、恶心、呕吐的情况。

(2)生命体征稳定,无腹部疼痛(术后伤口疼痛除外)。

(3)腹部及全身体征:腹部无阳性体征,肠鸣音恢复正常,皮肤无黄染及瘙痒等不适。

(4)伤口愈合情况:一期愈合。

(5)T管引流的评估:引流液色泽正常,引流量逐渐减少。

(6)结合辅助检查:如胆道造影无结石残留或结合B超检查判断。

四、主要护理问题

(一)疼痛

疼痛与胆囊结石突然嵌顿、胆汁排空受阻致胆囊强烈收缩及手术后伤口疼痛有关。

(二)体温过高

体温过高与细菌感染致急性胆囊炎或胆管结石梗阻导致急性胆管炎有关。

(三)知识缺乏

患者缺乏胆石症和腹腔镜手术相关知识、引流管及饮食保健知识。

(四)有体液不足的危险

有体液不足的危险与恶心、呕吐及感染性休克有关。

(五)营养失调

低于机体需要量与胆汁流动途径受阻有关。

(六)焦虑

焦虑与手术及不适有关。

(七)潜在并发症

(1)术后出血与术中结扎血管线脱落、肝断面渗血及凝血功能障碍有关。

(2)胆瘘与胆管损伤、胆总管下端梗阻、T管引流不畅等有关。

(3)胆道感染与腹部切口及多种置管(引流管、尿管、输液管)有关。

(4)胆道梗阻与手术及引流不畅有关。

(5)水、电解质平衡紊乱与患者恶心、呕吐、体液补充不足有关。

(6)皮肤受损与胆管梗阻、胆盐沉积致皮肤黄疸、瘙痒及术后胆汁渗漏有关。

五、主要护理措施

(一)减轻或控制疼痛

根据疼痛的程度,采取非药物方法或用药物方法止痛。

1.加强观察

观察疼痛的程度、性质,了解发作的时间、诱因及缓解的相关因素,疼痛与饮食、体位、睡眠的关系,腹膜刺激征及 Murphy 征是否阳性等,为进一步治疗和护理提供依据。

2.卧床休息

协助患者采取舒适体位,指导其有节律地深呼吸,达到放松和减轻疼痛的效果。

3.合理饮食

根据病情指导患者进食清淡饮食,忌食油腻食物;对病情严重者予以禁食、胃肠减压,以减轻腹胀和腹痛。

4.药物止痛

对诊断明确的剧烈疼痛者,可遵医嘱通过口服、注射等方式给予消炎利胆、解痉或止痛药,以缓解疼痛。

(二)降低体温

根据患者的体温情况,采取物理降温和/或药物降温的方法尽快降低患者的体温。遵医嘱应用足量有效的抗菌药,以有效控制感染,恢复患者的正常体温。

(三)营养支持

对于梗阻未解除的禁食患者,通过胃肠外途径补充足够的热量、氨基酸、维生素、水、电解质等,以维持良好的营养状态。对梗阻已解除、进食量不足者,指导和鼓励患者进食高蛋白、高碳水化合物、高维生素和低脂饮食。

(四)皮肤护理

1.提供相关知识

胆道结石患者常因胆道梗阻致胆汁淤滞、胆盐沉积而引起皮肤瘙痒等,应告知患者相关知识,不可用手抓挠,防止抓破皮肤。

2.保持皮肤清洁

可用温水擦洗皮肤,减轻瘙痒。对瘙痒剧烈者,遵医嘱使用外用药物和/或其他药物治疗。

3.注意引流管周围皮肤的护理

若术后放置引流管,应注意其周围皮肤的护理。若引流管周围见胆汁样渗出物,应及时更换被胆汁浸湿的敷料,给局部皮肤涂氧化锌软膏,防止胆汁刺激和损伤皮肤。

(五)心理护理

关心体贴患者,使患者保持良好情绪,减轻焦虑,使患者安心接受治疗与护理。

(六)并发症的预防与护理

1.出血的预防和护理

术后早期出血多由术中结扎血管线脱落、肝断面渗血及凝血功能障碍所致,应加强预防和观察。

(1)卧床休息:肝部分切除术后的患者术后应卧床 3~5 d,以防过早活动致肝断面出血。

(2)改善和纠正凝血功能:遵医嘱肌内注射维生素 K 110 mg,每天 2 次,以纠正凝血机制障碍。

(3)加强观察:术后早期若患者腹腔引流管内引流出血性液体增多,每小时 100 mL,持续 3 h 以上,或患者出现腹胀、腹围增大,伴面色苍白、脉搏细速、血压下降等表现,提示患者可能有腹腔内出血,应立即向医师报告,并配合医师进行相应的急救和护理。如果经积极的保守治疗效

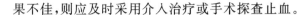

果不佳,则应及时采用介入治疗或手术探查止血。

2.胆瘘的预防和护理

胆管损伤、胆总管下端梗阻、T管引流不畅等均可引起胆瘘。

(1)加强观察:术后患者若出现发热、腹胀、腹痛等腹膜炎的表现,或患者腹腔引流液呈黄绿色胆汁样,常提示患者发生胆瘘。应及时与医师联系,并配合进行相应处理。

(2)妥善固定引流管:无论是腹腔引流管还是T管,均应用缝线或胶布将其妥善固定于腹壁,避免将管道固定在床上,以防在患者翻身或活动时被牵拉而脱出,将T管引流袋挂于床旁,应低于引流口平面。对躁动及不合作的患者,应采取相应的防护措施,防止引流管或T管脱出。

(3)保持引流通畅:避免腹腔引流管或T管扭曲、折叠及受压,定期从引流管的近端向远端挤捏,以保持引流通畅,术后5～7 d,禁止加压冲洗引流管。

(4)观察引流情况:定期观察并记录引流管引出胆汁的量、颜色及性质。正常成人每天分泌胆汁的量为800～1 200 mL,呈黄绿色,清亮、无沉渣,有一定黏性。术后24 h内引流量为300～500 mL,恢复进食后,每天可有600～700 mL,以后逐渐减少至每天200 mL左右。术后1～2 d胆汁的颜色可呈淡黄色、混浊状,以后逐渐加深、清亮。若胆汁突然减少甚至无胆汁引出,提示引流管阻塞、受压、扭曲、折叠或脱出,应及时查找原因和处理;若引出胆汁量较多,常提示胆管下端梗阻,应进一步检查,并采取相应的处理措施。

3.感染的预防和护理

(1)采取合适体位:病情允许时应采取半坐或斜坡卧位,以利于引流和防止腹腔内渗液积聚于膈肌下而发生感染;平卧时引流管的远端不可高于腋中线,取坐位、站立或行走时不可高于腹部手术切口,以防止引流液和/或胆汁逆流而引起感染。

(2)加强皮肤护理:每天给腹壁引流管口周围皮肤清洁、消毒,并覆盖无菌纱布,保持局部干燥,防止胆汁浸润皮肤而引起炎症反应。

(3)加强引流管护理:定期更换引流袋,并严格执行无菌技术操作。

(4)保持引流通畅:避免腹腔引流管或T管扭曲、折叠和滑脱,以免胆汁引流不畅、胆管内压力升高而致胆汁渗漏和腹腔内感染。

(七)T管拔管的护理

若T管引流出的胆汁色泽正常,且引流量逐渐减少,可在术后10 d左右,试行夹管1～2 d,夹管期间应注意观察病情,若患者无发热、腹痛、黄疸等症状,可经T管做胆道造影,如果造影无异常发现,在持续开放T管24 h充分引流造影剂后,再次夹管2～3 d,患者仍无不适时即可拔管。拔管后可用凡士林纱布填塞残留窦道,1～2 d可自行闭合。若胆道造影发现结石残留,则需保留T管6周以上,再做取石或其他处理。

六、健康指导

(1)告诉患者手术可能放置引流管及其重要性,对带T管出院的患者解释T管的重要性,告知出院后注意事项。

(2)指导饮食,告诉患者理解低脂肪饮食的意义并能够执行。

(3)避免暴饮暴食,劳逸结合,保持良好心态。

(4)不适时随诊。告诉患者胆囊切除术后大便次数常增多,数周、数月后逐渐减少。由于胆管结石的复发率高,出现腹痛、发热、黄疸等不适时应及时来医院复诊。

七、护理评价

(1)疼痛得到有效控制,无疼痛的症状和体征。

(2)体温恢复正常,感染得到有效控制。

(3)水、电解质、酸碱平衡紊乱得到纠正。

(4)心态平稳,能配合治疗和护理。

(5)营养改善,饮食、消化功能良好。

（王凤荣）

第五节　胃十二指肠损伤

一、概述

由于有肋弓保护且活动度较大,柔韧性较好,壁厚,受钝挫伤时胃很少受累,只有胃膨胀时偶尔发生胃损伤。上腹或下胸部的穿透伤常导致胃损伤,多伴有肝、脾、横膈及胰等损伤。胃镜检查及吞入锐利异物或吞入酸、碱等腐蚀性毒物也可引起穿孔,但很少见。十二指肠损伤是由上、中腹部受到间接暴力或锐器的直接刺伤而引起的,缺乏典型的腹膜炎症状和体征,术前诊断困难,漏诊率高,多伴有腹部脏器合并伤,死亡率高,术后并发症多,肠瘘的发生率高。

二、护理评估

(一)健康史

详细询问患者、现场目击者或陪同人员,以了解受伤的时间、地点、环境、原因,外力的特点、大小和作用方向,坠跌高度;了解受伤前、后饮食及排便情况,受伤时的体位,有无防御,伤后意识状态、症状、急救措施、运送方式,既往疾病及手术史。

(二)临床表现

(1)若胃损伤未波及胃壁全层,可无明显症状。若全层破裂,由于胃酸有很强的化学刺激性,可立即出现剧痛及腹膜刺激征。当破裂口接近贲门或食管时,可因空气进入纵隔而呈胸壁下气肿。产生较大的穿透性胃损伤时,可自腹壁流出食物残渣、胆汁和气体。

(2)十二指肠破裂后,因有胃液、胆汁及胰液进入腹腔,早期即可发生急性弥漫性腹膜炎,有剧烈的刀割样持续性腹痛伴恶心、呕吐,腹部检查可见有板状腹、腹膜刺激征症状。

(三)辅助检查

(1)对疑有胃损伤者,应留置胃管;若自胃内吸出血性液体或血性物,可确诊。

(2)腹腔穿刺术和腹腔灌洗术:腹腔穿刺抽出不凝血液、胆汁,灌洗吸出 10 mL 以上肉眼可辨的血性液体,即为阳性结果。

(3)X 线检查:腹部 X 线片可显示腹膜后组织积气、肾脏轮廓清晰、腰大肌阴影模糊不清等,有助于腹膜后十二指肠损伤的诊断。

(4)CT 检查:可显示少量的腹膜后积气和渗至肠外的造影剂。

（四）治疗原则

抗休克和及时、正确的手术处理是治疗的关键。

（五）心理、社会因素

胃十二指肠外伤性损伤多在意外情况下发生。患者出现突发外伤后易出现紧张、痛苦、悲哀、恐惧等心理变化,担心手术不成功及疾病预后。

三、护理问题

（一）疼痛

疼痛与胃肠破裂、腹腔内积液、腹膜刺激征有关。

（二）组织灌注量不足

这与大量失血、失液,严重创伤,有效循环血量减少有关。

（三）焦虑或恐惧

这种情绪与经历意外及担心预后有关。

（四）潜在并发症

潜在并发症有出血、感染、肠瘘、失血性休克。

四、护理目标

(1)患者的疼痛减轻。

(2)患者的血容量得以维持,各器官血供正常、功能完整。

(3)患者的焦虑或恐惧减轻或消失。

(4)护士密切观察病情变化,如果发现异常,及时向医师报告,并配合处理。

五、护理措施

（一）一般护理

1.预防失血性休克

吸氧,保暖,建立静脉通道,遵医嘱输入温热生理盐水或乳酸钠林格液,抽血查全血细胞计数、血型和交叉配血。

2.密切观察病情变化

应每15~30 min评估患者的情况。评估内容包括意识状态、生命体征、肠鸣音、尿量、血氧饱和度,以及有无呕吐、肌紧张和反跳痛等。观察胃管内引流物颜色、性质及量,若引流出血性液体,提示有胃十二指肠破裂的可能。

3.术前准备

胃十二指肠破裂大多需要手术处理,故患者入院后,在抢救休克的同时,尽快完成术前准备工作,如备皮、备血、插胃管及留置导尿管、做好抗生素皮试,一旦需要,可立即实施手术。

（二）心理护理

评估患者对损伤的情绪反应,鼓励他们说出自己的感受,帮助采取积极、有效的应对措施。向患者介绍有关病情、损伤程度、手术方式及疾病预后,鼓励患者,告诉患者良好的心态、积极的配合有利于早日康复。

(三)术后护理

1.体位

患者意识清楚、病情平稳,给予半坐卧位,有利于引流及呼吸。

2.禁食、胃肠减压

观察胃管内引流液的颜色、性质及量,若引流出血性液体,提示有胃十二指肠再出血的可能。缝合十二指肠创口后,将胃肠减压管置于十二指肠腔内,使胃液、肠液、胰液得到充分引流,一定要妥善固定,避免脱出。一旦脱出,要在医师的指导下重新置管。

3.严密监测生命体征

术后15~30 min监测生命体征直至患者的病情平稳。注意肾功能的改变,胃十二指肠损伤后,特别是有出血性休克时,肾脏会受到一定的损害,尤其是严重腹部外伤伴有重度休克者,有发生急性肾功能障碍的危险,所以,术后应密切注意尿量,争取保持每小时尿量在50 mL以上。

4.补液和营养支持

根据医嘱,合理补充水、电解质和维生素,必要时输新鲜血、血浆,维持水、电解质、酸碱平衡。给予肠内、肠外营养支持,促进合成代谢,提高机体防御能力。继续应用有效抗生素,控制腹腔内感染。

5.术后并发症的观察和护理

(1)出血:如果胃管内24 h内引流出的新鲜血液多于300 mL,提示吻合口出血,要立即配合医师给予胃管内注入凝血酶粉、冰盐水洗胃等止血措施。

(2)肠瘘:患者术后持续低热或高热不退,腹腔引流管中引流出黄绿色或褐色渣样物,有恶臭,或引流出大量气体,提示肠瘘发生,要配合医师进行腹腔双套管冲洗,并做好相应护理。

(四)健康教育

(1)讲解术后饮食注意事项,当患者胃肠功能恢复(一般3~5 d)时恢复饮食,由流质饮食逐步恢复至半流质饮食、普食,进食高蛋白、高能量、易消化饮食,增强抵抗力,促进伤口愈合。

(2)行全胃切除或胃大部分切除术的患者,因胃肠吸收功能下降,要及时补充微量元素和维生素等营养素,预防贫血、腹泻等并发症。

(3)避免工作过于劳累,注意劳逸结合。讲明饮酒、抽烟对胃十二指肠疾病的危害性。

(4)避免长期大量服用非甾体抗炎药(如布洛芬),以免引起胃肠道黏膜损伤。

(李　敏)

第六节　小肠破裂

一、概述

小肠是消化管中最长的一段肌性管道,也是消化与吸收营养物质的重要场所。人类小肠全长3~9 m,平均5~7 m,个体差异很大。其分为十二指肠、空肠和回肠,十二指肠属于上消化道,空肠及其以下肠段属于下消化道。

各种外力的作用所致的小肠穿孔称为小肠破裂。小肠破裂较常见,多见于交通事故、工矿事

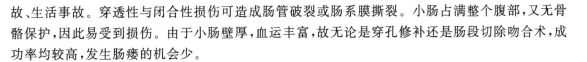

故、生活事故。穿透性与闭合性损伤可造成肠管破裂或肠系膜撕裂。小肠占满整个腹部,又无骨骼保护,因此易受到损伤。由于小肠壁厚,血运丰富,故无论是穿孔修补还是肠段切除吻合术,成功率均较高,发生肠瘘的机会少。

二、护理评估

(一)健康史

了解患者腹部损伤的时间和地点及致伤源、伤情、就诊前的急救措施、受伤至就诊之间的病情变化,如果患者神志不清,应询问目击人员。

(二)临床表现

小肠破裂后在早期即产生明显的腹膜炎的体征,这是因为肠管破裂使肠内容物溢出至腹腔。症状以腹痛为主,程度不同,可伴有恶心、呕吐,腹部检查肠鸣音消失,腹膜刺激征明显。

小肠损伤初期一般有轻重不等的休克症状,休克的深度除与损伤程度有关外,主要取决于内出血的多少,表现为面色苍白、烦躁不安、脉搏细速、血压下降、皮肤发冷等。若为多发性小肠损伤或肠系膜撕裂大出血,可迅速发生休克并进行性恶化。

(三)辅助检查

1.实验室检查

白细胞计数升高说明有腹腔炎症。血红蛋白含量取决于内出血的程度,内出血少时变化不大。

2.X线检查

行X线透视或摄片检查有无气腹与肠麻痹的征象,一般情况下小肠内气体很少,且损伤后伤口很快被封闭,不但膈下游离气体少见,而且一部分患者早期症状隐匿。因此,阳性气腹有诊断价值,但阴性结果也不能排除小肠破裂。

3.腹部B超检查

对小肠及肠系膜血肿、腹水均有重要的诊断价值。

4.CT或磁共振检查

该检查对小肠损伤有一定诊断价值,而且可对其他脏器进行检查,有时可能发现一些未曾预料的损伤,有助于减少漏诊。

5.腹腔穿刺

有混浊的液体或胆汁色的液体说明肠破裂,穿刺液中白细胞计数、淀粉酶含量均升高。

(四)治疗原则

一旦确诊小肠破裂,应立即进行手术治疗。手术方式以简单修补为主。肠管损伤严重时,则应做部分小肠切除吻合术。

(五)心理、社会因素

小肠损伤大多在意外情况下突然发生,加之伤口、出血及内脏脱出的视觉刺激和对预后的担忧,患者多表现为紧张、焦虑、恐惧。应了解其患病后的心理反应,对该病的认知程度和心理承受能力,家属及亲友对其支持情况、经济承受能力等。

三、护理问题

(一)有体液不足的危险

这与创伤致腹腔内出血、体液过量丢失、渗出及呕吐有关。

(二)焦虑、恐惧

这与意外创伤的刺激、疼痛、出血、内脏脱出的视觉刺激及担心疾病的预后等有关。

(三)体温过高

这与腹腔内感染毒素吸收和伤口感染等因素有关。

(四)疼痛

这与小肠破裂或手术有关。

(五)潜在并发症

潜在并发症有腹腔感染、肠瘘、失血性休克。

(六)营养失调,低于机体需要量

这与消化道的吸收面积减少有关。

四、护理目标

(1)患者的体液平衡得到维持,生命体征稳定。

(2)患者的情绪稳定,焦虑或恐惧减轻,主动配合医护工作。

(3)患者的体温维持正常。

(4)患者主诉疼痛有所缓解。

(5)护士密切观察病情变化,如果发现异常,及时向医师报告,并配合处理。

(6)患者的体重不下降。

五、护理措施

(一)一般护理

1.伤口处理

对开放性腹部损伤者,应妥善处理伤口,及时止血和包扎固定。若肠管脱出,可用消毒或清洁器皿覆盖保护后再包扎,以免肠管受压、缺血而坏死。

2.病情观察

密切观察生命体征的变化,每 15 min 测定 1 次脉搏、呼吸、血压。重视患者的主诉,若患者主诉心慌、脉快、出冷汗等,及时向医师报告。不注射止痛药(诊断明确者除外),以免掩盖伤情。不随意搬动伤者,以免加重病情。

3.腹部检查

每 30 min 检查 1 次腹部体征,注意腹膜刺激征的程度和范围变化。

4.禁食和灌肠

禁食和灌肠可避免肠内容物进一步溢出而造成腹腔感染或加重病情。

5.补充液体和营养

注意纠正水、电解质及酸碱平衡失调,保证输液通畅。对伴有休克或重症腹膜炎的患者可进行中心静脉补液,这不仅可以保证及时、大量地输入液体,还有利于中心静脉压的监测。根据患者的具体情况,适量补给全血、血浆或人血清蛋白,尽可能补给足够的热量、蛋白质、氨基酸及维生素等。

(二)心理护理

关心患者,加强交流,讲解相关病情、治疗方式及预后,使患者了解自己的病情,消除患者的

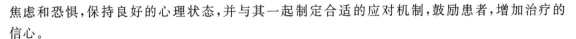

焦虑和恐惧,保持良好的心理状态,并与其一起制定合适的应对机制,鼓励患者,增加治疗的信心。

(三)术后护理

1.妥善安置患者

麻醉清醒后取半卧位,有利于腹腔炎症的局限,改善呼吸状态。了解手术的过程,查看手术的部位,对引流管、输液管、胃管及氧气管等进行妥善固定,做好护理记录。

2.监测病情

观察患者血压、脉搏、呼吸、体温的变化。注意腹部体征的变化。适当应用止痛药,减轻患者的不适。若切口疼痛明显,应检查切口,排除感染。

3.引流管的护理

保持腹腔引流管通畅,准确记录引流液的性状及量。腹腔引流液应为少量血性液,若为绿色或褐色渣样物,应警惕腹腔内感染或肠瘘的发生。

4.饮食

继续禁食、胃肠减压,待肠功能逐渐恢复、肛门排气后,方可拔除胃肠减压管。拔除胃管当天可进清流质饮食,第 2 d 进流质饮食,第 3 d 进半流质饮食,逐渐过渡到普食。

5.营养支持

维持水、电解质和酸碱平衡,增加营养。维生素主要在小肠被吸收,小肠部分切除后,要及时补充维生素 C、维生素 D、维生素 K 和复合维生素 B 等,以及钙、镁等元素,可经静脉注射、肌内注射或口服进行补充,预防贫血,促进伤口愈合。

(四)健康教育

(1)注意饮食卫生,避免暴饮暴食,进食易消化食物,少食刺激性食物,避免腹部受凉和饭后剧烈活动,保持排便通畅。

(2)注意适当休息,加强锻炼,增加营养,特别是回肠切除的患者,要长期、定时补充维生素 B_{12} 等营养素。

(3)定期门诊随访。若有腹痛、腹胀、停止排便及伤口红、肿、热、痛等不适,应及时就诊。

(4)加强社会宣传,增进劳动保护、安全生产、安全行车、遵守交通规则等知识,避免损伤等意外的发生。

(5)普及各种急救知识,使人们在发生意外损伤时,能进行简单的自救或急救。

(6)无论腹部损伤轻重,都应经专业医务人员检查,以免贻误诊治。

(周　莉)

第七节　急性肠梗阻

一、概述

肠梗阻指肠内容物在肠道中通过受阻,为常见急腹症,可由多种因素引起。起病初梗阻肠段先有解剖和功能性改变,继而发生体液和电解质丢失、肠壁循环障碍坏死和继发感染,最后可致毒血症休克死亡。如果能及时诊断、积极治疗,大多能逆转病情的发展,甚至治愈。

二、病因

(一)机械性肠梗阻

1.肠外原因

(1)粘连与粘连带压迫:粘连可引起肠折叠扭转而造成梗阻。先天性粘连带较多见于小儿;腹部手术或腹内炎症产生的粘连是成人肠梗阻最常见的原因,但少数患者可无腹部手术及炎症史。

(2)嵌顿性外疝或内疝。

(3)肠扭转常由粘连所致。

(4)肠外肿瘤或腹块压迫。

2.肠管本身的原因

(1)先天性狭窄和闭孔畸形。

(2)炎症肿瘤吻合手术及其他因素导致狭窄,如炎症性肠病、肠结核、放射性损伤、肠肿瘤(尤其是结肠瘤)等。

(3)肠套叠在成人中较少见,多由息肉或其他肠管病变引起。

3.肠腔内原因

由成团蛔虫异物或粪块等引起的肠梗阻已不常见。巨大胆石通过胆囊或胆总管-肠瘘管进入肠腔,产生胆石性肠梗阻的病例时有报道。

(二)动力性肠梗阻

1.麻痹性

腹部大手术后腹膜炎、腹部外伤、腹膜后出血、某些药物肺炎、脓胸、脓毒血症、低钾血症或其他全身性代谢紊乱均可并发麻痹性肠梗阻。

2.痉挛性

肠道炎症及神经系统功能紊乱均可引起肠管暂时性痉挛。

(三)血管性肠梗阻

肠系膜动脉栓塞或血栓形成和肠系膜静脉血栓形成为主要病因。各种病因引起肠梗阻的频率随年代、地区、医疗卫生条件等不同而有所不同。例如,20世纪50~60年代,前嵌顿疝所致的机械性肠梗阻的发生率较高,随着医疗水平的提高,预防性疝修补术得到普及,这种肠梗阻已明显减少。而粘连所致的肠梗阻的发生率明显上升。

三、病理改变

单纯性完全机械性肠梗阻发生后,梗阻部位以上的肠腔扩张,肠壁变薄,黏膜易发生糜烂和溃疡,浆膜可被撕裂,整个肠壁可因血供障碍而坏死穿孔,梗阻以下部分肠管多呈空虚坍陷。

麻痹性肠梗阻时肠管扩张肠壁变薄。

在绞窄性肠梗阻的早期,由于静脉回流受阻,小静脉和毛细血管可发生淤血,通透性增加,甚至破裂而渗出血浆或血液,此时肠管内因充血和水肿而呈紫色,继而出现动脉血流受阻,血栓形成,肠壁因缺血而坏死,肠内细菌和毒素可通过损伤的肠壁进入腹腔,坏死的肠管呈紫黑色,最后可自行破裂。

四、病理生理

肠梗阻的主要病理生理改变为体液膨胀和电解质丢失,以及感染和毒血症。这些改变的严重程度因梗阻部位的高低、梗阻时间的长短及肠壁有无血液供应障碍而不同。

(一)肠膨胀

机械性肠梗阻时,梗阻以上的肠腔因积液、积气而膨胀,肠段对梗阻的最先反应是增强蠕动,而强烈的蠕动引起肠绞痛。此时食管上端括约肌发生反射性松弛,患者在吸气时不自觉地将大量空气吞入胃肠,因此肠腔积气的 70% 是咽下的空气,其中大部分是氮气,不易被胃肠吸收,其余 30% 的积气是肠内酸碱中和与细菌发酵作用产生的,或自行弥散至肠腔的 CO_2、H_2、CH_4 等气体。正常成人每天消化道分泌的唾液、胃液、胆液、胰液和肠液的总量约为 8 L,绝大部分被小肠黏膜吸收,以保持体液平衡。肠梗阻时大量液体和气体聚积在梗阻近端引起肠膨胀,而膨胀能抑制肠壁黏膜吸收水分,以后又刺激其增加分泌,如此肠腔内液体越积越多,使肠膨胀进行性加重。单纯性肠梗阻时,肠管内压力一般较低,常低于 0.78 kPa(8 cmH_2O)。但随着梗阻时间的延长,肠管内压力甚至可达到 1.76 kPa(18 cmH_2O)。结肠梗阻时肠腔内平均压力在 2.45 kPa(25 cmH_2O)以上,甚至高达 5.10 kPa(52 cmH_2O)。肠管内压力的升高可使肠壁静脉回流障碍,引起肠壁充血水肿,通透性增加。肠管内压力继续升高可使肠壁血流阻断,使单纯性肠梗阻变为绞窄性肠梗阻。严重的肠膨胀甚至可使横膈抬高,影响患者的呼吸和循环功能。

(二)体液和电解质的丢失

肠梗阻时肠膨胀可引起反射性呕吐。高位小肠梗阻时呕吐频繁,大量水分和电解质被排到体外。如果梗阻位于幽门或十二指肠上段,呕出过多胃酸,则易产生脱水和低氯低钾性碱中毒。如果梗阻位于十二指肠下段或空肠上段,则碳酸氢盐的丢失严重。低位肠梗阻,呕吐虽远不如高位者少见,但因肠黏膜吸收功能降低,分泌液量增多,梗阻以上肠腔中积留大量液体,有时多达 5～10 L,内含大量碳酸氢钠。这些液体虽未被排到体外,但封闭在肠腔内不能进入血液,等于体液丢失。此外,过度的肠膨胀影响静脉回流,导致肠壁水肿和血浆外渗,绞窄性肠梗阻时,血和血浆的丢失尤其严重。因此,患者多发生脱水伴少尿、氮质血症和酸中毒。如果脱水持续,血液进一步浓缩,则导致低血压和失血性休克。失钾和不进饮食所致的血钾水平过低可引起肠麻痹,进而加重肠梗阻的发展。

(三)感染和毒血症

正常人的肠蠕动使肠内容物经常向前流动和更新,因此小肠内是无菌的,或只有极少数细菌。单纯性机械性小肠梗阻时,肠内纵有细菌和毒素,也不能通过正常的肠黏膜屏障,因而危害不大。若梗阻转变为绞窄性,开始时,静脉血流被阻断,受累的肠壁渗出大量血液和血浆,使血容量进一步减少,继而动脉血流被阻断而加速肠壁的缺血性坏死。绞窄段肠腔中的液体所含大量细菌(如梭状芽孢杆菌、链球菌、大肠埃希菌)、血液和坏死组织,细菌的毒素及血液、坏死组织的分解产物均具有极强的毒性。这种液体通过破损或穿孔的肠壁进入腹腔后,可引起强烈的腹膜刺激和感染,被腹膜吸收后,则引起脓毒血症。严重的腹膜炎和毒血症是导致肠梗阻患者死亡的主要原因。

除上述三项主要的病理生理改变之外,如果发生绞窄性肠梗阻,往往还伴有肠壁、腹腔和肠腔内的渗血,绞窄的肠襻越长,失血量越大,亦是导致肠梗阻患者死亡的原因之一。

五、临床表现

症状和体征典型的肠梗阻是不难诊断的,但缺乏典型表现者诊断较困难。X线腹部透视或摄片检查对证实临床诊断、确定肠梗阻的部位很有帮助。正常人腹部X线平片上只能在胃和结肠内见到少量气体。如果小肠内有气体和液平面,表明肠内容物通过障碍,提示肠梗阻的存在。急性小肠梗阻通常要经过6 h肠内才会积聚足够的液体和气体,形成明显的液平面经过12 d,肠扩张的程度肯定达到诊断水平。结肠梗阻发展到X线征象出现的时间就更长。可从横绕肠管的环状襞辨认充气的小肠(特别是空肠),并可与具有结肠袋影的结肠相区别。此外,典型的小肠肠型多在腹中央部分,而结肠影在腹周围或在盆腔。根据患者的体力情况可采用立式或卧式,从正位或侧位摄片,必要时进行系列摄片。

肠梗阻的诊断确定后,应进一步鉴别梗阻的类型。治疗及预后方面差异很大,对机械性肠梗阻多需手术解除,对动力性肠梗阻则可用保守疗法治愈,对绞窄性肠梗阻应尽早进行手术,而对单纯性机械性肠梗阻可先试行保守治疗。因此,应进行以下鉴别诊断。

(一)鉴别机械性肠梗阻和动力性肠梗阻

首先要从病史上分析有无机械梗阻因素。动力性肠梗阻包括常见的麻痹性和少见的痉挛性肠梗阻。机械性肠梗阻的特征是阵发性肠绞痛、肠鸣音亢进和非对称性腹胀;而麻痹性肠梗阻的特征为无绞痛、肠鸣音消失和全腹均匀膨胀;痉挛性肠梗阻可有剧烈腹痛突然发作和消失,间歇期不规则,肠鸣音减弱而不消失,但无腹胀。X线腹部平片有助于两者的鉴别:机械性梗阻的肠胀气局限于梗阻部位以上的肠段;麻痹性梗阻时,全部胃、小肠和结肠均有胀气,程度大致相同;痉挛性梗阻时,肠无明显胀气和扩张。每隔几分钟拍摄正、侧位腹部平片以观察小肠有无运动,常可鉴别机械性与麻痹性肠梗阻。

(二)鉴别单纯性肠梗阻和绞窄性肠梗阻

绞窄性肠梗阻可发生于单纯性机械性肠梗阻的基础上,单纯性肠梗阻因治疗不善而转变为绞窄性肠梗阻的占15%~43%。一般出现下列征象应怀疑有绞窄性肠梗阻。

(1)急骤发生的剧烈腹痛持续不减,或由阵发性绞痛转变为持续性腹痛,疼痛的部位较为固定。若腹痛涉及背部,提示肠系膜受到牵拉,更提示为绞窄性肠梗阻。

(2)腹部有压痛、反跳痛和腹肌强直,腹胀与肠鸣音亢进则不明显。

(3)呕吐物、胃肠减压引流物、腹腔穿刺液含血液,可便血。

(4)全身情况急剧恶化,毒血症表现明显,可出现休克。

(5)X线平片可见梗阻部位以上肠段扩张并充满液体,状若肿瘤或呈"C"形面,被称为"咖啡豆征",在扩张的肠管间常可见腹水。

(三)鉴别小肠梗阻和结肠梗阻

高位小肠梗阻呕吐频繁而腹胀较轻,低位小肠梗阻则反之。结肠梗阻的临床表现与低位小肠梗阻相似。但X线腹部平片则可区别。小肠梗阻,充气的肠襻遍及全腹,液平面较多见,而结肠则不显示。若为结肠梗阻,则在腹部周围可见扩张的结肠和袋形,小肠内积气则不明显。

(四)鉴别完全性肠梗阻和不完全性肠梗阻

完全性肠梗阻多为急性发作而且症状明显,不完全性肠梗阻则多为慢性梗阻,症状不明显,往往为间歇性发作。X线检查,完全性肠梗阻者的肠襻充气扩张明显,不完全性肠梗阻则反之。

(五)肠梗阻病因的鉴别诊断

判断病因可从年龄、病史、体检、X线检查等方面的分析着手。例如,有腹部手术、创伤、感染的病史,应考虑肠粘连或粘连带所致的梗阻;如果患者有肺结核,应想到肠结核或腹膜结核引起肠梗阻的可能。遇风湿性心瓣膜病伴心房颤动、动脉粥样硬化或闭塞性动脉内膜炎的患者,应考虑肠系膜动脉栓塞;而门静脉高压和门静脉炎可致门静脉栓塞。这些动静脉血流受阻是血管性肠梗阻的常见原因。在儿童中,蛔虫引起肠堵塞偶尔可见到;3岁以下婴幼儿中原发性肠套叠多见;青、中年患者的常见病因是肠粘连、嵌顿性外疝和肠扭转;老年人的常见病因是结肠癌、乙状结肠扭转和粪块堵塞,而90%的结肠梗阻为癌性梗阻。成人中肠套叠少见,多继发于Meckel憩室、肠息肉和肿瘤。在腹部检查时,要特别注意腹部手术切口瘢痕和隐蔽的外疝。

腹痛、呕吐、腹胀、便秘和停止排气是肠梗阻的典型症状,但在各类肠梗阻中轻重并不一致。

1.腹痛

肠梗阻的患者大多有腹痛。在急性完全性机械性小肠梗阻患者中,腹痛表现为阵发性绞痛。是由梗阻部位以上的肠管强烈蠕动所引起,多位于腹中部,常突然发作,逐步加剧至高峰,持续数分钟后缓解。间隙期可以完全无痛,但过段时间可以再发,绞痛的程度和间隙期的长短因梗阻部位的高低和病情的缓急而异。一般而言,十二指肠、上段空肠梗阻时呕吐可起减压作用,患者的绞痛较轻。而低位回肠梗阻则可因肠胀气抑制肠蠕动,故绞痛亦轻。唯有急性空肠梗阻时绞痛较剧烈,一般每2~5 min即发作1次。不完全性肠梗阻时腹痛较轻,在一阵肠鸣或排气后可见缓解。慢性肠梗阻亦然,且间隙期较长。急性机械性结肠梗阻时腹痛多在下腹部,一般较小肠梗阻轻。结肠梗阻时若回盲瓣功能正常,结肠内容物不能逆流到小肠,肠腔因而逐渐扩大,压力升高,除阵发性绞痛外可有持续性钝痛。此种情况出现,应注意有闭襻性肠梗阻的可能性。发作间隙期的持续性钝痛是绞窄性肠梗阻的早期表现。若肠壁已发生缺血性坏死,则呈持续性剧烈腹痛。麻痹性肠梗阻,由于肠肌已无蠕动能力,故无肠绞痛发作,可由高度肠管膨胀而引起腹部持续性胀痛。

2.呕吐

肠梗阻患者几乎都有呕吐症状,早期为反射性呕吐,吐出物多为胃内容物。后期则为反流性呕吐,因梗阻部位高低而不同,部位越高,呕吐越频、越剧烈。低位小肠梗阻时呕吐较轻、较少。结肠梗阻时,由于回盲瓣可以阻止反流,故早期可无呕吐,但后期回盲瓣因肠腔过度充盈而关闭不全时有较剧烈的呕吐,吐出物可含粪汁。

3.腹胀

腹胀是较迟出现的症状,其程度与梗阻部位有关。高位小肠梗阻由于频繁呕吐多无明显腹胀,低位小肠梗阻或结肠梗阻的晚期常有显著的全腹膨胀。闭襻性梗阻的肠段膨胀很突出,常呈不对称的局部膨胀。麻痹性肠梗阻时,全部肠管均膨胀扩大,故腹胀显著。

4.便秘和停止排气

完全性肠梗阻时,患者的排便和排气现象消失。但在高位小肠梗阻的最初2~3 d,如果梗阻以下肠腔内积存了粪便和气体,则仍有排便和排气现象,不能因此否定完全性梗阻的存在。

5.全身症状

单纯性肠梗阻患者一般无明显的全身症状,但呕吐频繁和腹胀严重者必有脱水,血钾水平过低者有疲软、嗜睡、乏力和心律失常等症状。绞窄性肠梗阻患者的全身症状最显著,早期即有虚脱,很快进入休克状态。伴有腹腔感染者的腹痛持续并扩散至全腹,同时有畏寒、发热、白细胞计数增多等感染和毒血症表现。

六、治疗措施

肠梗阻的治疗方法取决于梗阻的原因、性质、部位、病情和患者的全身情况。但不论采取何种治疗方法,纠正肠梗阻所引起的水、电解质和酸碱平衡的失调,做胃肠减压以改善梗阻部位以上肠段的血液循环及控制感染等皆为必要。

(一)纠正脱水、电解质丢失和酸碱平衡失调

脱水、电解质的丢失与病情、病类有关。应根据临床经验与血化验结果予以估计。一般成人症状较轻的约需补液 1 500 mL,有明显呕吐的则需补 3 000 mL,而伴周围循环虚脱和低血压时则需补液 4 000 mL 以上。若病情一时不能缓解,则尚需补给从胃肠减压及尿中排泄的量,以及正常的每天需要量。当尿量正常时,尚需补给钾盐。低位肠梗阻多因碱性肠液丢失易发生酸中毒,而高位肠梗阻则因胃液和钾的丢失易发生碱中毒,皆应予以相应的纠正。在绞窄性肠梗阻和机械性肠梗阻的晚期,可有血浆和全血的丢失,血液浓缩或血容量不足,故尚应补给全血或血浆、清蛋白等方能有效纠正循环障碍。

在制订或修改此项计划时,必须根据患者的呕吐情况、脱水体征,每小时尿量和尿比重,血钠离子、钾离子、氯离子、二氧化碳结合力、血肌酐,以及血细胞比容、中心静脉压的测定结果加以调整。由于酸中毒,血浓缩,钾离子从细胞内逸出,血钾测定有时不能真实地反映细胞缺钾情况,而应进行心电图检查作为补充。补充体液和电解质、纠正酸碱平衡失调的目的在于维持机体内环境的相对稳定,保持机体的抗病能力,使患者在肠梗阻解除之前渡过难关,能在有利的条件下经受外科手术治疗。

(二)胃肠减压

通过胃肠插管减压可引出吞入的气体和滞留的液体,解除肠膨胀,避免吸入性肺炎,减轻呕吐,改善腹胀引起的循环和呼吸窘迫症状,在一定程度上改善梗阻以上肠管的淤血、水肿和血液循环。少数轻型单纯性肠梗阻经有效的减压后肠腔可恢复通畅。胃肠减压可减少手术操作困难,增加手术的安全性。

减压管一般有两种:较短的一种(Levin 管)可放置在胃或十二指肠内,操作方便,对高位小肠梗阻减压有效;另一种减压管(Miller-Abbott 管)长数米,适用于较低位小肠梗阻和麻痹性肠梗阻的减压,但操作费时,放置时需要 X 线透视以确定管端的位置。结肠梗阻发生肠膨胀时,插管减压无效,常需手术减压。

(三)控制感染和毒血症

肠梗阻时间过长或发生绞窄时,肠壁和腹膜常有多种细菌感染(如大肠埃希菌、梭形芽孢杆菌、链球菌),积极地采用静脉滴注以抗革兰氏阴性杆菌为重点的广谱抗生素治疗十分重要,动物试验和临床实践都证实应用抗生素可以显著降低肠梗阻的死亡率。

(四)解除梗阻恢复肠道功能

对单纯性机械性肠梗阻,尤其是早期不完全性肠梗阻(如由蛔虫、粪块堵塞或炎症粘连所致的肠梗阻)可做非手术治疗。对早期肠套叠、肠扭转引起的肠梗阻可在严密的观察下先行非手术治疗。动力性肠梗阻除非伴有外科情况,不需手术治疗。

非手术治疗除前述各项治疗外尚可加用下列措施。

(1)油类:可用液体石蜡、生豆油或菜油 200～300 mL,分次口服或由胃肠减压管注入,适用

于病情较重、体质较弱者。

（2）对麻痹性肠梗阻，如果无外科情况可用注射新斯的明、腹部芒硝热敷等来治疗。

（3）针刺足三里、中脘、天枢、内关、合谷、内庭等穴位可作为辅助治疗。

绝大多数机械性肠梗阻需做外科手术治疗，对缺血性肠梗阻和绞窄性肠梗阻宜及时手术处理。

外科手术的主要内容：①松解粘连或嵌顿性疝，整复扭转或套叠的肠管等，以消除梗阻的局部原因。②切除坏死的或有肿瘤的肠段、引流脓肿等，以清除局部病变。③肠造瘘术可解除肠膨胀，以利于肠段切除，肠吻合术可绕过病变肠段，恢复肠道的通畅。

七、急救护理

急性肠梗阻的护理要点是围绕矫正肠梗阻引起的全身性生理紊乱和解除梗阻而采取的相应措施，即胃肠减压，纠正水、电解质紊乱和酸碱失衡，防治感染和中毒。采用非手术疗法过程中，需严密观察病情变化。如果病情不见好转或继续恶化，应及时为医师提供信息，修改治疗方案。有适应证者积极完善术前准备，尽早手术解除梗阻，加强围术期护理。

（一）护理目标

（1）严密观察病情变化，使患者迅速进入诊断、治疗程序。

（2）维持有效的胃肠减压。

（3）减轻症状：如疼痛、腹胀、呼吸困难。

（4）加强基础护理，增加患者的舒适感。

（5）做好水、电解质管理。

（6）预防各种并发症，提高救治成功率。

（7）加强心理护理，增强患者战胜疾病的信心。

（8）帮助患者及其家属掌握自护知识，为患者回归正常生活做准备。

（二）护理措施

1.密切观察病情变化

（1）意识表情变化能够反映中枢神经系统血液灌注情况。意识由清醒变模糊或昏迷提示病情加重。

（2）监测患者的血压、脉搏、呼吸、体温，每 15～30 min 1 次，记录尿量，观察腹痛、腹胀、呕吐、排气、排便情况。如果患者有口渴、尿量减少、脉率增快、脉压缩小、烦躁不安、面色苍白等表现，为早期休克征象，应加快输液速度，配合医师进行抢救。早期单纯性肠梗阻患者全身情况无明显变化，后因呕吐和水、电解质紊乱，可出现脉搏细速、血压下降、面色苍白、眼球凹陷、皮肤弹性减退、四肢发凉等中毒性休克征象。

（3）注意有无突发的剧烈腹痛、腹胀明显加重等异常情况。若出现持续剧烈的腹痛、频繁的呕吐、非手术治疗疗效不明显、有明显的腹膜炎表现，以及呕血、便血等症状，为绞窄性肠梗阻表现，应尽早配合医师行手术治疗。

（4）术后密切观察患者术后的一般情况，应每 30～60 min 测血压、脉搏 1 次，平稳后可根据医嘱延长测定时间。对重症患者进行心电监护，预防中毒性休克。如果发现异常情况，要及时通知医师，做好抢救工作。

（5）保持各引流管通畅，妥善固定，防止挤压、扭曲，同时密切注意引流液的性状，如量、颜色、气味。

2.胃肠减压的护理

(1)肠梗阻的急性期须禁食,并保持有效的胃肠减压。胃肠减压可吸出肠道内气体和液体,减轻腹胀,降低肠腔内压力,改善肠壁血液循环,有利于改善局部病变及全身情况。关心、安慰患者,讲解胃肠减压的作用及重要性,使患者重视胃肠减压的作用。

(2)妥善固定胃管,每2 d抽吸1次,避免折曲或脱出,保持引流通畅,引流不畅时可用等渗盐水冲洗胃管,观察引出物的色、质、量并记录。

(3)避免胃内存留大量的液体和气体而影响药物的保存和吸收。注药操作时,动作要轻柔,避免牵拉胃管引起患者不适,注射完毕,一定要夹紧胃管2～3 h,以利于药物吸收及进入肠道。

(4)动态观察胃肠吸出物的颜色及量。若吸出物减少及变清,肠鸣音恢复,表示梗阻正在缓解;若吸出物的量较多,有粪臭味或呈血性,表示肠梗阻未解除,促使细菌繁殖或者引起肠管血液循环障碍,应及早通知医师,采取合理手术治疗。

(5)术后应加强胃肠减压的护理。每天记录胃液量,便于医师参考补液治疗。注意胃液性质,发现有大量血性液体引出时,应及时向医师报告并处理。

3.体位和活动的护理

(1)非手术患者卧床休息。在血压稳定的情况下,可采取半卧位,以减轻腹痛、腹胀,有利于呼吸。

(2)术后待生命体征平稳后采用半卧位,以利于腹腔内渗出液流向盆腔而被吸收(盆腔内腹膜吸收能力较强),使感染局限化,减少膈下感染,减轻腹部张力,减轻切口疼痛,有利于切口愈合。有造瘘口者应向造瘘口侧侧卧,以防肠内大便或肠液流出,污染腹部切口或从造瘘口基底部刀口流入肠腔而致感染。护理人员应经常协助患者维持好半卧位。

(3)指导和协助患者活动。术后6 h血压平稳后患者可在床上翻身,动作宜小且轻缓。术后第1 d可协助患者坐起并拍背促进排痰,同时鼓励患者早期下床活动,这样有利于肠蠕动恢复,防止肠粘连,促进生理功能和体力的恢复,防止肺不张。

(4)被动、主动活动双下肢,防止下肢静脉血栓形成。瘦、弱、年老的患者要特别注意骶尾部的皮肤护理,防止因受压过久发生压疮。

4.腹痛的护理

(1)患者主诉疼痛时应立即采取相应的处理措施,例如,给予舒适的体位,同情、安慰患者,让患者做深呼吸。但在明确诊断前禁用强镇痛药物。

(2)禁食,保持有效的胃肠减压。

(3)观察腹痛的部位、性质、程度、进展情况。单纯性机械性肠梗阻一般为阵发性剧烈绞痛;绞窄性肠梗阻腹痛往往为持续性腹痛伴有阵发性加重,疼痛也较剧烈;麻痹性肠梗阻腹痛往往不明显,阵发性绞痛尤其少见;结肠梗阻一般为胀痛。要观察生命体征变化,判断有无绞窄性肠梗阻及休克,为治疗时机的选择提供依据。

5.呕吐的观察及护理

(1)患者呕吐时协助患者坐起或使其头侧向一边,及时清理呕吐物,防止窒息和引起吸入性肺炎。

(2)患者呕吐后用温开水漱口,保持口腔清洁,为患者清洁颜面部,并观察记录呕吐时间、次

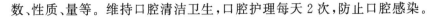

数、性质、量等。维持口腔清洁卫生,口腔护理每天 2 次,防止口腔感染。

（3）若胃肠减压后仍呕吐,应考虑是否存在引流不畅,检查胃管是否移位或脱出,管道是否打折、扭曲,管腔是否堵塞,应及时给予相应的处理。

6.腹部体征的观察及护理

（1）评估、记录腹胀的程度,观察病情变化。观察腹部外形,每小时听诊肠鸣音 1 次,腹胀伴有阵发性腹绞痛,肠鸣音亢进,甚至有气过水声或金属音,应严密观察。麻痹性肠梗阻时全腹膨胀显著,但不伴有肠型;闭襻性肠梗阻可以出现局部膨胀;结肠梗阻因回盲瓣关闭可以显示腹部高度膨胀,而且往往不对称。

（2）动态观察是否有肛门排气、排便。

（3）减轻腹胀的措施有胃管引流,保持有效负压吸引。热敷或按摩腹部。如果无绞窄性肠梗阻,可从胃管注入液体石蜡,每次 20～30 mL,促进排气、排便。

7.加强水、电解质管理

（1）准确记录 24 h 出入量、每小时尿量,将其作为调整输液量的参考指标。

（2）遵医嘱尽快补充水和电解质。护士应科学、合理地安排补液顺序。出现危及生命的电解质紊乱,如低钾,要优先补给。

（3）维持有效的静脉通道,必要时建立中心静脉通道。加强局部护理。

8.预防感染的护理

（1）为患者执行各项治疗、操作时严格遵守无菌技术原则。接触患者前、后均用流水洗手,防止交叉感染。

（2）对有引流管者,应每天更换引流袋,保持引流通畅。

（3）禁食和胃肠减压期间应用生理盐水或漱口液做口腔护理,每天 3 次,防止口腔炎的发生。

（4）对留置导尿管者应用 0.1% 的苯扎溴铵给尿道口消毒或抹洗外阴,每天 3 次。

（5）加强皮肤护理,及时擦干汗液、清理呕吐物、更换衣被。每 2 d 变换 1 次体位,按摩骨突部位,防止压疮的发生。

9.引流管的护理

（1）术后因病情需要放置腹腔引流管,护士应明确引流管的放置位置及作用,注意引流管是否固定牢固,有无扭曲、阻塞等。

（2）术后每 30 min 挤压 1 次引流管,以避免管腔被血块堵塞,保持引流管通畅。

（3）注意观察引流液的量及性质,及时、准确地向医师报告病情。

（4）在操作过程中注意无菌操作,防止逆行感染。

10.饮食护理

待胃肠功能恢复、肛门排气后给患者少量流质饮食。肠切除者,应在肛门排气后 1～2 d 才能开始进食流质饮食。进食后若无不适,逐渐过渡至半流质、软质、普通饮食。给予无刺激、易消化、营养丰富及富含纤维素的食物。有造瘘口者避免进食产气、产酸和刺激性食物,如蛋、洋葱、芹菜、蒜或含糖高的食物,以免产生臭气。随着病情恢复,造瘘口功能健全,2 周左右可进食容易消化的少渣普食及含纤维素高的食物,不但可使粪便成形,便于护理,而且起到扩张造瘘口的作用。

11.心理护理

肠梗阻发病急,疼痛剧烈,患者一般有紧张、恐惧、焦虑等不良情绪,入院后急于得到治疗,缓解疼痛。护士要耐心安慰、解释，与家属做好沟通工作，共同鼓励、关心患者。

（1）介绍环境及负责医师、护士，协助患者适应新环境。为患者提供安静、整洁、舒适的环境，避免不良刺激。

（2）治疗操作前简单解释，操作轻柔，尽量减少引起患者恐惧的医源性因素。

（3）用浅显的语言向患者解释疾病的原因、治疗措施、手术需要的配合。

（4）对患者的感受表示理解，耐心倾听，鼓励其说出自己的感受，给予帮助。

（5）避免在与医师、家属充分沟通前，直接同患者谈论病情的严重性。

(三)健康教育

（1）养成良好的生活习惯，例如，生活起居要有规律，每天定时排便，排便时精力集中，即使无便意也要做排便动作，保持大便通畅。

（2）饱餐后不宜剧烈运动和劳动，防止发生肠扭转。

（3）定期复诊。有腹胀、腹痛等不适时，及时到医院检查。及早发现引起肠梗阻的因素，早诊断、早治疗。

（李　　敏）

第八节　急性阑尾炎

急性阑尾炎是腹部外科常见的疾病之一，是外科急腹症中最常见的疾病，其发病率约为 1∶1 000。各年龄段的人均可发病，但最多见于青年。阑尾切除术是外科常施行的一种手术。急性阑尾炎的临床表现变化较多，需要鉴别其与许多腹腔疾病。早期明确诊断、及时治疗，可使患者在短期内恢复健康。若延误诊治，则可能出现严重后果。因此，须重视对该病的处理。

一、病因

阑尾管腔较细且系膜短，常使阑尾扭曲，内容物排出不畅，阑尾管腔内本来就有许多微生物，远侧又是盲端，很容易发生感染。医师一般认为急性阑尾炎是由下列几种因素引起的。

(一)梗阻

梗阻为急性阑尾炎发病最常见的基本因素。常见的梗阻原因：①粪石和粪块等。②寄生虫，如蛔虫堵塞。③阑尾系膜过短，造成阑尾扭曲，引起部分梗阻。④阑尾壁改变，以往发生过急性阑尾炎后，肠壁可以纤维化，使阑尾腔变小，亦可减弱阑尾的蠕动功能。

(二)细菌感染

阑尾炎的发生也可能是细菌直接感染的结果。细菌可通过直接侵入、经由血运或感染等方式侵入阑尾壁，从而形成阑尾的感染和炎症。

(三)其他

与急性阑尾炎发病有关的因素还有饮食习惯、遗传因素和胃肠道功能障碍等。阑尾先天性畸形（如阑尾过长、过度扭曲、管腔细小、血供不佳）是易于发生急性炎症的条件。胃肠道功能障碍（如腹泻、便秘）引起内脏神经反射，导致阑尾肌肉和血管痉挛，当胃肠道功能超过正常强度时，可致阑尾管腔狭窄、血供障碍、黏膜受损，细菌入侵而致急性炎症。

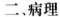
二、病理

根据急性阑尾炎的临床过程和病理解剖学变化,可将其分为 4 种病理类型,这些不同类型可以是急性阑尾炎在其病变发展过程中不同阶段的表现,也可能是不同的病因和病理所产生的直接结果。

(一)急性单纯性阑尾炎

阑尾轻度肿胀,浆膜表面充血。阑尾壁各层组织间均有炎性细胞浸润,以黏膜和黏膜下层最为显著;黏膜上可能出现小的溃疡和出血点,阑尾腔内可能有少量渗出液,临床症状和全身反应较轻,如果能及时处理,其感染可以消退,炎症完全吸收,阑尾也可恢复正常。

(二)急性化脓性阑尾炎

阑尾明显肿胀,壁内大量炎性细胞浸润,可形成大量大小不一的微小脓肿;浆膜高度充血并有较多脓性渗出物,作为肌体炎症防御、局限化的一种表现,常有大网膜下移,包绕部分或全部阑尾。此类阑尾炎的阑尾已有不同程度的组织破坏,即使经保守治疗恢复,阑尾壁仍可留有瘢痕挛缩,致阑尾腔狭窄,因此,日后炎症可反复发作。

(三)坏疽性及穿孔性阑尾炎

坏疽性及穿孔性阑尾炎是一种重型的阑尾炎。根据阑尾血运阻断的部位,坏死范围可仅限于阑尾的一部分或累及整个阑尾。阑尾管壁坏死或部分坏死,呈暗紫色或黑色。阑尾腔内积脓,且压力升高,阑尾壁出现血液循环障碍。穿孔部位多存阑尾根部和尖端。穿孔如果未被包裹,感染继续扩散,则可引起急性弥漫性腹膜炎。

(四)阑尾周围脓肿

急性阑尾炎化脓坏疽或穿孔,如果此过程进展较慢,大网膜可移至右下腹部,将阑尾包裹并形成粘连,形成炎性肿块或阑尾周围脓肿。

阑尾穿孔并发弥漫性腹膜炎最为严重,常见于坏疽穿孔性阑尾炎,婴幼儿大网膜过短,妊娠期的子宫妨碍大网膜下移,故易在阑尾穿孔后出现弥漫性腹膜炎。由于阑尾炎症严重,进展迅速,局部大网膜或肠襻粘连尚不足以局限炎症发展,故一旦穿孔,感染很快蔓及全腹腔。患者有全身性感染、中毒和脱水等现象,有全腹性的腹壁强直和触痛,并有肠麻痹的腹胀、呕吐等症状。如果不经适当治疗,死亡率很高;即使经过积极治疗后全身性感染获得控制,也常因发生盆腔脓肿、膈下脓肿或多发性腹腔脓肿等并发症而需多次手术引流,甚至遗留下腹腔窦道、肠瘘、粘连性肠梗阻等并发症而使病情复杂、病期迁延。

三、临床表现

不论急性阑尾炎的病因如何,不论其病理变化为单纯性、化脓性还是坏疽性,在阑尾未穿孔、坏死或并有局部脓肿以前,临床表现大致相似。多数急性阑尾炎有较典型的症状和体征。

(一)症状

症状一般表现在 3 个方面。

1.腹痛不适

腹痛不适是急性阑尾炎最常见的症状,约 98% 的急性阑尾炎患者以此为首发症状。典型的急性阑尾炎腹痛开始时多在上腹部或脐周围,有时为阵发性,并常有轻度恶心或呕吐;一般持续 6~36 h(通常约 12 d)。当阑尾炎症涉及壁腹膜时,腹痛变为持续性并转移至右下腹部,疼痛加剧,不少患者伴有呕吐、发热等全身症状。此种转移性右下腹痛是急性阑尾炎的典型症状,70%以上的患者具有此症状。该症状在临床诊断上有重要意义。但也应该指出,不少患者的腹痛可能开始时即在右下腹,不一定有转移性腹痛,这可能与阑尾炎病理过程不同有关。没有明显管腔梗阻而直接发生的阑尾感染,腹痛可能一开始就是右下腹炎性持续性疼痛。异位阑尾炎在临床上虽同样也可有初期梗阻性、后期炎症性腹痛,但其最后腹痛所在部位因阑尾部位不同而异。

腹痛的轻重程度与阑尾炎的严重性之间并无直接关系。虽然腹痛的突然减轻一般显示阑尾腔的梗阻已解除或炎症在消退,但有时因阑尾腔内压过大或组织缺血性坏死,神经末梢失去感受和传导能力,腹痛也可减轻;有时阑尾穿孔以后,由于腔内压随之降低,自觉的腹痛也可突然消失。故腹痛降轻,必须伴有体征消失,方可视为病情好转的证据。

2.胃肠道症状

恶心、呕吐、便秘、腹泻等胃肠道症状是急性阑尾炎患者常有的症状。呕吐是急性阑尾炎常见的症状,当阑尾管腔梗阻及炎症程度较重时更为突出。呕吐与发病前是否进食有关。阑尾炎发生于空腹时,往往仅有恶心;饱食后发生者多有呕吐;偶然于病程晚期见有恶心、呕吐者,则多由腹膜炎所致。食欲缺乏、不思饮食,则更为患者常见的现象。

当阑尾感染扩散至全腹时,恶心、呕吐可加重。其他胃肠道症状(食欲缺乏、便秘、腹泻)偶尔可出现,腹泻多由于阑尾炎症扩散至盆腔内形成脓肿,刺激直肠而引起肠功能亢进,此时患者常有排便不畅、便次增多、里急后重及便中带黏液等症状。

3.全身反应

急性阑尾炎患者的全身症状一般并不显著。当阑尾化脓坏疽并有扩散性腹腔内感染时,可以出现明显的全身症状,如寒战、高热、反应迟钝或烦躁不安;当弥漫性腹膜炎严重时,可同时出现血容量不足与脓毒血症表现,甚至有心、肺、肝、肾等器官功能障碍。

(二)体征

急性阑尾炎的体征在诊断上较自觉症状更具有重要性。它的表现决定于阑尾的部位、位置的深浅和炎症的程度,常见的体征有下列几类。

1.患者体位

不少患者来诊时常弯腰行走,且往往将双手按在右下腹部。在床上平卧时其右髋关节常呈屈曲位。

2.压痛和反跳痛

最主要和典型的是右下腹压痛,其存在是诊断阑尾炎的重要依据,典型的压痛较局限,位于麦氏点(阑尾点)或其附近。无并发症的阑尾炎的压痛点比较局限,有时可以用一根手指在腹壁找到最明显压痛点;待出现腹膜炎时,压痛范围可变大,甚至全腹压痛,但压痛最剧烈的点仍在阑尾部位。压痛点具有重大诊断价值,即使患者自觉腹痛尚在上腹部或脐周围,体检时往往已能发现在右下腹有明显的压痛点,常借此可获得早期诊断。

年老体弱、反应差的患者即使炎症很重,但压痛可能比较轻微,或必须深压才痛。压痛表明阑尾炎症的存在和其所在的部位,较转移性腹痛更具有诊断意义。

反跳痛具有重要的诊断意义,体检时突然将压在局部的手松开,患者感到剧烈疼痛,更重于压痛。这是腹膜受到刺激的反应,可以更肯定局部炎症的存在。对于诊断阑尾炎,阑尾部位压痛与反跳痛同时存在比单个存在更有价值。

3.右下腹肌紧张和强直

肌紧张是腹壁对炎症刺激的反应性痉挛,强直则是一种持续性保护性腹肌收缩,都见于阑尾炎症已超出浆膜并侵及周围脏器或组织时。检查腹肌有无紧张和强直时要求动作轻柔,患者情绪平静,以避免引起腹肌过度反应或痉挛,导致不正确结论。

4.疼痛试验

有些急性阑尾炎患者的以下几种疼痛试验可能呈阳性,其主要原理是处于深部但有炎症的阑尾黏附于腰大肌或闭孔肌,在行以下试验时,局部受到明显刺激而出现疼痛。①结肠充气试验(Rovsing征):深压患者的左下腹部降结肠处,患者感到阑尾部位疼痛。②腰大肌试验:患者取左侧卧位,右腿伸直并过度后伸时阑尾部位疼痛。③闭孔内肌试验:患者屈右髋、右膝并内旋时感到阑尾部位疼痛。④直肠内触痛:直肠指检时按压右前壁,患者有疼痛感。

(三)化验

急性阑尾炎患者的血常规、尿常规检查有一定重要性。90%的患者常有白细胞计数增多,是临床诊断的重要依据,一般为$(10\sim15)\times10^9/L$。随着炎症加重,白细胞可以增加,甚至可在$20\times10^9/L$以上。但年老体弱或免疫功能受抑制的患者的白细胞不一定增多,甚至反而下降。白细胞数增多常伴有核左移。急性阑尾炎患者的尿液检查一般无特殊改变,但对排除类似阑尾炎症状的泌尿系统疾病(如输尿管结石),常规检查尿液仍有必要。

四、诊断

多数急性阑尾炎的诊断以转移性右下腹痛或右下腹痛、阑尾部位压痛和白细胞增多为决定性依据。典型的急性阑尾炎(约占80%)均有上述症状、体征,易于依据此作出诊断。对于临床表现不典型的患者,尚需考虑借助其他一些诊断手段,以进一步肯定。

五、鉴别诊断

一般诊断典型的急性阑尾炎并不困难,但部分患者的临床表现并不典型,诊断相当困难,有时甚至诊断错误,以致采用错误的治疗方法或延误治疗,产生严重并发症,甚至死亡。要与急性阑尾炎区别的疾病很多,常见的为以下三类。

(一)内科疾病

临床上,不少内科疾病具有急腹症的临床表现,常被误诊为急性阑尾炎而施行不必要的手术探查,将无病变的阑尾切除,甚至危及患者的生命,故诊断时必须慎重。常见的需要与急性阑尾炎区别的内科疾病有以下几种。

1.急性胃肠炎

一般急性胃肠炎患者发病前常有饮食不慎或食物不洁史。症状虽亦以腹痛、呕吐、腹泻为主,但通常以呕吐或腹泻较为突出,有时在腹痛之前即已有吐、泻。急性阑尾炎患者即使有吐、泻,一般也不严重,且多发生在腹痛以后。

有时急性胃肠炎的腹痛虽很剧烈,但其范围较广,部位较不固定,更无转移至右下腹的特点。

2.急性肠系膜淋巴结炎

该病多见于儿童,往往发生于上呼吸道感染之后。患者大多有同样腹痛史,且常在上呼吸道感染后发作。起病初期于腹痛开始时往往即有高热,此与一般急性阑尾炎不同;腹痛初起时即位于右下腹,而无急性阑尾炎典型腹痛转移史。其腹部触痛的范围较急性阑尾炎广,部位较阑尾的位置高,并较靠近内侧。腹壁强直不甚明显,反跳痛不显著。Rovsing 征和肛门指检都是阴性。

3.Meckel 憩室炎

Meckel 憩室炎往往无转移性腹痛,局部压痛点在麦氏点的内侧。该病多见于儿童。由于 1/3 的 Meckel 憩室中有胃黏膜,患者可有黑便史。Meckel 憩室炎穿孔时为外科疾病。临床上如果诊断为急性阑尾炎而手术中发现阑尾正常,应立即检查至少 100 cm 末段回肠,以明确有无 Meckel 憩室炎,免致遗漏而造成严重后果。

4.局限性回肠炎

典型局限性回肠炎不难与急性阑尾炎区别。但不典型急性发作时,右下腹痛、压痛及白细胞计数升高与急性阑尾炎相似,必须通过细致的临床观察,发现局限性回肠炎所致的部分肠梗阻的症状与体征(如阵发绞痛和可触及条状肿胀肠襻),方能鉴别。

5.心胸疾病

右侧胸膜炎、右下肺炎和心包炎等均可有反射性右侧腹痛,甚至右侧腹肌反射性紧张等,但这些疾病以呼吸、循环系统功能改变为主,一般没有典型急性阑尾炎的转移性右下腹痛和压痛。

6.其他

其他如过敏性紫癜、铅中毒,均可有腹痛,但腹软、无压痛。详细的病史、体检和辅助检查可用于鉴别。

(二)外科疾病

1.胃十二指肠溃疡急性穿孔

该病为常见急腹症,发病突然,临床表现可与急性阑尾炎相似。多数溃疡穿孔患者有慢性溃疡史,穿孔大多发生在溃疡的急性发作期。溃疡穿孔所引起的腹痛,虽起于上腹部并可累及右下腹,但一般迅速累及全腹,不像急性阑尾炎有局限于右下腹的趋势。腹痛发作极为突然,程度也颇为剧烈,常可导致患者休克。体检时右下腹虽也有明显压痛,但上腹部溃疡穿孔部位一般为压痛最显著的地方;腹肌的强直现象特别显著,常呈"板样"强直。腹内因存在游离气体,肝浊音界多有缩小或消失现象;X 线透视如果能确定膈下有积气,有助于诊断。

2.急性胆囊炎

总体上急性胆囊炎的症状与体征均以右上腹为主,常可扪及肿大和有压痛的胆囊,Murphy 征阳性,辅以 B 超不难鉴别。

3.右侧输尿管结石

该病有时表现与阑尾炎相似。但输尿管结石以腰部酸痛或绞痛为主,可有向会阴部放射痛,有右肾区叩击痛,肉眼或镜检尿液有大量红细胞,B 超检查和肾、输尿管、膀胱 X 线检查可确诊。

(三)妇科疾病

1.右侧异位妊娠破裂

这是育龄妇女最易与急性阑尾炎相混淆的疾病,尤其是对未婚怀孕女性,诊断时更要细致。异位妊娠患者常有月经过期或近期不规则史,在腹痛发生以前,可有阴道不规则出血史。其腹痛发作极为突然,开始即在下腹部,并常伴有会阴部坠痛感觉。全身无炎症反应,但有不同程

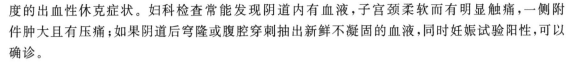

度的出血性休克症状。妇科检查常能发现阴道内有血液,子宫颈柔软而有明显触痛,一侧附件肿大且有压痛;如果阴道后穹隆或腹腔穿刺抽出新鲜不凝固的血液,同时妊娠试验阳性,可以确诊。

2.右侧卵巢囊肿扭转

该病可突然出现右下腹痛,囊肿绞窄坏死可刺激腹膜而致局部压痛,与急性阑尾炎相似。但急性扭转时疼痛剧烈而突然,坏死囊肿引起的局部压痛位置偏低,有时可扪到肿大的囊肿,以上特征都与阑尾炎不同,妇科双合诊或B超检查等可明确诊断。

3.其他

其他如急性盆腔炎、右侧附件炎、右侧卵巢滤泡或黄体破裂,可通过病史、月经史、妇科检查、B超检查、后穹隆或腹腔穿刺等作出正确诊断。

六、治疗

手术切除是治疗急性阑尾炎的主要方法,但阑尾炎症的病理变化比较复杂,非手术治疗仍有其价值。

(一)非手术治疗

1.适应证

(1)患者的一般情况差或因客观条件不允许(如合并严重心、肺功能障碍),也可先行非手术治疗,但应密切观察病情变化。

(2)急性单纯性阑尾炎早期,药物治疗多有效,其炎症可吸收消退,阑尾能恢复正常,也可不再复发。

(3)当急性阑尾炎已被延误诊断超过48 h,病变局限,已形成炎性肿块,也应采用非手术治疗,待炎症消退、肿块吸收后,再考虑择期切除阑尾。当炎性肿块转成脓肿时,应先行脓肿切开引流,再进行择期阑尾切除术。

(4)急性阑尾炎诊断尚未明确,临床观察期间可采用非手术治疗。

2.方法

非手术治疗的内容有卧床,禁食,静脉补充水、电解质和热量,同时应用有效抗生素及对症处理(如镇静、止痛、止吐)。

(二)手术治疗

绝大多数急性阑尾炎诊断明确后均应采用手术治疗,以去除病灶、促进患者迅速恢复。但是急性阑尾炎的病理变化和患者条件常有不同,因此也要根据具体情况,对不同时期、不同阶段的患者采用不同的手术方式分别处理。

七、急救护理

(一)护理目标

(1)患者的焦虑明显减轻,配合治疗及护理。

(2)患者主诉疼痛明显缓解或消失。

(3)术后未发生相关并发症或并发症发生后能得到及时治疗与处理。

(二)护理措施

1.非手术治疗

(1)体位:取半卧位休息,以减轻疼痛。

(2)饮食:轻者可进流质饮食,重症患者应禁食以减少肠蠕动,有利于炎症局限。

(3)加强病情观察:定时测量生命体征,密切观察患者的腹部症状和体征,尤其注意腹痛的变化;观察期间禁用镇静止痛剂(如吗啡),以免掩盖病情。

(4)避免增加肠内压力:禁服泻药及灌肠,以免肠蠕动加快,肠内压力升高,导致阑尾穿孔或炎症扩散。

(5)使用有效的抗生素控制感染。

(6)心理护理:耐心做好向患者及其家属解释的工作,减轻其焦虑和紧张情绪;向患者及其家属介绍疾病相关知识,使之积极配合治疗和护理。

2.术后护理

(1)体位:患者全麻术后清醒或硬膜外麻醉平卧 6 h 后,血压平稳,采用半卧位,以减少腹壁张力,减轻切口疼痛,有利于呼吸和引流。

(2)饮食护理:患者术后禁食,禁食期间给予静脉补液。待肛门排气、肠蠕动恢复后,进流质饮食,逐渐向半流质饮食和普食过渡。

(3)合理使用抗生素:术后遵医嘱及时、正确地使用抗生素,控制感染,防止并发症发生。

(4)早期活动:鼓励患者术后在床上活动,待麻醉反应消失后可起床活动,以促进肠蠕动恢复,防止肠粘连,增进血液循环,促进伤口愈合。

(5)切口的护理:①及时更换污染敷料,保持切口清洁、干燥。②密切观察切口愈合情况,及时发现出血及感染征象。

(6)引流管的护理:①妥善固定引流管和引流袋,防止引流管折叠、受压或牵拉而脱出,并减少牵拉引起的疼痛。②保持引流通畅,经常从近端至远端挤压引流管,防止血块或脓液堵塞。如果发现引流液突然减少,应检查引流管有无脱落和堵塞。③观察并记录引流液的颜色、性状及量,准确记录 24 h 的引流量。当引流液量逐渐减少,颜色逐渐变淡至浆液性,患者的体温及血常规正常,可考虑拔管。④每周更换引流袋 2~3 次。更换引流袋和敷料时,严格执行无菌操作,防止污染和避免引起逆行感染。

(7)术后并发症的观察及护理如下。①切口感染:是阑尾切除术后最常见的并发症,多见于化脓性或穿孔性阑尾炎。可通过术中有效保护切口、彻底止血、消灭无效腔等措施预防切口感染。一般临床表现为术后 2~3 d 体温升高,切口处红、肿、痛。治疗原则:先试穿刺抽脓液,一经确诊立即充分敞开引流。排出脓液,放置引流管,定期换药,短期内切口可愈合。②粘连性肠梗阻:与局部炎性渗出、手术损伤和术后长期卧床等因素有关。早期手术、术后早期下床活动可以有效预防该并发症,对完全性肠梗阻者应手术治疗。③腹腔内出血:常发生在术后 24~48 h,多由阑尾系膜结扎线松脱或止血不彻底而引起。临床表现为腹痛、腹胀和失血性休克等。一旦出血,应立即输血、补液,紧急手术止血。④腹腔感染或脓肿:多发生于化脓性或坏疽性阑尾炎术后,尤其是阑尾穿孔伴腹膜炎的患者。患者表现为体温升高、腹痛、腹胀、腹部压痛及全身中毒症状。按腹膜炎的治疗和护理原则处理。⑤阑尾残株炎:阑尾残端保留超过 1 cm 时,术后残株易复发炎症,仍表现为阑尾炎的症状。X 线钡剂检查可明确诊断。对症状较重者,应手术切除阑尾残株。⑥粪瘘:很少见。残端结扎线脱落、盲肠原有结核或肿瘤等病变、手术时误伤盲肠等因素

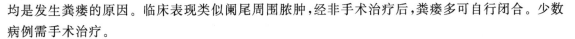

均是发生粪瘘的原因。临床表现类似阑尾周围脓肿,经非手术治疗后,粪瘘多可自行闭合。少数病例需手术治疗。

(三)健康教育

(1)术前向患者解释禁食的目的和意义,指导患者采取正确的卧位。

(2)指导患者术后早期下床活动,促进肠蠕动恢复,避免肠粘连。

(3)术后鼓励患者进食营养丰富的食物,以利于伤口愈合。

(4)出院指导:若出现腹痛、腹胀等症状,应及时就诊。

(周　莉)

第十一章　骨科护理

第一节　锁骨骨折

一、基础知识

(一)解剖生理

锁骨又名"锁子骨""缺盆骨",位于胸廓前上部两侧,全骨浅居皮下,桥架于胸骨与肩峰之间,是联系肩胛带与躯干的唯一支架。其骨干较细,内侧 2/3 呈三棱棒形,凸向前,有胸锁乳突肌和胸大肌附着,中外 1/3 交界处是骨折的好发部位。锁骨的功能是支持肩胛骨,使上肢骨与胸廓之间保持一定的距离,从而保证上肢的灵活运动。骨折后,近折端受胸锁乳突肌的牵拉而向上向后移位,远折端因上肢本身重量牵拉而向下移位,又因胸大肌、斜方肌、背阔肌的牵拉而向前向内移位,造成断端重叠(图 11-1)。锁骨骨折可发生于各种年龄,但多见于儿童及青壮年,患者中约 2/3 为儿童患者,又以幼儿多见。

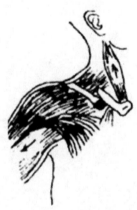

图 11-1　锁骨骨折

(二)病因

直接暴力和间接暴力均可造成锁骨骨折,但锁骨骨折多为间接暴力所致。

(三)分类

1.横断骨折

跌倒时肩部外侧或手掌先着地,向上传导的外力经肩锁关节传至锁骨而发生骨折,多为斜形或横断骨折。除了有重叠移位,内侧段因胸锁乳突肌的牵拉向后上方移位,外侧段则由于上肢的重力和胸大肌、斜方肌、三角肌的牵拉而向前下方移位。

2.青枝骨折

幼儿骨质柔嫩而富有韧性,多发生青枝骨折。

3.粉碎骨折

直接暴力所致者,多因棒打、撞击等外力直接作用于锁骨而造成横断或粉碎骨折。粉碎骨折若严重移位,骨折片向下、向内移位时刺破胸膜或肺尖,可造成气胸、血胸。

(四)临床表现

骨折后局部疼痛、肿胀明显,锁骨上、下窝变浅或消失,骨折处异常隆起,出现功能障碍,患肩下垂并向前、内倾斜。患者常以健手托着患侧肘部,以减轻上肢重力牵拉而引起的疼痛。幼儿如果不愿活动上肢,穿衣伸袖时哭闹,提示有锁骨骨折。X线检查可了解骨折和移位情况。

二、治疗原则

(1)幼儿青枝骨折用三角巾悬吊即可,有移位骨折用"8"字绷带固定1～2周。

(2)少年或成年人有移位骨折,手法复位,"8"字石膏固定。手法复位可在局麻下进行。患者坐在木凳上,双手叉腰,肩部外旋后伸,挺胸,医师站于患者背后,一只脚踏在凳上,顶在患者的肩胛间区,双手握住两肩向后、向外、向上牵拉纠正移位。复位后用纱布棉垫保护腋窝,用绷带缠绕两肩,在背后交叉呈"8"字形,然后用石膏绷带固定,使两肩固定在高度后伸、外旋和轻度外展位置。固定后即可练习握拳、伸屈肘关节及双手叉腰后伸,卧木板床休息,可将肩胛区稍垫高,保持肩部后伸。3～4周拆除。锁骨骨折复位并不难,但不易保持位置,愈合后上肢功能无影响,所以临床不强求解剖复位。

(3)锁骨骨折合并神经、血管压迫症状,畸形愈合影响功能,不愈合或少数要求解剖复位者,可切开复位内固定。

三、护理

(一)护理要点

(1)对手法复位固定患者,要经常检查固定情况,既保持有效固定,又不能压迫腋窝。若发现患肢有麻木、发凉、运动障碍时,说明固定得过紧,压迫血管神经,应及时调整固定。

(2)对粉碎性骨折,不必强行按压碎片使之复位,以防其刺伤肺尖及臂丛神经。对此种类型患者要严密观察呼吸及患肢运动情况,以便及时发现有无气胸、血胸及神经症状。

(3)对术后患者要严密观察伤口渗血及末梢血循、感觉、运动情况,发现问题及时记录并处理。

(4)保持正常固定姿势。复位后,站立时保持挺胸提肩,卧位时应去枕仰卧于硬板床上。两肩胛间垫一个窄枕,以使两肩后伸、外展,维持良好的复位位置。局部未加固定的患者,不可随便更换卧位。

（二）护理问题

有肩关节强直的可能。

（三）护理措施

（1）向患者解释功能锻炼的目的是促进气血运行，防止患肢肿胀，避免肩关节僵直，以取得患者的配合。

（2）正确、适时地指导患者功能锻炼。

（四）出院指导

（1）锁骨骨折复位固定后，极少发生骨折不愈合，即使复位稍差，骨折畸形愈合，也不影响上肢功能，应先向患者及家属说明情况。

（2）应告诉复位固定后即出院的患者保持正确姿势，早期禁止做肩前屈动作，防止骨折移位；应告诉解除外固定出院的患者全面练习肩关节活动的要求：首先分别练习肩关节每个方向的动作，重点练习薄弱方面（如肩前屈），活动范围由小到大，次数由少到多，然后进行各方面动作的综合练习，如肩关节环转活动，两臂做"箭步云手"。不可过于急躁，活动幅度不可过大，力量不可过猛，以免造成软组织损伤。

（3）按时用药，患者出院时将药的名称、剂量、用法、注意事项向患者介绍清楚。

（4）饮食调养，骨折早期宜进清淡可口、易消化的半流食或软食；骨折中后期，饮食宜富有营养，增加钙质、胶质和滋补肝和肾的食品。

（5）注意休息，保持心情愉快，勿急躁。

（李　　敏）

第二节　肱骨干骨折

一、基础知识

（一）解剖生理

肱骨干是指肱骨外科颈下 1 cm 至肱骨髁上 2 cm 的部分，肱骨干中下 1/3 交界处后外侧有桡神经沟，此处骨折易损伤桡神经；肱骨中段有营养动脉穿入下行，中段以下骨折易损伤营养血管而影响骨折愈合。此外，肱骨干骨折有时伤及由上臂经过的肱动脉、肱静脉、正中神经和尺神经。

（二）病因

直接暴力和间接暴力均可造成肱骨干骨折，肱骨干的上 1/3、中 1/3 骨质较为坚硬。该段骨折多由直接暴力引起，如棍棒打击、重物挤压和机器缠绞，折线多为横断或粉碎。肱骨干周围附着许多肌肉，由于肩部和上臂周围肌肉牵拉，在不同平面的骨折可造成不同方向的移位。

（三）分类

1.肱骨干上 1/3 骨折

若骨折线在胸大肌附着点以下，三角肌止点以上，则近折端受三角肌、喙肱肌、肱二头肌和肱三头肌的牵拉而向上、向外移位。

2.肱骨干中 1/3 骨折

若骨折线在三角肌止点以下,近折端受三角肌牵拉向前、向外移位,远折端受肱二头肌、肱三头肌牵拉而向上移位。如果患者将患肢屈肘悬于胸前,远折端将向内旋转移位。

3.肱骨干下 1/3 骨折

其多为间接暴力引起,折线多为斜形或螺旋形,暴力方向、前臂和肘关节的位置不同可引起不同移位,大多有成角移位。肱骨干骨折如图 11-2 所示。

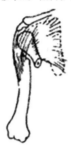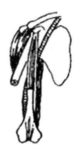

图 11-2　肱骨干骨折

(四)临床表现

伤后患臂疼痛、肿胀明显,有活动障碍,患肢不能抬举,局部有明显环形压痛和纵向叩击痛。检查时必须注意腕及手指的功能,以便确定是否合并有神经损伤。肱骨中下 1/3 骨折常易合并桡神经损伤,桡神经损伤后,可出现腕下垂,掌指关节不能伸直,拇指不能伸展,手背第 1、2 掌骨间(虎口区)皮肤感觉障碍。

二、治疗原则

(一)手法复位小夹板固定

肱骨干各型骨折均可在局麻下或臂丛麻醉下行手法整复,根据 X 片显示的移位情况,分析受伤机制,采取复位手法。麻醉后,纵向牵引,纠正重叠,推按骨折两断端复位,用小夹板固定。长管型石膏也可固定,但限制肩、肘关节活动。若石膏过重造成骨端分离,影响骨折愈合。

(二)骨折合并桡神经损伤

骨折无移位,神经多为挫伤,用小夹板或石膏固定,观察 1～3 月,神经无恢复可手术探查。骨折移位明显,桡神经有嵌入骨折断端的可能。手法复位可造成神经断裂,应特别小心。手术探查神经时,同时做骨折复位内固定。晚期神经损伤多为压迫或粘连,应考虑手术治疗。

(三)开放骨折

伤势轻,无神经受损,可彻底清创,关闭伤口,闭合复位外固定,变开放伤为闭合伤。伤情重、错位多,可彻底清创,探查神经、血管,同时复位固定骨折处。

(四)陈旧性肱骨干骨折不愈合

肱骨干骨折,无论用石膏还是小夹板固定,都因肢体重量悬吊作用很少发生重叠、旋转及成角畸形,而牵拉过度造成延迟愈合或不愈合者多见,用石膏固定尤为常见。治疗肱骨干骨折时,要注意骨折断端分离,早期发现,及时处理。已经不愈合者,应手术内固定并植骨以促进愈合。

三、护理要点

（一）非手术治疗及术前护理

（1）减轻或预防不良情绪。

（2）给予高蛋白、高热量、高维生素、含钙丰富的饮食。

（3）用U形石膏托固定时可平卧。将患肢以枕垫起，悬垂固定，2周内只能取坐位或半坐位。

（4）合并桡神经损伤者应注意预防皮肤溃疡。

（5）外固定期间注意观察伤肢血液循环。观察合并桡神经损伤者的感觉和运动功能恢复情况。注意肱动脉、肱静脉损伤情况，如果发生损伤可出现肢端皮肤苍白、皮温低、肿胀、发绀、湿冷等。

（6）功能锻炼。①早、中期：骨折固定后立即进行伤臂肌肉的舒缩活动。做握拳、腕伸屈及主动耸肩等动作，每天3次。②晚期：去除固定后逐渐行摆肩动作。做肩屈伸、内收、外展、内外旋等练习。

（二）术后护理

（1）内固定术后或使用外展架固定者宜选半卧位，平卧位时在患肢下垫软枕。

（2）疼痛的护理：①找出引起疼痛的原因。②手术切口疼痛，可用镇痛药；出现缺血性疼痛，及时解除压迫；感染时及时处理伤口，应用抗生素。③移动时保护患处。

（3）预防血管痉挛。进行神经修复和血管重建后，可能出现血管痉挛，应做到以下几点：①避免一切不良刺激。②一周内应用扩血管、抗凝药物。③密切观察患肢血液循环变化。④功能锻炼。

四、健康指导

（1）注意保持功能体位。

（2）合并桡神经损伤者遵医嘱服用神经营养药物。

（3）继续进行功能锻炼：复位固定后即可进行手指主动伸屈运动。外固定或手术内固定者，2～3周进行腕、肘关节的主动运动和肩关节的内收、外展运动；4～6周进行肩关节的旋转活动。

（4）复诊：用U形石膏固定者，肿胀消退后复诊；悬吊石膏固定2周后更换长臂石膏托，维持6周左右；伴桡神经损伤者，定期复查肌电图。

（李　敏）

第三节　尺桡骨干双骨折

尺桡骨干双骨折可由直接暴力、间接暴力、扭转暴力引起，多见于青少年，占各类骨折的6%。

一、病因与发病机制

（一）直接暴力

重物打击、机器或车轮的直接碾压，导致同一平面的横形或粉碎性骨折。

（二）间接暴力

跌倒时手掌着地，暴力通过腕关节向上传导，暴力作用首先使桡骨骨折。若暴力较强，则通过骨间膜向内下方传导，可引起低位尺骨斜形骨折。

（三）扭转暴力

跌倒时前臂旋转、手掌着地，或手遭受机器扭转暴力，导致不同平面的尺桡骨螺旋形骨折或斜形骨折。可并发软组织撕裂、神经血管损伤，或合并他处骨折。

二、临床表现

伤侧前臂出现疼痛、肿胀、成角畸形及功能障碍，不能进行旋转活动。局部明显压痛，严重者出现剧痛、患肢肿胀、手指屈曲。可扪及骨折端、骨摩擦感及假关节活动。听诊骨传导音减弱或消失。严重者可发生骨筋膜室综合征。

三、实验室及其他检查

正位及侧位 X 线片可见骨折的部位、类型及移位方向，以及是否合并桡骨头脱位或尺骨小头脱位。

四、诊断要点

可依据临床检查、X 线正侧位片确诊。

五、治疗要点

（一）手法复位外固定

可在局部麻醉或臂丛神经阻滞麻醉下进行，重点是矫正旋转移位，恢复骨膜紧张度，紧张的骨间膜牵动骨折端复位。复位成功后，用小夹板或石膏托固定。

（二）切开复位内固定

不稳定骨折或手法复位失败者倾向于切开复位，用螺钉钢板或髓内针内固定术治疗。

六、护理要点

（一）保持有效的固定

注意观察石膏或夹板是否松动和移位。

（二）维持患肢良好血液循环

术后抬高患肢，观察患肢皮肤的颜色，检查皮肤的温度，有无肿胀及桡动脉搏动情况。如果出现剧痛，手部皮肤苍白、发凉、麻木，被动伸指疼痛，桡动脉搏动减弱或消失等表现，提示骨筋膜室综合征发生。如果有缺血表现，立即通知医师处理。

（三）康复锻炼

术后 2 周开始练习手指屈伸活动和腕关节活动。4 周后开始练习肘、肩关节活动。8～10 周 X 线片证实骨折愈合后，可进行前臂旋转活动。

（李　敏）

第四节　桡骨远端骨折

桡骨远端骨折(Colles骨折)指距离桡骨远端关节面3 cm内的骨折,占全身骨折的6.7%～11%,多见于有骨质疏松的中老年人。

一、病因与发病机制

桡骨远端骨折多由间接暴力引起,通常跌倒时腕关节处于背伸位,手掌着地,前臂旋前,应力由手掌传导到桡骨下端发生骨折。骨折远端向背侧及桡侧移位。

二、临床表现

骨折部疼痛、肿胀,可出现典型畸形(见图11-3),由于骨折远端向背侧移位,侧面看呈"银叉"畸形,骨折远端向桡侧移位,并有缩短桡骨茎突上移畸形,正面看呈"枪刺刀样"畸形。局部压痛明显,腕关节活动障碍,皮下出现瘀斑。

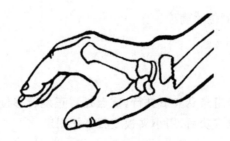

图11-3　骨折后典型畸形

三、实验室及其他检查

X线片可见骨折端移位表现:桡骨远骨折端向背侧移位,远端向桡侧移位,骨折端向掌侧成角。可同时有下尺桡关节脱位及尺骨茎突撕脱骨折。

四、诊断要点

根据X线检查结果和受伤史可明确诊断。

五、治疗要点

(一)手法复位外固定

局部麻醉下手法复位后,用超过腕关节的小夹板固定或石膏夹板在屈腕、尺偏位固定2周,消肿后,在腕关节中立位继续用小夹板或改用前臂管型石膏固定。

(二)切开复位内固定

严重粉碎性骨折有明显移位者,桡骨下端关节面破坏;手法复位失败,或复位后不能维持固定者,应切开复位,用松质骨螺钉或钢针固定。

六、护理要点

(一)保持有效的固定

骨折复位固定后不可随意移动位置,注意维持骨折远端旋前、掌曲、尺偏位。避免腕关节旋后或旋前。肿胀消除后要及时调整石膏或夹板的松紧度。

(二)密切观察患肢血液循环情况

观察有无腕部肿胀、疼痛、颜色异常等。

(三)康复锻炼

复位当天或手术后次日可做肩部的前后摆动练习,2~3 d可做肩肘部的主动活动。2~3周可进行手和腕部的抗阻力练习。后期做腕部的主动屈伸练习和前臂的旋前、旋后牵引练习。

(李 敏)

第五节 脊柱骨折

脊柱骨折和脱位发生在活动度大的胸、腰椎交界处及 C_5、C_6 部位,多由间接暴力引起,如由高处坠落,头、肩或臀、足着地造成脊柱猛烈屈曲;或弯腰工作时,重物打击头、肩、背部使脊柱急剧前屈。直接暴力损伤为枪弹伤或车祸直接撞伤。

一、分类

根据受伤时暴力的方向可分为屈曲型损伤、过伸型损伤、屈曲旋转型损伤、垂直压缩型损伤。

根据损伤的程度又可分为单纯椎体压缩骨折、椎体压缩骨折合并附件骨折、椎骨骨折脱位。单纯压缩骨折,椎体压缩不超过原高度的 $1/3$ 和 $L_{4~5}$ 以上的单纯附件骨折,不易再移位,为稳定性骨折。椎体压缩(图 11-4)超过 $1/3$ 的单纯压缩骨折或粉碎压缩骨折、骨折脱位、第1颈椎前脱位或半脱位、$L_{4~5}$ 的椎板或关节突骨折,复位后易再移位,为不稳定性骨折。

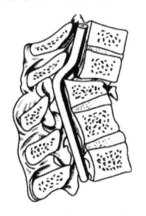

图 11-4 脊柱骨折椎体压缩

二、临床表现

颈椎损伤者伤后头颈部疼痛,不敢活动,常用双手扶着颈部;合并脊髓损伤者,可出现四肢瘫痪、呼吸困难、尿潴留等;胸、腰段骨折,脊柱出现后突畸形,局部疼痛,不能站立,翻身困难,检查发现局部压痛明显,伴腹膜后血肿刺激腹腔神经节,可出现腹痛、腹胀甚至肠麻痹等症状;合并脊髓损伤者,可出现双下肢感觉、运动功能障碍。

三、诊断

根据外伤史、临床表现及 X 线检查结果可以确定诊断。X 线检查不仅可明确诊断,还可以确定骨折类型、移位情况。CT、MRI 检查可进一步明确骨折移位、脊髓受损情况。

四、急救

现场急救的正确搬动方法对伤员非常重要。对疑有脊柱骨折者,必须三人同时搬运,保持脊柱伸直位,平托或轴向滚动伤员,用硬板担架运送(图 11-5)。严禁一人搂抱或两人分别抬上肢和下肢的错误搬运。对颈椎损伤者,应有专人托扶固定头部,并略加牵引,始终使头部伸直与躯干保持一致,缓慢移动,严禁强行搬头。

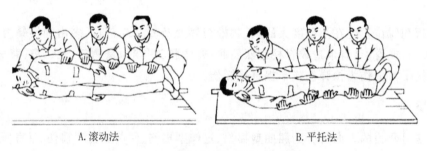

A. 滚动法　　　　　　　　　　　　　　B. 平托法

图 11-5　对脊柱骨折者的正确搬运

五、治疗

对合并其他重要组织器官损伤者,应首先处理危及生命的损伤,待病情平稳后再处理骨折。

(一)颈椎骨折压缩或移位较轻者

可用枕颌带卧位牵引,重量 3～5 kg。复位后,用头颈胸石膏固定 3 个月。有明显压缩和脱位者,可用持续颅骨牵引,重量从 3～5 kg 开始,可逐渐增加到 6～10 kg。应及时摄片,观察复位情况。骨折复位后,用头颈胸石膏固定 3 个月。

(二)胸腰段单纯椎体压缩骨折不到 1/3 者

可卧硬板床,骨折部加垫,使脊柱后伸,指导患者及早做腰背肌功能锻炼。患者仰卧位由五点支撑弓腰开始,逐渐进行三点支撑弓腰、两点支撑弓腰。然后转换为腹卧位,抬头挺胸,两小腿后伸,抬高腹部,着床,如"燕飞"姿势。

(三)骨折脱位伴脊髓损伤者

手术治疗,实行椎管减压术、脊柱骨折 DCP 钢板固定、椎弓根钢板螺丝钉内固定术。

六、护理

(一)术前护理

(1)疼痛剧烈,可使用止痛药。

(2)密切观察其心理变化,耐心讲解手术的目的、必要性及简单过程,使患者主动积极配合治疗。

(3)每 2 d 翻身一次,预防压疮,采用轴线翻身法。

(二)术后护理

(1)严密观察生命体征并了解术中情况、出血量,检查各管道是否通畅。

(2)密切观察伤口敷料有无渗血、引流液性质及量并记录,妥善固定引流管,避免扭曲和受压。

(3)术后认真检查患者的肢体感觉及运动情况。

(李　敏)

第六节　骨　盆　骨　折

一、基础知识

在多发性损伤中,骨盆骨折多见。除颅脑损伤外,骨盆骨折也是常见的致死原因,其死亡率可高达 20%。其主要致死原因是由血管损伤引起的难以控制的大出血以及并发的脂肪栓塞,或腹内脏器、泌尿生殖道损伤和腹膜血肿继发感染所产生的严重败血症和毒血症。骨盆骨折合并神经损伤,日后也可能影响患者的肢体、膀胱、直肠功能和性功能。故骨折脱位的早期复位固定,辅以正确的护理,不仅有助于控制出血,减少并发症,还有利于功能康复。

(一)解剖生理

1.骨盆

骨盆是由骶骨、尾骨和两侧髋骨(髂骨、耻骨和坐骨)连接而成的骨环,形如漏斗。两髂骨与骶骨构成骶髂关节,髋臼与股骨头构成髋关节,两侧耻骨借纤维软骨构成耻骨联合,三者均有韧带附着。骨盆是躯干与下肢连接的桥梁,有承上启下、保护盆腔脏器和传递重力的功能。骨盆分为前、后两部分,后方有两个负重的主弓:一是在站立位时由两侧髋臼斜行向上通过髂骨增厚部到达骶髂关节与对侧相交而成的,称骶股弓(图 11-6),站立时此弓支持体重;二是由两侧坐骨结节向上经髂骨后部至骶髂关节与对侧相交而成的,称骶坐弓(图 11-7),在直立位或坐位时承受体重。此二弓较坚固,不易骨折。前方上、下各有一个起约束稳定作用的副弓,称连接弓,由双侧耻骨相连合。上束弓经耻骨体及耻骨上支,防止骶股弓分离;下束弓经耻骨下支及坐骨下支,支持骶坐弓,防止骨盆向两侧分开。副弓远不如主弓坚强有力,受外伤时副弓必会先分离或骨折。当负重主弓骨折时,副弓大多同时骨折(耻骨联合分离时可无骨折)。

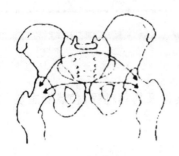

图 11-6 骶股弓

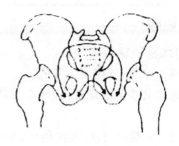

图 11-7 骶坐弓

2.骨盆外围

骨盆外围是上身与下肢诸肌的起止处,如后方附着臀部肌肉(臀大、中、小肌);坐骨结节处附着二头肌、半腱肌、半膜肌;缝匠肌起于髂前上棘,股直肌抵于髂前下棘;在耻骨支、坐骨支及坐骨结节处附着内收肌群;骨盆的上方前侧,腹直肌、腹内斜肌、腹横肌分别抵于耻骨联合及耻骨结节和髂嵴上;在后侧腰方肌抵于髂嵴。这些肌肉的急骤收缩均可引起附着点的撕脱骨折,同时也是骨盆骨折发生移位的因素之一。

3.盆腔内

盆腔内的主要血管与骨盆的关系密切,髂外动脉、静脉及闭孔动脉、静脉经过耻骨上支前、后方,阴部内动脉、静脉经过耻骨下支、坐骨支内缘,当耻骨、坐骨骨折或耻骨联合分离时,上述血管由于贴近骨面易受损伤,闭孔动脉、静脉经过髋臼窝处,髋臼骨折或中心型脱位时可伤及此血管;骨盆后段的骶髂关节周围有髂内动脉、静脉及其主要分支,例如,臀上动脉、静脉经坐骨切迹到髂骨后面,骶外侧动脉走在骶骨前面,髂腹动脉、静脉越过骶髂关节到髂骨前面,髂内动脉、静脉壁支紧靠盆壁行走,此段血管排列稠密,骨折时常引起损伤,若伴骶髂关节脱位则髂腰动脉、静脉的分支最易撕裂;骨盆对盆腔内的内脏器官和组织(如膀胱、直肠、输尿管、性器管、血管和神经)有保护作用,严重的骨盆骨折除影响负重功能外,常引起血管神经的损伤,尤其是大量出血会造成休克;盆腔脏器破裂可造成腹膜炎而危及生命。

(二)病因

骨盆骨折多由强大的外力所致,也可通过骨盆环传达暴力而发生他处骨折,这些强大的外力如车轮碾轧或碰撞、房屋倒塌、矿井塌方、机械挤压。由于暴力的性质、大小和方向的不同,常可引起各种形式的骨折或骨折脱位。

(1)前、后方向的暴力主要作用于骶骨和耻骨,在外力作用下,骨盆前倾,既增加了负重弓前份的宽度,又使骶髂关节接触面更加紧密,加之其后部有非常强韧的韧带,故常造成耻骨下支双侧骨折、耻骨联合分离,并发骶髂关节脱位、骶骨骨折和髂骨骨折等,引起膀胱和尿道损伤。

(2)侧方暴力挤压骨盆,可造成耻骨单侧上下支骨折或坐骨上下支骨折、耻骨联合分离、骶髂关节分离、骶骨纵形骨折、髂骨翼骨折。

(3)间接传导暴力经股骨头作用于髋臼时,还可引起髋臼骨折,甚至发生髋关节中心型脱位,与骶髂关节平行的剪式应力则可导致该关节的后上脱位。

(4)牵拉伤(如急剧的跑跳、肌肉强力收缩引起的牵拉伤)则会引起肌肉附着点撕脱性骨折,常发生在髂前上棘和坐骨结节处。

（5）直接暴力（如由高处坠落、滑倒臀部着地）可引起尾骨骨折或脱位、骶骨横断骨折。

（三）分类

骨盆骨折的严重性取决于骨盆环的破坏程度以及是否伴有盆腔内脏、血管、神经的损伤。因此，在临床上可将骨盆骨折分为两大类，即稳定型和不稳定型。

1.稳定型骨折

稳定型骨折（图11-8）指骨折线走向不影响负重，骨盆的整个环形结构未遭破坏，其中包括不累及骨盆环的骨折（如髂骨翼骨折），一侧耻骨支或坐骨支骨折，髂前上棘、下棘或坐骨结节处撕脱骨折，骶骨裂纹骨折或尾骨骨折脱位。

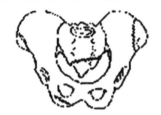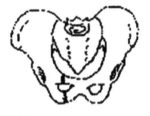

图 11-8　稳定型骨折

2.不稳定型骨折与脱位

不稳定型骨折与脱位（图11-9）指骨盆环的连接性遭到破坏，至少有前、后两处骨折或骶髂关节松弛、脱位、骨折错位、骨盆变形，如耻骨或坐骨上、下支骨折伴耻骨联合分离，耻骨或坐骨上、下支骨折伴骶髂关节错位，耻骨联合分离并伴骶髂关节错位。上述骨折的共同特点是不稳定性。骨折同时发生在耻骨及髂骨部，将骨盆纵向分裂为两半，半侧骨盆连同下肢向后上移位，造成畸形和肢体短缩，导致晚期活动和负重功能严重障碍，而且常伴有其他骨折或内脏损伤，尿道、膀胱损伤多见。也可发生盆腔大血管或肠道损伤，产生严重后果。治疗时需要针对不同情况进行处理。

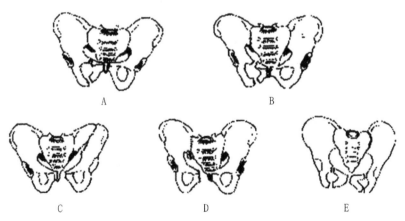

A—一侧耻骨上下支骨折合并耻骨联合分离；B—一侧耻骨上下支骨折合并同侧骶髂关节脱位；C—髂骨翼骨折合并耻骨联合分离；D—单侧骶髂关节脱位合并耻骨联合分离；E—双侧耻骨上下支骨折合并骶髂关节脱位。

图 11-9　骨盆不稳定型骨折与脱位

（四）临床表现

有明显的外伤史，伤后局部疼痛、肿胀、有瘀斑。骨盆骨折多由强大暴力造成，可合并膀胱、尿道、直肠及血管神经损伤而造成大出血。因此,常有不同程度的休克表现。单处骨折骨盆环保持完整者,除局部有压痛外,多无明显症状。其他较重的骨折(如骨盆环的完整性被破坏)患者多不能翻身、坐起或站立,下肢移动时疼痛加重,局部肿胀、皮下瘀斑及压痛明显。在骶髂关节脱位时,患侧髂后上棘较健侧明显凸起,并较健侧高,患侧与棘突侧间距离较健侧缩短,患侧从脐到内踝的长度缩短。交叉量诊,对比测量两侧肩峰至对侧髂前上棘之间的距离,可发现变短的一侧骶髂关节错位或耻骨联合分离,或骨折向上移位。进行骨盆挤压试验和分离试验时,在骨折处出现疼痛。尾骨骨折或脱位可有异常活动和纵向挤压痛,肛门指诊能摸到向前移位的尾骨。X线检查可显示骨折类型和移位情况,可摄左、右45°斜位片及标准前、后位片,必要时做CT检查。

二、治疗原则

(一)稳定性骨盆骨折的治疗

1.单纯前环耻骨支、坐骨支骨折

不论单侧还是双侧,除个别骨折块游离突出于会阴部皮下,需手法推挤到原位,以免影响坐骑之外,一般不需要整复。卧硬板床休息,对症治疗,3~4周即可下床活动。

2.撕脱性骨折

需改变体位,松弛牵拉骨折块的肌肉,有利于骨折块的稳定和愈合。如果髂前上、下棘撕脱骨折,可在屈膝屈髋位休息,3~4周即可下床活动。坐骨结节骨折,可在伸髋屈膝位休息,4~6周下床锻炼。

3.尾骨骨折移位

可通过肛门内整复,如果遗留疼痛或影响排便,可进行切除术。

(二)不稳定性骨折的治疗

对不稳定性骨折的治疗,关键在于整复骶髂关节脱位和骨盆骨折的变位,最大限度地恢复骨盆环的原状。应根据骨折脱位的不同类型,采取相应手法,配合单相或双相牵引,或用外固定架、石膏短裤、沙袋垫挤等综合措施来保证复位后的稳定和愈合。

(1)单纯耻骨联合分离,对分离轻者用侧方对挤法使之复位,在两侧髂骨翼外侧放置沙袋保持固定。分离宽者,用上法复位后再用布兜悬吊以维持对位,或用多头带固定。

(2)骶髂关节脱位合并骶骨骨折或髂骨翼骨折,对半侧骨盆向上移位而无髂翼内、外翻者,可在牵拉下手法复位,并配合同侧髁上牵引或皮牵引,重量10~15 kg。不宜过早减轻维持牵引重量,以免错位。8周后拆除牵引,下床锻炼。

(3)骶髂关节脱位并伴髂翼骨折外翻变位者,手法复位后给单向下肢牵引即可。

(4)髂翼骨折外翻变位伴耻骨联合分离,对骶髂关节往后上脱位者,可用骨盆夹固定;耻骨上、下支或坐骨上、下支骨折伴同侧骶髂关节错位,或耻骨联合分离并一侧骶髂关节错位者,复位后多不稳定,除用多头带固定外,需用皮牵引或骨牵引患肢,抬高床尾;对错位严重进行骨牵引者的健侧需用长石膏裤做反牵引,一般牵引时间为6~8周。

(5)髋臼骨折伴股骨头中心型脱位,采用牵伸扳拉复位法和牵引复位法。牵引固定6~8周方可解除。

三、护理

(一)护理要点

(1)骨盆骨折一般出血较多,且多伴有休克征象。急诊入院时,病情急,变化快。接诊人员首先应迅速、敏捷、沉着冷静地配合抢救,及时测量血压、脉搏以判断病情,同时输氧、建立静脉通道,并备好手套、导尿包、穿刺针等,以便病情稳定后配合医师检查腹部、尿道、会阴及肛门。若有膀胱、尿道、直肠、血管损伤需要紧急手术处理,护士应迅速做好术前准备:备皮、留置导尿管、配血、抗休克、补充血容量、做各种药物过敏试验。操作时动作要轻柔,以免加重损伤,同时要给患者以心理安慰,解除其紧张、恐惧情绪。对病情较轻者,除密切观察生命体征的变化外,还要注意腹部、排尿、排便等情况,警惕隐匿性内脏损伤发生。

(2)牵引治疗期间,要观察患者的体位、牵引重量和肢体外展角度,保证牵引效果,要将患者躯干、骨盆、患肢的体位联系起来观察。躯干要放直,骨盆要摆正,脊柱与骨盆要垂直。同时要注意倾听患者的主诉,如牵引针眼疼痛、牵引肢体麻木、足部背伸无力,警惕因循环障碍而导致的缺血性痉挛,或因腓总神经受压而致的足下垂发生。

(3)预防并发症:对长期卧床患者要加强基础护理,预防压疮及呼吸、泌尿系统并发症。尤其是年老体弱者,长期卧床,呼吸变浅,分泌物不易排出,容易引起坠积性肺炎及排尿不全、尿渣沉淀。因此要鼓励患者加强深呼吸,促进血液循环。病情允许者,可利用牵引架向上牵拉抬起上身,有助于排净膀胱中的尿液。

(二)护理问题

(1)患者有腹胀、排便困难或便秘的可能。

(2)有发生卧床并发症的可能。

(3)患者活动受限,自理能力下降。

(4)有骨折再移位的可能。

(5)患者的体质下降。

(6)患者不了解功能锻炼方法。

(三)护理措施

(1)腹膜后血肿的刺激,造成肠麻痹或自主神经功能紊乱,可导致腹胀、排便困难或便秘,患者长期卧床,肠蠕动减弱,也可引起便秘。具体措施:①鼓励患者多食富含粗纤维的蔬菜、水果,必要时服用麻仁润肠丸、果导片等缓泻剂。②在排除内出血情况下,可进行腹部热敷,并做环形按摩,以促进肠蠕动。按摩时动作要轻柔,不可用力过猛、过重。③通过暂时禁食,肛管排气,必要时进行胃肠减压以减轻肠胀气,逐步恢复胃肠功能。

(2)骨盆骨折后需要牵引、固定,故卧床时间长,易发生压疮、肺部及泌尿系统感染等并发症,应予以积极预防。

(3)由于有骨折的疼痛或牵引固定,患者的活动功能明显受到限制,这给生活起居带来诸多不便。具体措施:①对于轻患者或有急躁情绪者,应讲明卧床制动的重要性和必要性以及过早活动的危害,取得患者的配合。②主动关心患者,帮助患者满足饮食、生活起居所需,鼓励患者安心养病。

(4)预防骨折再移位的发生。具体措施:①每天早晨、晚间护理时,检查患者的卧位与牵引装置,及时调整患者因重力牵引而滑动的体位、外展角度,保证脊柱放直,骨盆摆正,肢体符合牵引力线。②指导并教会患者床上排便的方法,避免因抬臀坐便盆而致骨折错位。③告知患者保持正确卧位的重要性以及扭动、倾斜上身的危害,以取得配合。

(5)因出血量多,卧床时间长,气虚食少、营养不足而致患者体质下降。具体措施:①做好饮食指导,给高热量、高营养饮食,早期宜食清淡的牛奶、豆腐、大枣米汤、水果和蔬菜,后期给予鸡汤、排骨汤、牛羊肉、核桃、桂圆等。②每天做 2 次口腔护理,以增进食欲。③病情稳定后,可指导患者床上练功活动,如扩胸、举臂等上肢活动,以促进血液运行,增强心肺功能;每天清晨醒后叩齿、鼓漱、咽津,以刺激胃肠蠕动。

(6)指导功能锻炼。①无移位骨折:单纯耻骨支或髂骨无移位骨折又无合并伤,仅需卧床休息者,交替仰卧与侧卧(健侧在下)。早期可在床上做股四头肌舒缩和提肛训练以及患侧踝关节跖屈背伸活动。伤后 1~2 周可指导患者练习半坐位,做屈膝屈髋活动。三周后可根据患者的情况下床站立、行走,并逐渐加大活动量。四周后经拍片证明临床愈合者可练习正常行走及下蹲。②耻骨上、下支骨折合并骶髂关节脱位,髂骨翼骨折或骶髂关节脱位合并耻骨联合分离者仰卧于硬板床上。早期可根据情况活动上肢,忌盘腿、侧卧,以防骨盆变形。2 周后可进行股四头肌等长收缩及踝关节的跖屈背伸活动,每天 2 次推拿髌骨,以防关节强直。4 周后可做膝、髋关节的被动伸屈活动,动作要缓慢,幅度由小到大,逐渐过渡到主动活动。6~8 周去除固定后,可先试行扶拐不负重活动,X 线摄片显示骨折愈合后,可逐渐练习扶拐行走。

(四)出院指导

(1)轻症无移位骨折回家疗养者,要告知患者卧床休息的重要性,禁止早期下床活动,防止发生移位。

(2)要教会耻骨联合分离而要求回家休养的患者家属正确使用骨盆兜,或掌握沙袋对挤的方法以及皮肤护理和会阴部清洁的方法,防止压疮和感染,禁止患者侧卧。

(3)临床愈合后出院的患者要继续坚持功能锻炼。

(4)加强营养,以补虚弱之躯,促进康复。

(李　敏)

第七节　股骨干骨折

股骨干骨折是指由小转子下至股骨髁上部位骨干的骨折。

一、病因与发病机制

股骨干骨折由强大的直接暴力或间接暴力所致,多见于 30 岁以下的男性。直接暴力可引起横形或粉碎性骨折,间接暴力多为坠落伤,可引起斜形骨折或螺旋形骨折。

二、临床表现

股骨干骨折后出血多,当高能损伤时,软组织破坏,出血和液体外渗,肢体明显肿胀。常导致低血容量性休克。患侧肢体短缩、成角、旋转和功能障碍,可有骨擦感。如果损伤腘窝血管和神经,可出现远端肢体的血液循环、感觉、运动功能障碍。常见的并发症有低血容量性休克、脂肪栓塞综合征、深静脉血栓、创伤性关节炎等。

三、实验室及其他检查

X线正、侧位摄片应包括其近端的髋关节和远端的膝关节。骨折早期进行血气监测,可监测脂肪栓塞的发生。

四、诊断要点

根据受伤史,受伤后患肢缩短、外旋畸形,X线正、侧位片可明确骨折的部位和类型。

五、治疗要点

(一)儿童股骨干骨折的治疗

3岁以下儿童股骨干骨折,常用Bryant架行双下肢垂直悬吊牵引。牵引重量以使臀部稍悬空为宜。牵引时间为3～4周。由于儿童骨骼愈合塑形能力强,骨折断端即使重叠1～2 cm,轻度向前、外成角也是可以自行纠正的,但不能有旋转畸形。

(二)成人股骨干骨折的治疗

一般采用骨牵引,持续股骨髁上或胫骨结节骨牵引,直到骨折临床愈合,一般需6～8周。牵引过程中要复查X线片,了解复位情况。对非手术治疗失败或合并神经、血管损伤或伴有多发性损伤不宜卧床过久的老年人可采用切开复位内固定,钢板、螺钉、带锁髓内针固定。

六、护理要点

(一)牵引的护理

小儿垂直悬吊牵引时,经常触摸患儿足部,了解足部温度、颜色及足背动脉的搏动情况,以防血液循环障碍及皮肤破损。为有效产生反牵引力,注意牵引时要使臀部离开床面,两腿牵引重量要相等。成人牵引时要抬高床尾,保持牵引力方向与股骨干纵轴成直线。定期测量下肢长度和力线以保持有效牵引。每天给骨牵引针处消毒,严禁去除血痂。注意检查足背伸肌功能。腓骨头处加垫软垫,以防腓总神经受损伤。防止发生压疮。

(二)功能锻炼

1.小儿骨折

炎性期卧床进行股四头肌的静力收缩。骨痂形成期,患儿从不负重行走过渡到负重行走。骨痂成熟期,由部分负重行走过渡到完全负重行走。

2.成人骨折

除疼痛减轻后进行股四头肌等长收缩外,还要进行踝关节、足关节等小关节的活动。去除外固定后,可进行行走训练,适应下床行走后,逐渐进行负重行走。

(李　敏)

第八节　胫腓骨干骨折

胫腓骨干骨折指胫骨平台以下到踝上的部分发生的骨折,在长骨骨折中最多见,双骨折、粉碎性骨折及开放性骨折居多。

一、病因与发病机制

(一)直接暴力

主要的致病因素有重物撞击、直接暴力打击、车轮碾轧等。胫腓骨骨折线在同一平面,呈横形、短斜形,高能损伤有严重肢体软组织损伤,骨高度粉碎。常见开放性骨折。

(二)间接暴力

间接暴力常见于弯曲和扭转暴力,如高处坠落足着地、滑倒。局部软组织损伤轻,可发生长斜形、螺旋形骨折,双骨折时腓骨的骨折线高于胫骨骨折线,亦可造成开放性骨折。

(三)胫骨骨折分类

胫骨骨折可分为三类:胫骨上 1/3 骨折,骨折远端向上移位,腘动脉分叉处受压,可造成小腿缺血或坏疽,易损伤腓总神经;胫骨中 1/3 骨折,可导致骨筋膜室综合征;胫骨下 1/3 骨折,由于血运差,软组织覆盖少,影响骨折愈合。

二、临床表现

临床表现有疼痛、肿胀、畸形和功能障碍。伴有腓总神经、胫神经损伤时,出现足下垂。如果继发骨筋膜室综合征,远端肢体出现疼痛、肿胀、麻木、肢体苍白、感觉消失。但儿童青枝骨折及成人腓骨骨折后可负重行走。

三、实验室及其他检查

正、侧位的 X 线检查可明确骨折的部位、类型、移位情况。

四、诊断要点

根据受伤史,膝、踝关节和胫腓骨 X 线片来诊断,对小腿肿胀明显者,警惕有骨筋膜室综合征。

五、治疗要点

(一)非手术治疗

非手术治疗适合于稳定性骨折。熟悉骨折软组织损伤情况,包括可能的重要血管、神经损伤,可按逆创伤机制实施手法复位,复位后做石膏外固定,利用石膏塑形维持骨折的对位、对线。对于骨折手法复位失败,软组织损伤严重,合并骨筋膜室综合征者,可行跟骨骨牵引。

(二)手术治疗

切开复位内固定适于不稳定骨折,多段骨折及污染不重、受伤时间较短的开放性骨折。切开复位后,用螺丝钉或加压钢板、带锁髓内钉内固定。

六、护理要点

(一)牵引和固定的护理

石膏固定,要密切观察患肢的疼痛程度、足趾背伸和跖屈及末梢循环情况。如果怀疑神经受压,应立即减压。保持有效的牵引,做好皮肤护理,预防压疮。外固定后要把小腿抬高,置于中立位。每天 2 次给固定针针眼周围皮肤消毒,预防固定针感染。内固定时要观察伤口渗血渗液,以防感染。采用螺丝钉或钢板固定后,要注意预防关节僵硬。

（二）功能锻炼

早期进行股四头肌的等长收缩、足趾和髌骨的被动及主动活动。跟骨牵引者要进行髌骨被动活动和抬臀运动,以防跟腱挛缩。内固定早期做膝关节屈曲活动。除去外固定后,逐渐负重活动。

（李　　敏）

第九节　肩关节脱位

一、基础知识

（一）解剖生理

肩关节由肩胛骨的关节盂与肱骨头构成,为上肢最大、最灵活的关节。关节盂周缘有盂唇,略增加关节盂的深度。在肩胛骨处关节囊附着于关节盂的周缘,肱骨则附着于解剖颈。肩关节囊薄而松弛,囊的上部有韧带,囊的后部和前方有肌肉,以增强联结。此外,肱二头肌腱通过关节腔,经结节间沟出关节囊。在肩关节的上方还有喙肩韧带和肌肉,最为薄弱,因此,临床上常见的肩关节脱位中,前下方脱位最常见,好发于青壮年,在全身关节脱位中居第2位。肩关节在冠状轴上可做屈、伸运动;矢状轴上可做内收、外展运动;垂直轴上可做内旋、外旋运动,此外还可做旋转运动。

（二）病因

肩关节脱位多由间接暴力所致。当跌倒时手掌或肘部撑地,肩关节外展、外旋,使肩关节前方关节囊破裂,肱骨头滑出肩胛盂而脱位。肩关节脱位的主要病理改变是关节囊撕裂和肱骨头移位。

（三）分类

肩关节脱位分为前脱位、后脱位、下脱位和盂上脱位,以前脱位多见。根据肱骨头的位置前脱位可分为喙突下脱位、盂下脱位和锁骨下脱位。脱位时可合并肱骨大结节撕脱骨折。

1.喙突下脱位

患者侧向跌倒,上肢呈高度外展、外旋位,手掌或肘部着地,地面的反作用力由下向上,经手掌沿肱骨纵轴传递到肱骨头,肱骨头向肩胛下肌与大圆肌的薄弱部分冲击,将关节囊的前下部顶破而脱出,加之喙肱肌等的痉挛,将肱骨头拉至喙突下凹陷处,形成喙突下脱位。

2.锁骨下脱位

在形成喙突下脱位的同时,若外力继续作用,肱骨头可被推至锁骨下部,形成锁骨下脱位。

3.胸腔内脱位

若暴力强大,则肱骨头可冲破肋骨进入胸腔,形成胸腔内脱位。

（四）临床表现

1.症状

患肩疼痛、肿胀、功能障碍,患者不敢活动肩关节。

2.体征

三角肌塌陷,肩部失去正常轮廓,成方肩畸形,关节盂空虚,在关节盂外可触及肱骨头。搭肩试验呈阳性,即患侧手掌搭于健侧肩部时,肘部不能紧贴胸壁。如果肘部紧贴胸壁,患侧手掌无法搭于健侧肩部,而正常情况下则可以做到。

3.X线检查

能明确脱位的类型及有无合并骨折。

二、治疗原则

对新鲜肩关节脱位,一般采用手法复位,用绷带"8"字贴胸固定肩部即可;大结节骨折,腋神经及血管受压,往往可随脱位整复使骨折复位,血管神经受压解除;陈旧性脱位,先试行手法复位,若不能整复,则根据年龄、职业及其他情况,考虑做切开复位;合并肱骨外科颈骨折,对新鲜者,可先试行手法复位;若手法复位不成功或陈旧,应考虑切开复位内固定;习惯性脱位,可做关节囊缩紧术。

(一)手法复位

一般在局麻下行手法复位,复位手法有牵引推拿法、手牵足蹬法、拔伸托入法、椅背整复法、膝顶推拉法、牵引回旋法等。临床最常用的为手牵足蹬法和牵引回旋法。

(二)固定

复位后,一般采用胸壁绷带固定,将肩关节固定于内收、内旋位,肘关节屈曲90°~120°,前臂依附胸前,用绷带将上臂固定在胸壁,将前臂用颈腕带或三角巾悬吊于胸前、腋下。患侧腋下及肘部内侧放置纱布棉垫,固定时间为2~3周,如果合并撕脱骨折,可适当延长固定时间。肩关节后脱位不能用腕颈带悬吊。悬吊即又脱位,需用外展石膏管型或外展支架将患肢固定于肩关节外展80°、背伸30°~40°的位置,肘关节屈曲位3~4周。

(三)功能锻炼

固定期间须活动腕部与手指,解除固定后,鼓励患者主动进行肩关节各方向活动的功能锻炼。

三、护理

(一)护理问题

(1)焦虑:与自理能力下降有关。

(2)疼痛。

(3)知识缺乏:患者缺乏有关功能锻炼的方法。

(二)护理措施

1.对自理能力下降的防护措施

(1)护理人员应热情接待患者,关心体贴患者,消除其紧张、恐惧心理,以利于患者配合治疗。

(2)患者固定后,生活很不方便,护理人员应帮助患者,真正做到"急患者所急,想患者所想"。

(3)加强饮食护理。患者宜食易消化、清淡且富有营养之品,忌食辛辣之物。

2.疼痛护理

(1)给予活血化瘀、消肿止痛的药物:如内服舒筋活血汤、活血止痛汤或筋骨痛消丸,外敷活血散、消定膏。

（2）分散患者的注意力，如让其听一些轻松愉快的音乐或针刺止痛，必要时口服止痛药物。

3.指导患者功能锻炼

（1）向患者介绍功能锻炼的目的和方法，以提高其对该病的认识水平，取得合作。

（2）固定后即鼓励患者做手腕及手指活动：新鲜脱位1周后去绷带，保留三角巾悬吊前臂，开始练习肩关节前屈、后伸运动；2周后去除三角巾，进行有关关节向各方向的主动功能锻炼，如手拉滑车、手指爬墙，并配合按摩理疗等，以防肩关节周围组织粘连和挛缩，加快肩关节功能恢复。

（3）在固定期间，禁止做上臂外旋活动，以免影响软组织修复；去除固定后，禁止做强力的被动牵拉活动，以免造成软组织损伤及并发骨化性肌炎。

（4）陈旧性脱位，固定期间应加强肩部按摩理疗。

（李　敏）

第十节　肘关节脱位

全身大关节中，肘关节脱位的发生率相对低，约占总发病数的1/5。脱位后如果不及时复位，容易导致前臂缺血性痉挛。

一、病因与脱位机制

肘关节脱位可有后脱位、外侧方脱位、内侧方脱位和前脱位，其中后脱位最常见（见图11-10），多为间接暴力所致。摔倒时前臂旋后位手掌撑地，由于肱骨滑车横轴线向外倾斜，所传达的暴力达到肘部时转成肘外翻及前臂旋后过伸的应力，尺骨鹰嘴突在鹰嘴窝内呈杠杆作用，导致尺桡骨近端同时被推向后外侧，产生后脱位。肘前关节囊及肱前肌撕裂，后关节囊及内侧副韧带损伤，可合并肱骨内上髁骨折、正中神经和尺神经损伤。晚期可发生骨化性肌炎。

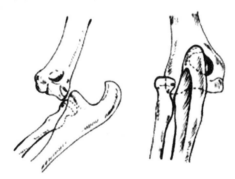

图11-10　肘关节后脱位

二、临床表现

（一）一般表现
伤后局部疼痛、肿胀、功能和活动受限。

(二)特异体征

1.畸形

肘后突,前臂短缩,肘后三角相互关系改变,鹰嘴突出内外髁,肘前皮下可触及肱骨下端。

2.弹性固定

肘处于半屈近于伸直位,屈伸活动有阻力。

3.关节窝空虚

肘后侧可触及鹰嘴的半月切迹。

(三)并发症

脱位后,由于肿胀而压迫周围神经血管。后脱位时可伤及正中神经、尺神经、肱动脉。

1.正中神经损伤

成"猿手"畸形,拇指、示指、中指感觉迟钝或消失,不能屈曲,拇指不能外展和对掌。

2.尺神经损伤

成"爪状手"畸形,表现为手部尺侧皮肤感觉消失,小鱼际及骨间肌萎缩,掌指关节过伸,拇指不能内收,其他四指不能外展及内收。

3.动脉受压

患肢血液循环障碍,表现为患肢苍白、发冷、大动脉搏动减弱或消失。

三、实验室及其他检查

X线检查用以证实脱位及发现合并的骨折。

四、诊断要点

有外伤史,以跌倒手掌撑地最常见,根据临床表现和X线检查可明确诊断。

五、治疗要点

(一)复位

一般均能通过闭合方法完成复位。助手沿患者畸形关节方向对前臂和上臂做牵引和反牵引,手术者从患者肘后用双手握住患者肘关节,以指推压患者尺骨鹰嘴,使其向前下,同时矫正侧方移位,助手在复位过程中配合维持牵引并逐渐使患者屈肘,出现弹跳感则表示复位成功。

(二)固定

用长臂石膏或超关节夹板将肘关节固定于功能位,3周后去除固定。

(三)功能锻炼

要求主动渐进活动关节,避免超限和被动牵拉关节。固定期间,可主动伸掌、握拳、屈伸手指等,去除固定后练习肘关节屈伸旋转以利于功能恢复。

六、护理要点

(一)固定

注意观察固定的正确、有效性,固定期间保持肘关节的功能位,不可随意放松。

(二)保持清洁、平整

保持肘关节周围皮肤清洁,保持石膏夹板内衬物平整。

（三）指导活动

指导患者活动患侧掌指，按摩患肢，防止肌肉萎缩。

（李　　敏）

第十一节　髋关节脱位

一、基础知识

（一）解剖生理

髋关节是由股骨头和髋臼构成，股骨头呈球形，约占圆球的 2/3，股骨头的方向朝向上、内、前方；髋臼为半球形、深而大，能容纳股骨头的大部分，属于杵臼关节，其部分关节面是马蹄形，覆以关节软骨，周围有强韧的韧带及肌肉，结构稳固，脱位的发生率较低。髋关节是全身最深、最大的关节，也是最完善的球窝关节，髋关节位于全身的中间部分，其主要功能是负重和维持相当大范围的活动。因此，髋关节的特点是稳定、有力而灵活，当髋部损伤时，以上功能就会丧失或减弱。

（二）病因

髋关节脱位多由强大的外力作用导致，且致伤暴力多为杠杆暴力、传导暴力、旋扭暴力等间接暴力。

（三）分类

按股骨头脱位后的位置髋关节脱位可分为后脱位、前脱位和中心脱位，以后脱位最为常见。当髋关节屈曲或屈曲内收时，暴力从膝部向髋部冲击，使股骨头穿出后关节囊；或者在弯腰工作时，重物砸于腰骶部，使股骨头向后冲破关节囊，造成髋关节后脱位。

（四）临床表现和诊断

1.症状

患侧髋关节疼痛，主动活动功能丧失，被动活动时剧痛。

2.体征

患侧下肢呈屈曲、内收、内旋和短缩畸形，臀后隆起，可触及脱位的股骨头。

3.X 线检查

可了解脱位及有无合并髋臼或股骨头骨折。

二、治疗原则

（一）复位

1.手法复位

在全麻或腰麻下进行手法复位，力争在 24 h 内复位，常用的复位方法有提拉法和旋转法。

2.手术复位

对闭合复位失败者应采用手术切开复位加内固定。

(二)固定

复位后将下肢置于外展中立位,皮肤牵引 3～4 周。

(三)功能锻炼

制动早期,应鼓励患者进行患肢肌肉等长收缩锻炼,以后逐步开始关节的各方向活动锻炼。

三、护理

(一)护理问题

(1)肿胀。

(2)疼痛。

(3)有患肢感觉运动异常的可能。

(4)有患肢血液循环障碍的可能。

(5)有发生意外的可能。

(6)有髋关节再脱位的可能。

(7)知识缺乏:患者缺乏有关功能锻炼的知识。

(二)护理措施

(1)髋关节前脱位尤其是前上方脱位时,股骨头可挤压致损伤股动、静脉,所以应密切观察患肢末梢血液循环情况。

(2)当股骨头后脱位时,易顶撞、牵拉或挤夹坐骨神经,因此,应注意观察患肢感觉、运动情况。

(3)经常观察患肢髋部畸形是否消失,两下肢是否等长,预防发生再脱位。

(4)对进行切开复位者,应注意观察伤口渗血情况,如果渗血较多,应及时更换敷料。应严密观察生命体征的变化,为治疗提供依据。

(5)固定开始即嘱患者做股四头肌的收缩运动,加强功能锻炼,并经常督促检查,使其积极配合。

(6)保持有效的牵引固定,防止再脱位。

(7)牵引固定期间,应指导患者进行股四头肌等长收缩,同时,可配合手指推拿髌骨的锻炼,以防膝关节僵硬。

(8)解除固定后,指导患者进行髋关节自主功能锻炼并按摩活筋,可持拐下床行走,但不宜过早负重。

(三)出院指导

(1)继续加强髋关节功能锻炼,以促使关节早日恢复正常活动度。

(2)股骨头脱位后有发生缺血性坏死的可能,因此患肢不宜过早负重。3 个月后拍片复查,证实股骨头血液循环良好,再逐渐负重行走。

(3)患者不能从事站立和过多行走的工作,5 年内应定期拍 X 线片复查,如果发现股骨头无菌性坏死或骨性关节炎征象,应尽早接受治疗。

(李　敏)

第十二章 产科护理

第一节 早 产

早产是指妊娠满 28 周至不足 37 周(196～258 d)间分娩。此时娩出的新生儿称为早产儿,体重为 1 000～2 499 g。各器官发育尚不够健全,出生孕周越小,体重越轻,预后越差。国内早产占分娩总数的 5%～15%。约 15% 的早产儿于新生儿期死亡。近年来由于早产儿治疗学及监护手段的进步,早产儿的生存率明显提高,伤残率下降,国外学者建议将早产定义时间限提前到妊娠 20 周。

一、病因

诱发早产的常见原因:①胎膜早破、绒毛膜羊膜炎最常见,30%～40% 的早产与此有关;②下生殖道及尿路感染,如 B 族溶血性链球菌感染、沙眼衣原体感染、支原体感染、急性肾盂肾炎;③妊娠并发症与并发症,如妊娠期高血压疾病、妊娠期肝内胆汁淤积症,妊娠合并心脏病、慢性肾炎、病毒性肝炎、急性肾盂肾炎、急性阑尾炎、严重贫血、重度营养不良;④子宫过度膨胀及胎盘因素,如羊水过多、多胎妊娠、前置胎盘、胎盘早剥、胎盘功能减退;⑤子宫畸形,如纵隔子宫、双角子宫;⑥宫颈内口松弛;⑦每天吸烟多于 10 支,酗酒。

二、临床表现

早产的主要临床表现是子宫收缩,最初为不规则宫缩,常伴有少许阴道流血或血性分泌物,以后可发展为规则宫缩,其过程与足月临产相似,胎膜早破较足月临产多见。宫颈管先逐渐消退,然后扩张。妊娠满 28 周至不足 37 周出现至少 10 min 1 次的规则宫缩,伴宫颈管缩短,可诊断先兆早产。妊娠满 28 周至不足 37 周出现规则宫缩(20 min 不少于 4 次,或 60 min 不少于 8 次,持续时间 >30 s),伴宫颈缩短≥80%,宫颈扩张 1 cm 以上,诊断为早产临产。部分患者可伴有少量阴道流血或阴道流液。以往有晚期流产史、早产史及产伤史的孕妇容易发生早产。诊断早产一般并不困难,但应与妊娠晚期出现的生理性子宫收缩区别。生理性子宫收缩一般不规则、无痛感,且不伴有宫颈管消退和宫口扩张等改变。

三、处理原则

若胎膜未破,胎儿存活,无胎儿窘迫,无严重妊娠并发症及并发症,应设法抑制宫缩,尽可能延长孕周;若胎膜已破,早产不可避免,应设法提高早产儿的存活率。

四、护理

(一)护理评估

1.病史

详细评估可致早产的高危因素,如果孕妇有流产、早产史或本次妊娠期有阴道流血史,则发生早产的可能性大,应详细询问并记录患者既往出现的症状及接受治疗的情况。

2.身心诊断

妊娠晚期子宫收缩规律(20 min 不少于 4 次),伴以宫颈管消退≥75%,以及进行性宫颈扩张2 cm以上时,可诊断为早产者临产。

早产已不可避免时,孕妇常会不自觉地把一些自认为相关的事情与早产联系起来而产生自责感;由于孕妇对结果的不可预知,恐惧、焦虑、猜测是早产孕妇常见的情绪反应。

3.辅助检查

通过全身检查及产科检查,结合阴道分泌物的生化指标检测,核实孕周,评估胎儿成熟度、胎方位等;观察产程进展,确定早产的进程。

(二)可能的护理诊断

1.有新生儿受伤的危险

有新生儿受伤的危险与早产儿发育不成熟有关。

2.焦虑

焦虑与担心早产儿预后有关。

(三)预期目标

(1)新生儿不存在因护理不当而产生的并发症。

(2)患者能平静地面对事实,接受治疗及护理。

(四)护理措施

1.预防早产

孕妇良好的身心状况可减少早产,突发的精神创伤可诱发早产。因此,应做好孕期保健工作,指导孕妇加强营养,保持平静心情。避免诱发宫缩的活动,如抬举重物、性生活。高危孕妇必须多卧床休息,以左侧卧位为宜,以增加子宫血液循环,改善胎儿供氧,慎做肛查和引导检查等,积极治疗并发症。宫颈内口松弛者应于孕 14～18 周或更早些时间做预防性宫颈环扎,防止早产。

2.药物治疗的护理

先兆早产的主要治疗为抑制宫缩,与此同时,还要积极控制感染、治疗并发症。护理人员应能明确具体药物的作用和用法,并能识别药物的不良反应,以避免毒性作用的发生,应对患者做相应的健康教育。常用抑制宫缩的药物有以下几类。

(1)β肾上腺素受体激动素:其作用为激动子宫平滑肌β受体,从而抑制宫缩。此类药物的不良反应为心跳加快、血压下降、血糖水平升高、血钾水平降低、恶心、出汗、头痛等。常用药物有利托君、沙丁胺醇等。

(2)硫酸镁:镁离子直接作用于肌细胞,使平滑肌松弛,抑制子宫收缩。一般将 20 mL 25%的硫酸镁加于100～250 mL 5%的葡萄糖溶液中,在 30～60 min 缓慢静脉滴注,然后将10～

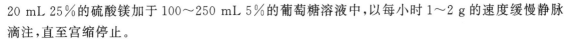

20 mL 25％的硫酸镁加于 100～250 mL 5％的葡萄糖溶液中,以每小时 1～2 g 的速度缓慢静脉滴注,直至宫缩停止。

(3)钙通道阻滞剂:阻滞钙离子进入细胞而抑制宫缩。常用硝苯地平 5～10 mg,舌下含服,每天3次。用药时必须密切注意孕妇血压的变化,若合并使用硫酸镁时更应慎重。

(4)前列腺素合成酶抑制剂:前列腺素有刺激子宫收缩和软化宫颈的作用,其抑制剂则有减少前列腺素合成的作用,从而抑制宫缩。常用药物有吲哚美辛及阿司匹林等。但此类药物可抑制胎儿前列腺素的合成和释放,使胎儿体内前列腺素减少,前列腺素有维持胎儿动脉导管开放的作用,缺乏时导管可能过早关闭而致胎儿血液循环障碍。因此,临床已较少应用此类药物,必要时仅能短期(不超过 1 周)服用。

3.预防新生儿并发症的发生

在保胎过程中,应每天行胎心监护,教会患者自数胎动,有异常时及时采用应对措施。在分娩前按医嘱给孕妇糖皮质激素(如地塞米松、倍他米松),可促胎肺成熟,是避免发生新生儿呼吸窘迫综合征的有效步骤。

4.为分娩做准备

如果早产已不可避免,应尽早决定合理分娩的方式(如臀位、横位)。估计胎儿成熟度低,而产程又需较长时间,可选用剖宫产术结束分娩;经阴道分娩者,应考虑使用产钳和会阴切开术以缩短产程,从而减少分娩过程中对胎头的压迫。同时,充分做好早产儿保暖和复苏的准备,临产后慎用镇静剂,避免发生新生儿呼吸抑制;产程中应给孕妇吸氧;新生儿出生后,立即结扎脐带,防止过多母血进入胎儿循环,造成循环系统负荷过载。

5.为孕妇提供心理支持

安排时间与孕妇进行开放式的讨论,让患者了解早产的发生并非她的过错,有时甚至是无缘由的。也要避免为减轻孕妇的负疚感而给予过于乐观的保证。由于早产是出乎意料的,孕妇多没有精神和物质准备,产程中孤独无助感尤其明显,因此,丈夫、其他家人和护士在身旁提供支持非常重要,并能帮助孕妇以良好的心态承担早产儿母亲的角色。

(五)护理评价

(1)患者能积极配合医护措施。

(2)母婴顺利经历生产全过程。

(周　敏)

第二节 自 然 流 产

流产是指妊娠不足 28 周、胎儿体重不足 1 000 g 而终止者。流产发生于妊娠 12 周前者称早期流产,发生在妊娠 12 周至不足 28 周者称晚期流产。流产又分为自然流产和人工流产,本节内容仅限于自然流产。自然流产的发生率占全部妊娠的 15％左右,多数为早期流产。自然流产是育龄妇女的常见病,严重影响了妇女生殖健康。

一、病因和发病机制

导致自然流产的因素很多,可分为胚胎因素和母体因素。早期流产常见的原因是胚胎染色体异常、孕妇内分泌异常、生殖器官畸形、生殖道感染、血栓前状态、免疫因素异常等。晚期流产多由宫颈功能不全等因素引起。

(一)胚胎因素

胚胎染色体异常是自然流产最常见的原因。据文献报道,46%~54%的自然流产与胚胎染色体异常有关。流产发生得越早,胚胎染色体异常的频率越高,早期流产中染色体异常的发生率的该数据为53%,晚期流产的该数据为36%。

(二)母体因素

1.夫妇染色体异常

习惯性流产与夫妇染色体异常有关,习惯性流产者夫妇染色体异常的发生频率为3.2%,其中多见的是染色体相互易位(占2%),与罗伯逊易位(占0.6%)。着床前配子在女性生殖道中的时间过长,配子发生老化,流产的机会增加。在促排卵及体外受精等辅助生殖技术中,是否存在配子老化问题目前尚不清楚。

2.内分泌因素

(1)黄体功能不良(luteal phase defect,LPD):黄体中期孕酮峰值低于正常标准值,或子宫内膜活检与月经时间同步差2 d以上即可诊断为LPD。高浓度孕酮可阻止子宫收缩,使妊娠子宫保持相对静止状态;孕酮分泌不足,可引起妊娠蜕膜反应不良,影响孕卵着床和发育,导致流产。孕期孕酮的产生途径有两条:一是由卵巢黄体产生,二是由胎盘滋养细胞分泌。孕6~8周卵巢黄体产生孕酮逐渐减少,之后由胎盘产生孕酮替代,如果两者衔接失调则易发生流产。在习惯性流产中有23%~60%的病例存在黄体功能不全。

(2)多囊卵巢综合征(polycystic ovarian syndrome,PCOS):有人发现在习惯性流产中多囊卵巢的发生率可高达58%,而且其中有56%的患者黄体生成素(LH)呈高分泌状态。现认为PCOS患者高浓度的LH可能导致卵细胞第二次减数分裂过早完成,从而影响受精和着床过程。

(3)催乳素血症:高水平的催乳素可直接抑制黄体颗粒细胞增生及其分泌功能。催乳素血症的临床主要表现为闭经和泌乳,当催乳素水平高于正常值时,则可表现为黄体功能不全。

(4)糖尿病:血糖控制不良者流产的发生率可高达15%~30%,妊娠早期高血糖可能造成胚胎畸形的危险因素。

(5)甲状腺功能:目前医师认为甲状腺功能减退或亢进与流产有着密切的关系,妊娠前期和早孕期进行合理的药物治疗,可明显降低流产的发生率。有学者报道,甲状腺自身抗体阳性者流产的发生率显著升高。

3.生殖器官解剖因素

(1)子宫畸形:米勒管先天性发育异常导致子宫畸形,如单角子宫、双角子宫、双子宫、子宫纵隔。子宫畸形可影响子宫血供和宫腔内环境而造成流产。母体在孕早期使用或接触己烯雌酚可影响女胎在子宫中的发育。

(2)Asherman综合征:由宫腔创伤(如刮宫过深)、感染或胎盘残留等引起宫腔粘连和纤维化。宫腔镜下行子宫内膜切除或黏膜下肌瘤切除手术也可造成宫腔粘连。子宫内膜受损伤可影响胚胎种植,导致流产发生。

（3）宫颈功能不全：是导致中晚期流产的主要原因。宫颈功能不全在解剖上表现为宫颈管过短或宫颈内口松弛。由于存在解剖上的缺陷，随着妊娠的进程子宫增大，宫腔压力升高，多数患者在中、晚期妊娠出现无痛性的宫颈管消退、宫口扩张、羊膜囊突出、胎膜破裂，最终发生流产。宫颈功能不全主要由宫颈局部创伤（分娩、手术助产、刮宫、宫颈锥形切除、Manchester 手术等）引起，先天性宫颈发育异常较少见；另外，胚胎时期接触己烯雌酚也可引起宫颈发育异常。

（4）其他：子宫肿瘤可影响子宫内环境，导致流产。

4.生殖道感染

一些生殖道慢性感染被认为是早期流产的原因之一。能引起反复流产的病原体往往持续存在于生殖道而母体很少产生症状，而且此病原体能直接或间接导致胚胎死亡。生殖道逆行感染一般发生在妊娠 12 周以前，过此时期，胎盘与蜕膜融合，构成机械屏障，而且随着妊娠进程，羊水抗感染力逐步增强，感染的机会减少。

（1）细菌感染：布鲁菌属和弧菌属感染可导致动物（牛、猪、羊等）流产，但在人类还不肯定。

（2）沙眼衣原体：文献报道，妊娠期沙眼衣原体感染率为 $3\%\sim30\%$，但是否直接导致流产尚无定论。

（3）支原体：流产患者宫颈及流产物中支原体的阳性率均较高，血清学上的结果也支持人支原体和解脲支原体与流产有关。

（4）弓形虫：弓形虫感染引起的流产是散发的，与习惯性流产的关系尚未完全证明。

（5）病毒感染：巨细胞病毒经胎盘可累及胎儿，引起心血管系统和神经系统畸形，致死或流产。妊娠前半期单纯疱疹感染流产发生率可高达 70%，即使不发生流产，也易累及胎儿、新生儿。妊娠初期风疹病毒感染者流产的发生率较高。人类免疫缺陷病毒感染与流产密切相关，Temmerman 等报道，HIV-1 抗体阳性是流产的独立相关因素。

5.血栓前状态

血栓前状态系凝血因子浓度升高，或凝血抑制物浓度降低而产生的血液易凝状态，尚未达到生成血栓的程度，或者形成的少量血栓正处于溶解状态。

血栓前状态与习惯性流产的发生有一定的关系，临床上包括先天性和获得性血栓前状态，前者是凝血和纤溶有关的基因突变造成，如凝血因子 V 突变、凝血酶原基因突变、蛋白 C 缺陷症、蛋白 S 缺陷症；后者主要是抗磷脂抗体综合征、获得性高半胱氨酸血症以及机体存在各种引起血液高凝状态的疾病等。

各种先天性血栓形成倾向引起自然流产的具体机制尚未阐明，目前研究得比较多的是抗磷脂抗体综合征，并已肯定它与早、中期胎儿丢失有关。普遍的观点是高凝状态使子宫胎盘部位血流状态改变，易形成局部微血栓，甚至胎盘梗死，使胎盘血供下降，胚胎或胎儿缺血、缺氧，引起胚胎或胎儿发育不良而流产。

6.免疫因素

免疫因素引起的习惯性流产可分自身免疫型和同种免疫型。

（1）自身免疫型：主要与患者体内抗磷脂抗体有关，部分患者可同时伴有血小板减少症和血栓栓塞现象，这类病例可称为早期抗磷脂抗体综合征。在习惯性流产中，抗磷脂抗体阳性率约为 21.8%。另外，自身免疫型习惯性流产还与其他自身抗体有关。

在正常情况下，各种带负电荷的磷脂位于细胞膜脂质双层的内层，不被免疫系统识别；一旦暴露于机体免疫系统，即可产生各种抗磷脂抗体。抗磷脂抗体不仅是一种强烈的凝血活性物质，激活血小板和促进凝血,导致血小板聚集,血栓形成;还可直接造成血管内皮细胞损伤,加剧血栓形成,使胎盘循环发生局部血栓栓塞,胎盘梗死,胎死宫内,导致流产。近来的研究还发现,抗磷脂抗体可能直接与滋养细胞结合,从而抑制滋养细胞功能,影响胎盘着床过程。

(2)同种免疫型:现代生殖免疫学认为,妊娠是成功的半同种异体移植现象,孕妇由于自身免疫系统产生一系列的适应性变化,从而对宫内胚胎移植物表现出免疫耐受,不发生排斥反应,妊娠得以继续。

在正常妊娠的母体血清中,存在一种或几种能够抑制免疫识别和免疫反应的封闭因子,也称免疫抑制因子,而习惯性流产患者体内缺乏这些因子,使得胚胎遭受母体的免疫打击而排斥。封闭因子既可直接作用于母体淋巴细胞,又可与滋养细胞表面特异性抗原结合,从而阻断母儿之间的免疫识别和免疫反应,封闭母体淋巴细胞对滋养细胞的细胞毒作用。还有学者认为封闭因子可能是一种抗独特型抗体,直接针对 T 细胞或 B 细胞表面特异性抗原受体(BCR/TCR),从而防止母体淋巴细胞与胚胎靶细胞起反应。

几十年来,同种免疫型习惯性流产与 HLA 抗原相容性的关系一直存在争议。有学者提出习惯性流产可能与夫妇 HLA 抗原的相容性有关,在正常妊娠过程中夫妇或母胎间 HLA 抗原是不相容的,胚胎所带的父源性 HLA 抗原可以刺激母体免疫系统,产生封闭因子。同时,滋养细胞表达的 HLA-G 抗原能够引起抑制性免疫反应,这种反应对胎儿具有保护性作用,能够抑制母体免疫系统对胎儿胎盘的攻击。

7.其他因素

(1)慢性消耗性疾病:结核和恶性肿瘤常导致早期流产,并威胁孕妇的生命;高热可导致子宫收缩;贫血和心脏病可引起胎儿胎盘单位缺氧;慢性肾炎、高血压可使胎盘发生梗死。

(2)营养不良:严重营养不良直接可导致流产。现在强调各种营养素的平衡,如果维生素 E 缺乏可造成流产。

(3)精神、心理因素:焦虑、紧张、恐吓等严重精神刺激可导致流产。近年来学者发现,噪音和振动对人类生殖也有一定的影响。

(4)吸烟、饮酒等:近年来吸烟、饮酒甚至吸毒的育龄妇女人数有所增加,这些因素都是流产的高危因素。孕期过多饮用咖啡增加流产的危险性。

(5)环境毒性物质:影响生殖功能的外界不良环境因素很多,可以直接或间接对胚胎造成损害。过多接触某些有害的化学物质(如砷、铅、苯、甲醛、氯丁二烯、氧化乙烯)和物理因素(如放射线、噪声及高温),均可引起流产。

尚无确切的依据证明使用避孕药物与流产有关,然而,有报道称宫内节育器避孕失败者感染性流产的发生率有所升高。

二、病理

早期流产时多数胚胎先死亡,随后发生底蜕膜出血,造成胚胎的绒毛与蜕膜层分离,已分离的胚胎组织如同异物,引起子宫收缩而被排出。有时也可能蜕膜海绵层先出血坏死或血栓形成,使胎儿死亡,然后排出。8 周以内妊娠时,胎盘绒毛发育尚不成熟,与子宫蜕膜联系还不牢固,此时多数流产妊娠产物可以完整地从子宫壁分离而排出,出血量不多。妊娠 8~12 周时,胎盘绒毛发育茂盛,与蜕膜联系较牢固。此时若发生流产,妊娠产物往往不易完整分离排出,常有部分组织残留宫腔内影响子宫收缩,致使出血较多。妊娠 12 周后,胎盘已完全形成,流产时往往先有腹

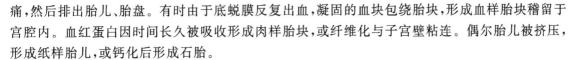

痛,然后排出胎儿、胎盘。有时由于底蜕膜反复出血,凝固的血块包绕胎块,形成血样胎块稽留于宫腔内。血红蛋白因时间长久被吸收形成肉样胎块,或纤维化与子宫壁粘连。偶尔胎儿被挤压,形成纸样胎儿,或钙化后形成石胎。

三、临床表现

(一)停经

多数流产患者有明显的停经史,根据停经时间的长短可将流产分为早期流产和晚期流产。

(二)阴道流血

发生在妊娠 12 周以内流产者,开始时绒毛与蜕膜分离,血窦开放,即开始出血。胚胎完全分离排出后,由于子宫收缩,出血停止。早期流产的全过程均伴有阴道流血,而且出血量往往较多。晚期流产者,胎盘已形成,流产过程与早产相似,胎盘继胎儿分娩后排出,一般出血量不多。

(三)腹痛

早期流产开始阴道流血后宫腔内存在血液,特别是血块,刺激子宫收缩,呈阵发性下腹痛,特点是阴道流血往往出现在腹痛之前。晚期流产则先有阵发性的子宫收缩,然后胎儿胎盘排出,特点是往往先有腹痛,然后出现阴道流血。

四、临床类型

根据临床发展过程和特点的不同,流产可以分为 7 种类型。

(一)先兆流产

先兆流产指妊娠 28 周前,先出现少量阴道流血,继而常出现阵发性下腹痛或腰背痛。

妇科检查:宫颈口未开,胎膜未破,妊娠产物未排出,子宫大小与停经周数相符。妊娠有希望继续者,经休息及治疗后,若流血停止及下腹痛消失,妊娠可以继续;若阴道流血量增多或下腹痛加剧,则可能发展为难免流产。

(二)难免流产

难免流产是先兆流产的继续,妊娠难以持续,有流产的临床过程,阴道出血时间较长,出血量较多,而且有血块排出,阵发性下腹痛,或流出羊水。

妇科检查:宫颈口已扩张,羊膜囊突出或已破裂,有时可见胚胎组织或胎囊堵塞于宫颈管中,甚至露于宫颈外口,子宫大小与停经周数相符或略小于相应孕周的子宫大小。

(三)不全流产

不全流产指部分妊娠产物已排到体外,尚有部分残留于宫腔内,由难免流产发展而来。妊娠 8 周前发生流产,胎儿、胎盘成分多能同时排出;妊娠 8～12 周时,胎盘结构已形成并密切连接于子宫蜕膜,流产物不易从子宫壁完全剥离,往往发生不全流产。由于宫腔内残留胚胎组织,影响子宫收缩,以致阴道出血较多,时间较长,易引起宫内感染,甚至因流血过多而发生失血性休克。

妇科检查:宫颈口已扩张,血液不断自宫颈口内流出,有时可见胎盘组织堵塞于宫颈口或部分妊娠产物已排出阴道,而部分仍留在宫腔内。一般子宫小于相应孕周的子宫大小。

(四)完全流产

完全流产指妊娠产物已全部排出,阴道流血逐渐停止,腹痛逐渐消失。

妇科检查:宫颈口已关闭,子宫接近正常大小。常常发生于妊娠8周以前。

(五)稽留流产

稽留流产又称过期流产,指胚胎或胎儿已死亡,滞留在宫腔内尚未自然排出。患者有停经史和/或早孕反应,按妊娠时间计算已达到中期妊娠但未感到腹部增大,病程中可有少量断续的阴道流血,早孕反应消失。尿妊娠试验由阳性转为阴性,血清 β-HCG 值下降,甚至降至非孕水平。B超检查子宫小于相应孕周的子宫大小,无胎动及心管搏动,子宫内回声紊乱,难以分辨胎盘和胎儿组织。

妇科检查:阴道内可有少量血性分泌物,宫颈口未开,子宫小于相应孕周的子宫大小,由于胚胎组织机化,子宫失去正常组织的柔韧性,质地不软,或已孕4个月尚未听见胎心,触不到胎动。

(六)习惯性流产

习惯性流产指自然流产连续发生3次或3次以上。每次流产多发生于同一妊娠月份,其临床经过与一般流产相同。早期流产的原因常为黄体功能不足、多囊卵巢综合征、催乳素血症、甲状腺功能减退、染色体异常、生殖道感染及免疫因素等。晚期流产最常见的原因为宫颈内口松弛、子宫畸形、子宫肌瘤等。宫颈内口松弛者妊娠后(常于妊娠中期),胎儿长大,羊水增多,宫腔内压力增加,胎囊向宫颈内口突出,宫颈管逐渐短缩、扩张。患者多无自觉症状,一旦胎膜破裂,胎儿即排出。

(七)感染性流产

感染性流产是指流产合并生殖系统感染。各种类型的流产均可并发感染,但不全流产、过期流产和非法堕胎常并发感染。感染性流产的病原菌常常是阴道或肠道的寄生菌(机会致病菌),有时为混合性感染。厌氧菌感染占60%以上,需氧菌感染中以大肠埃希菌和假芽孢杆菌感染多见,也可见 β-溶血性链球菌及肠球菌感染。患者除了有各种类型流产的临床表现和非法堕胎史外,还出现一系列感染相关的症状和体征。

妇科检查:宫口可见脓性分泌物流出,宫颈举痛明显,子宫体压痛,附件区增厚或有痛性包块。严重时感染可扩展到盆腔、腹腔乃至全身,并发盆腔炎、腹膜炎、败血症及感染性休克等。

五、病因筛查及诊断

一般诊断流产并不困难。根据病史及临床表现多能确诊,仅少数需进行辅助检查。确诊流产后,还应确定流产的临床类型,还要对流产的病因进行筛查,这对决定流产的处理方法很重要。

(一)病史

应询问患者有无停经史和反复流产史,有无早孕反应、阴道流血,应询问阴道流血量及其持续时间,有无腹痛,腹痛的部位、性质及程度,还应了解阴道有无水样排液,阴道排液的色、量及有无臭味,有无妊娠产物排出等。

(二)体格检查

观察患者的全身状况,有无贫血,并测量体温、血压及脉搏等。在消毒条件下进行妇科检查,注意宫颈口是否扩张,羊膜囊是否膨出,有无妊娠产物堵塞于宫颈口内;宫颈阴道部是否较短甚至消退,宫颈内、外口松弛,可容一指通过,有时可触及羊膜囊或见羊膜囊突出于宫颈外口。子宫大小与相应孕周的子宫大小是否相符,有无压痛等。应检查双侧附件有无肿块、增厚及压痛。检查时操作应轻柔,尤其是对疑为先兆流产者。

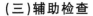

(三)辅助检查

对诊断有困难者,可采用必要的辅助检查。

1.B超显像

目前应用较广,对鉴别诊断与确定流产类型有实际价值。对疑为先兆流产者,可根据妊娠囊的形态、有无胎心反射及胎动来确定胚胎或胎儿是否存活,以指导正确的治疗方法。一般妊娠5周后宫腔内即可见到孕囊光环,为圆形或椭圆形的无回声区,有时由于着床过程中少量出血,孕囊周围可见环形暗区,此为早孕双环征。孕6周后可见胚芽声像,并出现心管搏动。孕8周可见胎体活动,孕囊约占宫腔一半。孕9周可见胎儿轮廓。孕10周孕囊几乎占满整个宫腔。孕12周胎儿出现完整形态。不同类型的流产及其超声图像特征有所差别,可帮助鉴别诊断。

(1)先兆流产声像图特征:子宫大小与相应孕周的子宫大小相符,少量出血者的孕囊一侧无回声区包绕,出血多者的宫腔有较大量的积血,有时可见胎膜与宫腔分离,胎膜后有回声区,孕6周后可见到正常的心管搏动。

(2)难免流产声像图特征:孕囊变形或塌陷,宫颈内口开大,并见胚胎组织阻塞于宫颈管内,羊膜囊未破者可见到羊膜囊突入宫颈管内或突出宫颈外口,心管搏动多已消失。

(3)不全流产声像图特征:子宫小于相应孕周的子宫大小,宫腔内无完整的孕囊结构,代之以不规则的光团或小暗区,心管搏动消失。

(4)完全流产声像图特征:子宫大小正常或接近正常,宫腔内空虚,见规则的宫腔线,无不规则光团。

B超检查在确诊宫颈功能不全引起的晚期流产中很有价值。通过B超可以观察宫颈长度、内口宽度、羊膜囊突出等情况,能够客观地评价妊娠期宫颈结构,且具有无创伤、可重复等优点,近年来临床应用较多。可作为宫颈功能评价的超声指标较多,如宫颈长度、宫颈内口宽度、宫颈漏斗宽度、羊膜囊楔度。医师一般认为,宫颈结构随着妊娠进程有所变化,故动态观察妊娠期宫颈结构变化的意义更大。目前国内规定:孕12周时如果三条径线中有一条异常即提示宫颈功能不全,这包括宫颈长度<25 mm、宽度>32 mm和内径>5 mm。

另外,以多普勒超声血流频谱显示孕妇子宫动脉和胎儿脐动脉,可判断宫内胎儿健康状况及母体并发症。目前常用动脉血流频谱的收缩期速度峰值与舒张期速度最低值的比值,估计动脉血管的阻力,早孕期动脉阻力高者,胎儿血供和营养不足,可诱发胚胎发育停止。

2.妊娠试验

免疫学方法(近年临床多用试纸法)对诊断妊娠有意义。为进一步了解流产的预后,多选用血清 β-HCG 的定量测定。一般妊娠后 8～9 d 在母血中即可测出 β-HCG,随着妊娠的进程,β-HCG值逐渐升高,早孕期 β-HCG 值倍增时间为 48 h 左右,孕 8～10 周达高峰。血清 β-HCG 值低或呈下降趋势,提示可能发生流产。

3.其他激素的测定

其他激素的测定主要有血孕酮的测定,可以协助判断先兆流产的预后。甲状腺功能减退和亢进均易发生流产,测定游离 T_3 和 T_4 有助于孕期甲状腺功能的判断。人胎盘催乳素的分泌与胎盘功能密切相关,妊娠 6～7 周时血清人胎盘催乳素正常值为 0.02 mg/L,8～9 周该值为 0.04 mg/L。人胎盘催乳素低水平常常是流产的先兆。正常空腹血糖值为 5.9 mmol/L,异常时应进一步做糖耐量试验,排除糖尿病。

4.血栓前状态测定

血栓前状态的妇女可能没有明显的临床表现,但母体的高凝状态使子宫胎盘部位血流状态改变,形成局部微血栓,甚至胎盘梗死,使胎盘血供下降,胚胎或胎儿缺血、缺氧,引起胚胎或胎儿发育不良而流产。如下诊断可供参考:D-二聚体、FDP 数值增加表示已经产生轻度凝血-纤溶反应的病理变化;而对虽有危险因子参与,但尚未发生凝血-纤溶反应的患者,却只能用血浆凝血功能亢进动态评价,如血液流变学和红细胞形态检测;另外凝血和纤溶有关的基因突变造成凝血因子 V 突变、凝血酶原基因突变、蛋白 C 缺陷症、蛋白 S 缺陷症,抗磷脂抗体综合征、获得性高半胱氨酸血症以及机体存在各种引起血液高凝状态的疾病等均需引起重视。

(四)病因筛查

引发流产的病因众多。针对习惯性流产者,进行系统的病因筛查,明确诊断,及时干预治疗是必要的。筛查内容包括胚胎染色体及夫妇外周血染色体核型分析、生殖道微生物检测、内分泌激素测定、生殖器官解剖结构检查、凝血功能测定、自身抗体检测等。

六、处理

流产为妇产科常见病,一旦出现流产症状,应根据流产的不同类型,及时进行恰当的处理。

(一)先兆流产处理原则

(1)休息镇静:患者应卧床休息,禁止性生活。阴道检查操作应轻柔,可对精神过分紧张者使用对胎儿无害的镇静剂,如苯巴比妥(鲁米那)0.03~0.06 g,每天 3 次。加强营养,保持大便通畅。

(2)应用孕酮或 HCG:黄体功能不足者,可用孕酮 20 mg,每天或隔天肌内注射 1 次,也可使用 HCG 以促进孕酮合成,维持黄体功能,用法为 1 000 U,每天肌内注射 1 次,或 2 000 U,隔天肌内注射 1 次。

(3)其他药物:维生素 E 为抗氧化剂,有利于受精卵发育,每天 100 mg,口服。基础代谢率低者可以服用甲状腺素片,每天 1 次,每次 40 mg。

(4)出血时间较长者,可选用无胎毒作用的抗生素,预防感染。

(5)心理治疗:要使先兆流产患者的情绪安定,增强其信心。

(6)经治疗两周症状不见缓解或反而加重,提示可能胚胎发育异常,进行 B 超检查及 β-HCG 测定,确定胚胎状况,给以相应处理,包括终止妊娠。

(二)难免流产处理原则

(1)孕 12 周内可行刮宫术或吸宫术,术前肌内注射催产素 10 U。

(2)孕 12 周以上,可先将 5~10 U 催产素加于 500 mL 5%的葡萄糖溶液内,静脉滴注,促使胚胎组织排出,对出血多者可行刮宫术。

(3)对出血多伴休克者,应在纠正休克的同时清宫。

(4)清宫术后应详细检查刮出物,注意胚胎组织是否完整,必要时做病理检查或胚胎染色体分析。

(5)术后应用抗生素预防感染。对出血多者可使用肌内注射催产素以减少出血。

(三)不全流产处理原则

(1)一旦确诊,对无合并感染者应立即清宫,以清除宫腔内残留组织。

(2)对出血时间短,量少或已停止,并发感染者,应在控制感染后再行清宫术。

（3）对出血多并伴休克者,应在抗休克的同时行清宫术。

（4）对出血时间较长者,术后应给予抗生素预防感染。

（5）应将刮宫标本送病理检查,必要时可检验胎儿的染色体核型。

（四）完全流产处理原则

如无感染征象,一般不需特殊处理。

（五）稽留流产处理原则

1.早期过期流产

宜及早清宫,因胚胎组织机化,与宫壁粘连,刮宫时有可能遇到困难,而且此时子宫肌纤维可发生变性,失去弹性,刮宫时出血可能较多并有子宫穿孔的危险。故行过期流产的刮宫术必须慎重,术时注射宫缩剂以减少出血,如 1 次不能刮净可于 5～7 d 后再次刮宫。

2.晚期过期流产

晚期过期流产均为妊娠中期胚胎死亡,此时胎盘已形成,诱发宫缩后宫腔内容物可自然排出。若凝血功能正常,可先用大剂量的雌激素,例如,已烯雌酚 5 mg,每天 3 次,连用 3～5 d,以提高子宫肌层对催产素的敏感性,再静脉滴注缩宫素(5～10 U 加于 5％的葡萄糖溶液内),也可用前列腺素或依沙吖啶等进行引产,促使胎儿、胎盘排出。若不成功,再行清宫术。

3.预防弥散性血管内凝血

胚胎坏死组织在宫腔稽留时间过长,尤其是孕 16 周以上的过期流产,容易并发弥散性血管内凝血。所以,处理前应检查血常规、出血时间、凝血时间、血小板计数、血纤维蛋白原、凝血酶原时间、凝血块收缩试验、D-二聚体、纤维蛋白降解产物及血浆鱼精蛋白副凝试验(3P 试验)等,并做好输血准备。若存在凝血功能异常,应及早使用纤维蛋白原、输新鲜血或输血小板等,对高凝状态可用低分子量肝素,防止或避免弥散性血管内凝血发生,待凝血功能好转后再行引产或刮宫。

4.预防感染

过期流产病程往往较长,且多合并有不规则阴道流血,易继发感染,故在处理过程中应使用抗生素。

（六）习惯性流产处理原则

有习惯性流产史的妇女应在怀孕前进行必要的检查,包括夫妇双方染色体检查与血型鉴定及其丈夫的精液检查,女方尚需进行内分泌、生殖道感染、血栓前状态、生殖道局部或全身免疫等检查及生殖道解剖结构的详细检查,查出原因者应于怀孕前及时纠治。

1.染色体异常

若每次流产均是胚胎染色体异常所致,这提示流产的病因与配子的质量有关。如果精子畸形率过高,建议到男科治疗,久治不愈者可行供者人工授精(AID)。如果女方为高龄,胚胎染色体异常,且多次治疗失败,可考虑做赠卵体外受精——胚胎移植术(IVF)。夫妇双方染色体异常,可做 AID,或 IVF 及种植前诊断(PGD)。

2.生殖道解剖异常

完全或不完全子宫纵隔,可行纵隔切除术。有子宫黏膜下肌瘤,可在宫腔镜下行肌瘤切除术,有壁间肌瘤,可行腹肌瘤挖出术。宫腔粘连,可在宫腔镜下做粘连分离术,术后放置宫内节育器 3 个月。宫颈内口松弛者,于妊娠前作宫颈内口修补术。若已妊娠,最好于妊娠 14～16 周行宫颈内口环扎术,术后定期随诊,提前住院,待分娩发动前拆除缝线,若环扎术后有流产征象,治疗失败,应及时拆除缝线,以免造成宫颈撕裂。国际上有对于有先兆流产症状的患者进行紧急宫颈缝扎术获得较好疗效的报道。

3.内分泌异常

黄体功能不全者主要采用孕激素补充疗法。孕时可使用孕酮 20 mg,隔天或每天肌内注射至孕10周左右,或 HCG 1 000～3 000 U,隔天肌内注射 1 次。如果患者存在多囊卵巢综合征、催乳素血症、甲状腺功能异常或糖尿病等,均宜在孕前进行相应的内分泌治疗,并于孕早期加用孕激素。

4.感染因素

孕前应根据不同的感染原进行相应的抗感染治疗。

5.免疫因素

自身免疫型习惯性流产的治疗多采用抗凝剂和免疫抑制剂治疗。常用的抗凝剂有阿司匹林和肝素,免疫抑制剂以泼尼松为主,也有使用人体丙种球蛋白治疗成功的报道。对同种免疫型习惯性流产采用主动免疫治疗,即采用丈夫或无关个体的淋巴细胞对妻子进行主动免疫致敏,其目的是诱发女方体内产生封闭抗体,避免母体对胚胎的免疫排斥。

6.血栓前状态

单独用低分子量肝素(LMWH)或联合阿司匹林是目前主要的治疗方法。一般 LMWH 5 000 IU,皮下注射,每天 1～2 次。用药时间从早孕期开始,治疗过程中必须严密监测胎儿生长发育情况和凝血-纤溶指标,检测结果恢复正常,即可停药。但停药后必须每月复查凝血-纤溶指标,有异常时重新用药。有时治疗可维持整个孕期,一般在终止妊娠前24 h 停止使用。

7.原因不明习惯性流产

当有怀孕征兆时,可按黄体功能不足给以孕酮治疗,每天 10～20 mg,肌内注射,或 HCG 2 000 U,隔天肌内注射 1 次。确诊妊娠后继续给药至妊娠10周或超过以往发生流产的月份,并嘱孕妇卧床休息,禁忌性生活,补充维生素 E 并给予心理治疗,以解除其精神紧张,安定其情绪。在孕前和孕期尽量避免接触环境毒性物质。

(七)感染性流产

流产感染多为不全流产合并感染。治疗原则是积极控制感染。若阴道流血不多,应用广谱抗生素 2～3 d,待控制感染后再行刮宫,清除宫腔残留组织以止血。若阴道流血量多,静脉滴注广谱抗生素和输血的同时,用卵圆钳将宫腔内残留组织夹出,使出血量减少,切不可用刮匙全面搔刮宫腔,以免造成感染扩散。术后继续应用抗生素,待感染控制后再行彻底刮宫。若已合并感染性休克,应积极纠正休克。若感染严重或腹腔、盆腔形成脓肿,应行手术引流,必要时切除子宫。

七、护理

(一)护理评估

1.病史

停经、阴道流血和腹痛是流产孕妇的主要症状。应详细询问患者停经史、早孕反应,阴道流血的持续时间与阴道流血量,有无腹痛,腹痛的部位、性质及程度。此外,还应了解阴道有无水样排液,排液的色、量和有无臭味,以及有无妊娠产物排出等。关于既往病史,应全面了解孕妇在妊娠期间有无全身性疾病、生殖器官疾病、内分泌功能失调及有无接触有害物质等,以识别发生流产的诱因。

2.身心诊断

流产孕妇可因出血过多而出现休克，或因出血时间过长、宫腔内有残留组织而发生感染。因此,护士应全面评估孕妇的各项生命体征。判断流产类型(表12-1),尤其须注意与贫血及感染相关的征象。

表 12-1　各型流产的临床表现

类型	病史			妇科检查	
	出血量	下腹痛	组织排出	宫颈口	子宫大小
先兆流产	少	无或轻	无	闭	与相应孕周的子宫大小相符
难免流产	中~多	加剧	无	扩张	与相应孕周的子宫大小相符或略小于相应孕周的子宫大小
不全流产	少~多	减轻	部分排出	扩张或有物堵塞或闭	小于相应孕周的子宫大小
完全流产	少~无	无	全部排出	闭	正常或略大于相应孕周的子宫大小

流产孕妇的心理状况以焦虑和恐惧为特征。孕妇面对阴道流血往往会不知所措,甚至过度担忧,同时对胎儿健康的担忧也会直接影响孕妇的情绪反应,孕妇可能会表现伤心、郁闷、烦躁不安等。

3.诊断检查

(1)产科检查:在消毒条件下进行妇科检查,进一步了解宫颈口是否扩张,羊膜是否破裂,有无妊娠产物堵塞于宫颈口内,子宫大小与相应孕周的子宫大小是否相符,有无压痛等,应检查双侧附件有无肿块、增厚及压痛等。

(2)实验室检查:多采用放射免疫方法对绒毛膜促性腺激素(HCG)、胎盘催乳素、雌激素和孕激素等进行定量测定,如果测定的结果低于正常值,提示有流产可能。

(3)B超显像:超声显像可显示有无胎囊、胎动、胎心等,从而可诊断并鉴别流产及其类型,指导正确处理。

(二)可能的护理诊断

1.有感染的危险

有感染的危险与阴道出血时间过长、宫腔内有残留组织等因素有关。

2.焦虑

焦虑与担心胎儿健康等因素有关。

(三)预期目标

(1)出院时护理对象无感染征象。

(2)先兆流产孕妇能积极配合保胎治疗,继续妊娠。

(四)护理措施

对于不同类型的流产孕妇,处理原则不同,其护理措施亦有差异。在全面评估孕妇身心状况的基础上,综合病史及诊断检查,明确基本处理原则,认真执行医嘱,积极配合医师为流产孕妇进行诊断,并为之提供相应的护理措施。

1.先兆流产孕妇的护理

先兆流产孕妇需卧床休息,禁止性生活,禁用肥皂水灌肠,以减少各种刺激。护士除了为其提供生活护理外,通常遵医嘱给孕妇适量镇静剂、孕激素等。随时评估孕妇的病情变化,如是否腹痛加重、阴道流血量增多。此外,孕妇的情绪状态也会影响其保胎效果,因此护士还应注意观察孕妇的情绪反应,加强心理护理,从而稳定孕妇的情绪,增强保胎信心。护士须向孕妇及其家属讲明以上保胎措施的必要性,以取得孕妇及其家属的理解和配合。

2.妊娠不能再继续者的护理

护士应及时采取终止妊娠的措施,协助医师完成手术过程,使妊娠产物完全排出,同时开放静脉,做好输液、输血准备。严密检测孕妇的体温、血压及脉搏。观察其面色、腹痛、阴道流血及与休克有关的征象。有凝血功能障碍,应予以纠正,然后再行引产或手术。

3.预防感染

护士应检测流产孕妇的体温、血象及阴道流血,了解分泌物的性质、颜色、气味等,并严格执行无菌操作规程,加强会阴部的护理。指导孕妇使用消毒会阴垫,保持会阴部清洁,维持良好的卫生习惯。当护士发现感染征象后应及时报告医师,并按医嘱进行抗感染处理。此外,护士应嘱流产孕妇流产后1个月返院复查,确定无禁忌证后,方可开始性生活。

4.协助患者顺利渡过悲伤期

流产孕妇由于失去婴儿,往往会出现伤心、悲哀等情绪反应。护士应给予同情和理解,帮助流产孕妇及其家属接受现实,顺利渡过悲伤期。此外,护士还应与流产孕妇及其家属讨论此次流产的原因,并向他们讲解有关流产的相关知识,帮助他们为再次妊娠做好准备。有习惯性流产史的孕妇在下一次妊娠确诊后卧床休息,加强营养,禁止性生活,补充B族维生素、维生素E、维生素C等,治疗期必须超过以往发生流产的妊娠月份。病因明确者,应积极接受对因治疗。黄体功能不足者,按医嘱正确使用孕酮治疗,以预防流产。子宫畸形者须在妊娠前先进行矫正手术。宫颈内口松弛者应在未妊娠前做宫颈内口松弛修补术,如果已妊娠,则可在妊娠14～16周时行子宫内口缝扎术。

(五)护理评价

(1)护理对象体温正常,血红蛋白及白细胞数正常,无出血、感染征象。

(2)先兆流产孕妇配合保胎治疗,继续妊娠。

(周 敏)

第三节 异位妊娠

受精卵在于子宫体腔以外着床称为异位妊娠,习称宫外孕。异位妊娠依受精卵在子宫体腔外种植部位不同分为输卵管妊娠、卵巢妊娠、腹腔妊娠、阔韧带妊娠和宫颈妊娠(图12-1)。

异位妊娠是妇产科常见的急腹症,是孕产妇的主要死亡原因之一,发病率约1%。输卵管妊娠最常见。输卵管妊娠占异位妊娠的95%左右,其中,壶腹部妊娠最多见,约占78%,峡部、伞部、间质部妊娠较少见。

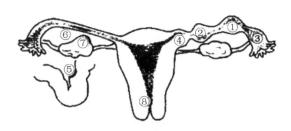

①输卵管壶腹部妊娠;②输卵管峡部妊娠;③输卵管伞部妊娠;④输卵
管间质部妊娠;⑤腹腔妊娠;⑥阔韧带妊娠;⑦卵巢妊娠;⑧宫颈妊娠。

图 12-1　异位妊娠的发生部位

一、病因

(一)输卵管炎症

输卵管炎症是异位妊娠的主要病因,可分为输卵管黏膜炎和输卵管周围炎。输卵管黏膜炎轻者可发生黏膜皱褶粘连、管腔变窄,或纤毛功能受损,从而导致受精卵在输卵管内运行受阻并于该处着床。输卵管周围炎病变主要在输卵管浆膜层或浆肌层,常造成输卵管周围粘连、输卵管扭曲、管腔狭窄、蠕动减弱而影响受精卵运行。

(二)输卵管手术史、输卵管绝育史及手术史

输卵管妊娠的发生率为 $10\%\sim20\%$。尤其是腹腔镜下电凝输卵管及硅胶环套术绝育,可因输卵管瘘或再通而导致输卵管妊娠。曾经接受输卵管粘连分离术、输卵管成形术(输卵管吻合术或输卵管造口术)者,在再次妊娠时输卵管妊娠的可能性增加。

(三)输卵管发育不良或功能异常

输卵管过长、肌层发育差、黏膜纤毛缺乏、双输卵管、有输卵管憩室或有输卵管副伞等,均可造成输卵管妊娠。输卵管功能(包括蠕动、纤毛活动以及上皮细胞分泌)受雌、孕激素调节。若调节失败,可影响受精卵正常运行。

(四)辅助生殖技术

近年来,随着辅助生育技术的应用,输卵管妊娠的发生率增加,既往少见的异位妊娠(如卵巢妊娠、宫颈妊娠、腹腔妊娠)的发生率增加。1998 年,美国报道助孕技术应用所致输卵管妊娠的发生率为 2.8%。

(五)避孕失败

宫内节育器避孕失败,发生异位妊娠的机会较大。

(六)其他

子宫肌瘤或卵巢肿瘤压迫输卵管,影响输卵管管腔通畅,使受精卵运行受阻。输卵管子宫内膜异位可增加受精卵着床于输卵管的可能性。

二、病理

(一)输卵管妊娠的特点

输卵管管腔狭小,管壁薄且缺乏黏膜下组织,其肌层远不如子宫肌壁厚与坚韧,妊娠时不能形成完好的蜕膜,不利于胚胎的生长发育,常有以下结局。

1.输卵管妊娠流产

输卵管妊娠流产多见于妊娠 8～12 周输卵管壶腹部妊娠。受精卵种植在输卵管黏膜皱襞内,由于蜕膜形成不完整,发育中的胚泡常向管腔突出,最终突破包膜而出血,胚泡与管壁分离,若整个胚泡剥离落入管腔,刺激输卵管逆蠕动,经伞端排到腹腔,形成输卵管妊娠完全流产,出血一般不多。若胚泡剥离不完整,妊娠产物部分排到腹腔,部分尚附着于输卵管壁,形成输卵管妊娠不全流产,滋养细胞继续侵蚀输卵管壁,导致反复出血,形成输卵管血肿或输卵管周围血肿,血液不断流出并积聚在直肠子宫陷窝,形成盆腔血肿,量多时甚至流入腹腔。

2.输卵管妊娠破裂

输卵管妊娠破裂多见于 6 周左右的输卵管峡部妊娠。受精卵着床于输卵管黏膜皱襞间,胚泡生长发育时绒毛向管壁方向侵蚀肌层及浆膜,最终穿破浆膜,形成输卵管妊娠破裂。输卵管肌层血管丰富。短期内腹腔内大量出血,使患者出现休克。其出血量远较输卵管妊娠流产多,腹痛剧烈;也可反复出血,在盆腔与腹腔内形成血肿。孕囊可自破裂口排出,种植于任何部位。若胚泡较小则可被吸收;若过大则可在直肠子宫陷凹内形成包块或钙化为石胎。

输卵管间质部妊娠虽少见,但后果严重,其结局几乎均为输卵管妊娠破裂。输卵管间质部管腔周围肌层较厚、血运丰富,因此破裂常发生于孕 12～16 周。其破裂犹如子宫破裂,症状较严重,往往在短时间内出现低血容量休克症状。

3.陈旧性宫外孕

输卵管妊娠流产或破裂,若长期反复内出血形成的盆腔血肿不消散,血肿机化变硬并与周围组织粘连,临床上称为陈旧性宫外孕。

4.继发性腹腔妊娠

无论输卵管妊娠流产还是破裂,胚胎从输卵管排入腹腔内或阔韧带内,多数死亡,偶尔也有存活者。若存活胚胎的绒毛组织附着于原位或排至腹腔后重新种植而获得营养,可继续生长发育,形成继发性腹腔妊娠。

(二)子宫的变化

输卵管妊娠和正常妊娠一样,合体滋养细胞产生 HCG,维持黄体生长,使类固醇激素分泌增加,致使月经停止来潮,子宫增大变软,子宫内膜出现蜕膜反应。若胚胎受损或死亡,滋养细胞活力消失,蜕膜自宫壁剥离而发生阴道流血。有时蜕膜可完整剥离,随阴道流血排出三角形蜕膜管型;有时呈碎片排出。排出的组织见不到绒毛,组织学检查无滋养细胞,此时血 β-HCG 值下降。子宫内膜形态学改变呈多样性,若胚胎死亡已久,内膜可呈增生期改变,有时可见 Arias-Stella (A-S)反应,镜检见内膜腺体上皮细胞增生、增大,细胞边界不清,腺细胞排列成团突入腺腔,细胞极性消失,细胞核肥大、深染,细胞质有空泡。这种子宫内膜过度增生和分泌反应,可能为类固醇激素过度刺激所引起;若胚胎死亡后部分深入肌层的绒毛仍存活,黄体退化迟缓,内膜仍可呈分泌反应。

三、临床表现

输卵管妊娠的临床表现与受精卵着床部位、有无流产或破裂以及出血量多少与时间长短等有关。

(一)症状

典型症状为停经后腹痛与阴道流血。

1.停经

除输卵管间质部妊娠停经时间较长外,多有 6～8 周停经史。20％～30％的患者无停经史,将异位妊娠时出现的不规则阴道流血误认为月经,或由于月经过期仅数天而不认为是停经。

2.腹痛

腹痛是输卵管妊娠患者的主要症状。在输卵管妊娠发生流产或破裂之前,由于胚胎在输卵管内逐渐增大,常表现为一侧下腹部隐痛或有酸胀感。当发生输卵管妊娠流产或破裂时,突然感到一侧下腹部撕裂样疼痛,常伴有恶心、呕吐。若血液局限于病变区,主要表现为下腹部疼痛,当血液积聚于直肠子宫陷凹时,可出现肛门坠胀感。随着血液由下腹部流向全腹,疼痛可由下腹部向全腹部扩散,血液刺激膈肌,可引起肩胛部放射性疼痛及胸部疼痛。

3.阴道流血

胚胎死亡后,常有不规则阴道流血,呈暗红色或深褐色,量少呈点滴状,一般不超过月经量,少数患者阴道流血量较多,类似月经。阴道流血可伴有蜕膜管型或蜕膜碎片排出,为子宫蜕膜剥离所致。阴道流血一般常在病灶去除后方能停止。

4.晕厥与休克

由于腹腔内出血及剧烈腹痛,轻者出现晕厥,严重者出现失血性休克。出血量越多,出血越快,症状出现得越迅速,情况越严重。

5.腹部包块

输卵管妊娠流产或破裂时所形成的血肿时间较久,由于血液凝固并与周围组织或器官(如子宫、输卵管、卵巢、肠管或大网膜等)发生粘连,形成包块,包块较大或位置较高者,腹部可扪及。

(二)体征

根据患者内出血的情况,患者可呈贫血貌。腹部检查:下腹压痛、反跳痛明显,出血多时,叩诊有移动性浊音。

四、处理原则

处理原则是以手术治疗为主,其次是药物治疗。

(一)药物治疗

1.化学治疗

化学治疗主要适用于早期输卵管妊娠、要求保存生育能力的年轻患者。符合下列条件可采用此法:①无药物治疗的禁忌证;②输卵管妊娠未发生破裂或流产;③输卵管妊娠包块直径≤4 cm;④血 β-HCG 水平<2 000 U/L;⑤无明显内出血,常用甲氨蝶呤(MTX),治疗机制是抑制滋养细胞增生,破坏绒毛,使胚胎组织坏死、脱落、吸收。但在治疗中若病情无改善,甚至发生急性腹痛或输卵管破裂,则应立即进行手术治疗。

2.中医药治疗

中医学认为该病属于血瘀少腹,不通则痛的实证。以活血化瘀、消癥为治则,但应严格掌握指征。

(二)手术治疗

手术治疗分为保守手术和根治手术。保守手术为保留患侧输卵管,根治手术为切除患侧输卵管。手术治疗适用于:①生命体征不稳定或有腹腔内出血征象者;②诊断不明确者;③异位妊娠有进展者(如血 β-HCG 处于高水平,附件区有大包块);④随诊不可靠者;⑤有药物治疗禁忌证者或药物治疗无效者。

1.保守手术

其适用于有生育要求的年轻妇女,特别是对侧输卵管已切除或有明显病变者。

2.根治手术

其适用于无生育要求的输卵管妊娠内出血并发休克的急症患者。

3.腹腔镜手术

这是近年治疗异位妊娠的主要方法。

五、护理

(一)护理评估

1.病史

应仔细询问月经史,以准确推断停经时间。注意不要将不规则阴道流血误认为末次月经,或由于月经仅过期几天,不认为是停经。此外,对不孕、放置宫内节育器、绝育术、输卵管复通术、盆腔炎等与发病相关的高危因素应予高度重视。

2.身心状况

输卵管妊娠发生流产或破裂前,症状及体征不明显。当患者腹腔内出血较多时呈贫血貌,严重者可出现面色苍白,四肢湿冷,脉快、弱、细,血压下降等休克症状。体温一般正常,出现休克时体温略低,腹腔内血液吸收时体温略升高,但不超过 38 ℃。下腹有明显压痛、反跳痛,尤以患侧为重,肌紧张不明显,叩诊有移动性浊音。血凝后下腹可触及包块。

输卵管妊娠流产或破裂后,腹腔内急性大量出血及剧烈腹痛,以及妊娠终止的现实都易使孕妇出现较为激烈的情绪反应,可表现为哭泣、自责、无助、抑郁和恐惧等。

3.诊断检查

(1)腹部检查:输卵管妊娠流产或破裂者,下腹部有明显压痛或反跳痛,尤以患侧为甚,轻度腹肌紧张;出血多时,叩诊有移动性浊音;如果出血时间较长,形成血凝块,在下腹可触及软性肿块。

(2)盆腔检查:输卵管妊娠未发生流产或破裂者,除子宫略大、较软外,仔细检查可能触及胀大的输卵管并有轻度压痛。输卵管妊娠流产或破裂者,阴道后穹隆饱满,有触痛。将宫颈轻轻上抬或左右摇动引起剧烈疼痛,称为宫颈抬举痛或摇摆痛,是输卵管妊娠的主要体征之一。子宫稍大而软,腹腔内出血多时子宫检查呈漂浮感。

(3)阴道后穹隆穿刺:是一种简单、可靠的诊断方法,适用于疑有腹腔内出血的患者。由于腹腔内血液易积聚于直肠子宫陷凹,抽出暗红色不凝血为阳性,说明存在血腹症。无内出血、内出血量少、血肿位置较高或直肠子宫陷凹有粘连者,可能抽不出血液,因而穿刺阴性不能排除输卵管妊娠。如果有移动性浊音,可做腹腔穿刺。

(4)妊娠试验:放射免疫法测血中 HCG,尤其是 β-HCG 阳性有助于诊断。虽然此方法灵敏度高,异位妊娠的阳性率一般可达 80%～90%,但 β-HCG 阴性者仍不能完全排除异位妊娠。

(5)血清孕酮测定:对判断正常妊娠胚胎的发育情况有帮助,血清孕酮值<5 ng/mL 应考虑宫内妊娠流产或异位妊娠。

(6)超声检查:B超显像有助于诊断异位妊娠。阴道B超检查的准确性较腹部B超检查的准确性高。诊断早期异位妊娠,单凭B超现象有时可能会误诊。若能结合临床表现及β-HCG测定等,对诊断的帮助很大。

(7)腹腔镜检查:适用于输卵管妊娠尚未流产或破裂的早期患者和诊断有困难的患者,腹腔内有大量出血或伴有休克者,禁做腹腔镜检查。在早期异位妊娠患者,腹腔镜可见一侧输卵管肿大,表面紫蓝色,腹腔内无出血或有少量出血。

(8)子宫内膜病理检查:诊刮仅适用于阴道流血量较多的患者,目的在于排除宫内妊娠流产。将宫腔排出物或刮出物做病理检查,切片中见到绒毛,可诊断为宫内妊娠,仅见蜕膜未见绒毛者有助于诊断异位妊娠。现已经很少依靠诊断性刮宫协助诊断。

(二)护理诊断

1.潜在并发症

潜在并发症为出血性休克。

2.恐惧

恐惧与担心手术失败有关。

(三)预期目标

(1)患者的休克症状得以及时发现并缓解。

(2)患者能以正常心态接受此次妊娠失败的事实。

(四)护理措施

1.接受手术治疗患者的护理

(1)护士在严密监测患者生命体征的同时,配合医师积极纠正患者的休克症状,做好术前准备。手术治疗是输卵管异位妊娠的主要处理原则。对于严重内出血并发休克的患者,护士应立即开放静脉,交叉配血,做好输血、输液的准备。以便配合医师积极纠正休克,补充血容量,并按急症手术要求迅速做好手术准备。

(2)加强心理护理:护士于术前简洁明了地向患者及其家属讲明手术的必要性,并以亲切的态度和切实的行动赢得患者及家属的信任,保持周围环境的安静、有序,减少或消除患者的紧张、恐惧心理,协助患者接受手术治疗方案。术后,护士应帮助患者以正常的心态接受此次妊娠失败的现实,向她们讲述异位妊娠的有关知识,一方面可以减少因害怕再次发生移位妊娠而抵触妊娠的不良情绪,另一方面也可以提高患者的自我保健意识。

2.接受非手术治疗患者的护理

对于接受非手术治疗方案的患者,护士应从以下几方面加强护理。

(1)护士需密切观察患者的一般情况、生命体征,并重视患者的主诉,尤其应注意阴道流血量与腹腔内出血量不成比例,当阴道流血量不多时,不要误认为腹腔内出血量亦很少。

(2)护士应告诉患者病情发展的一些指征,如出血增多、腹痛加剧、肛门坠胀感明显,以便当患者病情发展时,医、患双方均能及时发现,给予相应处理。

(3)患者应卧床休息,避免腹部压力增大,从而减少异位妊娠破裂的机会。在患者卧床期间,护士需提供相应的生活护理。

(4)护士应协助正确留取血标本,以检测治疗效果。

(5)护士应指导患者摄取足够的营养物质,尤其是富含铁蛋白的食物,如动物肝脏、肉类、豆类、绿叶蔬菜以及黑木耳,以促进血红蛋白的增加,增强患者的抵抗力。

3.出院指导

输卵管妊娠的预后在于防治输卵管的损伤和感染,因此护士应做好妇女的健康保健工作,防止发生盆腔感染。教育患者保持良好的卫生习惯,勤洗浴、勤换衣,性伴侣稳定。发生盆腔炎后须立即彻底治疗,以免延误病情。另外,由于输卵管妊娠者中约有 10% 的再发生率和 50%～60% 的不孕率。因此,护士需告诫患者,下次妊娠时要及时就医,并且不宜轻易终止妊娠。

(五)护理评价

(1)患者的休克症状得以及时发现并纠正。

(2)患者消除了恐惧心理,愿意接受手术治疗。

(周　敏)

第四节　胎膜早破

胎膜早破(premature rupture of membranes,PROM)是指在临产前胎膜自然破裂。它是常见的分娩期并发症,妊娠满 37 周的发生率为 10%,妊娠不满 37 周的发生率为 2%～3.5%。胎膜早破可引起早产及围生儿病死率增加,可导致孕产妇宫内感染率和产褥期感染率增加。

一、病因

医师一般认为胎膜早破与以下因素有关,常为多因素所致。

(一)上行感染

可由生殖道病原微生物上行感染,引起胎膜炎,使胎膜局部张力下降而破裂。

(二)羊膜腔压力升高

羊膜腔压力升高常见于多胎妊娠、羊水过多等。

(三)胎膜受力不均

胎先露高浮、头盆不称、胎位异常可使胎膜受压不均导致破裂。

(四)营养因素

缺乏维生素 C、锌及铜,可使胎膜张力下降而破裂。

(五)宫颈内口松弛

常因手术创伤或先天性宫颈组织薄弱,宫颈内口松弛,胎膜进入扩张的宫颈或阴道内,导致感染或受力不均,而使胎膜破裂。

(六)细胞因子

IL-1、IL-6、IL-8、TNF-α 含量升高,可激活溶酶体酶,破坏羊膜组织,导致胎膜早破。

(七)机械性刺激

创伤或妊娠后期性交也可导致胎膜早破。

二、临床表现

(一)症状

孕妇突然感到较多液体自阴道流出,有时液体混有胎脂及胎粪,无腹痛等其他产兆,当咳嗽、打喷嚏等情况下腹压增加时,羊水可少量间断性排出。

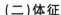

(二)体征

肛诊或阴检时,触不到羊膜囊,上推胎儿先露部可见到羊水流出。伴羊膜腔感染时,可有臭味,并伴有发热、母儿心率增快、子宫压痛、白细胞计数增多、C反应蛋白水平升高。

三、对母儿的影响

(一)对母亲的影响

胎膜早破后,生殖道病原微生物易上行感染,通常感染程度与破膜时间有关。羊膜腔感染易发生产后出血。

(二)对胎儿的影响

胎膜早破经常诱发早产,早产儿易发生呼吸窘迫综合征。羊膜腔感染可引起新生儿吸入性肺炎,严重者发生败血症、颅内感染等。脐带受压、脐带脱垂时可发生胎儿窘迫。胎膜早破发生的孕周越小,胎肺发育不良的发生率越高,围生儿病死率越高。

四、处理原则

预防感染和脐带脱垂,如果有感染、胎窘征象,及时行剖宫产终止妊娠。

五、护理

(一)护理评估

1.病史

询问病史,了解是否有发生胎膜早破的病因,确定具体的胎膜早破的时间、妊娠周数,是否有宫缩、见红等产兆,是否出现感染征象,是否出现胎儿窘迫现象。

2.身心状况

观察孕妇阴道流液的色、质、量,是否有气味。孕妇常因为不了解胎膜早破的原因,而对不可自控的阴道流液形成恐慌,可能担心自身与胎儿的安危。

3.辅助检查

(1)阴道流液的pH测定:正常阴道液pH为$4.5\sim5.5$,羊水pH为$7.0\sim7.5$。若$pH>6.5$,提示胎膜早破,准确率为90%。

(2)肛查或阴道窥阴器检查:肛查时未触到羊膜囊,上推胎儿先露部,有羊水流出。用阴道窥阴器检查时见液体自宫口流出或可见阴道后穹隆有较多混有胎脂和胎粪的液体。

(3)阴道液涂片检查:将阴道液置于载玻片上,干燥后镜检,可见羊齿植物叶状结晶(为羊水),准确率95%。

(4)羊膜镜检查:可直视胎先露部,看不到前羊膜囊,即可诊断。

(5)胎儿纤维结合蛋白(fetal fibronectin,fFN)测定:fFN是胎膜分泌的细胞外基质蛋白。当宫颈及阴道分泌物内fFN含量>0.05 mg/L时,胎膜抗张能力下降,易发生胎膜早破。

(6)超声检查:羊水量减少可协助诊断,但不可确诊。

(二)护理诊断

1.有感染的危险

有感染的危险与胎膜破裂后,生殖道病原微生物上行感染有关。

2.知识缺乏

缺乏预防和处理胎膜早破的知识。

3.有胎儿受伤的危险

有胎儿受伤的危险与脐带脱垂、早产儿肺部发育不成熟有关。

(三)护理目标

(1)孕妇无感染征象。

(2)孕妇了解胎膜早破的知识,如果突然发生胎膜早破,能够及时进行初步应对。

(3)胎儿无并发症。

(四)护理措施

1.预防脐带脱垂的护理

胎膜早破并胎先露未衔接的孕妇绝对卧床休息,多采用左侧卧位,注意抬高臀部以防止脐带脱垂,造成胎儿宫内窘迫。注意监测胎心变化,进行肛查或阴检时,确定有无隐性脐带脱垂,一旦发生,立即通知医师,并于数分钟内结束分娩。

2.预防感染

保持床单位清洁。将无菌的会阴垫垫于外阴处,勤更换,保持会阴清洁、干燥,防止上行感染。更换会阴垫时观察羊水的色、质、量等。嘱孕妇保持外阴清洁,每天对其会阴擦洗 2 次。同时观察孕妇的生命体征,血生化指标,了解是否存在感染征象。按医嘱一般破膜,破膜超过 12 h 给予抗生素防止感染。

3.监测胎儿宫内情况

密切观察胎心率的变化,嘱孕妇自测胎动。如果混有胎粪的羊水流出,即为胎儿宫内缺氧的表现,应及时给氧,让孕妇取左侧卧位,并根据医嘱做好相应的护理。

若胎膜早破孕周<35 周,根据医嘱予地塞米松促进胎肺成熟。若孕周<37 周并已临产,或孕周>37 周,胎膜早破超过 12 h 后仍未临产,可根据医嘱尽快结束分娩。

4.健康教育

为孕妇讲解胎膜早破的定义与原因,并强调孕期卫生保健的重要性。指导孕妇,如果出现胎膜早破现象,无须恐慌,应立即平卧,及时就诊。孕晚期禁止性交,避免腹部碰撞或增加腹压。指导孕期补充足量的维生素和锌、铜等微量元素。宫颈内口松弛者应多卧床休息,并遵医嘱根据需要于孕 14～16 周时行宫颈环扎术。

(周　敏)

第五节　前置胎盘

妊娠 28 周后胎盘附着于子宫下段,甚至胎盘下缘达到或覆盖宫颈内口,其位置低于胎先露部,称为前置胎盘。前置胎盘是妊娠晚期严重并发症,也是妊娠晚期阴道流血最常见的原因。国外报道其发病率为 0.5%,国内报道其发病率为 0.24%～1.57%。

一、病因

目前尚不清楚病因,高龄初产妇(年龄>35 岁)、经产妇及多产妇、吸烟或吸毒妇女为高危人群。其病因可能与下列因素有关。

(一)子宫内膜病变或损伤

多次刮宫、分娩、子宫手术等是前置胎盘的高危因素。上述情况可损伤子宫内膜,引起子宫内膜炎或萎缩性病变,再次受孕时子宫蜕膜血管形成不良,胎盘血供不足,刺激胎盘面积增大,延伸到子宫下段。前次剖宫产手术瘢痕可妨碍胎盘在妊娠晚期向上迁移,增加前置胎盘的可能性。据统计发生前置胎盘的孕妇中,85%~95%为经产妇。

(二)胎盘异常

双胎妊娠时胎盘面积过大,前置胎盘的发生率较单胎妊娠高;胎盘位置正常而副胎盘位于子宫下段接近宫颈内口;膜状胎盘大而薄,扩展到子宫下段,均可发生前置胎盘。

(三)受精卵滋养层发育迟缓

受精卵到达子宫腔后,滋养层尚未发育到可以着床的阶段,继续向下游走,到达子宫下段,并在该处着床而发育成前置胎盘。

二、分类

根据胎盘下缘与宫颈内口的关系,将前置胎盘分为 3 类(图 12-2)。

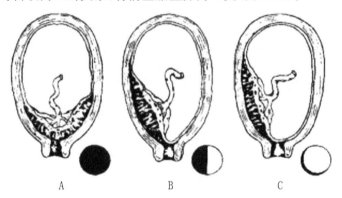

A—完全性前置胎盘;B—部分性前置胎盘;C—边缘性前置胎盘。

图 12-2 前置胎盘的类型

(1)完全性前置胎盘又称中央性前置胎盘,胎盘组织完全覆盖宫颈内口。

(2)部分性前置胎盘宫颈内口部分为胎盘组织所覆盖。

(3)边缘性前置胎盘胎盘附着于子宫下段,胎盘边缘到达宫颈内口,未覆盖宫颈内口。

胎盘位于子宫下段,与胎盘边缘极为接近,但未达到宫颈内口,称为低置胎盘。胎盘下缘与宫颈内口的关系可因宫颈管消失、宫口扩张而改变。前置胎盘类型可因诊断时期不同而改变,例如,临产前为完全性前置胎盘,临产后因口扩张而成为部分性前置胎盘。目前临床上均依据处理前最后一次检查结果来决定其分类。

三、临床表现

(一)症状

前置胎盘的典型症状是妊娠晚期或临产时,发生无诱因、无痛性反复阴道流血。妊娠晚期子宫下段逐渐伸展,牵拉宫颈内口,宫颈管缩短;临产后规律宫缩使宫颈管"消失",成为软产道的一部分。宫颈外口扩张,附着于子宫下段及宫颈内口的胎盘前置部分不能相应地伸展而与其附着处分离,血窦破裂出血。前置胎盘出血前无明显诱因,初次出血量一般不多,剥离处血液凝固后,出血自然停止;也有初次即发生致命性大出血而导致休克的。由于子宫下段不断伸展,前置胎盘出血常反复发生,出血量也越来越多。阴道流血发生的迟早、反复发生次数、出血量多少与前置胎盘类型有关。完全性前置胎盘初次出血时间早,多在妊娠 28 周左右,称为"警戒性出血"。边缘性前置胎盘出血多发生于妊娠晚期或临产后,出血量较少。部分性前置胎盘的初次出血时间、出血量及反复出血次数介于前两种类型之间。

(二)体征

患者一般情况与出血量有关,大量出血呈现面色苍白、脉搏增快微弱、血压下降等休克表现。腹部检查:子宫软,无压痛,大小与相应孕周的子宫大小相符。由于子宫下段胎盘占据,影响胎先露部入盆,故胎先露高浮,易并发胎位异常。反复出血或一次出血量过多,使胎儿宫内缺氧,严重者胎死宫内。当前置胎盘附着于子宫前壁时,可在耻骨联合上方听到胎盘杂音。临产时检查见宫缩为阵发性,间歇期子宫完全松弛。

四、处理原则

处理原则是抑制宫缩、止血、纠正贫血和预防感染。根据阴道流血量、有无休克、妊娠周数、胎位、胎儿是否存活、是否临产及前置胎盘类型等综合作出决定。

(一)期待疗法

应在保证孕妇安全的前提下尽可能延长孕周,以提高围生儿存活率。该疗法适用于妊娠＜34 周、胎儿体重＜2 000 g、胎儿存活、阴道流血量不多、一般情况良好的孕妇。

尽管国外有资料证明,住院治疗与门诊治疗中前置胎盘孕妇的妊娠结局并无明显差异,但我国仍应强调住院治疗。住院期间密切观察病情变化,为孕妇提供全面、优质的护理是期待疗法的关键措施。

(二)终止妊娠

1.终止妊娠指征

孕妇反复发生多量出血甚至休克,无论胎儿成熟与否,为了母亲安全应终止妊娠;期待疗法中发生大出血的或出血量虽少,但胎龄达 36 周以上,胎儿成熟度检查提示胎儿肺成熟者;胎龄未达孕 36 周,出现胎儿窘迫征象,或胎儿电子监护发现胎心异常;出血量多,危及胎儿;胎儿已死亡或出现难以存活的畸形,如无脑儿。

2.剖宫产

剖宫产可在短时间内娩出胎儿,迅速结束分娩,对母儿相对安全,是处理前置胎盘的主要手段。剖宫产指征:完全性前置胎盘,持续大量阴道流血;部分性和边缘性前置胎盘出血量较多,先露高浮,短时间内不能结束分娩;胎心异常。术前应积极纠正贫血、预防感染等,备血,做好处理产后出血和抢救新生的准备。

3.阴道分娩

边缘性前置胎盘,枕先露,阴道流血不多,无头盆不称和胎位异常,估计在短时间内能结束分娩者,可予试产。

五、护理

(一)护理评估

1.病史

除个人健康史外,在孕产史中尤其注意识别有无剖宫产术、人工流产术及子宫内膜炎等前置胎盘的易发因素。此外妊娠中特别是孕28周后,是否出现无痛性、无诱因、反复阴道流血症状,并详细记录具体经过及医疗处理情况。

2.身心状况

患者的一般情况与出血量的多少密切相关。大量出血时可见面色苍白、脉搏细速、血压下降等休克症状。孕妇及其家属可因突然阴道流血而感到恐惧或焦虑,既担心孕妇的健康,更担心胎儿的安危,可能显得恐慌、紧张、手足无措。

3.诊断检查

(1)产科检查:子宫大小与相应孕周的子宫大小一致,胎儿方位清楚,先露高浮,胎心可以正常,也可因孕妇失血过多而异常或消失。前置胎盘位于子宫下段前壁时,可于耻骨联合上方听见胎盘血管杂音。临产后检查,宫缩为阵发性,间歇期子宫肌肉可以完全放松。

(2)超声检查:B超断层相可清楚看到子宫壁、胎头、宫颈和胎盘的位置,胎盘定位准确率达95%以上,可反复检查。该检查是目前最安全、有效的首选检查方法。

(3)阴道检查:目前一般不主张应用。只有在近临产期出血不多时,终止妊娠前为排除其他出血原因或明确诊断决定分娩方式前考虑采用。阴道检查操作必须在输血、输液和做好手术准备的情况下方可进行。怀疑前置胎盘的个案,切忌肛查。

(4)术后检查胎盘及胎膜:胎盘的前置部分可见陈旧血块附着呈黑紫色或暗红色,如果这些改变位于胎盘的边缘,而且胎膜破口处距胎盘边缘<7 cm,则为部分性前置胎盘。如果行剖宫产术,术中可直接了解胎盘附着的部分并确立诊断。

(二)护理诊断

1.潜在并发症

潜在并发症为出血性休克。

2.有感染的危险

有感染的危险与前置胎盘剥离面靠近子宫颈口,细菌易经阴道上行感染有关。

(三)预期目标

(1)接受期待疗法的孕妇的血红蛋白水平不再继续下降,胎龄可达或更接近足月。

(2)产妇产后未发生产后出血或产后感染。

(四)护理措施

对根据病情须立即终止妊娠的孕妇,立即安排其采用去枕侧卧位,开放静脉,配血,做好输血准备。在抢救休克的同时,按腹部手术患者的护理进行术前准备,并做好母儿生命体征监护及抢救准备工作。接受期待疗法的孕妇的护理措施如下。

1.保证休息

孕妇需住院观察,绝对卧床休息,尤以左侧卧位为佳,并定时间断吸氧,每天3次,每次1h,以提高胎儿血氧供应。此外,还需避免各种刺激,以减少出血的可能。进行腹部检查时动作要轻柔,禁做阴道检查和肛查。

2.纠正贫血

除采取口服硫酸亚铁、输血等措施外,还应加强饮食营养指导,建议孕妇多食高蛋白及含铁丰富的食物,如动物肝脏、绿叶蔬菜和豆类,有助于纠正贫血,可以增强机体抵抗力,也促进胎儿发育。

3.监测生命体征

及时发现病情变化,严密观察并记录孕妇生命体征,阴道流血的量、色、流血事件及一般状况,检测胎儿宫内状态。按医嘱及时完成实验室检查项目,并交叉配血备用。发现异常及时向医师报告并配合处理。

4.预防产后出血和感染

(1)产妇回病房休息时严密观察产妇的生命体征及阴道流血情况,发现异常,及时向医师报告并配合处理,以防止或减少产后出血。

(2)及时更换会阴垫,以保持会阴部清洁、干燥。

(3)分娩后,及早使用宫缩剂,以预防产后大出血;对新生儿严格按照高危儿处理。

5.健康教育

护士应加强对孕妇的管理和宣教。指导围孕期妇女避免吸烟、酗酒等不良行为,避免多次刮宫、引产或宫内感染,防止多产,减少子宫内膜损伤或子宫内膜炎。妊娠期出血,无论量多少,均应就医,做到及时诊断、正确处理。

(五)护理评价

(1)接受期待疗法的孕妇胎龄接近(或达到)足月时终止妊娠。

(2)产妇未出现产后出血和感染。

(周　敏)

第六节　胎位异常

一、概要

胎位异常是造成难产的常见因素之一。最常见的异常胎位为臀位,占3%～4%。本节仅介绍持续性枕后位、枕横位、臀先露、肩先露。

(一)持续性枕后位、枕横位

在分娩过程中,胎头以枕后位或枕横位衔接。在下降过程中,因强有力宫缩绝大多数病例的胎头枕部能向前转,转成枕前位自然分娩。仅有5%～10%病例的胎头枕骨持续不能转向前方,直至分娩后期仍位于母体骨盆后方或侧方,致使分娩发生困难,称持续性枕后位或持续性枕横位。国外报道发病率为5%左右。

(二)臀先露

臀先露是最常见的异常胎位,占妊娠足月分娩总数的 3‰~4‰,多见于经产妇。臀先露以骶骨为指示点,有骶左前、骶左横、骶左后、骶右前、骶右横、骶右后 6 种胎位。根据胎儿两下肢所取姿势,分为 3 类:单臀先露或腿直臀先露,最多见;完全臀先露或混合臀先露,较多见;不完全臀先露或足位,较少见。

(三)肩先露

胎体纵轴与母体纵轴相垂直为横产式。胎体横卧于骨盆入口之上,先露部为肩,称肩先露,又称横位,占妊娠足月分娩总数的 0.25%,是一种对母儿最不利的胎位。胎儿极小或死胎浸软,极度折叠后才能自然娩出,正常大小的足月胎儿不可能从阴道分娩。根据胎头在母体左或右侧和胎儿肩胛朝向母体前或后方,有肩左前、肩左后、肩右前、肩右后 4 种胎位。

二、护理评估

(一)病史

骨盆形态、大小异常是发生持续性枕后位、枕横位的重要原因。胎头俯屈不良、子宫收缩乏力、头盆不称、前置胎盘、膀胱充盈、子宫下段宫颈肌瘤等均可影响胎头内旋转,形成持续性枕横位或枕后位。

肩先露与臀先露的发生原因相似,如下:①胎儿在宫腔内活动范围过大,例如,羊水过多,经产妇腹壁松弛,早产儿羊水相对过多,胎儿容易在宫腔内自由活动形成臀先露。②胎儿在宫腔内活动范围受限,如子宫畸形、胎儿畸形。③胎头衔接受阻,如骨盆狭窄、前置胎盘。

(二)身心状况与检查

1.持续性枕后位、枕横位

(1)表现:临产后胎头衔接较晚及俯屈不良,常导致协调性宫缩乏力及宫口扩张缓慢,产妇自觉肛门坠胀及排便感,致使宫口尚未开全时过早使用腹压。持续性枕后位常致活跃期晚期及第二产程延长。

(2)腹部检查:在宫底部触及胎臀,胎背偏向母体后方或侧方,在对侧明显触及胎儿肢体。若胎头已衔接,有时可在胎儿肢体侧耻骨联合上方扪到胎儿颏部。胎心在脐下一侧偏外方最响亮,取枕后位时因胎背伸直,前胸贴近母体腹壁,在胎儿肢体侧的胎胸部位也能听到胎心。

(3)肛门检查或阴道检查:当肛查宫口部分扩张或开全时,若为枕后位,感到盆腔后部空虚,查明胎头矢状缝位于骨盆斜径上。前囟在骨盆右前方,后囟(枕部)在骨盆左后方则为枕左后位。查明胎头矢状缝位于骨盆横径上,后囟在骨盆左侧方,则为枕左横位。当出现胎头水肿,颅骨重叠,囟门触不清时,需行阴道检查,借助胎儿耳郭及耳屏位置及方向判定胎位,若耳郭朝向骨盆后方,诊断为枕后位;若耳郭朝向骨盆侧方,诊断为枕横位。

(4)B超检查:根据胎头颜面及枕部位置,能准确探清胎头位置以明确诊断。

(5)危害。①对产妇的影响:胎位异常导致继发性宫缩乏力,使产程延长,常需手术助产,容易发生软产道损伤,增加产后出血及感染机会。若胎头长时间压迫软产道,可发生缺血性坏死脱落,形成生殖道瘘。②对胎儿的影响:第二产程延长和手术助产机会增多,常出现胎儿窘迫和新生儿窒息,使围生儿病死率升高。

2.臀先露

(1)表现:孕妇常感到肋下有圆而硬的胎头。常致宫缩乏力,宫口扩张缓慢,产程延长。

（2）腹部检查：子宫呈纵椭圆形，胎体纵轴与母体纵轴一致。在宫底部可触到圆而硬、按压时有浮球感的胎头。若未衔接，在耻骨联合上方触到不规则、软而宽的胎臀，胎心在脐左（或右）上方听得最清楚。衔接后，胎臀位于耻骨联合之下，胎心听诊以脐下最明显。

（3）肛门检查及阴道检查：肛门检查时，触及软而不规则的胎臀或触到胎足、胎膝（图12-3）。

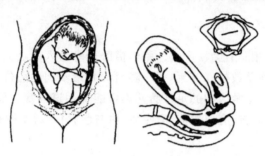

图 12-3　臀先露检查示意图

（4）B超检查：可明确诊断，能准确探清臀先露类型、胎儿大小、胎头姿势等。

（5）危害。①对产妇的影响：容易发生胎膜早破或继发性宫缩乏力，使产后出血与产褥感染的机会增多，容易造成宫颈撕裂甚至延及子宫下段。②对胎儿及新生儿的影响：胎臀高低不平，对前羊膜囊压力不均匀，常致胎膜早破，发生脐带脱垂，脐带受压可致胎儿窘迫甚至死亡；胎膜早破，使早产儿及低体重儿增多。后出胎头牵出困难，常发生新生儿窒息、臂丛神经损伤及颅内出血。

3.肩先露

（1）表现：分娩初期，因先露部高，不能紧贴子宫下段及宫颈内口，缺乏直接刺激，容易发生宫缩乏力；由于先露部不能紧贴骨盆入口，前、后羊水沟通，当宫缩时，宫颈口处胎膜所承受的压力很大，胎肩对宫颈压力不均，容易发生胎膜破裂及脐带脱垂。破膜后羊水迅速外流，胎儿上肢或脐带容易脱出，导致胎儿窘迫甚至死亡。羊水流出后，胎体紧贴宫壁，宫缩转强，胎肩被挤入盆腔，胎臀可脱出于阴道口外，而胎头和胎体则被阻于骨盆入口之上，称为"忽略性横位"。此时由于羊水流失殆尽，子宫不断收缩，上段越来越厚，下段异常伸展而变薄，出现"病理性缩复环"，可导致子宫破裂。失血、感染及水电解质发生紊乱等，可严重威胁产妇生命，多数胎儿因缺氧而死亡。有时破膜后，分娩受阻，子宫呈麻痹状态，产程延长，常并发严重宫腔感染。

（2）腹部检查：子宫呈横椭圆形，子宫底部较低，耻骨联合上方空虚，在腹部一侧可触到大而硬的胎头，对侧为臀，胎心在脐周两旁最清晰。子宫长度小于相应孕周的正常值，子宫横径宽。宫底部及耻骨联合上方较空虚，在母体腹部一侧触到胎头，另一侧触到胎臀。肩前位时，胎背向母体腹壁，触之宽大平坦；肩后位时，胎儿肢体朝向母体腹壁，触及不规则的小肢体。胎心在脐周两侧最清楚。根据腹部检查多能确定胎位。

（3）肛门检查或阴道检查：在临产初期，先露部较高，不易触及。由于先露部不能紧贴骨盆入口，前、后羊水沟通，当宫缩时，宫颈口处胎膜所承受的压力很大，易发生胎膜破裂及脐带或胎臀脱垂。胎膜未破者，因胎先露部浮动于骨盆入口上方，肛查不易触及胎先露部。若胎膜已破，宫口已扩张，阴道检查可触到肩胛骨或肩峰、肋骨及腋窝。肩胛骨朝向母体前或后方，可决定肩前位或肩后位。例如，胎头在母体右侧，肩胛骨朝向后方，则为肩右后位。胎手若已脱出于阴道口外，可用握手法鉴别是胎儿左手或右手。

(4)B超检查：能准确探清肩先露，并能确定具体胎位。

三、护理诊断

(一)恐惧

恐惧与分娩结果未知及手术有关。

(二)有新生儿受伤的危险

有新生儿受伤的危险与胎儿缺氧及手术产有关。

(三)有感染的危险

有感染的危险与胎膜早破有关。

(四)潜在并发症

潜在并发症有产后出血、子宫破裂、胎儿窘迫。

四、护理目标

(1)产妇恐惧感减轻，积极配合医护工作。

(2)孕产妇及新生儿未出现护理不当引起的并发症。

(3)产妇与家属能正确面对胎儿夭折。

五、护理措施

(一)及早发现异常并纠正

妊娠期加强围生期保健，宣传产前检查，发现胎位异常者，配合医师进行纠正。28周以前臀位多能自行转成头位，可不予处理。30周以后仍为臀位者，应设法纠正。常用的矫正方法有以下几种。

1.胸膝卧位

让孕妇排空膀胱，松解裤带，做胸膝卧位姿势，每天2次，每次15 min，使胎臀离开骨盆腔，有助于自然转正。早、晚各做1次为宜，连做1周后复查。

2.激光照射或艾灸至阴穴

激光照射至阴穴，左、右两侧各照射10 min，每天1次，7次为1个疗程，有良好效果。也可用艾灸条，每天1次，每次15～20 min，5次为1个疗程。1周后复查B超。

3.外转胎位术

现已少用外转胎位术。对腹壁较松、子宫壁不太敏感者，可试外倒转术，将臀位转为头位。倒转时切勿用力过猛，亦不宜勉强进行，以免造成胎盘早剥。倒转前、后均应仔细听胎心音。

(二)执行医嘱，协助做好不同方式分娩的一切准备

1.持续性枕后位、枕横位

在骨盆无异常，胎儿不大时，可以试产。试产时应严密观察产程，注意胎头下降、宫口扩张程度、宫缩强弱及胎心有无改变。

(1)第一产程：①潜伏期需保证产妇充分营养与休息。若有情绪紧张，睡眠不好，可给予哌替啶或地西泮。②活跃期宫口开大3～4 cm，产程停滞，除头盆不称外可行人工破膜；若产力欠佳，静脉滴注缩宫素。在试产过程中，出现胎儿窘迫征象，应行剖宫产术结束分娩。

(2)第二产程：若第二产程进展缓慢，初产妇第二产程已近2 d，经产妇第二产程已近1 h，应

行阴道检查。当胎头双顶径已达坐骨棘平面或更低时,可先徒手将胎头枕部转向前方;若转成枕前位有困难,也可向后转成正枕后位,再以产钳助产。若以枕后位娩出,需作较大的会阴后一斜切开。若胎头位置较高,疑有头盆不称,需行剖宫产术,禁止使用中位产钳。

(3)第三产程:因产程延长,容易发生产后宫缩乏力,胎盘娩出后应立即静脉注射或肌内注射子宫收缩剂,以防发生产后出血。有软产道裂伤者,应及时修补。应重点监护新生儿。产后应给予抗生素预防感染。

2.臀先露

臀位分娩的关键在于胎头能否顺利娩出,胎头娩出的难易与胎儿大小、骨盆的大小以及宫颈是否完全扩张有直接关系。对疑有头盆不称者、高龄初产妇及屡有难产史的经产妇,均应仔细检查骨盆及胎儿的大小,常规做 B 超以进一步判断胎儿大小,排除胎儿畸形。未发现异常者,可从阴道分娩,如果有骨盆狭窄或相对头盆不称(估计胎儿体重≥3 500 g),或足先露、胎膜早破、胎儿宫内窘迫、脐带脱垂,以剖宫取胎为宜。因此应根据产妇的年龄、胎产次、骨盆类型、胎儿大小、胎儿是否存活,臀先露类型以及有无合并症,于临产初期做出正确判断,决定分娩方式。

(1)择期剖宫产的指征:狭窄骨盆,软产道异常,胎儿体重≥3 500 g,胎儿窘迫,高龄初产,有难产史,不完全臀先露等,均应行剖宫产术结束分娩。

(2)决定经阴道分娩的处理。

第一产程:待产时应耐心等待,做好产妇的思想工作,以解除顾虑。产妇应侧卧,不宜站立走动。少做肛查,不灌肠,尽量避免胎膜破裂。勤听胎心音,一旦破膜,应立即听胎心。若胎心变慢或变快,应行肛查,必要时行阴道检查,了解有无脐带脱垂。若有脐带脱垂,胎心尚好,宫口未开全,为抢救胎儿,需立即行剖宫产术。若无脐带脱垂,可严密观察胎心及产程进展。若出现协调性宫缩乏力,应设法加强宫缩。

臀位接产的关键在于胎头的顺利娩出,而胎头的顺利娩出有赖于产道,特别是宫颈是否充分扩张。胎膜破裂后,当宫口开大 4~5 cm 时,胎臀或胎足出现于阴道口,给外阴消毒之后,用一条消毒巾盖住,每次阵缩用手掌紧紧按住使之不能立即娩出,使用"堵"外阴方法。此法有利于后出胎头的顺利娩出。在"堵"的过程中,应每隔 10~15 min 听 1 次胎心,并注意宫口是否开全。宫口已开全再堵易引起胎儿窘迫或子宫破裂。宫口近开全时,要做好接产和抢救新生儿窒息的准备。"堵"时用力要适当,忌用暴力,直到胎臀显露于阴道口,检查宫口确已开全为止。"堵"的时间一般需 0.5~1 h,初产妇有时需堵 2~3 h。

第二产程:臀位阴道分娩,有自然娩出、臀位助产及臀位牵引 3 种方式。自然分娩为胎儿自行娩出;臀位助产系胎臀及胎足自行娩出后,胎肩及胎头由助产者牵出;臀位牵引为胎儿全部由助产者牵引娩出,为手术的一种,应有一定适应证。最后一种方式对胎儿威胁较大,接产前,应导尿排空膀胱,初产妇应行会阴切开术。将 3 种分娩方式分述如下。①自然分娩:胎儿自然娩出,不作任何牵拉。极少见,仅见于经产妇中胎儿小、宫缩强、骨盆腔宽大者。②臀助产术:当胎臀自然娩出至脐部后,胎肩及后出胎头由接产者协助娩出。脐部娩出后,一般应在 2~3 min 娩出胎头,最长不能超过 8 min。对后出胎头娩出用单叶产钳,效果佳。③臀牵引术:胎儿全部由接产者牵拉娩出,此种手术对胎儿损伤大,一般情况下应禁止使用。

第三产程:产程延长易并发子宫收缩乏力性出血。胎盘娩出后,应肌内注射缩宫素或麦角新碱,防止产后出血。行手术操作及有软产道损伤者,应及时检查并缝合,给予抗生素预防感染。

3.肩先露

妊娠期发现肩先露,应及时矫正。可采用胸膝卧位,激光照射(或艾灸)至阴穴。若上述矫正方法无效,应试行外转胎位术转成头先露,并包扎腹部以固定胎头。若行外转胎位术失败,应提前住院,决定分娩方式。

分娩期应根据产妇年龄、胎产次、胎儿大小、骨盆有无狭窄、胎膜是否破裂、羊水留存量、宫缩强弱、宫颈口扩张程度、胎儿是否存活、有无并发感染及子宫先兆破裂等决定分娩方式。

(1)足月活胎,对于骨盆狭窄者、有难产史的经产妇、横位估计经阴道分娩有困难的初产妇,应于临产前行择期剖宫产术结束分娩。

(2)初产妇,足月活胎,临产后应行剖宫产术。经产妇,宫缩不紧,胎膜未破,仍可试外倒转术,若外倒转失败,可考虑剖宫产。

(3)破膜后,立即做阴道检查,了解宫颈口扩张情况、胎方位及有无脐带脱垂等。如果胎心好,宫颈口扩张不大,特别是初产妇有脐带脱垂,估计短时期内不可能分娩,应即剖宫取胎。如果系经产妇,宫颈口已扩张至 5 cm 以上,胎膜破裂不久,可在全麻下试做内倒转术,使横位变为臀位,待宫口开全后再行臀位牵引术。如果宫口已近开全或开全,倒转后即可做臀牵引。

(4)破膜时间过久,羊水流尽,子宫壁紧贴胎儿,胎儿存活,已形成忽略性横位时,应立即剖宫取胎。如果胎儿已死,可在宫颈口开全后做断头术,出现先兆子宫破裂或子宫破裂征象,无论胎儿死活,均应立即行剖宫产术。如果宫腔感染严重,应同时切除子宫。

(5)胎儿已死,无先兆子宫破裂征象,若宫口近开全,在全麻下行断头术或碎胎术。

(6)胎盘娩出后应常规检查阴道、宫颈及子宫下段有无裂伤,及时做必要的处理。如果有血尿,应放置导尿管,以防尿瘘形成。产后用抗生素预防感染。

(7)临时发现横位产及无条件就地处理者,可给哌替啶 100 mg 或氯丙嗪 50 mg,设法立即转院,途中尽量减少颠簸,以防子宫破裂。

(周　敏)

第七节　胎儿窘迫

胎儿窘迫是指孕妇、胎儿、胎盘等原因引起的胎儿宫内缺氧,影响胎儿健康甚至危及生命。胎儿窘迫是一种综合征,主要发生在临产过程,也可发生在妊娠后期。发生在临产过程者,可以是妊娠后期的延续。

一、病因

胎儿窘迫的病因涉及多方面,可归纳为 3 类。

(一)母体因素

孕妇患有高血压疾病、慢性肾炎、妊娠高血压综合征、重度贫血、心脏病、肺源性心脏病,有高热、产前出血性疾病和创伤,急产或子宫不协调性收缩,缩宫素使用不当,产程延长,子宫过度膨胀,胎膜早破等;或者产妇长期取仰卧位,镇静药、麻醉药使用不当等。

(二)胎儿因素

胎儿心血管系统功能障碍、胎儿畸形,如严重的先天性心血管疾病、母婴血型不合引起的胎儿溶血、胎儿贫血、胎儿宫内感染。

(三)脐带、胎盘因素

脐带因素有长度异常、缠绕、打结、扭转、狭窄、血肿、帆状附着;胎盘因素有植入异常、形状异常、发育障碍、循环障碍等。

二、病理生理

胎儿窘迫的基本病理生理变化是缺血、缺氧引起的一系列变化。缺氧早期或者一过性缺氧时,机体主要通过减少胎盘和自身耗氧量代偿,胎儿则通过减少对肾与下肢血供等方式来保证心脑血流量,不产生严重的代偿障碍及器官损害。缺氧严重则可引起严重的并发症。缺氧初期自主神经反射兴奋交感神经,使肾上腺儿茶酚胺及皮质醇分泌增多,引起血压上升及心率加快。此时胎儿的大脑、肾上腺、心脏及胎盘血流增加,而肾、肺、消化系统等血流减少,出现羊水减少、胎儿发育迟缓等。若缺氧继续加重,则转为兴奋迷走神经,血管扩张,有效循环血量减少,主要器官的功能由于血流不能保证而受损,于是胎心率减慢。缺氧继续发展下去可引起严重的器官功能损害,尤其可以引起缺血缺氧性脑病甚至胎死宫内。此过程基本是低氧血症至缺氧,然后至代谢性酸中毒,主要表现为胎动减少、羊水少、胎心监护基线变异差、出现晚期减速甚至呼吸抑制。由于缺氧时肠蠕动加快,肛门括约肌松弛引起胎粪排出。此过程可以形成恶性循环,更加重母体及胎儿的危险。不同原因引起的胎儿窘迫的表现过程可以不完全一致,所以应加强监护,积极评价,及时发现高危征象并积极处理。

三、临床表现

胎儿窘迫的主要表现为胎心音改变、胎动异常及羊水胎粪污染或羊水过少,严重者胎动消失。根据其临床表现,胎儿窘迫可以分为急性胎儿窘迫和慢性胎儿窘迫。急性胎儿窘迫多发生在分娩期,主要表现为胎心率加快或减慢;宫缩应激试验(CST)或者催产素激惹试验(OCT)等出现频繁的晚期减速或变异减速;羊水胎粪污染和胎儿头皮血 pH 下降,出现酸中毒。羊水胎粪污染可以分为三度:Ⅰ度,羊水呈浅绿色;Ⅱ度,羊水呈黄绿色,混浊;Ⅲ度,羊水呈棕黄色,稠厚。慢性胎儿窘迫发生在妊娠末期,常延续至临产并加重,主要表现为胎动减少或消失、无应激试验(NST)基线平直、胎儿发育受限、胎盘功能减退、羊水胎粪污染等。

四、处理原则

对急性胎儿窘迫,应积极寻找原因并给予及时纠正。若宫颈未完全扩张、胎儿窘迫情况不严重者,给氧,嘱产妇选左侧卧位,若胎心率变为正常,可继续观察;若宫口开全,胎先露部已达坐骨棘平面以下 3 cm,应尽快助产,经阴道娩出胎儿;若缩宫素使宫缩过强造成胎心率减慢,应立即停止使用,继续观察,病情紧迫或经上述处理无效,立即剖宫产结束分娩。慢性胎儿窘迫,应根据孕周、胎儿成熟度和窘迫程度决定处理方案。首先应指导孕妇采取左侧卧位,间断吸氧,积极治疗各种并发症或并发症,密切监护病情变化。若无法改善,则应在促使胎儿成熟后迅速终止妊娠。

五、护理评估

(一)健康史

了解孕妇的年龄、生育史、内科疾病史(如高血压疾病、慢性肾炎、心脏病);本次妊娠经过,如妊娠高血压综合征、胎膜早破、子宫过度膨胀(如羊水过多和多胎妊娠);分娩经过,如产程延长(特别是第二产程延长)、缩宫素使用不当。了解有无胎儿畸形、胎盘功能的情况。

(二)身心状况

胎儿窘迫时,孕妇自感胎动增加或停止。在窘迫的早期可表现为胎动过频(每 24 h 多于 20 次);若缺氧未纠正或加重,则胎动转弱且次数减少,进而消失。胎儿轻微或慢性缺氧时,胎心率加快(高于每分钟 160 次);若长时间或严重缺氧,则胎心率减慢。若胎心率低于每分钟 100 次则提示胎儿危险。胎儿窘迫时主要评估羊水量和性状。

孕产妇夫妇因为胎儿的生命遭遇危险而产生焦虑,对需要手术结束分娩产生犹豫、无助感。胎儿不幸死亡的孕产妇夫妇感情上受到强烈的创伤,通常会经历否认、愤怒、抑郁、接受的过程。

(三)辅助检查

1.胎盘功能检查

出现胎儿窘迫的孕妇一般 24 h 尿 E_3 值急骤减少 30%~40%,或于妊娠末期连续多次测定,结果在每 24 h 10 mg 以下。

2.胎心监测

胎动时胎心率加速不明显,基线变异率低于每分钟 3 次,出现晚期减速、变异减速等。

3.胎儿头皮血气分析

pH<7.20。

六、护理诊断/诊断问题

(一)气体交换受损(胎儿)

气体交换受损(胎儿)与胎盘子宫的血流改变、血流中断(脐带受压)或血流速度减慢(子宫-胎盘功能不良)有关。

(二)焦虑

焦虑与胎儿宫内窘迫有关。

(三)预期性悲哀

预期性悲哀与胎儿可能死亡有关。

七、预期目标

(1)胎儿情况改善,胎心率为每分钟 120~160 次。

(2)孕妇能运用有效的应对机制控制焦虑。

(3)产妇能够接受胎儿死亡的现实。

八、护理措施

(1)孕妇左侧卧,间断吸氧。严密监测胎心变化,一般每 15 min 听 1 次胎心或进行胎心监护,注意胎心变化。

(2)为手术者做好术前准备,如果宫口开全,胎先露部已达坐骨棘平面以下 3 cm,应尽快阴道助产娩出胎儿。

(3)做好抢救和复苏新生儿的准备。

(4)心理护理:①向孕产妇提供相关信息,包括医疗措施的目的、操作过程、预期结果及孕产妇需做的配合;将真实情况告知孕产妇,有助于其减轻焦虑,也可帮助其面对现实。必要时陪伴她们,对她们的疑虑给予适当的解释。②对于胎儿不幸死亡的父母亲,护理人员可安排一个远离其他婴儿和产妇的单人房间,陪伴他们或安排家人陪伴他们,勿让其独处;鼓励其诉说悲伤,接纳其哭泣及抑郁的情绪,陪伴在旁,提供支持及关怀;若他们愿意,护理人员可让他们看看死婴并同意他们为死产婴儿做一些事情,包括沐浴、更衣、命名、拍照或举行丧礼,但事先应向他们描述死婴的情况,使之有心理准备。解除"否认"的态度而进入下一个阶段,提供足印卡、床头卡等作为纪念,帮助他们使用适合自己的压力应对技巧和方法。

九、结果评价

(1)胎儿情况改善,胎心率为每分钟 120～160 次。

(2)孕妇能运用有效的应对机制来控制焦虑,叙述感受。

(3)产妇能够接受胎儿死亡的现实。

(周　敏)

第八节　产后出血

一、概述

产后出血是导致我国孕产妇死亡的首要原因。2000 年 9 月,联合国提出了改善孕产妇保健的发展目标,即从 1990 年到 2015 年,将全世界孕产妇死亡率降低 3/4。近年来,随着我国围生医学的发展和妇幼保健水平的提高,以及"降消"项目的开展,我国孕产妇死亡率逐年下降,已从 1990 年的 88.9/10 万降至 2009 年的 31.9/10 万。产科出血长期以来占据我国孕产妇死因构成比的第一位,2000 年和 2008 年分别占孕产妇死亡总数的 40.5% 和 34.2%。而产科出血导致的孕产妇死亡中,死因为产后出血的超过半数。

产后出血的传统定义为胎儿娩出后 24 h 以内出血量≥500 mL。《威廉姆斯产科学》第 23 版指出了这种定义存在的问题,事实上有很大一部分经阴道分娩的产妇实际产后出血量达到或超过 500 mL,剖宫产的出血量更高,更为重要的是临床估计的出血量往往只有实际出血量的一半。另外,加拿大妇产科医师协会提出,任何可能导致孕产妇血流动力学变化的出血量均应考虑为产后出血。美国和加拿大常用的产后出血定义为阴道分娩胎儿娩出后 24 h 以内出血量≥500 mL 或者剖宫产胎儿娩出后 24 h 以内出血量≥1 000 mL,我国目前仍采用产后出血的传统定义。

二、流行病学特征

全国各地产后出血的发病率从百分之几到百分之十几均有报道,主要原因是对产后出血量的估计和测量方法存在较大差异,并且估计出血量往往远远低于实际出血量,所以实际的产后出血发生率应该高于报告值。近年来,全国各地的剖宫产率居高不下,这也使得产后出血的发生率难以降低。

三、病因和危险因素

产后出血的四大原因分别是宫缩乏力(70%~90%)、产道损伤(20%)、胎盘因素(10%)和凝血功能障碍(1%)。值得注意的是,有些产妇因为血容量不足或其他因素,耐受出血的能力较低,虽然出血量未达到产后出血的诊断标准但仍可能导致严重的病理生理改变,如重度子痫前期/子痫、妊娠合并严重贫血、败血症、慢性肾功能不全、脱水。虽然有危险因素的产妇发生产后出血的危险性更高,但是没有相关危险因素的产妇也有可能在无任何征兆的情况下发生产后出血,这一点值得重视。

(一)子宫收缩乏力

子宫收缩乏力是最常见的产后出血原因。胎儿娩出之后,子宫肌正常的收缩和缩复能有效地压迫肌束间的血管,这是最有效的自我止血方式。足月产妇20%的心排血量(即1 000 mL/ min的血液)参与子宫胎盘的血液循环,任何影响子宫肌正常收缩和缩复功能的因素都有可能使得子宫肌肉不能正常挤压血管,从而引起子宫收缩乏力性产后出血,产妇在短时间内就可能发生严重失血。

1.全身因素

产妇体质虚弱、合并慢性全身性疾病或精神紧张等。

2.药物因素

过多地使用麻醉剂、镇静剂或宫缩抑制剂等。

3.产程因素

急产、产程延长或滞产、试产失败、引产或催产等。

4.产科并发症

子痫前期等。

5.羊膜腔感染

胎膜破裂时间长、发热等。

6.子宫过度膨胀

羊水过多、多胎妊娠、巨大儿等。

7.子宫肌壁损伤

有剖宫产史、子宫肌瘤、子宫肌瘤剔除术后等。

8.子宫发育异常

有双子宫、双角子宫、残角子宫等。

(二)软产道损伤

任何能够导致会阴、阴道、宫颈或子宫损伤的医源性或非医源性因素都可能最终导致产后出血,因损伤形成的血肿表现为隐性出血。

1.会阴、阴道或宫颈损伤

行会阴切开术、软产道组织弹性差、急产、手术产、软产道水肿或瘢痕等。

2.子宫损伤、破裂

瘢痕子宫、难产、剖宫产、剖宫产子宫切口延伸或裂伤、子宫切除等。

3.子宫内翻

宫底胎盘、第三产程处理不当等。

(三)胎盘因素

胎盘因素相关的产后出血主要是由胎盘剥离异常所致,胎盘残留在宫腔内影响宫缩、剥离面血管残端暴露等情况均可引起产后出血。

1.胎盘早剥

有妊娠期高血压疾病、腹部外伤、仰卧位低血压综合征等。

2.前置胎盘

多次人工流产、多产、产褥感染、瘢痕子宫等。

3.胎盘滞留

宫缩乏力、膀胱膨胀、胎盘剥离不全、胎盘嵌顿等。

4.胎盘粘连、胎盘植入或胎盘穿透

多次人工流产、剖宫产史、子宫内膜炎、蜕膜发育不良等。

5.胎盘胎膜残留

有胎盘小叶、副胎盘等。

(四)凝血功能障碍

产妇凝血功能障碍主要分为两类:一是妊娠合并凝血功能障碍性疾病,二是产科相关并发症引起的弥散性血管内凝血。

1.产科因素

有 HELLP 综合征血小板减少、产科弥散性血管内凝血(重度子痫前期/子痫、胎盘早剥、死胎、羊水栓塞、败血症)等。

2.合并血液系统疾病

有遗传性凝血功能障碍性疾病、血小板减少症等。

3.合并肝脏疾病

有重症肝炎、妊娠急性脂肪肝等。

4.抗凝治疗

心脏换瓣术后长期口服华法林等。

四、临床表现

产后出血的主要临床表现包括阴道流血和失血过多引起的休克。

(一)阴道流血

胎儿娩出后,在胎盘剥离前或剥离后都有可能发生阴道流血,常发生在产后 2 d 以内,多表现为持续、稳定的出血,不同原因导致产后出血的特点各异。宫缩乏力性产后出血的特点是常发生在胎盘娩出之后,间断性中等量出血,血液颜色较暗红,触诊子宫时常发现其质地较软。软产道损伤所致阴道流血的特点是常在胎儿娩出后立即出现鲜红色血,伴有会阴部或盆腔疼痛,仔细检查生殖道可发现损伤部位及范围。胎盘因素导致的产后出血的特点是胎盘剥离障碍,胎盘滞留、胎盘胎膜残留、胎盘植入辅助牵拉脐带时仍无法剥离等,阴道流血常发生在胎儿娩出几分钟后,色较暗,但血液可凝。凝血功能障碍所致的产后出血常表现为持续的阴道流血、会阴切口持续渗血或穿刺点渗血等,血液不凝且止血困难,可伴有全身出血灶,血小板计数、凝血功能等检查常能发现异常。

虽然产后出血大多表现为阴道显性出血,但是隐性出血(宫腔内积血)、缓慢地持续性少量渗血或阴道血肿也时有发生,这些情况容易被忽视。产后阴道出血量虽不多,但产妇有严重失血的症状和体征时,需考虑到以上情况,应仔细检查子宫收缩情况、产道损伤情况以及有无血肿。

(二)休克

休克往往是失血过多所导致的病理生理改变,是产后出血严重的并发症,可发展为多器官功能障碍,威胁产妇的生命。休克的临床表现包括脉搏细数、血压下降、尿量减少、面色苍白、呼吸加快、毛细血管充盈障碍、中枢神经系统症状等,这些症状的出现及其严重程度与失血量和产妇对失血的耐受性密切相关。

正常孕妇孕晚期的血容量较非孕期增加30%~50%,提高了对产后出血的耐受性,但这也使得正常孕妇发生产后失血性休克时的临床表现可能不明显,从代偿到发生失代偿的时间较短,临床上常无法早期识别,导致诊断延误。

尤其值得重视的是重度子痫前期或子痫孕妇,她们孕期的血容量并不能像正常孕妇一样增加30%~50%,而通常仅增加10%左右,甚至整个孕期几乎没有血容量的增加,因此对产后出血的耐受性大大降低,一般孕妇的正常出血量就可能导致其严重的病理生理改变而发生休克。在胎儿娩出之后,需要对这类产妇的产后出血量及时、准确地估计或测量,同时密切监测其生命体征的变化,必要时检查血常规、凝血功能等实验室指标以及评估血流动力学的改变,判断其休克程度并及时给予合理的治疗。切忌将产妇血压的下降认为是重度子痫前期或子痫病情的改善,而应时刻警惕产妇是否有休克的症状和体征,做到早期诊断。

五、诊断

产后出血描述的是一个临床事件或一个临床过程,其诊断包括两个方面的重要内容:积极寻找病因和准确估计出血量。一旦怀疑产妇发生产后出血,需要快速监测产妇的生命体征,回顾产程有无异常,检查产道有无损伤,观察产妇是否焦躁不安,评估血流动力学是否稳定。产后出血的诊断一定要做到及时、准确,诊断延误可能给产妇带来严重后果,甚至危及生命。

(一)病因诊断

临床上,往往根据产后阴道流血的特点即可初步判断产后出血的原因。产后出血的四大原因可单独存在,也可合并存在,有时还互为因果,这就要求产科医师在诊断产后出血时要仔细观察并考虑周全。

1.子宫收缩乏力

胎盘娩出之后,触诊子宫,检查子宫张力和子宫大小,是发现子宫收缩乏力最简单、重要的检查措施。具体方法是单手或双手置于宫底处,触诊子宫前壁,注意不要把腹壁的脂肪组织误认为子宫肌肉。如果发现子宫体积较大、质地较软,结合阴道持续流血,那么产后出血很可能是宫缩乏力所致。及时进行子宫按摩或者使用宫缩剂之后,子宫变硬、体积缩小且阴道流血减少或者停止,是鉴别子宫收缩乏力与其他原因导致产后出血的重要方法。

2.软产道损伤

如果持续的阴道流血发生在胎儿刚娩出后,血液颜色鲜红且子宫收缩良好,那么需要考虑软产道损伤导致的产后出血,尤其是那些使用阴道助产的产妇。此时,应仔细检查阴道、宫颈和子宫,以发现损伤的具体位置和损伤的程度。若出血较快或损伤位置较深、范围较广,可能需要到手术室在麻醉下进行检查并及时缝合伤口。另外,若发现软产道血肿形成,应及时切开引流并及时止血。

(1)会阴、阴道裂伤:按损伤程度,会阴、阴道裂伤可分为4度。Ⅰ度裂伤指仅有阴唇系带、会阴部皮肤及阴道入口黏膜撕裂,未伤及深部的筋膜及肌肉层,分娩后仔细检查较易发现,除尿道周围撕裂外,出血量通常不多;Ⅱ度裂伤指会阴体筋膜及肌层已受损,且累及阴道后壁黏膜,但未伤及肛门括约肌,出血较多;Ⅲ度裂伤指在阴道黏膜及会阴体组织的损伤的基础上,还合并肛门括约肌部分或完全撕裂,但尚未累及直肠黏膜;Ⅳ度裂伤指在Ⅲ度裂伤的基础上,直肠黏膜已受损,肛门、直肠和阴道完全贯通,出血量可不多。阴道中、上 1/3 处损伤并累及深部组织时出血量可较大,且不易发现,若怀疑时需特别仔细地检查。

(2)宫颈裂伤:2 cm 以下的宫颈裂伤应视为分娩时不可避免的损伤,这种程度较轻的损伤容易愈合且很少带来并发症。如果第三产程结束之后,阴道大量出血且子宫收缩良好,应该考虑到宫颈深度撕伤的可能。此时,由于宫颈质软,阴道指检往往不满意,需要在充分暴露宫颈的情况下进行彻底的检查,通常需要助手用力按压产妇的腹部使子宫下移,同时手术者用环钳向外牵拉宫颈以便检查,必要时还可借助阴道壁拉钩以更好地暴露深部组织。另外,对于所有经阴道分娩困难、借助器械娩出胎儿的情况,由于其发生宫颈裂伤的可能性大,不管在第三产程结束之后是否有阴道出血,建议常规检查宫颈损伤情况。

(3)产后血肿:产后血肿可分为外阴血肿、外阴阴道血肿、阴道旁血肿和腹膜后血肿。外阴血肿的形成常常是因为阴部动脉分支受损,包括直肠后动脉、会阴横动脉和阴唇后动脉受损;阴道旁血肿的形成则可能是子宫动脉下行支损伤所致;腹膜后血肿的形成主要是由于盆腔深部的动脉损伤,并且往往是因为出血较多而向上延伸至腹膜后,有时可在腹股沟韧带上方触及血肿包块。外阴血肿最突出的临床表现是剧烈的疼痛和外阴肿胀,血肿包块形成迅速、张力高、触痛明显并常有波动感,根据这些表现常能迅速作出诊断。阴道旁血肿的诊断则常依赖指检发现一个圆形或类圆形突向阴道腔内的波动性包块。阔韧带内形成血肿或血肿形成的范围更高,检查时不易触及,容易漏诊,若发生失血性休克将会危及产妇的生命,当怀疑存在深部血肿或血肿范围延伸较广时,借助超声、CT 等辅助检查可帮助诊断并确定血肿的位置和范围。

(4)子宫内翻:常与第三产程过度牵拉脐带相关。当阴道流血不多而休克的症状和体征明显且排除了其他导致产后出血的原因时,需考虑到子宫内翻的可能,产妇可伴有剧烈疼痛、下坠感和排尿困难,腹部触诊可能无法触及子宫或仅触及一处凹陷(子宫底陷入宫腔内),经仔细检查不难诊断。

(5)子宫破裂:参考相关章节。

3.胎盘因素

产后出血相关的胎盘因素主要分为两种情况,即胎盘娩出困难和胎盘胎膜残留。前者包括胎盘部分剥离、胎盘植入、胎盘嵌顿等,后者可能的原因有副胎盘未娩出、胎盘小叶残留等。若胎儿娩出后 10~15 min 胎盘仍未娩出,并出现阴道大量出血,颜色暗红,应考虑胎盘娩出困难,需

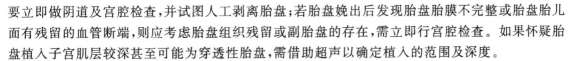

要立即做阴道及宫腔检查,并试图人工剥离胎盘;若胎盘娩出后发现胎盘胎膜不完整或胎盘胎儿面有残留的血管断端,则应考虑胎盘组织残留或副胎盘的存在,需立即行宫腔检查。如果怀疑胎盘植入子宫肌层较深甚至可能为穿透性胎盘,需借助超声以确定植入的范围及深度。

4.凝血功能障碍

孕产妇凝血功能障碍可能是先天性的,也可能是后天获得的,前者如遗传性假血友病、血友病,后者可由某些妊娠并发症(如子痫前期、胎盘早剥、死胎等)或者妊娠合并症(重症肝炎、急性脂肪肝等)所致。如果产妇阴道持续流血,且血液不凝、止血困难,同时合并穿刺点渗血或全身其他部位出血,并排除了因宫缩乏力、胎盘因素及软产道损伤引起的产后出血,那么应及时检测患者的血小板计数、凝血时间、纤维蛋白原等指标。若发现血小板计数降低、凝血时间延长或低纤维蛋白原血症等情况,再结合患者的病史特点,不难作出凝血功能障碍或者弥散性血管内凝血的诊断。

(二)出血量的估计

估计产后出血量的方法多种多样,包括目测法、称重法、容积法、面积法、测定血红蛋白及血细胞比容的变化、放射示踪法以及根据临床表现估计产后出血量(表 12-2)等,临床上常用的估计产后出血量的方法是前四种。值得注意的是,由于孕期血容量的增加使得孕妇对出血的耐受性提高,从失血到发生失代偿休克常无明显征兆,并且失血性休克的临床表现往往滞后,容易导致诊断及处理不及时。因此,不能仅仅根据产妇的临床表现来估计产后失血量。

表 12-2 Benedetti 出血程度分级

	Ⅰ级	Ⅱ级	Ⅲ级	Ⅳ级
出血量	15%	20%~25%	30%~35%	40%
脉搏	正常	每分钟 100 次	每分钟 120 次	每分钟 140 次
收缩压	正常	正常	9.3~10.7 kPa (70~80 mmHg)	8.0 kPa (60 mmHg)
平均动脉压	10.7~12.0 kPa (80~90 mmHg)	10.7~12.0 kPa (80~90 mmHg)	6.7~9.3 kPa (50~70 mmHg)	6.7 kPa (50 mmHg)
组织灌注表现	直立性低血压	外周血管收缩	面色苍白、烦躁、少尿	虚脱、无尿、缺氧

1.目测法

众所周知,目测法极易低估产后出血的总量,文献报道利用目测法估计产后出血量所得到的产后出血发生率比实际产后出血发生率要低 30%~50%。国内有学者甚至建议若使用目测法估计出血量,则将估计出血量的两倍作为产后实际的出血量来指导临床处理。

2.称重法

称重法即称分娩前后无菌巾、纱布的质量,质量的差值除以血液比重 1.05 即可换算成产后出血量。目前,临床上还可将一次性棉垫垫于会阴处,称分娩前后棉垫的质量来估计产后出血量。

3.容积法

断脐后迅速将一个弯盘或便盆紧贴于产妇会阴部,用量杯测量收集到的包括第三产程的所有失血量。若有条件还可使用标有刻度的一次性产后血液收集带,可直接于收集带上读出产后出血的量。

4.面积法

按事先测定了的血液浸湿纱布、无菌巾的面积来计算出血量,例如,10 cm×10 cm 纱布浸湿后含血量为 10 mL,15 cm×15 cm 纱布浸湿后含血量为 15 mL。由于不同质地的纱布或无菌巾的吸水能力不同以及浸湿范围不均匀等因素,此法测定的出血量只是一个估计值。

目前,尚无标准化的测定产后出血量的方法,各种测量方法都有其局限性。例如,称重法和容积法都可能因羊水、尿液等因素而产生误差,且往往忽略了胎盘中母体血液的量。产后出血量只是估计或测定所得的一个结果,不管用何种方法估计或测定产后出血量,都不应忽略产妇本身的临床表现(包括生命体征、神志状态、尿量等),而且要结合病因诊断进行相应的处理。

六、治疗

事实上,产后出血导致的孕产妇死亡大多是可以避免的,其高死亡率的原因主要在于诊断和治疗的不及时,例如,未能及时识别低血容量的发生,低估失血量,没有快速、有效地补充循环血容量。因此,早期及时的诊断和出血量的准确估计是产后出血治疗的关键。

依靠个人力量难以完成产后出血的抢救,团队协作是抢救成功的关键。一旦产后 2 d 出血量超过 400 mL 或产妇出现任何低血容量休克的表现,就应该即刻启动产后出血的抢救流程,而首要步骤就是立刻求助,组建抢救小组。抢救小组人员应包括经验丰富的产科医师、助产士、麻醉师、血液科医师、血库人员、检验科人员,甚至血液运输人员和专门的记录员,应尽早通知以上相关人员,随时保持联系并做好抢救准备。同时,还应做好抢救相关的物资准备,例如,某些医院配备产科出血抢救箱。

产后出血治疗的总体目标有两个:保证足以维持正常组织灌注和氧气供应的循环血容量和防止进一步出血。要达到以上两个治疗目标,针对产后出血的治疗总体上又包括以下两大措施:低血容量休克的复苏和针对病因的止血。需要强调的是,抢救低血容量休克和止血治疗应该同时进行,尽量减少产妇出血的时间,以阻止休克进展。

(一)复苏

低血容量休克抢救的关键在于尽早地快速补充循环血容量以维持组织灌注和氧供,从而避免重要脏器的进一步损伤。

1.快速建立静脉通道

静脉充盈时,尽早静脉穿刺,建立 2 条静脉通路,且最好选用相对较粗的导管(14 号或 16 号)以保证能够快速地补充血容量。同时,还应留取交叉配血及其他实验室检查所需的血液标本。

2.严密监测生命体征

复苏过程中,尽量安排专人连续严密地监测产妇的脉搏、血压、体温、呼吸和尿量等指标,随时汇报结果并做好详细记录,以便判断病情及其变化情况。

3.动态监测实验室指标

全血细胞计数、凝血功能检查(包括凝血酶原时间、活化部分凝血活酶时间和纤维蛋白原水平)、肝和肾功能检查是常规的实验室检查,它们可辅助判断病情。另外,血气分析可以更快捷地检测血电解质、酸碱平衡状态和血红蛋白水平,据此可对组织有无缺氧、是否发生酸中毒等情况作出快速判断。在病情极其危重的情况下,还可建立有创监测(如穿刺监测中心静脉压、动脉置管直接监测动脉血压),但不是紧急处理时优先考虑的处理措施。由于产后出血患者的病情常常变化迅速,所以应该根据临床实际情况动态监测以上指标。

4.呼吸管理

呼吸管理的主要目的是保持呼吸道的通畅和持续的氧供应。

5.合理补液

早期积极、合理地补液不仅可以纠正失血导致的低血容量状态,还可能进一步减少血液制品的输入。用于循环复苏的液体主要包括晶体液和胶体液两类,前者包括生理盐水、哈特曼溶液、5%的右旋糖酐、高渗盐溶液等,后者包括明胶、羟乙基淀粉、4%的人体白蛋白等。目前,对于选择晶体液还是胶体液没有统一的标准,没有明确的证据表明孰优孰劣,两者各有优点和缺点。但值得注意的是,输液量并非越多越好,尤其是在重度子痫前期或子痫的情况下,过多输液可能会恶化病情;相反,在输血前输液量应尽可能少,只要能够维持器官的正常功能即可,输血前可按照每丢失 1 mL 血液补充 3 mL 液体并将输液的总量控制在 3 500 mL 以内(快速输入晶体液不超过 2 000 mL,胶体液不超过 1 000 mL)。急性失血时,建议于 10~20 min 快速输入 250~500 mL 晶体液或胶体液,若出血已经造成危及生命的严重休克,则需快速给予 2 000~3 000 mL 液体,尽量维持正常血压和尿量>30 mL/h 或 0.5 mL/(kg·h)以保证循环灌注。输液过程中应给予产妇一定的保暖措施,有条件还应预热输入液体以减少发生弥散性血管内凝血的机会。

6.及时输血

大量失血导致血红蛋白的丢失会造成血液携氧的能力大大降低,从而引起组织缺氧,发生器官损伤。输血(主要是输注红细胞悬液)是快速补充血红蛋白,提高血液携氧能力的最佳方法,在产后出血的抢救中起着至关重要的作用。目前,没有针对急性出血统一的输血指征,产科输血的指征通常由经验丰富的产科医师掌握,但通常指征包括输入 3 500 mL 液体后产妇循环仍不稳定或尚存在活动性出血,失血量达到或超过全身血量的 40%,血红蛋白水平低于 7 g/dL 等。如果出血超过 2 000 mL,应预测到血小板水平可能低于 $50×10^9$/L,同时可能存在凝血因子缺乏,应该及时行实验室检查以评估病情并考虑输入相应的血液制品。产科输血的目标主要包括以下几点:维持血红蛋白水平在 7 g/dL 以上,若有活动性出血则尽量维持血红蛋白水平在 10 g/dL 以上;维持血小板计数不低于 $50×10^9$/L,凝血酶原时间和活化部分凝血活酶时间不超过正常参考值的 1.5 倍,纤维蛋白原水平不低于 1.0 g/L。

7.心肺复苏

若产妇因产后大出血发生心搏骤停,应立即心肺复苏,按照成人基础生命支持(ABC 系统:气道开放、呼吸支持和循环支持)和高级生命支持的标准步骤进行,尽可能地挽救产妇的生命。

(二)止血

产后迅速找到出血原因是止血治疗的前提,不同原因导致的产后出血的治疗方法可能不同,对同样原因导致的产后出血也可采取不同的方法进行治疗,但治疗目的都相同。

1.宫缩乏力

诊断宫缩乏力性产后出血之前,应排除胎盘因素、产道裂伤或血肿、子宫内翻或子宫破裂导致的出血。宫缩乏力的治疗措施较多,应遵循"先简单后复杂、先无创后有创"的治疗原则,直到出血得到控制。虽然以下治疗方法是放在宫缩乏力的治疗当中阐述,但这些方法的使用并不局限于宫缩乏力性产后出血,它们包括用 B-Lynch 缝合术、盆腔血管结扎、动脉栓塞术等。

(1)子宫按摩:宫缩乏力时,子宫按摩是机械性止血首选的方法,常采用双手经腹经阴道联合按压子宫,即患者取膀胱截石位,操作者一只手握拳置于阴道前穹隆向后压迫宫颈,另一只手于耻骨上方按压宫底和宫体。子宫按摩止血的原理是利用子宫肌纤维的网状排列,通过机械按压以压迫子宫血管而止血。单独采用子宫按摩通常不能有效、持续地止血,必须配合使用宫缩剂以促进子宫收缩,按摩时间以达到子宫正常收缩、阴道停止流血为宜。子宫按摩前应排空膀胱,可留置导尿管。

(2)药物治疗:治疗宫缩乏力性产后出血的药物主要包括缩宫素及其类似物、麦角类、前列腺素类和止血剂四类。在我国,首选缩宫素治疗产后出血。

缩宫素:是预防和治疗产后出血的一线药物,常与子宫按摩联合使用。它可引起子宫自上而下节律性地收缩,有效压迫子宫血管以达到止血的目的。但由于缩宫素半衰期较短(1~6 min),所以需要持续静脉滴注以维持有效血药浓度从而维持有效的子宫收缩。缩宫素常用的治疗剂量是 10 U,肌内注射或子宫肌层注射或宫颈注射,同时将 10~20 U 缩宫素加入 500 mL 晶体液中稀释后以 250 mL/h 的速度持续滴注或泵入。缩宫素的使用相对安全,但快速静脉输入未稀释的缩宫素可引起全身血管平滑肌松弛而发生低血压;另外,大量给予非电解质液体可引起水中毒,表现为头痛、呕吐、嗜睡等。缩宫素的一个特点是有受体饱和现象,剂量达到上限后再加大剂量并不能增加子宫收缩的效果,相反,可能会带来不良反应。因此,常将 24 h 缩宫素的使用总剂量控制在 60 U 以内。

长效缩宫素:卡贝缩宫素是缩宫素的类似物,但前者的作用持续时间较后者长,证据表明其预防产后出血较缩宫素更有效,但价格稍高。

麦角新碱:是治疗宫缩乏力的一线药物,可与缩宫素联合使用,发挥协同作用。麦角新碱的作用机制是通过刺激子宫肌 α 肾上腺素受体从而引起子宫强有力的收缩,且持续时间较长(约 3 h)。麦角新碱的常用剂量和用法是 0.25 mg,肌内注射,2~5 min 即可起效,若 5 min 后仍无效可重复给药。麦角新碱的不良反应有恶心、呕吐、头晕、高血压等,子痫前期、有心脏病的孕妇禁用。在我国,麦角新碱在产科领域的应用已几乎退出了历史舞台,取而代之的是缩宫素。

前列腺素制剂:包括米索前列醇、卡前列素氨丁三醇、卡前列甲酯等。此类宫缩剂是治疗宫缩乏力性产后出血的二线药物,在一线治疗药物使用无效时应用,尤其是卡前列素氨丁三醇近年在治疗严重产后出血的应用较为广泛,且效果和安全性均较好。卡前列素氨丁三醇的用法为 250 μg(1 支),深部肌内注射或子宫肌层注射,3 min 起作用,30 min 达作用高峰,可维持 2 d,必要时可重复使用,但总量不超过 2 000 μg(8 支),哮喘、心脏病和青光眼患者禁用,高血压患者慎用,偶尔有暂时性的恶心、呕吐等轻微不良反应。米索前列醇的用法常为 200~600 μg,顿服或舌下给药,不良反应有恶心、呕吐、腹泻、寒战和体温升高等,高血压患者、活动性心、肝、肾病患者及肾上腺皮质功能不全者慎用,青光眼患者、哮喘患者及过敏体质者禁用。卡前列甲酯为栓剂,用法为将1枚(1 mg)贴附于阴道前壁下 1/3 处或直肠内(4 cm)约 2 min,必要时可酌情再次用药,直到宫缩好转、流血停止,主要不良反应有腹泻、恶心或呕吐、腹痛等。

止血剂:氨甲环酸和重组活性凝血因子Ⅶa(rFⅦa)。止血剂主要作用于机体凝血/抗凝过程以达到止血目的,前者的抗纤溶作用能阻止纤维蛋白酶原、纤溶酶与纤维蛋白的结合,后者则是加速凝血酶的生成以促进凝血。这些药物主要用于治疗顽固性宫缩乏力导致的产后出血,治疗目的在于稳定病情,常应用于盆腔血管结扎或子宫切除之前。重组活性凝血因子Ⅶa的止血效果较为肯定,但其高昂的费用使其应用受到很大的限制。

(3)宫腔填塞:当子宫按摩和宫缩剂都无法停止或者减少出血时,应考虑进行宫腔填塞。主要有两种宫腔填塞方法:水囊压迫和纱条填塞。前者多用于经阴道分娩,后者则多用于剖宫产。

宫腔填塞必须由经验丰富的产科医师或助产士在有麻醉师和充分备血的情况下进行,填塞前还必须排除产道损伤、胎盘残留并清除宫腔内容物,填塞时可同时使用宫缩剂和止血剂辅助治疗。填塞完成,应密切监测产妇阴道出血情况、生命体征、子宫高度并评估血红蛋白水平和凝血功能,避免发生宫腔内积血。水囊或纱条填塞的时间尽量不超过 48 h,还应使用广谱抗生素以预防感染。

(4)子宫加压缝合:应用最广泛的是 B-Lynch 缝合术,也称为子宫背带缝合法,效果肯定且并发症少,避免了大量的围生期子宫切除。此缝合法止血的原理是通过垂直压迫横行进入子宫的血管而达到机械性止血的目的。B-Lynch 缝合术不仅可用于宫缩剂和子宫按摩等措施治疗无效的宫缩乏力性产后出血,还可应用于胎盘因素和凝血功能障碍导致的产后出血,此缝合术使用的指征应由经验丰富的产科医师掌握,缝合应由熟练掌握此技术的高级别产科医师完成。

(5)血管结扎:包括子宫动脉结扎和髂内动脉结扎。子宫血管结扎适用于难治性产后出血,尤其是剖宫产术中宫缩乏力或胎盘因素的出血,经宫缩剂和按摩子宫无效,或子宫切口撕裂而局部止血困难。推荐五步血管结扎法:单侧子宫动脉上行支结扎,双侧子宫动脉上行支结扎,子宫动脉下行支结扎,单侧卵巢子宫血管吻合支结扎,双侧卵巢子宫血管吻合支结扎。髂内动脉结扎术操作困难,需要一位熟悉妇产科盆腔手术并对盆腔解剖非常熟悉的产科医师、一位产科麻醉师,有时还需要一位妇科肿瘤医师协助手术,术后应将患者转入重症监护室。结扎髂内动脉的指征包括产后大出血切除子宫前后、阔韧带基底部持续性出血、盆腔侧壁大量出血、阴道穹部持续性出血、不明部位的持续性出血、保守方法治疗宫缩乏力失败、助产术造成宫颈严重裂伤、阔韧带下部大出血、骨盆骨折后腹腔内大出血等,这些情况下单侧或双侧结扎髂内动脉非常有必要,因为即使迅速切除子宫也可能无法有效地控制大出血。血管结扎时,应尽量避免损伤静脉和输尿管,减少副损伤的发生,在关腹前应彻底止血,术后严密监护患者的情况。

(6)栓塞:动脉栓塞治疗产后出血的指征包括经保守治疗无效的各种难治性产后出血(宫缩乏力、产道损伤和胎盘因素等)。栓塞成功率较高,可在行外科开腹手术之前考虑使用,若治疗成功,可避免进一步的手术或输血,保留生育能力。栓塞的目的是找出出血的责任血管,使用栓塞剂机械性地堵塞该血管以控制出血和预防再出血。虽然栓塞也有发生并发症的风险,如技术原因导致穿刺部位血肿形成、栓塞后缺血、坐骨神经痛、感染、血栓形成,但这些都不能阻碍栓塞术广泛应用于产后出血的治疗。

(7)子宫切除:围生期子宫切除的适应证主要包括胎盘异常(如前置胎盘、胎盘植入)、各种保守治疗无效的宫缩乏力性产后出血、子宫破裂、严重的宫颈损伤、严重子宫感染导致的败血症或子宫肌层脓肿形成等。除了前置胎盘或胎盘部分植入宫颈等特殊情况下需行子宫全切术之外,通常的围生期子宫切除采用的是子宫次全切术。手术应由对子宫切除术非常熟悉的产科医师或者妇科肿瘤医师主持,资深的产科麻醉师也必须在手术现场。由于子宫切除时仍有活动性出血,故需以最快的速度钳夹、切断、下移,直至钳夹至子宫动脉水平以下,然后缝合打结,术中还需特别注意防止损伤输尿管和膀胱。围术期应常规使用抗生素预防感染。

2.产道损伤

产道损伤的治疗原则是找出出血部位,缝合伤口,止血,预防感染。

(1)修补裂伤:准确地找出损伤部位是修补的前提,常在局麻下行裂伤修补术,保证良好的照明条件,修补损伤部位时应彻底止血并尽量恢复其解剖结构。

会阴裂伤修补术:会阴裂伤修补的关键是第一针缝合应超过裂口或侧切的顶端,用可吸收缝线连续缝合以关闭无效腔,同时注意缝线不能太紧。

阴道裂伤修补术:阴道裂伤的缝合原则同会阴裂伤的缝合原则基本一致。对较深的阴道裂口,需结扎出血点,若结扎后尚残留明显的无效腔或阴道组织较脆而缝合难以完成,需进行阴道纱条填塞。

宫颈裂伤修补术:小而浅的宫颈裂伤出血不多或不出血,通常不需要缝合;当宫颈裂伤超过2 cm或出血较明显时应及时缝合,如果缝合不成功或缝合后出血仍未得到控制,可行选择性动脉栓塞术止血。

(2)处理血肿:对大的血肿应切开并清除积血、缝扎止血或纱条填塞压迫止血,若小的血肿无进行性增大,则可密切观察或采用冷敷、压迫等保守治疗。

(3)子宫内翻:子宫内翻的患者常发生严重的疼痛和休克,处理的关键在于及时进行抗休克治疗和子宫还纳。子宫还纳术可在麻醉下进行,术后应用宫缩剂以帮助子宫收缩。

(4)子宫破裂:关于子宫破裂的处理请参考本书相关章节。

3.胎盘因素

(1)徒手剥离胎盘:若胎盘未能顺利娩出且有活动性出血,可试图行胎盘人工剥离术,但切忌强行牵拉或撕扯,以免发生胎盘残留、子宫内翻甚至子宫穿孔等严重并发症。如果徒手剥离胎盘失败,应进一步采取以下措施进行处理。

(2)保守治疗:胎盘植入的保守治疗包括保守手术治疗(如胎盘植入局部楔形切除或缝扎)、药物保守治疗(如使用甲氨蝶呤)、介入治疗(如子宫动脉栓塞术)等。报道的甲氨蝶呤的治疗效果不同,治疗后胎盘排出的时间相差较大,从7 d到6个月不等。如今,介入治疗植入原位的胎盘的效果已较为肯定。在选择保守治疗之前,应充分考虑到医院的条件、患者对生育能力的要求以及对保留胎盘可能出现的一些风险(大出血、宫腔感染、败血症等)的承受力。

(3)子宫切除:前文已阐述。

4.凝血障碍

治疗的原则和目标是补足相应的凝血因子,维持正常的凝血功能,防止弥散性血管内凝血的发生。

产妇凝血功能障碍分为两类:先天性和获得性凝血功能障碍,前者是产妇孕前即存在的凝血功能障碍,而后者往往由某些妊娠并发症所致,如子痫前期或子痫、HELLP综合征、妊娠急性脂肪肝。产妇凝血功能障碍性疾病当中,以各种原因导致的血小板减少最为常见,另外尚有各种凝血因子缺乏或纤维蛋白原不足等。不管是血小板减少还是其他凝血因子缺乏,一经诊断就应迅速评估并合理补充。医师一般认为,血小板水平低于$(20\sim50)\times10^9/L$或血小板水平降低并出现不可控制的渗血时需输入血小板,将血小板水平维持在$(20\sim50)\times10^9/L$或达到控制出血的目的。新鲜冰冻血浆几乎包含血液中所有的凝血因子以及纤维蛋白原,能快速纠正凝血功能,常用剂量为$10\sim15$ mL/kg。冷沉淀主要用于提高血纤维蛋白原浓度,血纤维蛋白原浓度高于150 g/L时不必输注冷沉淀,冷沉淀的常用剂量为$1\sim1.5$ U/10 kg。输注纤维蛋白原可直接升高其血浓度,通常输入1 g纤维蛋白原可将其血浓度提升25 g/L,1次可输入纤维蛋白原$4\sim6$ g。另外,在产科虽然rFⅦa的应用较少,但rFⅦa在产科大出血时的止血效果肯定且安全性好,其在HELLP综合征和/或弥散性血管内凝血伴大出血时的治疗效果和安全性均较好。

七、预防

产后出血的预防应从产前保健做起,分娩期的处理(尤其是第三产程的积极干预)是预防产

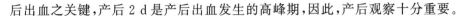

后出血之关键,产后 2 d 是产后出血发生的高峰期,因此,产后观察十分重要。

（一）产前保健

产前甚至孕前就应该认识到产后出血的危险因素(如多胎妊娠、巨大胎儿、子宫手术史、妊娠期高血压疾病、妊娠合并血液系统疾病及肝病),有针对性地加强产前检查,必要时提前入院待产。孕前积极宣传计划生育知识,尽量减少人工流产次数。若孕前有凝血功能障碍性疾病,应积极治疗,纠正凝血功能后再受孕,若早期发现妊娠合并凝血功能障碍,可选择性地于孕早期终止妊娠。

（二）分娩期处理

分娩过程与产后出血的发生关系密切,高质量的产程处理是预防产后出血的关键,其中第三产程的积极处理是预防产后出血的核心。

1.第一产程

临产前应评估孕妇的骨盆条件及胎儿大小,确定能否经阴道分娩。除密切观察产程进展之外,还应监测生命体征、宫缩情况,同时鼓励孕妇进食高热量食物并摄入足够的水分以保证充沛的体力,并鼓励孕妇及时排便以减少对宫缩的影响。此期还应注意合理使用子宫收缩剂、镇静及镇痛剂,既要防止宫缩过强所致的急产、子宫破裂,又要防止子宫收缩乏力而影响产程进展。若第一产程的进展出现任何异常情况,要严格掌握好剖宫产的指征,因为剖宫产本身是产后出血的危险因素。

2.第二产程

此期应指导产妇屏气,配合宫缩正确地运用腹压;胎头暴露后注意保护会阴,预防会阴撕裂;严格掌握会阴切开的指征并尽量避免会阴正中切开,缝合会阴切口时应彻底止血;进行阴道检查或者使用阴道助产(产钳、胎吸等)时,动作应轻柔、规范,尽量预防软产道损伤。

3.第三产程

积极处理第三产程是预防产后出血的重中之重,现已成为产科临床实践常规,主要包括以下三项措施:①预防性使用子宫收缩剂;②及早钳夹、切断脐带;③适度牵拉脐带以协助胎盘娩出。世界卫生组织于 2006 年针对第三产程的处理作了如下建议:①对所有产妇都应积极处理第三产程,并由经验丰富的产科医疗人员完成;②使用子宫收缩剂以预防产后出血,首选缩宫素;③早期钳夹脐带仅在新生儿需要复苏的情况下使用;④适度牵拉脐带,协助胎盘娩出。另外,不少学者主张于胎盘娩出之后常规按摩子宫以刺激其收缩,希望减少发生产后出血的风险,但目前的循证医学证据并不支持此观点,研究表明,缩宫素用于减少产后出血的效果明显优于子宫按摩,而且在使用了缩宫素之后没有必要再按摩子宫。在胎盘娩出之后,还应当仔细检查胎盘、胎膜是否完整,胎盘胎儿面边缘有无血管断端,及时发现有无胎盘、胎膜残留,副胎盘是否存在;产后检查软产道同样重要,包括仔细检查会阴、阴道及宫颈有无撕裂伤或者血肿形成,一旦发现,应及时处理。

(1)使用宫缩剂:预防性使用宫缩剂是积极处理第三产程的精髓,常用的宫缩剂包括缩宫素及其类似物、麦角类制剂和前列腺素制剂。

缩宫素:是预防产后出血首选的宫缩剂,其预防产后出血的效果有大量的循证医学证据支持。然而目前,对于第三产程缩宫素的使用剂量、用药途径(肌内注射、静脉滴注或静脉一次性给药)和用药时间(胎盘娩出之前或胎盘娩出之后)尚无统一标准。常见的缩宫素使用方法包括在胎儿前肩娩出后肌内注射 10 U,或者将 20～40 U 缩宫素于 1 000 mL 晶体液中稀释后以

150 mL/h 静脉滴注,可以重复使用,但总剂量不应超过 60 U(受体饱和效应),又或者产后一次性静脉给予 5～10 U 缩宫素(1～2 min 给完),此法仅用于经阴道分娩的产妇,在选择性剖宫产过程中则不建议使用。若一次性给予单剂缩宫素,要警惕低血压的发生;若长时间持续滴注缩宫素,还应注意防止水中毒。

缩宫素类似物:卡贝缩宫素是人工合成的长效缩宫素类似物,其作用与缩宫素相似,但其使子宫收缩持续的时间较缩宫素长,可以肌内注射或者静脉给药,常用剂量为 100 μg(单次使用)。建议选择性剖宫产或者存在产后出血高危因素的阴道分娩时,在胎儿娩出之后,可使用卡贝缩宫素预防产后出血、减少治疗性宫缩剂的使用。

麦角新碱:妊娠子宫对麦角新碱非常敏感,产后少量应用即可引起显著的子宫收缩,其通过钙离子代谢及肌动蛋白之间的相互作用引起子宫内层肌肉持续性收缩,导致胎盘绒毛膜层剥离。虽然口服或静脉给药都可行,但肌内注射是最常用的给药途径,常用剂量为 0.2 mg。在我国,缩宫素已取代了麦角新碱,前者效果、安全性俱佳,而麦角新碱除了容易变性,需要冷冻保存之外,缺点在于不良反应突出,包括恶心、呕吐、出汗、血压升高等,使用麦角新碱还会导致手取胎盘的比例增加。患有高血压、偏头痛或雷诺综合征的孕妇禁用麦角新碱。

前列腺素制剂:米索前列醇是人工合成的天然前列腺素 E_1 的类似物,其价格便宜,易于保存且可口服、舌下给药、阴道内给药或直肠给药,口服吸收较快,生物利用度高,既可用于产后出血的预防,也可用于产后出血的治疗。预防产后出血常用的米索前列醇剂量为 200～600 μg,并建议单次给药,当剂量超过 600 μg 时,呕吐、发抖和发热等不良反应的发生明显增加且具有剂量相关性。2009 年,世界卫生组织建议使用米索前列醇预防产后出血前应权衡其利弊,400 μg 和不少于 600 μg 的剂量宫缩效果相差不大,但后者发生发热不良反应的可能性却远高于前者。在缺乏缩宫素时,可使用米索前列醇预防阴道分娩产后出血的发生。

(2)钳夹、切断脐带:钳夹和切断脐带的时机没有标准的规定,目前临床上的处理包括早期钳夹(常为胎儿娩出后 1～2 min)、延期钳夹(常为胎儿娩出后 1 min 以上)和期待治疗(即脐带血管停止搏动后再钳夹),但这几种时机尚无明确的定义。各种钳夹、切断脐带的时机都有利弊:早期钳夹脐带可能降低足月新生儿呼吸窘迫、新生儿黄疸及红细胞增多症的发生率,但同时有发生新生儿贫血的危险;延期钳夹期待可使胎儿血容量增加,提高胎儿血红蛋白水平,从而降低新生儿贫血以及产后 3～6 个月贫血的发生率,但同时可能增加足月新生儿呼吸窘迫、新生儿黄疸及红细胞增多症的危险。对于早产(分娩孕周＜37 周),应尽可能地在胎儿娩出 60 s 后再钳夹脐带,能减少新生儿脑室内出血的发生和减少新生儿输液、输血等。

(3)牵拉脐带:目前没有充分的证据表明在正常分娩时,胎儿娩出后 30～45 s 牵拉脐带以加快胎盘娩出能够减少产后出血发生的危险,因此,暂不建议将牵拉脐带作为第三产程的常规手段。虽然如此,此方法可能缩短第三产程的时间,减少胎盘滞留的发生,从而可能降低产后出血的发生率,但需要更多的临床证据。

(4)脐静脉注射:在怀疑胎盘滞留时,可行脐静脉注射以辅助胎盘娩出,常用药物为缩宫素(10～20 U),此法也可能使胎盘顺利娩出从而避免使用手取胎盘。

(三)产后观察

产后应常规观察产妇 2 d,包括仔细监测产妇生命体征、神志状态、阴道流血情况、宫缩情况以及会阴切口有无血肿,发现异常,应及时处理。另外,鼓励产妇排空膀胱或直接导尿以减少充盈的膀胱对子宫收缩的干扰,产妇早期接触新生儿,早吸吮能反射性地诱发子宫收缩,这些措施能从某种程度上预防产后出血的发生。

八、护理

(一)产时出血护理常规

1.积极预防产时出血,进行动态评估,及时发现高危因素

(1)执行分娩期护理常规。

(2)第一产程密切观察产程进展,及时处理宫缩乏力、头盆不称,防止产程延长及滞产。保证产妇充分休息,避免衰竭,减少不良情绪。

(3)第二产程指导产妇正确使用腹压;合理评估会阴侧切指征,适时、适度行会阴侧切术。

(4)积极处理第三产程,预防性使用缩宫素,延迟钳夹脐带和控制性牵拉脐带,预防性按摩子宫,能够有效降低产后出血量和产后出血的危险度。

(5)胎盘娩出后应分别在第 15 min、30 min、60 min、90 min、120 min 监测生命体征,包括血压、脉搏、阴道出血量、宫底高度、膀胱充盈情况,及早发现出血及休克。

(6)尽早进行母婴皮肤接触,早吸吮,促进子宫收缩。

2.加强产时出血的观察,积极采取应对措施

(1)严密监测生命体征、神志的变化。观察患者的精神状态、面色、皮肤、黏膜、口唇、指甲的颜色,了解四肢的温度,及早发现休克早期征兆。

(2)给予产妇氧气吸入,取平卧位,必要时采取中凹卧位,注意保暖。

(3)迅速有效建立静脉通路,遵医嘱补液治疗。做好输血前的准备工作,必要时遵医嘱输血,以维持足够的循环血量。

(4)严密监测尿量及颜色变化,必要时给予导尿治疗。尿量<25 mL/h,说明血容量不足;尿量>30 mL/h,说明血容量充足。

(5)密切观察子宫收缩及膀胱充盈情况,观察阴道出血的颜色,准确收集并测量出血量。临床常用估测失血量方法有以下几种。

称重法:失血量(mL)=[胎儿娩出后接血敷料湿重(g)-接血前敷料干重(g)]/1.05(血液比重 g/mL)。

容积法:用产后接血容器收集血液后,放入量杯测量失血量。

休克指数法:休克指数=脉率/收缩压(mmHg),休克指数=0.5 为正常;休克指数=1(失血量小于全身血容量的 20%,出血量<500 mL,为轻度休克);休克指数 1.0~1.5,失血量为全身血容量的 20%~30%(出血量 1 000~1 500 mL);休克指数 1.5~2.0,失血量为全身血容量的 30%~50%(出血量 1 500~2 500 mL);若休克指数达 2.0 以上,失血量为全身血容量的 50% 以上(出血量 2 500 mL 以上),为重度休克。

血红蛋白水平测定:血红蛋白每下降 10 g/L,出血量(失血量)为 400 mL 左右(400~500 mL)。但是在产后出血早期,由于血液浓缩,血红蛋白值常不能准确反映实际出血量。

失血速度也是反映病情轻重的重要指标。重症情况包括失血速度>150 mL/min,3 h 内出血量超过血容量的 50%,24 h 内出血超过全身血容量。

(6)了解分娩全过程,评估产后出血的诱发因素。积极查找出血原因,遵医嘱采取相应处理措施。

子宫收缩乏力:加强宫缩能迅速止血。导尿,排空膀胱后可采用以下方法:按摩子宫、应用宫

缩剂、宫腔填塞、子宫压缩缝合术、结扎盆腔血管、髂内动脉或子宫动脉栓塞、切除子宫等。

胎盘因素：胎儿娩出后，疑有胎盘滞留时，立即做宫腔检查。若胎盘已剥离，则应立即取出胎盘；若胎盘粘连，可试行徒手剥离胎盘后取出。若剥离困难，疑有胎盘植入，停止剥离，根据患者的出血情况及胎盘剥离面积行保守治疗或子宫切除术。

软产道损伤：应彻底止血，按解剖层次逐层缝合裂伤。

凝血功能障碍：首先应排除子宫收缩乏力、胎盘因素、软产道损伤等原因引起的出血，明确凝血功能障碍的原因，去除诱因。尽快输血、血浆，补充血小板、纤维蛋白原或凝血酶原复合物、凝血因子等。

(7)饮食护理：鼓励产妇进食营养丰富、易消化的饮食，多进食富含铁、蛋白质、维生素的食物，如瘦肉、牛奶、鸡蛋、绿叶蔬菜。

(8)心理护理：产后出血者存在紧张、恐惧和焦虑心情，助产士应该耐心、细致地关爱她们，给予安慰与心理支持，通过新生儿接触、家人的陪伴缓解紧张、恐惧的情绪，有的放矢地进行疏导。向产妇及其家属进行解释和沟通，诊治过程中，病情发生变化，需改变治疗措施时，向产妇及其家属交代病情，取得他们的知情同意，不延误病情的诊治。

(9)健康指导：产后大量失血后，产妇抵抗力低下，体质虚弱，活动无耐力，生活自理有困难。指导产妇及其家属加强营养，有效地纠正贫血，逐步增加活动量。教会产妇继续观察子宫收缩复旧及恶露情况，观察是否出现希恩综合征，若出现异常情况，及时就诊。

(二)产后 24 h 内出血护理常规

(1)执行产后护理常规。

(2)定时对产妇进行巡视，加强对体温、脉搏、呼吸、血压及神志变化的观察，发现异常，及时向医师报告。

(3)观察产妇的精神状态、面色、皮肤、黏膜、口唇、指甲的颜色，了解四肢的温度，重视产妇的不良主诉，包括口渴感、阴部坠胀疼痛感等，及早发现出血征象。

(4)密切观察子宫收缩及膀胱充盈情况。观察阴道出血的颜色，准确收集并测量出血量；鼓励产妇多饮水，及时排空膀胱，防止膀胱过度充盈，影响子宫收缩，导致出血。

(5)积极查找出血原因，对症遵医嘱采取相应处理措施。按分娩期出血的相应护理常规来护理。

(6)加强产后会阴部及伤口护理，每天评估伤口愈合情况，保持外阴清洁，大、小便后冲洗会阴。

(7)落实母乳喂养各项护理措施，促进子宫收缩，减少产后出血。

(8)保持室内空气新鲜，鼓励产妇进食高蛋白、高维生素饮食，以增强抵抗力。

(9)健康指导：①告知产妇保证充足休息，病情稳定后鼓励其下床活动，逐渐增加活动量。②告知产妇保持会阴部清洁，勤更换卫生巾，预防产后感染。③向产妇讲解相关各项护理措施的目的，提供病情好转的信息，做好心理护理，减少不良情绪。

(三)晚期产后出血护理常规

(1)执行产后护理常规。

(2)严密观察产妇的体温、脉搏、呼吸、血压、神志、尿量等一般状况，发现异常及时联系医师。

(3)积极预防晚期产后出血的各种高发因素，如胎盘胎膜残留、蜕膜残留、胎盘附着部位复旧不良、感染、剖宫产子宫切口裂开或愈合不良。胎膜早破、阴道助产、产后出血等高危因素的产妇,尽早应用抗生素。

(4)严密观察子宫收缩、阴道出血及产后子宫复旧、恶露的变化,注意产妇有无腹痛、发热、恶露增加伴发恶臭等感染表现,及时识别异常征象。

(5)少量或中等量阴道出血,遵医嘱给予抗生素、子宫收缩剂及支持疗法。

(6)加强会阴部护理,保持外阴清洁。指导产妇及时排尿,积极处理产后尿潴留。

(7)嘱产妇保证充足睡眠,加强营养,给予高热量、高蛋白、高维生素、含铁丰富、易消化的饮食,有效改善妊娠期贫血者的状况。

(8)做好产褥期保健,鼓励产后早期活动,提倡母乳喂养,以利于子宫复旧,减少宫腔积血。

(9)加强心理护理。对突然出血的产妇予以心理安慰和精神支持,减轻患者及家属的心理负担,使产妇以良好的心态主动配合治疗。

(10)健康指导:①告知产妇观察子宫复旧及识别异常恶露的方法。②指导产妇正确进行会阴及伤口护理,预防感染。③大力倡导母乳喂养,讲解母乳喂养的相关理论知识及操作技巧,促进子宫收缩,利于子宫复旧。④进行性生活指导,产褥期禁止盆浴与性生活。

(王朝平)

第十三章 儿科护理

第一节 惊 厥

惊厥的病理生理基础是脑神经元的异常放电和过度兴奋,它是多种原因所致的大脑神经元暂时性功能紊乱的一种表现。发作时全身或局部肌群突然发生阵挛或强直性收缩,多伴有不同程度的意识障碍。惊厥是小儿最常见的急症,有 5%～6% 的小儿发生过高热惊厥。

一、病因

小儿惊厥可由众多因素引起,凡能造成脑神经元兴奋性功能紊乱的因素(如脑缺氧、缺血、低血糖、脑炎症、水肿、中毒变性、坏死),均可导致惊厥的发生。将其病因归纳为以下几类。

(一)感染性疾病

1.颅内感染性疾病

(1)细菌性脑膜炎、脑血管炎、颅内静脉窦炎。

(2)病毒性脑炎、脑膜脑炎。

(3)脑寄生虫病,如脑型肺吸虫病、脑型血吸虫病、脑囊虫病、脑棘球蚴病、脑型疟疾。

(4)各种真菌性脑膜炎。

2.颅外感染性疾病

(1)呼吸系统感染性疾病。

(2)消化系统感染性疾病。

(3)泌尿系统感染性疾病。

(4)全身性感染性疾病及某些传染病。

(5)感染性病毒性脑病,脑病合并内脏脂肪变性综合征。

(二)非感染性疾病

1.颅内非感染性疾病

(1)癫痫。

(2)颅内创伤、出血。

(3)颅内占位性病变。

(4)中枢神经系统畸形。

(5)脑血管病。

(6)神经皮肤综合征。

(7)中枢神经系统脱髓鞘病和变性疾病。

2.颅外非感染性疾病

(1)中毒：如有毒植物中毒，氰化钠、铅、汞中毒，急性酒精中毒及各种药物中毒。

(2)缺氧：如新生儿窒息、溺水、麻醉意外、一氧化碳中毒、心源性脑缺血综合征。

(3)先天性代谢异常疾病：如苯丙酮尿症、黏多糖病、半乳糖血症、肝豆状核变性、尼曼-皮克病。

(4)水电解质紊乱及酸碱失衡：如低血钙、低血钠、高血钠及严重代谢性酸中毒。

(5)全身及其他系统疾病并发症：如系统性红斑狼疮、风湿病、肾性高血压脑病、尿毒症、肝昏迷、糖尿病、低血糖、胆红素脑病。

(6)维生素缺乏症：如维生素 B_6 缺乏症、维生素 B_6 依赖症、维生素 B_1 缺乏性脑型脚气病。

二、临床表现

(一)惊厥发作形式

1.强直-阵挛发作

其发作时突然意识丧失，摔倒，全身强直，呼吸暂停，角弓反张，牙关紧闭，面色发绀，持续10～20 s，转入阵挛期；不同肌群交替收缩，致肢体及躯干有节律地抽动，口吐白沫(若咬破舌头可吐血沫)；呼吸恢复，但不规则，数分钟后肌肉松弛而缓解，可有尿失禁，然后入睡，醒后可有头痛、疲乏，对发作不能回忆。

2.肌阵挛发作

肢体或躯干的某些肌群突然收缩(或称电击样抽动)，表现为头、颈、躯干或某个肢体快速抽搐。

3.强直发作

强直发作表现为肌肉突然强直性收缩，肢体可固定在某种不自然的位置持续数秒钟，躯干四肢姿势可不对称，有强直表情，眼及头偏向一侧，睁眼或闭眼，瞳孔散大，可伴呼吸暂停，意识丧失，发作后意识较快恢复，不出现发作后嗜睡。

4.阵挛性发作

其发作时全身性肌肉抽动，左、右可不对称，肌张力可升高或降低，有短暂意识丧失。

5.局限性运动性发作

此发作时无意识丧失，常表现为下列形式。

(1)某个肢体或面部抽搐：因为口、眼、手指在脑皮质运动区所代表的面积最大，所以这些部位最易受累。

(2)杰克逊(Jackson)癫痫发作：发作时大脑皮质运动区异常放电灶逐渐扩展到相邻的皮质区。抽搐按皮质运动区对躯干支配的顺序扩展，例如，从面部抽搐开始→手→前臂→上肢→躯干→下肢；若进一步发展，可成为全身性抽搐，此时可有意识丧失；常提示颅内有器质性病变。

(3)旋转性发作：发作时头和眼转向一侧，躯干也随之强直性旋转，或一侧上肢上举，另一侧上肢伸直、躯干扭转等。

6.新生儿轻微惊厥

这是新生儿期常见的一种惊厥形式,发作时呼吸暂停,两眼斜视,眼睑抽搐,频频眨眼,伴流涎,吸吮或有咀嚼样动作,有时还出现上、下肢类似游泳或蹬自行车样的动作。

(二)惊厥的伴随症状及体征

1.发热

发热为小儿惊厥最常见的伴随症状,如果为单纯性或复杂性高热惊厥患儿,于惊厥发作前均有38.5 ℃,甚至40 ℃以上高热。由上呼吸道感染引起者,还可有咳嗽、流涕、咽痛、咽部出血、扁桃体肿大等表现。如果为其他器官或系统感染所致惊厥,绝大多数患儿有发热及其相关的症状和体征。

2.头痛及呕吐

此为小儿惊厥常见的伴随症状之一,年长儿能正确叙述头痛的部位、性质和程度,婴儿常表现为烦躁、哭闹、摇头、抓耳或拍打头部。多伴有频繁喷射状呕吐,常见于颅内疾病及全身性疾病,如各种脑膜炎、脑炎、中毒性脑病、瑞氏综合征、颅内占位性病变。同时还可出现程度不等的意识障碍,颈项抵抗,前囟饱满,颅神经麻痹,肌张力增高或减弱,克氏征、布鲁津斯基征及巴宾斯基征阳性等体征。

3.腹泻

如果遇重度腹泻病,可致水、电解质紊乱及酸碱失衡,出现严重低钠血症或高钠血症、低钙血症、低镁血症,由于补液不当,造成水中毒也可出现惊厥。

4.黄疸

患有新生儿溶血症,当出现胆红素脑病时,不仅皮肤巩膜高度黄染,还可有频繁性惊厥;重症肝炎患儿,当肝衰竭,出现惊厥前均可见到明显黄疸;在瑞氏综合征、肝豆状核变性等病程中,均可出现不等的黄疸,此类疾病初期或中末期均能出现惊厥。

5.水肿、少尿

各类肾小球肾炎或肾病为儿童时期常见多发病,水肿、少尿为该类疾病的首起表现,当部分患儿出现急性、慢性肾衰竭或肾性高血压脑病时,均可有惊厥。

6.智力低下

智力低下常见于新生儿窒息所致缺氧、缺血性脑病,颅内出血患儿,病初即有频繁惊厥,其后有不同程度的智力低下。智力低下亦见于先天性代谢异常疾病,如未治疗的苯丙酮尿症、糖尿症等氨基酸代谢异常病。

三、诊断依据

(一)病史

了解惊厥的发作形式、持续时间、伴随症状、诱发因素及有关的家族史,了解有无意识丧失。

(二)体检

做全面的体格检查,尤其神经系统的检查,如神志、头颅、头围、囟门、颅缝、脑神经、瞳孔、眼底、颈抵抗、病理反射、肌力、肌张力、四肢活动。

(三)实验室及其他检查

1.血尿粪常规

血白细胞计数显著升高,通常提示细菌感染。血红蛋白水平很低,网织红细胞增多,提示急性溶血。尿蛋白及细胞数增多,提示肾小球肾炎或肾盂肾炎。大便镜检,排除痢疾。

2.血生化等检验

除常规查肝功能、肾功能、电解质外,应根据病情选择有关检验。

3.脑脊液检查

凡疑有颅内病变惊厥患儿,尤其是颅内感染时,均应做脑脊液常规、生化、培养或有关的特殊化验。

4.脑电图

脑电图阳性率可达80%~90%,小儿惊厥,尤其是无热惊厥,其中不少为小儿癫痫。脑电图上可表现为阵发性棘波、尖波、棘慢波、多棘慢波等多种波形。

5.CT 检查

疑有颅内器质性病变惊厥患儿,应做脑 CT 扫描,高密度影见于钙化、出血、血肿及某些肿瘤;低密度影常见于水肿、脑软化、脑脓肿、脱髓鞘病变及某些肿瘤。

6.MRI 检查

MRI 对脑、脊髓结构异常反应较 CT 更敏捷,能更准确反映脑内病灶。

7.单光子反射计算机体层成像(SPECT)

其可显示脑内不同断面的核素分布图像,对癫痫病灶、肿瘤定位及脑血管疾病提供诊断依据。

四、治疗

(一)止痉治疗

1.地西泮

每次 0.25~0.5 mg/kg,最大剂量≤10 mg,缓慢静脉注射,速度≤1 mg/min。必要时可在15~30 min重复静脉注射 1 次,以后可口服维持。

2.苯巴比妥钠

新生儿首次剂量为 15~20 mg,静脉注射,维持量 3~5 mg/(kg·d),婴儿、儿童首次剂量为5~10 mg/kg,静脉注射或肌内注射,维持量为 5~8 mg/(kg·d)。

3.水合氯醛

每次 50 mg/kg,加水稀释成 5%~10%的溶液,保留灌肠。惊厥停止后改用其他镇静剂止痉药维持。

4.氯丙嗪

剂量为每次 1~2 mg/kg,静脉注射或肌内注射,2~3 h可重复 1 次。

5.苯妥英钠

每次 5~10 mg/kg,肌内注射或静脉注射。遇癫痫持续状态时可给予 15~20 mg/kg,速度不超过 1 mg/(kg·min)。

6.硫苯妥钠

可催眠,大剂量硫苯妥钠有麻醉作用。每次 10~20 mg/kg,稀释成 2.5%的溶液,肌内注射;也可缓慢静脉注射,边注射边观察,痉止即停止注射。

(二)降温处理

1.物理降温

物理降温可用 30%~50%的乙醇擦浴,可于头部、颈、腋下、腹股沟等处放置冰袋,亦可用冷盐水灌肠,或用低于体温 4 ℃的温水擦浴。

2.药物降温

一般用安乃近,每次 5～10 mg/kg,肌内注射;亦可用其滴鼻,大于 3 岁患儿,每次 2～4 滴。

(三)降低颅内压

惊厥持续发作时,引起脑缺氧、缺血,易致脑水肿;如果惊厥由颅内感染炎症引起,疾病本身即有脑组织充血水肿,颅内压增高,要及时应用脱水降颅内压治疗。常用 20％的甘露醇溶液,每次 5～10 mL/kg,静脉注射或快速静脉滴注(10 mL/min),6～8 h 重复使用。

(四)纠正酸中毒

惊厥频繁,或持续发作过久,可致代谢性酸中毒,例如,血气分析发现血 pH＜7.2,碱剩余(BE)为15 mmol/L时,可将 5％的碳酸氢钠 3～5 mL/kg,稀释成 1.4％的等张液,静脉滴注。

(五)病因治疗

对惊厥患儿应通过了解病史、全面体检及必要的化验检查,争取尽快明确病因,给予相应治疗。对可能反复发作的病例,还应制定预防复发的措施。

五、护理

(一)护理诊断

(1)有窒息的危险。

(2)有受伤的危险。

(3)潜在并发症:脑水肿。

(4)潜在并发症:酸中毒。

(5)潜在并发症:呼吸、循环衰竭。

(6)知识缺乏。

(二)护理目标

(1)不发生误吸或窒息,适当加以保护防止受伤。

(2)保护呼吸功能,预防并发症。

(3)患儿家长情绪稳定,能掌握止痉、降温等应急措施。

(三)护理措施

1.一般护理

(1)将患儿平放于床上,取头侧位。保持安静,治疗操作应尽量集中进行,动作轻柔、敏捷,禁止一切不必要的刺激。

(2)保持呼吸道通畅:把患儿的头侧向一边,及时清除呼吸道分泌物。对发绀者供给氧气,窒息时施行人工呼吸。

(3)控制高热:物理降温可用温水或冷水毛巾湿敷额头部,每 5～10 min 更换 1 次毛巾,必要时把冰袋放在额部或枕部。

(4)注意安全,预防损伤,清理好周围物品,防止坠床和碰伤。

(5)协助做好各项检查,及时明确病因。根据病情需要,于惊厥停止后,配合医师做血糖、血钙或腰椎穿刺、血气分析及血电解质等针对性检查。

(6)加强皮肤护理:保持皮肤清洁、干燥,衣、被、床单清洁、干燥、平整,以防皮肤感染及压疮的发生。

(7)心理护理:关心、体贴患儿,处置操作熟练、准确,以取得患儿的信任,消除其恐惧心理。说服患儿及其家长主动配合各项检查及治疗,使诊疗工作顺利进行。

2.临床观察内容

(1)惊厥发作时,观察惊厥患儿抽搐的时间和部位,有无其他伴随症状。

(2)观察病情变化,尤其随时观察呼吸、面色、脉搏、血压、心音、心率、瞳孔大小、对光反射等,发现异常,及时通报医师,以便采取紧急抢救措施。

(3)观察体温变化,如果有高热,及时做好物理降温及药物降温;如果体温正常,应注意保暖。

3.药物观察内容

(1)观察止痉药物的疗效。

(2)使用地西泮、苯巴比妥钠等止痉药物时,注意观察患儿呼吸及血压的变化。

4.预见性观察

若惊厥持续时间长、频繁发作,应警惕有无脑水肿、颅内压增高的表现,如果收缩压升高,脉率减慢,呼吸节律慢而不规则,则提示颅内压增高。如果未及时处理,可进一步发生脑疝,表现为瞳孔不等大、对光反射消失、昏迷加重、呼吸节律不整甚至骤停。

六、康复与健康指导

(1)做好患儿的病情观察,准备好急救物品,教会家长正确的退热方法,提高家长的急救知识和技能。

(2)加强患儿营养与体育锻炼,做好基础护理等。

(3)向家长详细交代患儿的病情、惊厥的病因和诱因,指导家长掌握预防惊厥的措施。

(王永灵)

第二节 原发性心肌病

原发性心肌病是指病因不明,病变局限于心肌的一组疾病。依据临床和病理改变可分为扩张性心肌病、肥厚型心肌病、限制性心肌病,以前两类常见。临床上以缓慢进展的心脏增大、心律失常及心功能不全为主要表现,病因尚不清楚,可能与遗传因素、免疫因素及感染因素有关,个别柯萨奇病毒所致心肌炎可转化为心肌病。该病预后不良,常并发心力衰竭而死亡。

一、临床特点

(一)扩张性心肌病

扩张性心肌病又称充血型心肌病,主要表现为慢性充血性心力衰竭。

1.症状与体征

较大儿童表现为乏力、食欲缺乏、不爱活动、腹痛,活动后呼吸困难及心动过速,尿少、水肿。婴儿出现喂养困难、体重不增、吮奶时呼吸困难、多汗、烦躁不安、食量减少。约10%的患儿会发生晕厥。体检时心率、呼吸加快,脉搏细弱,血压正常或偏低,有的可有奔马律,可闻及Ⅱ~Ⅲ级收缩期杂音,肝脏增大,下肢水肿。

2.辅助检查

(1)X线检查:心脏增大,并以左心室为主或普遍性增大,心脏呈球形。心搏减弱,肺淤血明显。

(2)心电图:左心肥厚,有各种心律失常以及非特异性 ST-T 改变。

(3)超声心电图:左心房、左心室明显扩大,左心室流出道增宽,心室壁活动减弱。

(二)肥厚型心肌病

肥厚型心肌病是一种遗传性疾病,其特征为心室肥厚,心腔无扩大。临床表现具有多变性。

1.症状与体征

婴儿的常见症状有呼吸困难、心动过速、喂养困难。较重者发生心力衰竭,伴随发绀。儿童多无明显症状,常因心脏杂音而首次就诊。少数儿童有呼吸加快、乏力、心绞痛、晕厥,并可于活动后猝死。体检时有的可听到奔马律,有的在胸骨左缘下端及心尖部可听到Ⅰ～Ⅲ/6 级收缩期杂音。

2.辅助检查

(1)X线检查:左心室轻到中度增大。

(2)心电图:左心室肥厚伴劳损,可有 ST-T 改变及病理性 Q 波及各种心律失常。

(3)超声心动图:室间隔非对称性肥厚,室间隔厚度与左心室后壁厚度之比≥1.3。左心室流出道狭窄。

(三)限制性心肌病

限制性心肌病又称闭塞性心肌病,常见于儿童及青少年,预后不良。

1.症状与体征

起病缓慢,表现为原因不明的心力衰竭。右心病变主要表现为静脉压升高、颈静脉怒张、肝大、腹水及下肢水肿,很像缩窄性心包炎。左心病变有呼吸困难、咳嗽、咯血、胸痛,有时伴有肺动脉高压的表现。

2.辅助检查

(1)X线检查:心影扩大,肺血减少。

(2)心电图:心房肥大,房性期前收缩,心房颤动,ST-T 改变,P-R 间期延长及低电压。

(3)超声心动图:左、右心房明显扩大(左房尤为明显),左、右心室腔正常或变小。

二、护理评估

(一)健康史

询问患儿发病前有无感染的病史及其家族史。

(二)症状、体征

测量生命体征,评估心率、心律、呼吸、血压、心功能。

(三)社会、心理

了解患儿及其家长对疾病的性质、预后的认识程度和心理需求。

(四)辅助检查

了解分析 X 线、心电图、超声检查等结果。

三、常见护理问题

(一)心排血量减少
心排血量减少与心室扩大、肥厚致心肌收缩力减弱有关。

(二)体液过多
体液过多与肾灌注量减少、水钠潴留、尿量排出减少有关。

(三)有感染的危险
有感染的危险与机体抵抗力降低有关。

(四)合作性问题
合作性问题为猝死。

四、护理措施

(一)限制活动
卧床休息,让患儿保持稳定、愉悦的心情。

(二)饮食护理
低盐饮食,增加维生素、蛋白质、微量元素的摄入量,应鼓励服用利尿剂者多进食含钾丰富的食物,如香蕉。

(三)供氧
根据缺氧程度可给予鼻导管或面罩吸氧。

(四)密切观察病情
监测患儿的血压、脉搏、呼吸、心律、尿量及意识状态。注意观察心力衰竭的早期表现,有无心律失常及栓塞症状。

(五)用药护理
应用强心药、利尿剂、扩血管药物时要观察其疗效及不良反应,扩张性心肌病患儿对洋地黄的耐受性差,故尤其应警惕发生中毒。

(六)预防诱因
心力衰竭者应避免过度劳累。饮食清淡,忌暴饮暴食,预防便秘,以免用力大便诱发心力衰竭。控制输液速度,保持病室安静、整洁、舒适,以利于患儿休息,保持室内空气新鲜和温度适宜,防止呼吸道感染。

(七)健康教育
(1)向家长解释该病病程长及预后等情况,需要长期调整生活及精神状况。

(2)合理安排活动与休息时间。

(3)当患儿出现心悸、呼吸困难时应立即停止活动,并取平卧位,必要时吸氧。

五、出院指导

(1)调整情绪,促进身心健康。

(2)饮食要易消化、低盐、高维生素,少食多餐。

(3)扩张性心肌病患儿应避免劳累,宜长期卧床休息,减轻与延缓心脏扩大,促进心功能的恢复;肥厚型心肌病患儿要避免剧烈运动、情绪激动、突然用力或提取重物。

（4）该病进展缓慢，应定期复查及合理用药。

（5）居室空气清新，经常通风，不去人群集中的公共场所，注意气候变化，及时增减衣服，避免受凉而引发感冒。

（王永灵）

第三节　病毒性心肌炎

一、概述

病毒性心肌炎是由多种病毒侵犯心脏，引起局灶性或弥漫性心肌间质炎性渗出和心肌纤维变性、坏死或溶解的疾病，有的可伴有心包或心内膜炎症改变。可导致心肌损伤、心功能障碍、心律失常和周身症状。可发生于任何年龄，近年来发生率有增多的趋势，是儿科常见的心脏疾病之一。据全国九省市"病毒性心肌炎协作组"调查，其发病率占住院患儿总数的 5.97％，占门诊患者总数的 0.14％。

（一）病因

近年来病毒学及免疫病理学迅速发展，大量动物实验及临床观察证明多种病毒皆可引起心肌炎。其中柯萨奇病毒 B_6（1～6 型）最常见，柯萨奇病毒 A、ECHO 病毒、脊髓灰质炎病毒、流感及副流感病毒、腮腺炎病毒、水痘病毒、单纯疱疹病毒、带状疱疹病毒及肝炎病毒等也可能致病。由于柯萨奇病毒具有高度亲心肌性和流行性，据报道约 39％的原因不明的心肌炎和心包炎由柯萨奇病毒 B 导致。

尽管被病毒感染的机会很多，而多数患者不发生心肌炎，在一定条件下才发病。例如，机体由于继发细菌感染（特别是链球菌感染）、发热、缺氧、营养不良、接受类固醇或放疗等，而抵抗力低下时，可诱发发病。

病毒性心肌炎的发病原理至今未完全了解，目前提出病毒学说、免疫学说、生化机制等几种学说。

（二）病理

病毒性心肌炎的病理改变轻重不等。轻者常以局灶性病变为主，而重者则多呈弥漫性病变。局灶性病变的心肌外观正常，而弥漫性者的心肌苍白、松软，心脏呈不同程度的扩大、增重。镜检可见病变部位的心肌纤维变性或断裂，心肌细胞溶解、水肿、坏死。间质有不同程度水肿及淋巴细胞、单核细胞和少数多核细胞浸润。病变以左心室及室间隔最显著，可波及心包、心内膜及传导系统。

慢性病例心脏扩大，心肌间质炎症浸润，心肌纤维化并形成瘢痕组织，心内膜呈弥漫性或局限性增厚，血管内皮肿胀等变化。

二、临床表现

病情轻重悬殊。轻症可无明显自觉症状，仅有心电图改变。重型可出现严重的心律失常、充血性心力衰竭、心源性休克，甚至个别患者因此而死亡。在发病前 1～3 周或发病同时 1/3 以上病例的呼吸道或消化道感染病毒,同时伴有发热、咳嗽、咽痛、周身不适、腹泻、皮疹等症状,继而出现心脏症状,例如,如年长儿常诉心悸、气短、胸部及心前区不适或疼痛、有疲乏感。发病初期常有腹痛、食欲缺乏、恶心、呕吐、头晕、头痛等表现。3个月以内婴儿有拒乳、苍白、发绀、四肢凉、两眼凝视等症状。心力衰竭者呼吸急促、突然腹痛、发绀、水肿等;心源性休克者烦躁不安,面色苍白,皮肤发花,四肢厥冷或末梢发绀等;发生窦性停搏或心室纤颤时可突然死亡;高度房室传导阻滞在心室自身节律未建立前,脑缺氧引起抽搐、昏迷,称心脑综合征。如果病情拖延至慢性期,常表现为进行性充血心力衰竭、全心扩大,可伴有各种心律失常。

体格检查:多数心尖区第一音低钝。一般无器质性杂音,仅在胸前或心尖区闻及Ⅰ~Ⅱ级吹风样收缩期杂音。有时可闻及奔马律或心包摩擦音。心律失常多见,有阵发性心动过速、异位搏动、心房纤颤、心室扑动、停搏等。严重者心脏扩大,脉细数,颈静脉曲张,肝大和压痛,有肺部啰音等;或面色苍白,四肢厥冷,皮肤发花,指(趾)发绀,血压下降等。

三、辅助检查

(一)实验室检查

(1)白细胞总数为$(10.0 \sim 20.0) \times 10^9 / L$,中性粒细胞水平偏高。血沉、抗链"O"大多数正常。

(2)血清肌酸磷酸激酶、乳酸脱氢酶及其同工酶、谷草转氨酶水平在病程早期可升高。急性期超氧化歧化酶水平降低。

(3)若从心包、心肌或心内膜分离到病毒,或用免疫荧光抗体检查找到心肌中有特异的病毒抗原,电镜检查发现心肌有病毒颗粒,可以确定诊断;咽洗液、粪便、血液、心包积液中分离出病毒,同时结合恢复期血清中同型病毒中和抗体滴度为第1份血清的4倍以上或25%以下,则有助于病原诊断。

(4)补体结合抗体的测定及用分子杂交法或聚合酶链反应检测心肌细胞内的病毒核酸有助于病原诊断。部分病毒性心肌炎患者可出现抗心肌抗体,一般于短期内恢复,如果抗体水平持续提高,表示心肌炎病变处于活动期。

(二)心电图检查

心电图在急性期有多变与易变的特点,应对可疑病例反复检查,以帮助诊断。其主要变化为ST-T改变、各种心律失常和传导阻滞。恢复期多见各种类型的期前收缩。少数慢性期患儿可有房室肥厚的改变。

(三)X线检查

心影正常或不同程度地增大,多数为轻度增大。若反复迁延不愈或合并心力衰竭,心脏扩大明显。合并心力衰竭时可见心搏动减弱,伴肺淤血、肺水肿或胸腔少量积液。有心包炎时,有积液征。

(四)心内膜心肌活检

心内膜心肌活检在成人患者中早已开展,在小儿患者中开展仅近年才有报道,为心肌炎的诊断提供了病理学依据。据报道,原因不明的心律失常、充血性心力衰竭患者,经心内膜心肌活检证明约40%为心肌炎,临床表现和组织学相关性较差。原因是检查时取材很小且局限,取材时不一定是最佳机会;心内膜心肌活检本身可导致心肌细胞收缩,而出现一些病理性伪迹。因此,心内膜心肌活检病理无心肌炎表现,不一定代表无心肌炎,此时临床医师不能忽视临床诊断。一般医院尚难开展此项检查,不将其作为常规检查项目。

四、诊断与鉴别诊断

(一)诊断要点

1.病原学诊断依据

(1)确诊指标:患儿心内膜、心肌、心包(活检、病理)或心包穿刺液检查中,发现以下结果之一者可确诊心肌炎由病毒引起。①分离到病毒。②用病毒核酸探针查到病毒核酸。③特异性病毒抗体阳性。

(2)参考依据:有以下结果之一者,结合临床表现可考虑心肌炎由病毒引起。①在患儿粪便、咽拭子或血液中分离到病毒,且恢复期血清同抗体滴度为第一份血清的 4 倍以上或 25% 以下。②病程早期患儿血中特异性 IgM 抗体阳性。③用病毒核酸探针在患儿血中查到病毒核酸。

2.临床诊断依据

(1)出现心功能不全、心源性休克或心脑综合征。

(2)心脏扩大。

(3)心电图改变是以 R 波为主的 2 个或 2 个以上主要导联(Ⅰ、Ⅱ、aVF、V_5)的 ST-T 改变,持续 4 d 以上伴动态变化,窦房传导阻滞,房室传导阻滞,完全性右束支或左束支阻滞,联律、多形、多源、成对或并行性期前收缩,非房室结及房室折返引起的异位性心动过速,发生低电压(新生儿除外)及异常 Q 波。

(4)肌酸激酶同工酶水平升高或心肌肌钙蛋白(cTnI 或 cTnT)阳性。

3.确诊依据

(1)具备 2 项临床诊断依据,可临床诊断为心肌炎。发病同时或发病前 1～3 周有病毒感染的证据,支持诊断。

(2)同时具备病原学确诊依据之一,可确诊为病毒性心肌炎。具备病原学参考依据之一,可临床诊断为病毒性心肌炎。

(3)凡不具备确诊依据,应给予必要的治疗或随诊,根据病情变化,确诊或排除心肌炎。

(4)应排除风湿性心肌炎、中毒性心肌炎、先天性心脏病、结缔组织病、代谢性疾病的心肌损害、甲状腺功能亢进症、原发性心肌病、原发性心内膜弹力纤维增生症、先天性房室传导阻滞、心脏自主神经功能异常、β受体功能亢进及药物引起的心电图改变。

4.临床分期

(1)急性期:新发病,症状及检查的阳性发现明显,一般病程在半年以内。

(2)迁延期:临床症状反复出现,客观检查指标迁延不愈,病程多在半年以上。

(3)慢性期:进行性心脏增大,反复心力衰竭或心律失常,病情时轻时重,病程在 1 年以上。

(二)鉴别诊断

在考虑九省市心肌炎协作组制定的心肌炎诊断标准时,应首先排除其他疾病,包括风湿性心肌炎、中毒性心肌炎,结核性心包炎、先天性心脏病、结缔组织病或代谢性疾病或代谢性疾病的心肌损害、原发性心肌病、先天性房室传导阻滞、高原性心脏病、克山病、川崎病、良性期前收缩和神经功能紊乱、电解质紊乱及药物等引起的心电图改变。

五、治疗、预防、预后

本症尚无特殊治疗。应结合患儿的病情采取有效的综合措施,可使大部患儿痊愈或好转。

(一)一般治疗

1.休息

急性期应卧床休息至热退3~4周,心功能不全或心脏扩大者应绝对卧床休息,以减轻心脏负荷及减少心肌耗氧量。

2.抗生素

虽然抗生素对引起心肌炎的病毒无直接作用,但是因细菌感染是病毒性心肌炎的重要条件因子,故在开始治疗时,均主张适当使用抗生素。一般肌内注射青霉素1~2周,以清除链球菌和其他敏感细菌。

3.保护心肌

大剂量维生素C具有增加冠状血管血流量、心肌糖原、心肌收缩力,改善心功能,清除自由基,修复心肌损伤的作用。剂量为100~200 mg/(kg·d),溶于10~30 mL 10%~25%的葡萄糖溶液内静脉注射,每天1次,15~30 d为1个疗程;抢救心源性休克时,第1 d可用3~4次。

极化液、能量合剂等均难进入心肌细胞内,故疗效差。近年来多推荐以下两种药物:①辅酶Q$_{10}$ 1 mg/(kg·d),口服,可连用1~3个月。②1,6-二磷酸果糖0.7~1.6 mL/kg,静脉注射,最大量不超过2.5 mL/kg(75 mg/mL),静脉注射速度为10 mL/min,每天1次,10~15 d为1个疗程。

(二)激素治疗

肾上腺皮质激素可用于抢救危重病例及其他治疗无效的病例。口服泼尼松1~1.5 mg/(kg·d),用3~4周,症状缓解后逐渐减量至停药。依据近年来对该病发病机制的研究进展,对反复发作或病情迁延者可考虑较长期的激素治疗,疗程不少于半年,对于急重抢救病例可采用大剂量,例如,地塞米松0.3~0.6 mg/(kg·d),或氢化可的松15~20 mg/(kg·d),静脉滴注。

(三)免疫治疗

动物及临床研究均发现丙种球蛋白对心肌有保护作用。从1990年开始,在美国波士顿及洛杉矶儿童医院已将静脉注射丙种球蛋白作为治疗病毒性心肌炎的常规用药。

(四)抗病毒治疗

动物试验中联合应用利巴韦林和干扰素可提高生存率。目前欧洲正在进行干扰素治疗心肌炎的临床试验,其疗效尚待确定。环孢霉素A、环磷酰胺目前尚无肯定疗效。

(五)控制心力衰竭

心肌炎患者对洋地黄的耐受性差,易出现中毒而发生心律失常,故应选用快速作用的洋地黄制剂,如毛花苷C(西地兰)或地高辛。对病重者静脉滴注地高辛,一般病例口服地高辛,饱和量用1/2~2/3的常规量,心力衰竭不重,发展不快者,可用每天口服维持量法。应早用和少用利尿剂,同时注意补钾,否则易导致心律失常。注意供氧,保持安静。若患儿烦躁不安,可给镇静剂。发生急性左心功能不全时,除短期内并用毛花苷C(西地兰)、利尿剂、镇静剂、氧气吸入外,应给予血管扩张剂,例如,将0.5~1 mg/kg酚妥拉明加入50~100 mL 10%的葡萄糖溶液内,快速静脉滴注。紧急情况下,可先用半量,以10%的葡萄糖溶液稀释,缓慢静脉注射,然后静脉滴注其余半量。

(六)抢救心源性休克

镇静,吸氧,用大剂量维生素C、激素、升压药、扩容,改善心功能及心肌代谢等。

近年来,应用血管扩张剂硝普钠取得良好疗效,常用剂量为 5～10 mg,将其溶于 100 mL 5％的葡萄糖溶液中,开始以 0.2 μg/(kg·min)滴注,以后每隔 5 min 增加 0.1 μg/kg,直到获得疗效或血压降低,最大剂量不超过 4～5 μg/(kg·min)。

(七)纠正严重心律失常

心律失常的纠正在于心肌病变的吸收或修复。一般轻度心律失常(如期前收缩、一度房室传导阻滞),多不用药物纠正,而主要是针对心肌炎本身进行综合治疗。若发生严重心律失常(如快速心律失常、严重传导阻滞),应迅速及时纠正,否则威胁生命。

六、护理

(一)护理诊断

(1)活动无耐力:与心肌功能受损、组织器官供血不足有关。

(2)舒适的改变——胸闷:与心肌炎症有关。

(3)潜在并发症:心力衰竭、心律失常、心源性休克。

(二)护理目标

(1)患儿活动量得到适当控制,休息得到保证。

(2)患儿胸闷缓解或消失。

(3)患儿无并发症或有并发症时能被及时发现和适当地处理。

(三)护理措施

1.休息

(1)急性期卧床休息至热退后 3～4 周,以后根据心功能恢复情况逐渐增加活动量。

(2)心功能不全者或心脏扩大者应绝对卧床休息。

(3)总的休息时间为 3～6 个月。

(4)创造良好的休息环境,合理安排患儿的休息时间,保证患儿的睡眠时间。

(5)主动提供服务,满足患儿的生活需要。

2.胸闷的观察与护理

(1)观察患儿的胸闷情况,注意诱发和缓解因素,必要时给氧。

(2)遵医嘱给予心肌营养药,促进心肌恢复正常。

(3)保证休息,减少活动。

(4)控制输液速度和输液总量,减轻心肌负担。

3.并发症的观察与护理

(1)密切注意心率、心律、呼吸、血压和面色改变,心力衰竭时做给氧、镇静、强心等处理,应用洋地黄制剂时要密切观察患儿有无洋地黄中毒表现,如出现新的心律失常、心动过缓。

(2)注意有无心律失常,警惕危险性心律失常的发生,如频发室性期前收缩、多源室性期前收缩、二度以上房室传导阻滞房颤、室颤。一旦发生,需及时通知医师并给予相应处理。例如,对高度房室传导阻滞者给异丙肾上腺素和阿托品提升心率。

(3)警惕心源性休克,注意血压、脉搏、尿量、面色等变化,一旦出现心源性休克,立即取平卧位,配合医师给予大剂量维生素 C 或肾上腺皮质激素治疗。

(四)康复与健康指导

(1)讲解病毒性心肌炎的病因、病理、发病机制、临床特点及诊断、治疗措施。

（2）强调休息的重要性，指导患儿控制活动量，建立合理的休息制度。

（3）讲解本病的预防知识，如预防上呼吸道感染和肠道感染。

（4）给有高度房室传导阻滞者讲解安装心脏起搏器的必要性。

七、展望

近年来，心肌炎已成为常见心脏病之一，对人类健康构成了不同程度的威胁，因而对此病的诊治研究日益受到重视。胸闷、心悸常可提示心脏波及，心脏扩大、心律失常或心力衰竭为心脏明显受损的表现，心电图 ST-T 改变与异位心律或传导阻滞反映心肌病变的存在。但对于怀疑为病毒性心肌炎的患者，提倡进行心脏活检以及病理学检查。

但分离病毒检查或特异性荧光抗体检查存在以下几个问题。

（1）患者不易接受。

（2）炎性组织在心肌中呈灶状分布，由于活检标本小，不一定取到致病灶标本。

（3）提取 RNA 的质量和检测方法的敏感性不同。

（4）心脏存在病毒，而血液中不一定检出抗原或抗体；心脏不存在病毒，而心脏中检出抗原或抗体；即使心脏和血液检查呈阳性反应也不足以证实病毒性心肌炎存在；只有当感染某种病毒并引起相应的心脏损害时，心脏和血液检查呈阳性反应才有意义。在检查血液中抗原或抗体时，检测试剂、检查方法、操作技术不同，结果迥异。

因此，病毒性心肌炎的确诊相当困难。由于抗病毒药物的疗效不显著，目前建议采用中西医结合疗法。有人用黄芪、牛磺酸及一般抗心律失常药物为主的中西医结合方法治疗病毒感染性心肌炎，取得了比较满意的效果，例如，中药黄芪除具有抗病毒、调节免疫、保护心肌的作用外，还可抑制内向钠钙交换电流，改善部分心电活动，清除氧自由基，而广泛应用于临床。牛磺酸是心肌游离氨基酸的重要成分，也可通过抑制病毒复制，抑制病毒感染心肌细胞引起的钙电流增加，使受感染而降低的最大钙电流膜电压及外向钾电流趋于正常，使心肌细胞钙内流减少，在病毒性心肌炎动物模型及临床病毒性心肌炎患者中，具有保护心肌、改善临床症状等作用。

（王永灵）

第四节　心　包　炎

心包炎可分感染和非感染性两类，且多为其他疾病（婴儿心包炎常见于败血症、肺炎、脓胸，学龄儿童心包炎多见于结核病、风湿病）的一种表现。

一、临床特点

（一）症状

较大儿童常有心前区刺痛，平卧时加重，取坐位或前倾位可减轻，疼痛可向肩背及腹部放射；婴儿则表现为烦躁不安。同时有原发病的症状表现，常有呼吸困难、咳嗽、发热等。

（二）体征

早期可听到心包摩擦音，多在胸骨左缘第 3～4 肋间最清晰，但多为一过性。有心包积液时心音遥远、低钝,出现奇脉。当心包积液达一定量时,心包舒张受限,出现颈静脉怒张、肝脏增大、肝颈反流征阳性、下肢水肿、心动过速、脉压变小。

(三)辅助检查

1.X线检查

心影呈烧瓶样增大而肺血大多正常。

2.心电图

窦性心动过速,低电压,广泛 ST 段、T 波改变。

3.超声心动图

超声心动图能提示心包积液的部位、量。

4.实验室检查

血沉增快,C 反应蛋白增多,血常规白细胞、中性粒细胞增多。

二、护理评估

(一)病史

了解患儿近期有无感染性疾病以及有无结核、风湿热病史。

(二)症状、体征

评估患儿有无发热、胸痛,胸痛与体位的关系,评估有无心脏压塞症状,如呼吸困难、心率加快、颈静脉怒张、肝大、水肿、心音遥远及奇脉。听诊心脏,注意有无心包摩擦音。

(三)社会、心理

评估家长对疾病的了解程度和态度。

(四)辅助检查

了解并分析胸片、心电图、超声心动图等检查结果。

三、常见护理问题

(一)疼痛

疼痛与心包炎性渗出有关。

(二)体温异常

体温异常与炎症有关。

(三)气体交换受损

气体交换受损与心包积液、心脏受压有关。

(四)合作性问题

合作性问题为急性心脏压塞。

四、护理措施

(一)休息与卧位

患儿应卧床休息,宜取半卧位。

(二)饮食

给予高热量、高蛋白、高维生素、易消化的半流质或软食,限制钠盐摄入,少食易产气的食物(如薯类),多食芹菜、海带等富含纤维素的食物,以防止肠内产气过多引起腹胀及便秘而导致膈肌上抬。

(三)高热护理

及时做好降温处理,测定并及时记录体温。

(四)吸氧

胸闷、气急严重者给予氧气吸入。

(五)对症护理

护理人员应做好对有心包积液的患儿的解释工作,协助医师进行心包穿刺,操作过程中仔细观察生命体征的变化,记录抽出液体的性质和量,穿刺完毕,局部加压数分钟后无菌包扎,将患儿送回病床后继续观察有无渗液、渗血,必要时局部沙袋加压。

(六)病情观察

(1)呼吸困难为急性心包炎和慢性缩窄性心包炎最主要的症状,应密切观察呼吸频率和节律。

(2)当患儿出现静脉压升高,面色苍白、发绀,烦躁不安,肝脏在短期内增大,应及时向医师报告并做好心包穿刺准备。

(七)心理护理

对患儿疼痛的描述予以肯定,并设法分散和减轻其不适感觉。

(八)健康教育

(1)向家长讲解舒适的体位、安静休息和充足的营养供给是治疗该病的良好措施。

(2)若需要进行心包穿刺,应向家长说明必须配合和注意的事宜。

五、出院指导

(1)遵医嘱及时、准确地使用药物并定期随访。

(2)由于心包炎患儿的抵抗力减弱,出院后仍应坚持休息半年左右,并加强营养,以利于心功能的恢复。

(王永灵)

第五节　急性感染性喉炎

急性感染性喉炎是由病毒或细菌等引起的喉部黏膜的急性炎症,多见于5岁以下的儿童,冬、春季发病较多。由于小儿喉腔狭小,黏膜下血管淋巴组织丰富,声门下组织疏松,易出现犬吠样咳嗽、声音嘶哑、吸气性喉鸣伴呼吸困难,严重时出现喉梗阻症状,若处理不及时,可危及生命。

一、临床特点

(一)症状

1.发热

患儿可有不同程度的发热,严重时体温可高达40 ℃以上并伴有中毒症状。

2.咳嗽

轻者为刺激性咳嗽,伴有声音嘶哑,较重的有犬吠样咳嗽。

3.喉梗阻症状

呈吸气性喉鸣、三凹征,重者迅速出现烦躁不安、吸气性呼吸困难、发绀、心率加快等缺氧症状。临床将喉梗阻分为4度。

(1)Ⅰ度喉梗阻:患儿安静时如常人,但活动(或受刺激)后可出现喉鸣及吸气性呼吸困难。胸部听诊呼吸音清晰,心率无改变。

(2)Ⅱ度喉梗阻:即使在安静状态下也有喉鸣和吸气性呼吸困难。听诊可闻喉鸣传导或气管呼吸音,呼吸音强度大致正常。心率稍快,一般状况尚好。

(3)Ⅲ度喉梗阻:吸气性呼吸困难严重,除上述表现外,还因缺氧严重而出现明显发绀,患儿常极度不安、躁动、恐惧、大汗,胸廓塌陷,呼吸音明显减弱。心率增快,常高于每分钟140次,心音低钝。

(4)Ⅳ度喉梗阻:由于呼吸衰竭及逐渐体力耗竭,患儿极度衰竭,呈昏睡状或进入昏迷,三凹征反而不明显,呼吸微弱,呼吸音几乎消失,胸廓塌陷明显,心率或慢或快,心律不齐,心音微弱,面色由发绀变成苍白或灰白。

(二)体征

咽部充血,肺部无湿啰音。直达喉镜检查可见黏膜充血肿胀,声门下黏膜呈梭状肿胀,黏膜表面有时附着黏稠性分泌物。

二、护理评估

(一)健康史

询问发病情况,病前有无上呼吸道感染现象。

(二)症状、体征

检查患儿有无发热、声音嘶哑、咳嗽、气促、三凹征。

(三)社会、心理

评估患儿及其家长的心理状态、对疾病的了解程度、家庭环境及经济情况,了解患儿有无住院的经历。

(四)辅助检查

了解病原学及血常规检查结果。

三、常见护理问题

(一)低效性呼吸形态

其与喉头水肿有关。

(二)舒适的改变

舒适的改变与咳嗽、呼吸困难有关。

(三)有窒息的危险

有窒息的危险与喉梗阻有关。

(四)体温过高

体温过高与感染有关。

四、护理措施

（一）改善呼吸功能，保持呼吸道通畅

（1）保持室内空气清新，每天定时通风 2 次，保持室内湿度在 60% 左右，以缓解喉肌痉挛，湿化气道。

（2）适当抬高患儿的颈肩部，怀抱小儿使头部稍后仰以保持气道通畅，体位舒适。

（3）Ⅱ度以上喉梗阻患儿应吸氧。

（4）用布地奈德混悬液＋肾上腺素，加生理盐水稀释后雾化吸入，每天 3～4 次，以消除喉水肿，恢复气道通畅。

（5）指导较大患儿进行有效的咳嗽，当患儿剧烈咳嗽时，可嘱患儿深呼吸以抑制咳嗽。

（二）密切观察病情变化

根据三凹征、喉鸣、发绀及烦躁的表现来判断缺氧的程度，及时发现喉梗阻，积极处理，避免窒息。如果有喉梗阻先兆，立即通知医师，备好抢救物品，积极配合抢救。

（三）发热护理

监测体温变化，发热时给温水擦浴，用解热贴敷前额，必要时按医嘱给予药物降温。

（四）提高患儿的舒适度

让患儿卧床休息，减少活动，尽量集中进行各种护理操作，避免患儿哭闹。一般情况下不用镇静药，若患儿过度烦躁不安，可遵医嘱肌内注射地西泮、苯巴比妥或用 10% 的水合氯醛灌肠。因氯丙嗪及吗啡有抑制呼吸的作用，不宜应用。

五、健康教育

（1）向患儿家长讲解疾病的有关知识和护理要点，指导家长耐心、细致地喂养，进食易消化的流质或半流质，多饮水，不吃有刺激性的食物，避免患儿进食时发生呛咳。

（2）向家长说明雾化吸入的重要性，鼓励患儿配合治疗。

（3）避免哭闹时间过长、吸入有害气体或进食辛辣食物而刺激损伤喉部。

六、出院指导

（1）注意锻炼身体，合理喂养，增强机体抵抗力。

（2）养成良好卫生生活习惯，饭后漱口，多饮水，保持口腔清洁。

（3）一旦发生痉挛性喉炎（出现呼吸紧促如犬吠，喉鸣，吸气困难，胸廓塌陷，唇色发绀）应立即送医院治疗，并保持气道通畅（患儿头向后仰，解开衣领）。

（王永灵）

第六节　急性上呼吸道感染

急性上呼吸道感染是小儿最常见的疾病，主要侵犯鼻、鼻咽和咽部，常诊断为急性鼻咽炎（普通感冒）、急性咽炎、急性扁桃体炎等,也可统称为上呼吸道感染。

一、病因

各种病毒和细菌都可引起上呼吸道感染,尤以病毒为多见,占上呼吸道感染发病病原体的60％甚至90％以上,常见的有鼻病毒、腺病毒、副流感病毒、流感病毒、呼吸道合胞病毒等,其他病毒（如冠状病毒、肠道病毒、单纯疱疹病毒、EB病毒）也可引起该病。细菌感染常继发于病毒感染,病原菌中溶血性链球菌占重要地位,其次为肺炎链球菌、葡萄球菌、嗜血流感杆菌,偶尔有革兰氏阴性杆菌。有肺炎支原体菌引起上呼吸道感染的报道。

二、病理改变

病变部位早期表现为毛细血管和淋巴管扩张,黏膜充血水肿,腺体及杯状细胞分泌增加及单核细胞和吞噬细胞浸润,以后转为中性粒细胞浸润,上皮细胞和纤毛上细胞坏死脱落。恢复期上皮细胞新生,黏膜修复,恢复正常。

三、临床表现

该病多为散发,偶尔见流行。婴幼儿患病症状较重,年长儿症状较轻。婴幼儿患病时可有或无流涕、鼻塞、打喷嚏等呼吸道症状,常突发高热、呕吐、腹泻,甚至因高热而引起惊厥。年长儿常有流涕、鼻塞、打喷嚏、咽部不适、发热等症状,可伴有轻度咳嗽与声嘶。部分患儿发病早期可出现脐周围阵痛、咽炎、咽痛等症状,咽黏膜充血,若咽侧索也受累,则在咽两外侧壁上各见一纵行条索状肿块突出。疱疹性咽峡炎患儿的咽弓、软腭、悬雍垂黏膜上可见数个或数十个灰白色小疱疹,直径1～3 mm,周围有红晕,1～2 d破溃成溃疡。咽结合膜热患儿的临床特点为发热39 ℃左右,咽炎及结膜炎同时存在,而有别于其他类型的上呼吸道感染。急性扁桃体炎患儿除了发热咽痛外,扁桃体可见明显红肿,表面有黄白色脓点,可融合成假膜状。

四、实验室检查

病毒感染时白细胞计数多偏低或正常,粒细胞不增多。病因诊断除病毒分离与血清反应外,近年来广泛利用免疫荧光、酶联免疫等方法开展病毒学的早期诊断,对初步鉴别诊断有一定帮助。细菌感染时白细胞计数及中性粒细胞可增高;由链球菌引起者血清抗链球菌溶血素"O"滴度增高,咽拭子培养可有致病菌生长。

五、诊断

急性上呼吸道感染具有典型症状,如发热、鼻塞、咽痛、扁桃体肿大等全身和局部症状,结合季节、流行病学特点等,临床诊断并不困难,但对病原学的诊断则需依靠病毒学和细菌学检查。

六、鉴别诊断

(1)有高热惊厥和腹痛严重症状,须鉴别其与中枢神经系统感染和急腹症等疾病。

(2)很多急性传染病早期也有上呼吸道感染的症状,虽然现在预防接种比较普遍,传染病的发病率明显下降,但在传染病流行季节要仔细询问麻疹、猩红热、腮腺炎、百日咳、流感及脊髓灰质炎的流行病学接触史。夏季时要注意鉴别急性上呼吸道感染和中毒性疾病的早期。

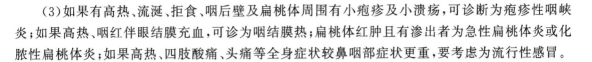

（3）如果有高热、流涎、拒食、咽后壁及扁桃体周围有小疱疹及小溃疡，可诊断为疱疹性咽峡炎；如果高热、咽红伴眼结膜充血，可诊为咽结膜热；扁桃体红肿且有渗出者为急性扁桃体炎或化脓性扁桃体炎；如果高热、四肢酸痛、头痛等全身症状较鼻咽部症状更重，要考虑为流行性感冒。

七、治疗

（一）一般治疗

充分休息，多饮水，注意隔离，预防并发症。世界卫生组织在急性呼吸道感染的防治纲要中指出，关于感冒的治疗主要是家庭护理和对症处理。

（二）对症治疗

1.高热

高热时口服阿司匹林类药，剂量为每次 10 mg/kg，持续高热可每 4 h 口服 1 次；亦可用对乙酰氨基酚，剂量为每次5～10 mg/kg，市场上多为糖浆剂，便于小儿服用。高热时还可肌内注射赖氨酸阿司匹林或复方氨林巴比妥等，同时可用冷敷、温湿敷、乙醇擦浴等物理方法降温。

2.高热惊厥

出现高热惊厥，可针刺人中、十宣等穴位或肌内注射苯巴比妥钠，每次 4～6 mg/kg，有高热惊厥史的小儿可在服退热剂的同时服用苯巴比妥等镇静剂。

3.鼻塞

乳儿鼻塞，妨碍喂奶时，可在喂奶前用 0.5％的麻黄碱 1～2 滴滴鼻，年长儿可加用氯苯那敏等脱敏剂。

4.咽痛

疱疹性咽峡炎患儿可用冰硼酸、锡类散、金霉素鱼肝油或碘甘油；年长儿可口含碘喉片及其他中药利咽喉片，如华素片、四季润喉片、草珊瑚、西瓜霜润喉片。

（三）病因治疗

如果诊断为病毒感染，目前常用1％的利巴韦林滴鼻，每2～3 h 双鼻孔各滴 2～3 滴，或口服利巴韦林口服液（威乐星），或用利巴韦林口含片。亦有口服金刚烷胶、吗啉双呱片的，但疗效不肯定。如果明确腺病毒或单纯性溃疡病毒感染，可用碘苷、阿糖胞苷。近年来有报道用干扰素治疗重症病毒性感染取得较好疗效。如果诊断为细菌感染，合并中耳炎、鼻窦炎、化脓性扁桃体炎、淋巴结炎及下呼吸道炎症时，可选用复方新诺明、氨苄西林、阿莫西林或其他抗生素。但多数上呼吸道感染病例不应滥用抗生素。

（四）风热两型

风热两型治法以清热解表为主，常用中成药有银翘解毒片、桑菊感冒片、感冒退热冲剂、板蓝根冲剂及双黄连口服液等。

八、预防

减少上呼吸道感染的根本办法在于预防。平时要多户外活动，增强体质，要避免交叉感染，特别是在感冒流行季节要少去公共场所或串门；注意气候骤变，及时增减衣服；体弱儿及反复呼吸道感染儿可服玉屏风散或左旋咪唑，0.25～3 mg/(kg·d)，每周服 2 d 停 5 d，3 个月为 1 个疗程，亦可口服卡慢舒。这些治疗目的多是增强机体抵抗力，预防呼吸道感染复发。

九、并发症

正常 5 岁以下小儿平均每年患急性呼吸道感染 4～6 次。但有的患儿患呼吸道感染过于频繁,可称为反复呼吸道感染。

(一)影响因素

由于小儿正处在生长发育之中,身体的免疫系统还未发育完善,抵御微生物侵入的能力较低,故很容易患急性呼吸道感染,但有的患儿由于一些因素比一般小儿更易患急性呼吸道感染,影响因素有以下几点。

1.机体条件

如果患儿长期营养不良,婴儿母乳不足又未及时添加辅食,体内缺乏必需的蛋白质、脂肪及热量,影响器官组织的正常发育致抵抗力低下;也有的家庭经济条件并不差,但父母缺乏科学育儿知识,喂养不合理,孩子缺乏多种维生素和微量元素,会对免疫系统造成损害,孩子抗病能力下降而易患病。

2.环境因素

环境因素包括大气污染或被动吸烟。例如,冬天屋内生炉子,空气中大量烟雾、粉尘及有害物质进入小儿呼吸道。这些有害物质不但损伤正常呼吸道黏膜,而且可降低抵抗力,诱发呼吸道感染。有报道称在吸烟家庭中生长的小儿比不吸烟家庭的小儿患急性呼吸道感染的机会大大增加。

3.先天因素

小儿患有先天的免疫缺陷病或暂时性免疫低下可造成反复呼吸道感染。

(二)诊断

根据 1987 年全国小儿呼吸道疾病学术会议讨论标准(表 13-1)作出诊断。

表 13-1　小儿反复呼吸道疾病诊断标准

年龄/岁	上呼吸道感染/次/年	下呼吸道感染/次/年
0～2	7	3
3～5	5	2
6～12	5	2

(三)治疗

对急性感染要针对引起反复上呼吸道感染的原因采取措施,如增加营养、改善环境。应该指出患先天性免疫缺陷的小儿是极少数,大部分问题是护理问题,因此,增强患儿体质是治疗及预防之根本。加强体育锻炼及注意户外活动,使患儿增强适应外界环境及气候变化的能力;同时注意对反复呼吸道感染患儿的生活护理,随气候变化增减衣服,切忌衣服过多、饮食过饱,这些都是治疗反复呼吸道感染的关键。

十、护理评估

(一)健康史

询问发病情况,注意有无受凉史,或当地有无类似疾病的流行,了解患儿开始发热时间、程度,伴随症状及用药情况;了解患儿有无营养不良、贫血等病史。

(二)身体状况

观察患儿的精神状态,注意有无鼻塞、呼吸困难,测量体温,检查咽部有无充血和疱疹,扁桃体及颈部淋巴结是否肿大,结合咽喉膜有无充血,皮肤有无皮疹,腹痛及支气管、肺受累的表现。了解血常规等实验室检查结果。

(三)心理社会状况

了解患儿及家长的心理状态和对该病病因、预防及护理知识的认识程度;评估患儿的家庭环境及经济情况,注意疾病流行趋势。

十一、常见护理诊断与合作性问题

(一)体温过高

体温过高与上呼吸道感染有关。

(二)潜在并发症(惊厥)

其与高热有关。

(三)有外伤的危险

其与发生高热惊厥时抽搐有关。

(四)有窒息的危险

其与发生高热惊厥时胃内容物反流或痰液阻塞有关。

(五)有体液不足的危险

其与高热大汗及摄入液体减少有关。

(六)低效性呼吸形态

其与呼吸道炎症有关。

(七)舒适的改变

其与咽痛、鼻塞等有关。

十二、护理目标

(1)患儿的体温降至正常范围(36 ℃～37.5 ℃)。

(2)患儿不发生惊厥或惊厥时能被及时发现。

(3)患儿维持于舒适状态,无自伤及外伤。

(4)患儿的呼吸道通畅,无误吸及窒息。

(5)患儿的体温正常,能接受该年龄组的液体入量。

(6)患儿呼吸在正常范围,呼吸道通畅。

(7)患儿感到舒适,不再哭闹。

十三、护理措施

(1)保持室内空气新鲜,每天通风换气 2～4 次,保持室温 18 ℃～22 ℃,湿度 50％～60％,对空气每天用过氧乙酸或含氯制剂喷雾消毒 2 次。有患儿居住的房间最好用空气消毒机,净化空气。

(2)密切观察体温变化,体温超过 38.5 ℃时给予物理降温,例如,头部冷敷,在腋下及腹股沟处置冰袋,用温水或乙醇擦浴。冷盐水灌肠,必要时给予药物降温,用对乙酰氨基酚、安乃近、柴胡,肌内注射复方氨林巴比妥。

(3)发热者卧床休息直到退热 1 d 以上,之后可适当活动。做好心理护理,提供玩具、画册等以利于减轻焦虑、不安情绪。

(4)防止发生交叉感染,将患儿与正常小儿分开。接触者戴口罩,防止继发细菌感染。

(5)保持口腔清洁,每天用生理盐水漱口 1～2 次,可经常喂婴幼儿少量温开水以清洗口腔,防止口腔炎的发生。

(6)保持鼻咽部通畅,及时清除鼻腔分泌物和干痂,应保持鼻孔周围清洁,避免增加鼻腔压力,使炎症经咽管向中耳发展而引起中耳炎。鼻塞严重时清洁鼻腔分泌物后,用 0.5% 的麻黄碱液滴鼻,每次 1～2 滴;对鼻塞而妨碍吸吮的婴幼儿,宜在哺乳前 10～15 min 滴鼻,使鼻腔通畅,保持吸吮。

(7)多饮温开水,以加速毒物排泄和降低体温。患儿衣着、被子不宜过多,出汗后及时给患儿用温水擦干汗液,更换衣服。

(8)每 4 h 测 1 次体温,体温骤升或骤降时要随时测量并记录,如果患儿病情加重,体温升高后持续不降,应考虑并发症的可能,需要及时向医师报告并及时处理,如果病程中出现皮疹,应区别是否为某种传染病的早期征象,以便及时采取措施。

(9)注意观察咽部充血、水肿等情况,咽部不适时给予润喉含片或雾化吸入(雾化吸入药物可用利巴韦林、糜蛋白酶、地塞米松加 20～40 mL 注射用水,每天 2 次)。

(10)室内安静,减少刺激,发生高热惊厥时按惊厥的护理常规来护理。

(11)给予易消化和富含维生素的清淡饮食,必要时静脉补充营养和水分。

(12)将患儿安置在有氧气、吸痰器的病室内。

(13)平卧,头偏向一侧,注意防止舌咬伤。防止误吸呕吐物,防止舌后倒引起窒息,应托起患儿下颌同时解开衣物及松开腰带,以减轻呼吸道阻力。

(14)密切观察病情变化,防止发生意外,如坠床或摔伤。

(15)抽搐时在上、下牙之间放牙垫,防止咬伤舌及口唇,患儿持续发作时,可按照医嘱给予对症处理。

(16)按医嘱用止痉药物,如地西泮、苯巴比妥,观察患儿用药后的反应,并记录。

(17)集中进行治疗、护理等,保持安静,减少刺激。

(18)保持呼吸道通畅,及时吸痰,对发绀者给予吸氧,对窒息者人工呼吸,注射呼吸兴奋剂。

(19)对高热者给予物理降温或用退热剂降温,对严重感染并伴有循环衰竭、抽搐、高热者,可行冬眠疗法,冬眠期间不能搬动患儿或将其突然竖起,防止直立性休克。

(20)详细记录发作时间,抽动的姿势、次数及特点,因有的患儿抽搐时间相当短暂,虽有几秒钟,抽搐姿势也不同,有的像眨眼一样,有的口角微动,有的肢体像无意乱动,等等,因此需仔细注视才能发现。

(21)密切观察血压、呼吸、脉搏、瞳孔的变化,并做好记录。

十四、健康教育

(1)指导家庭护理。因上呼吸道感染患儿多不住院,要帮助患儿家长掌握上呼吸道感染的护理要点:让患儿多饮水,促进代谢及体内毒素的排泄;饮食要清淡,少食多餐,选择高蛋白、高热量、高维生素的流质或半流质饮食;要注意休息,避免剧烈活动,防止咳嗽加重。患儿鼻塞时呼吸不畅,可在哺乳及临睡前用0.5%的麻黄碱溶液滴鼻,每次 1～2 滴,可使鼻腔通畅。但不能用药过频,以免引起心悸等。

(2)指导预防并发症的方法,以免引起中耳炎、鼻窦炎,介绍如何观察并发症的早期表现,如果高热持续不退,淋巴结肿大,耳痛或外耳道流脓,咳嗽加重、呼吸困难,应及时与医护人员联系并及时处理。

(3)介绍上呼吸道感染的预防重点,增加营养,锻炼,避免受凉;在上呼吸道感染流行季节避免到人多的公共场所;有流行趋势时给易感儿服用板蓝根、金银花、连翘等中药汤剂预防,对反复发生上呼吸道感染的小儿积极治疗原发病,改善机体健康状况。鼓励母乳喂养,积极防治各种慢性病,如维生素 D 缺乏性佝偻病、营养不良及贫血。在集体儿童机构中,有上呼吸道感染流行趋势,应早期隔离患儿,室内用食醋熏蒸法消毒。

(4)用药指导。指导患儿家长不要给患儿滥服感冒药(如成人速效伤风胶囊)及其他市场流行各种消炎药、抗病毒药,必须在医师指导下服药。服药时不要与奶粉、糖水同服,两种药物的服用时间必须间隔半小时以上。

(王永灵)

第七节 肺 炎

肺炎是指不同病原体或其他因素所致的肺部炎症,以发热、咳嗽、气促、呼吸困难和肺部固定湿啰音为共同临床表现。该病是儿科常见疾病中能威胁生命的疾病之一。据联合国儿童基金会统计,全世界每年约有 350 万小于 5 岁儿童死于肺炎,占小于 5 岁儿童总病死率的 28%;我国每年小于 5 岁儿童中因肺炎死亡者约 35 万,占全世界儿童肺炎死亡数的 10%。因此积极采取措施,降低小儿肺炎的病死率,是 21 世纪世界儿童生存、保护和发展纲要规定的重要任务。

目前,小儿肺炎的分类尚未统一,常用方法有四种。①病理分类:可分为支气管肺炎、大叶性肺炎、间质性肺炎等。②病因分类:感染性肺炎,如病毒性肺炎、细菌性肺炎、支原体肺炎、衣原体肺炎、真菌性肺炎、原虫性肺炎;非感染性肺炎,如吸入性肺炎、坠积性肺炎。③病程分类:急性肺炎(病程<1 个月)、迁延性肺炎(病程 1～3 个月)、慢性肺炎(病程>3 个月)。④病情分类:轻症肺炎(主要为呼吸系统表现)、重症肺炎(除呼吸系统受累外,其他系统也受累,且全身中毒症状明显)。各种肺炎可单独存在,也可两种同时存在。

临床上若病因明确,则按病因分类,否则按病理分类。

一、病因与发病机制

引起肺炎的主要病原体为病毒和细菌。病毒中最常见的为呼吸道合胞病毒,其次为腺病毒、流感病毒等;细菌中以肺炎链球菌多见,其他有葡萄球菌、链球菌、革兰氏阴性杆菌等。低出生体重、营养不良、维生素 D 缺乏性佝偻病、先天性心脏病患儿等易患该病,且病情严重,容易迁延不愈,病死率较高。

病原体多由呼吸道入侵,也可经血行入肺,引起支气管、肺泡、肺间质炎症,支气管管腔因黏膜水肿而变窄,肺泡壁因充血水肿而增厚,肺泡腔内充满炎症渗出物,影响了通气和气体交换;同时由于小儿呼吸系统的特点,当炎症进一步加重时,支气管管腔更加狭窄,甚至阻塞,造成通气和换气功能障碍,导致低氧血症及高碳酸血症。为代偿缺氧,患儿呼吸与心率加快,出现鼻翼翕动和三凹征,严重时可产生呼吸衰竭。由于病原体作用,重症常伴有毒血症,引起不同程度的感染中毒症状。缺氧、二氧化碳潴留及毒血症可导致循环系统、消化系统、神经系统的一系列症状,以及水、电解质和酸碱平衡紊乱。

(一)循环系统

缺氧使肺小动脉反射性收缩,肺循环压力升高,形成肺动脉高压;同时病原体和毒素侵袭心肌,引起中毒性心肌炎。肺动脉高压和中毒性心肌炎均可诱发心力衰竭。重症患儿常出现微循环障碍、休克甚至弥散性血管内凝血。

(二)中枢神经系统

缺氧和高碳酸血症使脑血管扩张、血流减慢,血管通透性增加,致使颅内压增高。严重缺氧和脑供氧不足使脑细胞无氧代谢增加,造成乳酸堆积、ATP生成减少和钠钾泵转运功能障碍,引起脑细胞内水钠潴留,形成脑水肿。病原体毒素作用可引起脑水肿。

(三)消化系统

低氧血症和毒血症可引起胃黏膜糜烂、出血、上皮细胞坏死脱落等应激性反应,导致黏膜屏障功能破坏,使胃肠功能紊乱,严重者可引起中毒性肠麻痹和消化道出血。

(四)水、电解质和酸碱平衡紊乱

重症肺炎可出现混合性酸中毒,因为严重缺氧时体内出现需氧代谢障碍,酸性代谢产物增加,常引起代谢性酸中毒;而二氧化碳潴留、H_2CO_3增加又可导致呼吸性酸中毒。缺氧和二氧化碳潴留还可导致肾小动脉痉挛而引起水钠潴留,重症者可造成稀释性低钠血症。

二、临床表现

(一)支气管肺炎

支气管肺炎为小儿最常见的肺炎,多见于3岁以下婴幼儿。

1.轻症

以呼吸系统症状为主,大多起病较急。主要表现为发热、咳嗽和气促。

(1)发热:热型不定,多为不规则热,新生儿或重度营养不良儿可不发热,甚至体温不升。

(2)咳嗽:较频,早期为刺激性干咳,以后有痰,新生儿则表现为口吐白沫。

(3)气促:多发生在发热、咳嗽之后,呼吸频率加快,每分钟可达40~80次,可有鼻翼翕动、点头呼吸、三凹征、唇周发绀。肺部可听到较固定的中、细湿啰音,病灶较大者可出现肺实变体征。

2.重症

重症肺炎常有全身中毒症状及循环、神经、消化系统受累的临床表现。

(1)循环系统:常见心肌炎、心力衰竭及微循环障碍。心肌炎表现为面色苍白、心动过速、心音低钝、心律不齐,心电图显示ST段下移和T波低平、倒置;心力衰竭表现为呼吸突然加快,高于每分钟60次;极度烦躁不安,明显发绀,面色发灰;心率增快,高于每分钟180次,心音低钝,有奔马率;颈静脉曲张,肝脏迅速增大,尿少或无尿,颜面或下肢水肿等。

(2)神经系统:表现为烦躁或嗜睡,脑水肿时出现意识障碍、反复惊厥、前囟膨隆、脑膜刺激征等。

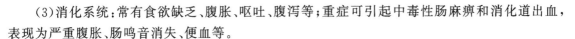

(3)消化系统:常有食欲缺乏、腹胀、呕吐、腹泻等;重症可引起中毒性肠麻痹和消化道出血,表现为严重腹胀、肠鸣音消失、便血等。

若延误诊断或病原体致病力强,可引起脓胸、脓气胸、肺大疱等并发症,多表现为过高的体温持续不降,或降而复升,中毒症状或呼吸困难突然加重。

(二)几种不同病原体所致肺炎的特点

1.呼吸道合胞病毒性肺炎

其由呼吸道合胞病毒感染所致,多见于 2 岁以内婴幼儿,尤其是 2～6 个月婴儿。常于上呼吸道感染后 2～3 d 出现干咳、低至中度发热,喘憋为突出表现,2～3 d 病情逐渐加重,出现呼吸困难和缺氧症状。肺部听诊可闻及多量哮鸣音、呼气性喘鸣,肺基底部可听到细湿啰音。喘憋严重时可合并心力衰竭、呼吸衰竭。临床上有两种类型。

(1)毛细支气管炎:有上述临床表现,但中毒症状不严重,当毛细支气管接近完全阻塞时,呼吸音可明显减弱,胸部 X 线片常显示不同程度的梗阻性肺气肿和支气管周围炎,有时可见小点片状阴影或肺不张。

(2)间质性肺炎:全身中毒症状较重,呼吸困难明显,肺部体征出现得较早,胸部 X 线片呈线条状或单条状阴影加深,或互相交叉成网状阴影,多伴有小点状致密阴影。

2.腺病毒性肺炎

此为腺病毒引起,在我国以 3、7 型为主,11、12 型次之。该病多见于 6 个月至 2 岁的婴幼儿。起病急骤,呈稽留高热,全身中毒症状明显,咳嗽较剧烈,可出现喘憋、呼吸困难、发绀等。肺部体征出现得较晚,常在发热后 4～5 d 出现湿啰音,以后病变融合而呈现肺实变体征,少数患儿可并发渗出性胸膜炎。胸部X线表现的改变较肺部体征出现得早,可见大小不等的片状阴影或融合成大病灶,多见肺气肿,病灶吸收较缓慢,需数周至数月。

3.葡萄球菌肺炎

主要包括金黄色葡萄球菌及白色葡萄球菌所致的肺炎,多见于新生儿及婴幼儿。临床起病急,病情重,进展迅速;多呈弛张高热,婴儿可呈稽留热;中毒症状明显,面色苍白,咳嗽,呻吟,呼吸困难,皮肤常见一过性猩红热样或荨麻疹样皮疹,有时可找到化脓灶,如疖肿。肺部体征出现得较早,双肺可闻及中、细湿啰音,易并发脓胸、脓气胸等,可合并循环、神经及胃肠功能障碍。胸部 X 线片常见浸润阴影,易变性是其特征。

4.流感嗜血杆菌肺炎

此类肺炎由流感嗜血杆菌引起。近年来,由于广泛使用广谱抗生素和免疫抑制剂,加上院内感染等因素,流感嗜血杆菌感染有上升趋势,多见于小于 4 岁的小儿,常并发于流感病毒或葡萄球菌感染者。临床起病较缓,病情较重,全身中毒症状明显,有发热、痉挛性咳嗽、呼吸困难、鼻翼翕动、三凹征、发绀等。体检发现肺部有湿啰音或肺实变体征,易并发脓胸、脑膜炎、败血症、心包炎、中耳炎等。胸部 X 线表现多种多样。

5.肺炎支原体肺炎

本型肺炎由肺炎支原体引起,多见于年长儿,婴幼儿发病率也较高。以刺激性咳嗽为突出表现,有的酷似百日咳样咳嗽,咯出黏稠痰,甚至带血丝;常有发热,热程 1～3 周。年长儿可伴有咽痛、胸闷、胸痛等症状,肺部体征不明显,常仅有呼吸音粗糙,少数闻及干、湿啰音。婴幼儿起病急,呼吸困难、喘憋和双肺哮鸣音较突出。部分患儿出现全身多系统的临床表现,如心肌炎、心包炎、溶血性贫血、脑膜炎。胸部X线检查可分为 4 种改变:①肺门阴影加深。②支气管肺炎改变。

③间质性肺炎改变。④有均一的实变影。

6.衣原体肺炎

沙眼衣原体肺炎多见于 6 个月以下的婴儿,可于产时或产后感染,起病缓,先有鼻塞、流涕,后出现气促、频繁咳嗽,有的酷似百日咳样阵咳,但无回声,偶尔呼吸暂停或呼气喘鸣,一般无发热。可同时患有结膜炎或有结膜炎病史。胸部 X 线片呈弥漫性间质性改变和过度充气。肺炎衣原体肺炎多见于 5 岁以上小儿,发病隐匿,体温不高,咳嗽逐渐加重,两肺可闻及干、湿啰音。X 线片显示单侧肺下叶浸润,少数呈广泛单侧或双侧浸润。

三、治疗要点

采取综合措施,积极控制感染,改善肺的通气功能,防止并发症。

(一)控制感染

根据不同病原体选用敏感抗生素积极控制感染,使用原则为早期、联合、足量、足疗程,对重症患儿宜静脉给药。

世界卫生组织推荐的 4 种一线抗生素为复方磺胺甲基异噁唑、青霉素、氨苄西林、阿莫西林,其中青霉素为首选药,复方磺胺甲基异噁唑不能用于新生儿。怀疑有金黄色葡萄球菌肺炎,推荐用氨苄西林、氯霉素、苯唑西林或氯唑西林和庆大霉素。我国卫生健康委员会推荐对轻症肺炎使用头孢氨苄(先锋霉素Ⅳ)。大环内酯类抗生素(如红霉素、交沙霉素、罗红霉、阿奇霉素)对支原体肺炎、衣原体肺炎等有效;除阿奇霉素外,用药时间应持续至体温正常后 5~7 d,临床症状基本消失后 3 d。支原体肺炎至少用药 2 周。应用阿奇霉素,3~5 d 为 1 个疗程,根据病情可重复 1 个疗程,以免复发。葡萄球菌肺炎比较顽固,疗程宜长,一般于体温正常后继续用药 2 周,总疗程 6 周。

病毒感染尚无特效药物,可用利巴韦林、干扰素、聚肌胞、乳清液等,中药治疗有一定疗效。

(二)对症治疗

止咳、止喘、保持呼吸道通畅;纠正低氧血症,纠正水、电解质与酸碱平衡紊乱;对于中毒性肠麻痹者,应禁食、胃肠减压,皮下注射新斯的明。对有心力衰竭、感染性休克、脑水肿、呼吸衰竭者,采取相应的治疗措施。

(三)肾上腺皮质激素的应用

若中毒症状明显,或严重喘憋,或伴有脑水肿、中毒性脑病、感染性休克、呼吸衰竭等,胸膜有渗出,可应用肾上腺皮质激素,常用地塞米松,每天 2~3 次,每次 2~5 mg,疗程 3~5 d。

(四)防治并发症

对并发脓胸、脓气胸者及时抽脓、抽气;对年龄小、中毒症状明显、脓液黏稠,经反复穿刺抽脓不畅者,以及有张力气胸者进行胸腔闭式引流。

四、护理措施

(一)改善呼吸功能

(1)保持病室环境舒适,空气流通,温度、湿度适宜,尽量使患儿安静,以减少氧的消耗。不同病原体肺炎患儿应分室居住,以防交叉感染。

(2)将患儿置于有利于肺扩张的体位并经常更换,或抱起患儿,以减少肺部淤血和防止肺不张。

(3)给氧。凡有低氧血症,有呼吸困难、喘憋、口唇发绀、面色灰白等情况,立即给氧;对婴幼儿可用面罩法给氧,年长儿可用鼻导管法;若出现呼吸衰竭,则使用人工呼吸器。

(4)正确留取标本,以指导临床用药;遵医嘱使用抗生素治疗,以消除肺部炎症,促进气体交换;注意观察治疗效果。

(二)保持呼吸道通畅

(1)及时清除患儿口鼻分泌物,经常协助患儿转换体位,同时轻拍背部,边拍边鼓励患儿咳嗽,以促使肺泡及呼吸道的分泌物借助重力和震动而排出;病情许可的情况下可进行体位引流。

(2)给予超声雾化吸入,以稀释痰液,利于咳出,必要时吸痰。

(3)遵医嘱给予祛痰剂,如复方甘草合剂;对严重喘憋者,遵医嘱给予支气管解痉剂。

(4)给予易消化、营养丰富的流质、半流质饮食,让患儿少食多餐,避免过饱影响呼吸;哺喂时应耐心,防止呛咳引起窒息;对不能进食的重症者,给予静脉营养。保证液体的摄入量,以湿润呼吸道黏膜,防止分泌物干结,利于痰液排出;同时防止发热导致的脱水。

(三)加强体温监测

观察体温变化并警惕高热惊厥的发生,对高热者给予降温措施,保持口腔及皮肤清洁。

(四)密切观察病情

(1)如果患儿烦躁不安、面色苍白、气喘加剧、心率加速(高于每分钟160次)、肝脏在短时间内急剧增大等心力衰竭的表现,及时向医师报告,给予氧气吸入并减慢输液速度,遵医嘱给予强心、利尿剂物,以增强心肌收缩力,减慢心率,增加心搏出量,减轻体内水钠潴留,从而减轻心脏负荷。

(2)若患儿出现烦躁或嗜睡、惊厥、昏迷、呼吸不规则等,提示颅内压增高,立即向医师报告并共同抢救。

(3)患儿腹胀明显伴低钾血症时,及时补钾;若有中毒性肠麻痹,应禁食,予以胃肠减压,遵医嘱皮下注射新斯的明,以促进肠蠕动,消除腹胀,缓解呼吸困难。

(4)如果患儿病情突然加重,出现剧烈咳嗽、烦躁不安、呼吸困难、胸痛、面色发绀、患侧呼吸运动受限等,提示并发脓胸或脓气胸,应及时配合进行胸膜腔穿刺或胸腔闭式引流。

(五)健康教育

向患儿家长讲解疾病的有关知识和护理要点,指导家长合理喂养,让患儿加强体格锻炼,以改善小儿呼吸功能;易患呼吸道感染的患儿在寒冷季节或气候骤变外出时,应注意保暖,避免着凉;定期健康检查,按时预防接种;对年长儿说明住院和注射等对疾病痊愈的重要性,鼓励患儿克服暂时的困难,与医护人员合作;教育患儿咳嗽时用手帕或纸捂嘴,不随地吐痰,防止病原菌污染空气而传染给他人。

(王永灵)

第八节 腹 泻

一、护理评估

(一)健康史

应详细询问喂养史,是母乳喂养还是人工喂养,喂何种乳品,冲调浓度、喂哺次数及量,添加辅食及断奶情况。了解当地有无类似疾病的流行。注意患儿有无不洁饮食史、肠道内外感染史、食物过敏史、外出旅游和气候变化史等。询问患儿腹泻开始时间,腹泻次数,大便的颜色、性质、量、气味,是否伴随发热、呕吐、腹胀、腹痛及里急后重等症状,有无腹泻史、其他疾病史和长期服用广谱抗生素史等。

(二)身体状况

观察患儿的生命体征,有无腹痛、里急后重,大便性状是否为松散或水样,测量患儿的体重、出入量、尿量,观察神志状态、营养状态、皮肤弹性,有无眼窝凹陷、口舌黏膜干燥、神经反射等脱水表现。评估脱水的程度和性质,检查肛周皮肤有无发红、破损;了解大便常规、大便致病菌培养等实验室检查结果。

(三)心理社会状况

腹泻是小儿的常见病、多发病,年龄越小、发病率越高,特别是在贫困和卫生条件较差的地区,家长缺乏喂养及卫生知识是导致小儿易患腹泻的重要原因。故应了解患儿家长的心理状况及对疾病的病因、护理知识的认识程度,注意评估患儿家庭的经济状况、聚居条件、卫生习惯。

(四)实验室检查

了解大便常规及致病菌培养等化验结果。分析血常规、红细胞计数、血清电解质、血尿素氮、二氧化碳结合力(CO_2CP)等可了解体内酸碱平衡紊乱的性质和程度。

二、护理诊断

(一)体液不足

体液不足与腹泻、呕吐和摄入量不足有关。

(二)体温过高

体温过高与肠道感染有关。

(三)有皮肤黏膜完整性受损的危险

有皮肤黏膜完整性受损的危险与大便次数增多刺激臀部皮肤及尿布使用不当有关。

(四)家长知识缺乏

其包括喂养知识、卫生知识及腹泻患儿护理知识的缺乏。

(五)营养失调

营养失调由消化功能障碍所致。

(六)排便异常、腹泻

排便异常、腹泻与喂养不当、肠道感染或功能紊乱有关。

(七)腹泻

腹泻与喂养不当、感染导致胃肠道功能紊乱有关。

(八)有交叉感染的可能

有交叉感染的可能与免疫力低下有关。

(九)潜在并发症

1.酸中毒

酸中毒与腹泻丢失碱性物质及热能摄入不足有关。

2.低血钾

低血钾与腹泻、呕吐和摄入不足有关。

三、护理目标

(1)患儿腹泻、呕吐、排便次数逐渐减少至正常,大便次数、性状、颜色恢复正常。

(2)患儿脱水、电解质紊乱得到纠正,体重恢复正常,尿量正常,获得足够的液体和电解质。

(3)体温逐渐恢复正常。

(4)住院期间患儿能保持皮肤的完整性,不再发生红臀。

(5)家长能说出婴儿腹泻的病因、预防措施和喂养知识,能协助医护人员护理患儿。

(6)患儿不发生酸中毒、低血钾等并发症。

(7)避免交叉感染的发生。

(8)保证患儿营养,患儿体重保持不减或增加。

四、护理措施

新入院的患儿首先要测量体重,便于了解患儿的脱水情况和计算液量。以后每周测1次,了解患儿恢复和体重增长情况。

(一)体液不足的护理

1.口服补液疗法的护理

该方法适用于无脱水、轻度或中度脱水或呕吐不严重的患儿,能补充身体丢失的水分和盐。执行医嘱给口服补液盐时应在4～6 h少量多次喂,同时可以随意喂水,一定用冷开水或温开水溶解口服补液盐。

(1)一般轻度脱水需50～80 mL/kg,中度脱水需80～100 mL/kg,于8～12 d将累积损失量补足;脱水纠正后,将余量用等量水稀释按病情需要随时口服。对无脱水患儿,可在家进行口服补液的护理,可将口服补液盐溶液加等量水稀释,每天50～100 mL/kg,少量频服,以预防脱水(新生儿慎用),有明显腹胀、休克、心功能不全或其他严重并发症者及新生儿不宜口服补液。在口服补液过程中,如果呕吐频繁或腹泻、脱水加重,应改为静脉补液。服用口服补液盐溶液期间,应适当增加水分,以防高钠血症。

(2)护理中的注意事项:①向家长说明和示范口服补液盐溶液的配制方法。②向家长示范喂服方法,2岁以下的患儿每1～2 min喂1小勺(约5 mL),大一点的患儿可用杯子直接喝,如果呕吐,停10 min后再慢慢喂服(每2～3 min喂1勺)。③对于在家进行口服补液的患儿,应指导家长观察病情的方法。口服补液直到腹泻停止,并继续喂养。病情不见好转或加重,应及时到医院就诊。④密切观察病情,如果患儿出现眼睑水肿应停止服用口服补液盐溶液,改用白开水或母乳,水肿消退后再按无脱水的方案服用。4 h后应重新估计患儿的脱水状况,然后选择上述适当的方案继续治疗护理。

2.禁食、静脉补液

该方法适用于中度以上脱水,吐、泻重或腹胀的患儿。在静脉输液前协助医师取静脉血做钾、钠、氯、二氧化碳结合力等检查。

(1)第1 d补液:①输液总量,按医嘱要求安排24 h的液体总量(包括累积损失量、继续损失量和生理需要量)。本着"急需先补、先快后慢、见尿补钾"的原则分批输入。如果患儿烦躁不安,应检查原因,必要时可遵医嘱给予适量的镇静剂,如氯丙嗪、10%的水合氯醛,以防患儿烦躁不安而影响静脉输液。一般轻度脱水,用90～120 mL/kg,中度脱水,用120～150 mL/kg,重度脱水,用 150～180 mL/kg。②溶液种类,根据脱水性质而定,若临床判断脱水困难,可先按等渗脱水处理。对于治疗前 6 h 内无尿的患儿要在 30 min 内输入 2∶1 液,一定要记录输液后首次排尿时间,见尿后给含钾液体。③输液速度,主要取决于脱水程度和继续损失的量与速度,遵循先快后慢原则。明确每小时的输入量,一般茂菲氏滴管 14～15 滴为 1 mL,严格执行补液计划,保证输液量的准确,掌握好输液速度和补液原则。注意防止输液速度过快或过缓。注意输液是否通畅,保护好输液肢体,随时观察针头有无滑脱,局部有无红肿、渗液及寒战、发绀等全身输液反应。对重度脱水有明显周围循环障碍者应先快速扩容;累积损失量(扣除扩容液量)一般在前8～12 d 内补完,每小时 8～10 mL/kg;后 12～16 h 补充生理需要量和异常的损失量,每小时约5 mL/kg;若吐泻缓解,可酌情减少补液量或改为口服补液。④对于少数营养不良、新生儿及伴心、肺疾病的患儿应根据病情计算,每批液量一般减少 20%,输液速度应在原有基础上减慢 2～4 h,把累积丢失的液量由 8 h 延长到 10～12 d 输完。如果有条件最好用输液泵,以便更精确地控制输液速度。

(2)第 2 d 及以后的补液:脱水和电解质紊乱已基本纠正,主要补充生理需要量和继续损失量,可改为口服补液,一般生理需要量为每天 60～80 mL/kg,用 1/5 张含钠液;继续损失量丢多少补多少,用 1/3～1/2 张含钠液,将这两部分相加,于 12～24 h 均匀静脉滴注。

3.准确记录出入量

准确记录出入量,这是医师调整患儿输液量的重要依据。

(1)记录大便次数,大便的量(估计)、性质、气味、颜色,有无黏液、脓血等。做大便常规并做培养。

(2)呕吐次数,呕吐物的量、颜色、气味及呕吐与其他症状的关系,体现了患儿病情的发展。呕吐加重但无腹泻,补液后脱水纠正,但由于呕吐次数增多而效果不满意,要及时向医师报告,以及早发现肠道外感染或急腹症。

4.严密观察病情,细心做好护理

(1)注意观察生命体征:包括体温、脉搏、血压、呼吸、精神状况。若出现烦躁不安、脉率加快、呼吸加快等,应警惕是否输液速度过快,是否发生心力衰竭和肺水肿等。

(2)观察脱水情况:注意患儿的神志、精神、皮肤弹性,有无口渴,皮肤、黏膜干燥程度,眼窝及前囟凹陷程度,机体温度及尿量等临床表现,估计患儿脱水程度,同时要动态观察补充液体后脱水症状是否得到改善。如果补液合理,补液后 3～4 h 应该排尿,排尿说明血容量恢复,所以应注意观察和记录输液后首次排尿的时间、尿量。补液后 24 h 皮肤弹性恢复,眼窝凹陷消失,则表明脱水已被纠正。补液后眼睑出现水肿,可能是钠盐过多;补液后尿多而脱水未能纠正,则可能是葡萄糖溶液补入过多,宜调整溶液中电解质的比例。

(3)密切观察代谢性酸中毒的表现:中、重度脱水患儿多有不同程度的酸中毒,当 pH 下降、二氧化碳结合力在 25% 容积以下时,酸中毒表现明显。当患儿出现呼吸深长、精神萎靡、嗜睡(严重者意识不清、口唇樱红、呼吸有丙酮味),应准备碱性液,及时使用碱性药物纠正,应补充碳酸氢钠或乳酸钠。注意碱性液体是否漏出血管外,以免引起局部组织坏死。

(4)密切观察低血钾表现:患儿尿量异常增多,精神萎靡,全身乏力,不哭或哭声小,吃奶无力,肌张力低下,反应迟钝,恶心呕吐,腹胀及听诊肠鸣音减弱或消失,呼吸频不规整,心电图显示T 波平坦或倒置、U 波明显、S-T 段下移(或心律失常,提示低血钾,应及时补充钾盐)等,及时向医师报告,做血生化检查。如果是低钾血症,应遵医调整液体中钾的浓度。补充钾时应按照见尿补钾的原则,严格掌握补钾的速度,绝不可做静脉推入,以免发生高血钾,引起心搏骤停。一般按每天 3~4 mmol/kg(相当于氯化钾200~300 mg/kg)补给,缺钾明显者可增至 4~6 mmol/kg,轻度脱水时可分次口服,中、重度脱水,给予静脉滴注。观察并记录治疗效果。

(5)密切观察有无低钙血症、低镁血症、低磷血症:当脱水和酸中毒被纠正时,大多表现钙、磷缺乏,少数可有镁缺乏。低血钙或低血镁时表现为手足搐搦、惊厥;重症低血磷时出现嗜睡、精神错乱或昏迷,肌肉、心肌收缩无力(营养不良或佝偻病活动期患儿更甚),这时要及时向医师报告。静脉缓慢注射 10%的葡萄糖酸钙或深部肌内注射 25%的硫酸镁。

(6)低钠血症:低钠血症多见于静脉输液停止后的患儿。这是因为患儿进食后水样便次数再次增多。主要表现为患儿前囟及眼窝凹陷、肢端凉、精神弱、尿少等。要及时向医师报告,继续补充丢失液体。

(7)高钠血症:高钠血症出现在按医嘱禁食补液或口服补液后,患儿烦躁不安,口渴,尿少,皮肤弹性差,甚至惊厥。这时应向医师报告,必要时取血查生化,待出结果后根据具体情况调整液体的质和量。

(8)泌尿系统感染:患儿腹泻渐好,但仍发热,哭闹不安,此时要向医师报告,根据医嘱做尿常规,并寻找感染病灶。并发泌尿系统感染的患儿多为女婴,在护理和换尿布时一定要注意女婴会阴部的清洁,防止上行性尿路感染。

5.计算液体出入量

24 h 液体入量包括口服液体量和胃肠道外补液量。液体出量包括尿、大便中的水分和不显性失水。呼吸增快时,不显性失水增加,体温每升高 1 ℃,不显性失水每小时增加 0.5 mL/kg;环境湿度可减少或增加不显性失水;体力活动增多时,不显性失水增加 30%。补液过程中,计算并记录 24 h 液体出入量,是液体疗法护理工作的重要内容。婴幼儿大小便不易收集,可用称尿布法计算液体排出量。

(二)腹泻的护理

控制腹泻,防止继续失水。

1.调整饮食

根据世界卫生组织的要求对于轻、中度脱水的患儿不必禁食,腹泻期间和恢复期适宜的营养对促进恢复、减少体重下降和生长停滞的程度、缩短腹泻后康复时间、预防营养不良非常重要。故除严重呕吐者禁食(不禁水)4~6 h 外,腹泻脱水患儿应继续进食。但因同时存在着消化功能紊乱,故应根据患儿的病情适当调整饮食,达到减轻胃肠道负担、恢复消化功能之目的。继续母乳喂养;人工喂养出生 6 个月以内的小儿,应将牛奶(或羊奶)加米汤或水稀释,或用发酵奶(酸奶),也可用奶谷类混合物,每天 6 次,以保证足够的热量。腹泻次数减少后,出生 6 个月以上的婴儿可用平常已经习惯的饮食,选用稀粥、面条并加些熟的植物油、蔬菜、肉末等,但需由少到多,随着病情稳定和好转,逐渐过渡到正常饮食。应给幼儿一些新鲜、味美、碎烂、营养丰富的食物。病毒性肠炎患儿多缺乏双糖酶,应限制糖量,并暂停乳类喂养,改为豆制代用品或发酵奶,对牛奶和大豆过敏者应改为其他饮食,以减轻腹泻,缩短病程。腹泻停止后,继续给予营养丰富的饮食,每天加餐 1 次,共 2 周,以赶上正常生长。双糖酶缺乏者,不宜用蔗糖,暂停乳类。对少数口服营养物质不能耐受者,应加强支持疗法,必要时用全静脉营养。

2.控制感染

感染是引起腹泻的重要原因,需用抗生素治疗细菌性肠炎。用饮食疗法和支持疗法治疗病毒性肠炎,常可痊愈。严格消毒、隔离(按肠道传染病隔离),防止感染传播,护理患儿前、后要认真洗手,遵医嘱给予抗生素治疗。

3.观察排便情况

注意大便的变化,记录大便次数、颜色、性状、气味、量,及时送检,并注意采集黏液脓血部分,做好动态比较,根据大便常规检验结果,调整治疗和输液方案,为输液方案和治疗提供可靠依据。

(三)发热的护理

(1)保持室内安静、通风良好,保持室温在 18 ℃～22 ℃,相对湿度为 55％～65％,衣、被适度,以免影响机体散热。

(2)让患儿卧床休息,限制活动量,有利于康复和减少并发症的发生。让患儿多饮温开水或选择喜欢的饮料,以加快毒素排泄,带走热量和降低体温。

(3)密切观察患儿的体温变化,每 4 h 测体温 1 次,体温骤升或骤降时要随时测量并记录降温效果。体温超过 38.5 ℃时给予物理降温:温水擦浴;用 30％～50％的乙醇擦浴;用冰枕,用冷毛巾敷患儿前额,或冷敷腹股沟、腋下等大血管处;冷盐水灌肠。物理降温后 30 min 测体温,并记录于体温单上。

(4)按医嘱给予抗感染药及解热药,观察并记录用药效果,药物降温后,密切观察,防止患儿虚脱。

(5)患儿出汗后及时擦干汗液,更换衣服,并注意保暖。在严重情况下给予吸氧,以免惊厥、抽搐发生。

(6)加强口腔护理,鼓励患儿多漱口,口唇干燥时可涂护唇油。

(四)维持皮肤完整

由于腹泻频繁,大便呈酸性或碱性,含有大量肠液及消化酶,臀部皮肤常处于被大便腐蚀的状态,容易发生肛门周围皮肤糜烂,严重者引起溃疡及感染。要注意每次患儿大便后须用温水为其清洗臀部及肛周并吸干,局部皮肤发红处涂以 5％的鞣酸软膏或 40％的氧化锌油并按摩片刻,促进血液循环。应选用消毒的软棉尿布并及时更换。避免使用不透气塑料布或橡皮布,防止尿布皮炎发生。对局部有糜烂者可在便后用温水洗净,再用灯泡烤,待烤干局部渗液后,再涂紫草油或 1％的甲紫。

(五)做好床边隔离

护理患儿前、后均要认真洗手,防止交叉感染。

(六)减轻患儿的恐惧

医护人员的检查、治疗应集中进行以减少患儿的哭闹。可根据患儿年龄给予不同玩具,减少其恐惧心理。若患儿哭闹不安影响静脉输液的顺利进行,必要时可根据医嘱适当应用镇静药物。

(七)对症治疗

对腹胀明显者用肛管排气或肌内注射新斯的明。对呕吐严重者针刺足三里、内关穴或肌内注射氯丙嗪等。

(八)注意口腔清洁

给禁食患儿每天做两次口腔护理。长时间应用抗生素可发生鹅口疮,口腔黏膜有乳白色分泌物附着即为鹅口疮,可涂制霉菌素。若发生溃疡性口炎,可用 3％的双氧水洗净口腔后,涂复方甲紫、金霉素鱼肝油。

(九)恢复期患儿护理

(1)新入院患儿分室居住,预防交叉感染。

(2)患儿的消化功能恢复时,逐渐增加奶量,细心添加辅食,避免小儿腹泻再次复发。

(十)健康教育

(1)宣传母乳喂养的优点,鼓励母乳喂养,尤其是出生后数月及出生后的夏天要母乳喂养,避免在夏季断奶。按时逐步加辅食,防止过食、偏食及饮食结构突然变化。对人工喂养儿根据具体情况选用合适的代乳品。

(2)指导患儿家长配置和使用口服补液盐溶液。

(3)注意饮食卫生,培养良好的卫生习惯。注意食物新鲜、清洁,应将奶具、食具定时消毒,避免肠道内感染。教育儿童养成饭前便后洗手、勤剪指甲的良好习惯。

(4)及时治疗营养不良、维生素 D 缺乏性佝偻病等,加强体格锻炼,适当进行户外活动。防止受凉或过热、营养不良,预防感冒、肺炎及中耳炎等并发症的发生,避免长期滥用广谱抗生素。

(5)气候变化时及时增/减衣物,防止受凉或过热,冬天注意保暖,夏天多喝水。尤其应做好腹部的保暖。集体机构中如果流行腹泻,应积极治疗患儿,做好消毒隔离工作,防止交叉感染。

(王永灵)

第十四章 眼科护理

第一节 眼睑疾病

一、眼睑炎症患者的护理

(一)睑缘炎

睑缘炎是眼睑缘皮肤、睫毛的毛囊及其腺体的亚急性或慢性炎症,常由细菌感染所致。

1.护理评估

了解患者全身的健康状况(如营养、睡眠),有无文眼线等;注意屈光不正和慢性结膜炎病史。临床上将睑缘炎分为鳞屑性睑缘炎、溃疡性睑缘炎和眦部睑缘炎,主要表现为眼睑红、肿、热、痛、痒等症状。

(1)鳞屑性睑缘炎:睑缘、睫毛根部覆盖着头皮屑样的鳞屑,鳞屑脱落后下面露出充血的睑缘,但无溃疡,睫毛脱落后能再生,眼睛干痒、刺痛及有烧灼感等。

(2)溃疡性睑缘炎:睑缘皮脂腺分泌较多,睫毛因皮脂腺结痂而凝成束状,睑缘有许多脓痂,清除痂皮后,可见到小脓疱和出血性小溃疡,睫毛易脱落而不易再生,严重者可形成睫毛秃。有时睑缘溃疡结疤收缩而出现倒睫,睫毛刺激角膜,常因角膜溃疡而影响视力。

(3)眦部睑缘炎:主要发生于外眦部,外眦部睑缘和外眦部有痒及刺激症状,局部皮肤充血、肿胀,并有浸渍糜烂,邻近结膜常伴有慢性炎症。

2.治疗要点

局部保持清洁,去除诱因,使用抗生素眼水和眼药膏。眦部睑缘炎患者可选用 $0.25\% \sim 0.5\%$ 的硫酸锌滴眼液,并适当服用维生素 B_2。

3.主要护理诊断和问题

(1)舒适改变:眼部干痒、刺痛与睑缘炎症病变有关。

(2)潜在并发症:角膜溃疡、慢性结膜炎、泪小点外翻。

4.护理目标

(1)患者的不适症状得到缓解。

(2)及时控制炎症,预防并发症发生。

5.护理措施

(1)首先应去除病因,增加营养,增强抵抗力,纠正用不洁手揉眼的不良习惯。如果屈光不正,应佩戴眼镜矫正。

(2)观察患者眼部分泌物,指导患者可用生理盐水棉签清洁睑缘,拭去鳞屑或脓痂、脓液。

(3)指导眼部用药方法。先清洁睑缘,再涂拭抗生素药膏,可用涂有抗生素药膏的棉签在睑缘按摩,增强药效。炎症消退后,应持续治疗至少2周,以免复发。

(4)外出佩戴眼镜,避免烟尘、风沙刺激。

(5)注意饮食调理,避免辛辣食物。

(二)睑腺炎

睑腺炎又称麦粒肿,是眼睑腺体的急性化脓性炎症。临床上分为内、外睑腺炎。其中睑板腺感染,称内睑腺炎;睫毛毛囊或其附属皮脂腺、汗腺感染,称外睑腺炎。

1.护理评估

患侧眼睑可出现红、肿、热、痛等急性炎症表现,常伴同侧耳前淋巴结肿大。外睑腺炎的炎症反应集中于睫毛根部的睑缘处,红肿范围较弥散,脓点常溃破于皮肤面。内睑腺炎的炎症浸润常局限于睑板腺内,有硬结,疼痛和压痛程度均较外睑腺炎剧烈,病程较长,脓点常溃破于睑结膜面。

2.治疗要点

早期局部热敷,用抗生素眼药水或眼药膏;脓肿形成后切开引流。

3.主要护理诊断和问题

(1)疼痛:眼痛与睑腺炎症有关。

(2)知识缺乏:患者缺乏睑腺炎的相关知识。

4.护理目标

(1)疼痛减轻。

(2)患者获取睑腺炎相关的预防与护理知识。

5.护理措施

(1)疼痛护理:仔细观察患者对疼痛的反应,耐心听取患者对疼痛的主诉,解释疼痛的原因,给予支持与安慰,教患者放松技巧。

(2)指导热敷:早期睑腺炎患者局部热敷,每次10~15 min,每天3~4次。热敷可以促进血液循环,有助于炎症消散和疼痛减轻。热敷时注意温度,以防烫伤。常用方法有汽热敷法、干热敷法、湿热敷法。

(3)指导正确地用抗生素眼药水或涂眼药膏的方法。

(4)脓肿未形成时不宜切开,更不能挤压排脓。因为眼睑和面部的静脉无瓣膜,挤压脓肿可使感染扩散,导致眼睑蜂窝织炎,甚至海绵窦脓毒栓或败血症而危及生命。

(5)掌握脓肿切开指征:脓肿形成后,如果未溃破或引流排脓不畅,应切开引流。外睑腺炎,应在皮肤面切开,切口与睑缘平行;内睑腺炎,则在结膜面切开,切口与睑缘垂直。

(6)指导家庭护理,促使患者养成良好的卫生习惯,不用脏手或不洁手帕揉眼。告诉患者治疗原发病的重要性,如果有慢性结膜炎、睑缘炎或屈光不正,应及时治疗或矫正。

(三)睑板腺囊肿

睑板腺囊肿患者是睑板腺特发性慢性非化脓性炎症,通常称为睑板腺囊肿。

1.护理评估

睑板腺囊肿患者通常自觉症状不明显,较小的囊肿经仔细触摸才能发现,较大的囊肿可使眼睑皮肤隆起,表现为皮下圆形肿块,大小不一,触之不痛,与皮肤不粘连。如果继发感染,临床表现与内睑腺炎相似。

2.治疗要点

对较大囊肿可给予热敷或向囊肿腔内注射抗生素和糖皮质激素;如果囊肿仍不消退,可行睑板腺囊肿刮除。继发感染者,先抗感染治疗,待炎症控制后再行睑板腺囊肿刮除。

3.主要护理诊断和问题

(1)有感染的危险:与睑板腺囊肿有关。

(2)知识缺乏:患者缺乏睑板腺囊肿防治知识。

4.护理目标

(1)无继发感染。

(2)患者获取睑腺炎相关的预防与护理知识。

5.护理措施

(1)对小而无症状的睑板腺囊肿,注意观察病情变化,指导热敷护理。

(2)配合医师做好睑板腺囊肿刮除术。①按照外眼手术常规准备:滴抗生素眼液,查凝血功能,清洁面部皮肤,做局部麻醉准备等。②手术切口准备:外睑腺炎,在皮肤面切开,切口与睑缘平行;内睑腺炎,则在结膜面切开,切口与睑缘垂直。③术后用手掌压迫眼部 $10\sim15$ min,观察局部有无出血等。④对反复发作的或老年人的睑板腺囊肿,应将标本送病理检查,以排除睑板腺癌。

(3)术后硬结,可局部热敷,能自行吸收。如果不能吸收,行手术切除。

(4)介绍术后用药,嘱患者按时换药和门诊随访。一般术后次日眼部换药,涂抗生素眼药膏,并用眼垫遮盖。

(5)健康指导。①在脓肿未成熟前,切忌挤压或用针挑,以免细菌经眼静脉进入海绵窦,导致颅内、全身感染等严重并发症。②养成良好的卫生习惯,不用脏手或不洁手帕揉眼。③告诉患者治疗原发病的重要性,如果有慢性结膜炎、睑缘炎或屈光不正,应及时治疗或矫正。合并糖尿病者应积极控制血糖。④对顽固复发、抵抗力低下者,给予支持治疗,提高机体抵抗力。⑤嘱患者多吃新鲜水果及蔬菜,保持大便通畅。

二、眼睑位置、功能异常患者的护理

(一)睑内翻与倒睫

睑内翻是指睑缘向眼球方向内卷的眼睑位置异常。倒睫是睫毛向后生长以致触及眼球的不正常状况。睑内翻常与倒睫可并存。

1.护理评估

了解眼部病史,临床常见症状为眼痛、有异物感、畏光、流泪、眼睑痉挛等。检查发现睑缘向眼球方向内卷,睫毛内翻,倒向眼球,刺激球结膜和角膜,导致结膜充血,角膜上皮脱落、溃疡,角膜新生血管形成及角膜瘢痕,并有不同程度的视力障碍。

2.治疗要点

电解倒睫或手术治疗。瘢痕性睑内翻常用术式有睑板部分切除(Hotz术)、睑板切断术及缝线术。轻型先天性睑内翻 6 岁以上者,可考虑穹隆部-眼睑皮肤穿线手术。痉挛性睑内翻可先采用局部注射肉毒杆菌毒素治疗,无效时可手术切除松弛皮肤和切断部分眼轮匝肌纤维。

3.主要护理诊断和问题

(1)疼痛:眼痛与睫毛刺激角膜有关。

(2)潜在并发症:角膜炎症、角膜瘢痕形成。

4.护理目标

(1)疼痛减轻。

(2)无角膜炎症、角膜瘢痕等并发症,已有并发症者得到及时治疗。

5.护理措施

(1)疼痛护理:及时去除疼痛原因。如果仅有 1～2 根倒睫,可用镊子拔除,但会重新长出,需要再次拔除。或采用睫毛电解法,通过电解破坏倒睫的毛囊,减少倒睫睫毛再生机会。

(2)非手术护理:如果睑内翻症状明显,可用胶布法或缝线法在眼睑皮肤面牵引,使睑缘向外复位。遵医嘱给予抗生素眼药水滴眼,预防角膜炎发生。

(3)手术护理:对大量倒睫和睑内翻者,遵医嘱做好手术矫正准备,按外眼手术常规护理,术后密切观察伤口有无红肿、渗出,询问有无疼痛。

(二)睑外翻与眼睑闭合不全

睑外翻是指睑缘向外翻转离开眼球,睑结膜不同程度地暴露在外,常合并睑裂闭合不全。眼睑闭合不全指上、下眼睑不能完全闭合,导致眼球部分暴露的情况。

1.护理评估

了解眼部外伤史及神经系统疾病(如面神经麻痹)史。临床表现有溢泪、畏光、疼痛等症状。检查发现睑结膜不同程度地暴露在外,结膜充血、干燥、肥厚及角化。角膜上皮脱落、溃疡,角膜新生血管形成及角膜瘢痕形成,导致不同程度的视力障碍。

睑外翻可分为三类。

(1)瘢痕性睑外翻:多由眼部创伤、烧伤等引起眼睑皮肤瘢痕收缩。

(2)老年性睑外翻:下眼睑皮肤松弛及外眦韧带、眼轮匝肌纤维变性或松弛,使睑缘不能紧贴眼球所致。

(3)麻痹性睑外翻:由于面神经麻痹,眼轮匝肌失去张力,下睑因重力而下垂,导致睑外翻。

2.治疗要点

手术矫正睑外翻,恢复睑缘正常位置,及时消除睑结膜暴露。

(1)瘢痕性睑外翻常用的手术方法是游离植皮,增加眼睑前层皮肤的垂直长度。

(2)老年性睑外翻,常行睑板楔状切除睑缘缩短术。

(3)麻痹性睑外翻,应先去除麻痹原因,积极治疗面瘫。如果睑外翻不能恢复,可选择外眦部睑缘缝合,以缩小睑裂。

3.主要护理诊断和问题

(1)潜在并发症:结膜干燥症、暴露性角膜炎。

(2)缺乏睑外翻的护理、治疗知识。

(3)自我形象紊乱与睑外翻导致面容受损有关。

4.护理目标

(1)无结膜干燥症、暴露性角膜炎等并发症。

(2)患者及其家属获取睑外翻和眼睑闭合不全相关护理知识。

(3)患者恢复自信心,恢复正常社交。

5.护理措施

(1)遵医嘱用抗生素眼药水,防止角膜炎症。

(2)指导患者保护角膜的方法,防止眼睑闭合不全引起角膜并发症。例如,戴软性角膜接触镜,减少泪液蒸发,保持眼球湿润;或在结膜囊内涂大量抗生素眼药膏,再以眼垫遮盖,防止角膜炎症。

(3)指导患者正确揩拭泪液的方法,用干净手帕由下眼睑往上揩,以免向下揩拭加重睑外翻。

(4)向手术患者介绍手术目的、方法及手术中患者配合要点,消除患者对手术的恐惧感。

(5)睑外翻患者因颜面仪容受损,常产生自卑感,护士应对患者的心理状态进行评估,多与患者交谈,进行心理疏导,使其正确对待疾病,配合治疗。

(三)上睑下垂

上睑下垂指提上睑肌和 Müller 平滑肌的功能不全或丧失,导致上睑部分或全部下垂,即在向前方注视时上睑缘遮盖超过角膜上部的 1/5。正常睑裂的平均宽度为 7.5 mm,上睑缘遮盖角膜上方不超过 2 mm。常见病因有先天性因素(如遗传病)和获得性因素(如神经系统疾病)等。

1.护理评估

了解家族眼病病史和神经系统疾病病史。先天性上睑下垂多为双侧,出生时睑裂不能睁开到正常大小,伴视力障碍及弱视,常有抬头仰视、皱额、耸肩等现象。

获得性上睑下垂多为单侧,伴有其他神经系统病变,例如,动眼神经麻痹可伴有其他眼外肌麻痹,交感神经损伤伴有 Horner 综合征。重症肌无力所致的上睑下垂的特点为晨轻夜重,注射新斯的明后症状明显减轻。

根据上睑下垂程度,可分为轻、中、重度。轻、中度的上睑下垂,指上睑提肌尚有部分肌力;重度上睑下垂则表示上睑提肌完全丧失功能,患者几乎不能睁眼。

2.治疗要点

先天性上睑下垂,应尽早手术,防止弱视发生;获得性上睑下垂,应首先进行病因治疗或药物治疗,无效时再考虑手术。常用手术方法有提上睑肌缩短术和额肌悬吊术。

3.主要护理诊断和问题

(1)功能障碍性悲哀:与上睑下垂、影响外貌有关。

(2)知识缺乏:患者缺乏相关护理、治疗知识。

4.护理目标

(1)恢复正常容貌,保持乐观、开朗的心情。

(2)患者获取上睑下垂相关的护理知识。

5.护理措施

(1)对悲观、有社交障碍、社交孤立的患者,应耐心进行心理护理,鼓励患者表达思想,进行心理疏导,消除自卑心理。

(2)按外眼手术护理。如果行额肌悬吊术,需要剃眉毛。

(3)术后特别注意有无角膜暴露、眼睑闭合不全、穹隆部结膜脱垂等;保持局部创口干燥,避免对眼睑的揉擦和挤压。一般术后加压包扎 24 h,术后 7 d 拆线。

(杨秋荣)

第二节 泪器疾病

泪器可分为泪液分泌部和泪液排出部。泪器病的主要症状是流泪,其原因:①排出受阻,泪液不能流入鼻腔而溢出眼睑之外,称为溢泪。②泪液分泌增多,来不及排走而流出眼睑,称为流泪。

一、泪道疾病患者的护理

泪道包括上泪点、下泪点、上泪小管、下泪小管、泪总管、泪囊和鼻泪管。正常情况下,泪腺产生的泪液主要通过泪道排出和蒸发消失。泪液进入泪小点主要通过眼轮匝肌的"泪液泵"作用和泪小管的虹吸作用。泪道疾病主要包括单纯性泪道阻塞、泪囊炎。

(一)泪囊炎

泪囊炎是由于鼻泪管狭窄或阻塞,泪液滞留于泪囊内,引起细菌大量繁殖,导致感染。临床上可分为慢性泪囊炎、急性泪囊炎和新生儿泪囊炎。临床上以慢性泪囊炎较为常见,急性泪囊炎常因慢性泪囊炎急性发作而来。慢性泪囊炎多见于中老年女性。

1.护理评估

(1)症状与体征评估。①慢性泪囊炎:以溢泪为主要症状,检查发现结膜充血、内眦部位的皮肤浸渍、糜烂、粗糙肥厚及湿疹。泪囊区囊样隆起,用手指压迫或行泪道冲洗,大量黏液脓性分泌物自泪小点反流出。分泌物培养可找到化脓性细菌。由于分泌物大量潴留,泪囊扩张,可形成泪囊黏液囊肿。②急性泪囊炎:患眼充血、流泪,有脓性分泌物;泪囊区皮肤红肿、触之坚实、剧痛,炎症可扩展到眼睑、鼻根及面颊部,甚至引起眶蜂窝织炎。严重时可伴畏寒、发热等全身症状。③新生儿泪囊炎:患儿出生后6周左右出现溢泪和眼分泌物增多,挤压泪囊区有黏液或黄白色脓性分泌物自泪小点溢出,可伴有结膜充血。

(2)检查评估:X线泪道造影检查可了解泪囊大小及阻塞部位;分泌物涂片,进行细胞学和细菌学检查,帮助选择有效抗生素。

2.治疗要点

(1)慢性泪囊炎的治疗:关键是重建泪液引流路径,阻塞解除后炎症也自然消退,手术是主要治疗手段,常见手术方法有以下几种。①经皮肤径路泪囊鼻腔黏膜吻合术:是传统方法。术中开通人造骨孔,将泪囊和中鼻道黏膜吻合,使泪液经吻合孔流入中鼻道。②内镜下泪囊鼻腔吻合术:近年来新开展的手术,由鼻内径路行手术,具有切口小、并发症少、术后处理简单、恢复快、面部不留瘢痕等优点。③泪道扩张联合置管术:扩张泪道联合硅胶管植入,不改变泪道正常生理结构,基本保持黏膜完整性,方法简单且可重复操作。④泪道内镜下手术:在直视下观察泪道内部结构、狭窄部位及病理改变,同时针对病变进行微创治疗,使患者组织损伤减小。

(2)急性泪囊炎的治疗:主要是抗炎症治疗,局部、全身应用足量抗生素,待脓肿形成后,再做切开排脓或行手术治疗。

(3)新生儿泪囊炎的治疗:应先行泪囊部按摩,无效者可行泪道冲洗或泪道探通。

3.主要护理诊断和问题

(1)舒适改变:溢泪与泪道阻塞或狭窄有关。

(2)疼痛:泪囊区肿痛与泪囊炎有关。

(3)知识缺乏:患者缺乏慢性泪囊炎的相关知识。

(4)潜在并发症:角膜炎和眼内炎等。

4.护理目标

(1)患者自觉溢泪症状改善或消失。

(2)疼痛减轻。

(3)患者或其家属获取泪囊炎相关护理知识。

(4)无并发症或并发症得到及时治疗。

5.护理措施

(1)慢性期护理重点如下。①指导正确滴眼药:每次滴眼药前,先用手指按压泪囊区或行泪道冲洗,排空泪囊内的分泌物后,再滴抗生素眼药水,每天 4～6 次。②冲洗泪道:选用生理盐水加抗生素行泪道冲洗,每周 1～2 次。

(2)经皮肤径路泪囊鼻腔吻合术围术期护理如下。

术前护理:①术前 3 d 滴用抗生素眼药水并行泪道冲洗。②术前 1 d 用 1% 的麻黄碱液滴鼻,以收缩鼻黏膜,利于引流及预防感染。③向患者解释手术目的、意义、注意点。泪囊鼻腔吻合术是通过人造骨孔使泪囊和中鼻道吻合,使泪液经吻合孔流入中鼻道。

术后护理:①术后患者置半坐卧位:术后 24 h 内可行面颊部冷敷,以减少出血及疼痛。②做好鼻腔护理:术后第 2 d 开始用 1% 的麻黄碱液、雷诺考特喷雾剂等喷鼻,以收敛鼻腔黏膜,利于引流,达到消炎、止血、改善鼻腔通气功能的目的。注意鼻腔填塞物的正确位置,嘱患者勿牵拉填塞物,勿用力擤鼻及挖鼻腔,以防止填塞物松动或脱落而引起出血。③做好泪道护理:术后患者眼部滴用抗生素眼液,滴眼时,患者面部处于水平稍偏健眼位置,有利于药液聚集在患眼内眦部,从而被虹吸入泪道,增强伤口局部药物浓度,促进局部炎症的消退。④术后嘱患者注意保暖、防止感冒。术后当天进温凉饮食,多吃水果、蔬菜,加强营养,忌食刺激性食物,禁烟、酒,忌喝浓茶、咖啡。

(3)鼻内镜下泪囊鼻腔吻合术护理:①按眼科护理常规。②加强并发症的观察和护理。术后短时间内鼻腔或口腔的少许血丝不需处理;若大量鲜血顺前鼻流出或吐出血性分泌物,色鲜红,则可能为伤口活动性出血,应及时通知医师给予处理。③术后 3～5 d,每天在鼻内镜下对手术侧腔道进行彻底清理,以减少腔道内结痂、黏膜炎症,加快愈合。④术后应用抗菌药物加地塞米松进行泪道冲洗,每天 1 次,连续 1 周。冲洗时注意动作轻柔,应顺着泪道方向缓慢进针。如果植入人工泪管,嘱患者不要用力揉眼、牵拉泪管,以免人工泪管脱落。⑤教会患者正确滴鼻药和眼药的方法,嘱患者定期随访,坚持复诊。在内镜下彻底清理鼻腔凝血块、分泌物和结痂等;按时冲洗泪道,冲刷泪道内分泌物,避免泪道再次堵塞。

(4)急性期护理重点:①指导正确热敷和超短波物理治疗,以缓解疼痛,注意防止烫伤。②按医嘱应用有效抗生素,注意观察药物的不良反应。③急性期切忌行泪道冲洗或泪道探通,以免感染扩散,引起眶蜂窝织炎。④脓肿未形成前,切忌挤压,以免脓肿扩散,待脓肿局限后切开排脓或行鼻内镜下开窗引流术。

(5)新生儿泪囊炎护理重点。指导患儿母亲泪囊局部按摩方法:将患儿置于立位或侧卧位,用一只手的拇指自下睑眶下线内侧与眼球之间向下压迫,压迫数次后滴用抗生素眼水,每天进行3～4次,坚持数周,促使鼻泪管下端开放。操作时应注意不能让分泌物进入婴儿气管内。如果保守治疗无效,按医嘱做好泪道探通手术准备。

(6)积极治疗沙眼和鼻炎、鼻中隔偏曲等鼻部疾病,预防慢性泪囊炎的发生;积极治疗泪囊炎,可预防角膜炎和眼内炎等并发症的发生。

(二)泪道阻塞或狭窄

泪道阻塞或狭窄是指泪道的各部位(如泪小点、泪小管、泪总管、鼻泪管),因先天或外伤、炎症、肿瘤和异物等因素引起管径狭窄、阻塞,泪液不能流入鼻腔而引起溢泪。多见于中老年人,功能性或器质性泪道阻塞常造成溢泪,在刮风或寒冷气候症状加重。

1.护理评估

(1)症状与体征评估。泪道阻塞的主要症状为溢泪。长期泪液浸渍,可引起慢性刺激性结膜炎、下睑和面颊部湿疹性皮炎、下睑外翻。

(2)检查评估。①荧光素钠染料试验:于双眼结膜囊内滴入 2% 的荧光素钠溶液1滴,5 min后观察双眼泪膜中荧光素钠消退情况。在荧光素钠滴入 2 min 后,用湿棉棒擦拭下鼻道见黄绿色,表明通畅;如果一侧眼内荧光素钠溶液保留较多,可能该侧泪道相对阻塞;如果湿棉棒擦拭下鼻道没有变色,表明完全阻塞。②泪道探通术、泪道冲洗术:根据冲洗液体流向判断泪道阻塞部位。冲洗无阻力,液体顺利进入鼻腔或咽部,表明泪道通畅;冲洗液完全从注入原路返回,为泪小管阻塞;冲洗液自下泪小点注入,液体由上泪小点反流,提示泪总管阻塞或鼻泪管阻塞;冲洗有阻力,冲洗液部分流入鼻腔、部分反流,提示鼻泪管狭窄;冲洗液自上泪小点反流,同时有黏液脓性分泌物,为慢性泪囊炎。③X 线碘油造影:确定阻塞部位及评估泪囊大小。

2.治疗要点

(1)泪点狭窄、闭塞:选用泪点扩张器扩大泪小点。

(2)泪小管阻塞:可试用泪道留置硅管,或行钇铝石榴子石晶体(YAG)激光治疗。

3.主要护理诊断和问题

(1)舒适改变:溢泪与泪道阻塞或狭窄有关。

(2)焦虑:与担心手术有关。

(3)知识缺乏:患者缺乏泪道阻塞或狭窄的相关知识。

4.护理目标

(1)患者自觉溢泪症状改善或消失。

(2)消除焦虑心理。

(3)患者及其家属获取泪道阻塞或狭窄的相关知识。

5.护理措施

(1)帮助患者查找溢泪的原因,检查泪道阻塞的部位和阻塞程度。

(2)进行泪道冲洗,根据液体流向判断泪道阻塞部位。

(3)做好术前心理疏导,介绍手术目的、手术方式,给予患者安慰和鼓励,消除其紧张、焦虑心理。

(4)应嘱泪道内留置硅管的患者不要用力揉眼、牵拉人工泪管,以免硅管脱落。

(5)向患者说明治疗原发病的重要性,积极治疗原发病。

二、泪腺疾病患者的护理

泪腺系统疾病主要包括泪腺炎症和泪腺肿瘤。泪腺炎分为急性泪腺炎和慢性泪腺炎。

（一）护理评估

1.症状与体征评估

（1）急性泪腺炎：临床较少见，一般单侧发病，患者多为儿童，病程短，可以自行缓解或发展为脓肿。多数为细菌、病毒感染所致，常见病菌为金黄色葡萄球菌或淋病双球菌，炎症可以直接扩散或来源于全身性感染，如流行性腮腺炎、流感、麻疹。表现为眶外上方局部肿胀、疼痛，上睑水肿，呈 S 形弯曲变形，伴耳前淋巴结肿大。泪腺区可扪及包块，压痛明显，结膜充血、水肿，有黏液性分泌物。

（2）慢性泪腺炎：是一种增殖性炎症，病程进展缓慢，一般双侧发病，多因素发病如良性淋巴细胞浸润、淋巴瘤、白血病，可通过活检明确病因。临床表现为泪腺肿大，一般无疼痛，可伴上睑下垂，外上眶缘可触及较硬的包块。

（3）泪腺肿瘤：良性肿瘤发病缓慢，表现为眼眶外上方相对固定包块，眼球受压向内下方移位，患者可无复视或疼痛。恶性肿瘤患者则有明显疼痛感，眼球向前下方突出，运动障碍，常有复视和视力障碍。局部可扪及肿块，无明显压痛。

2.检查评估

（1）血液检查：急性泪腺炎外周血中性粒细胞计数升高。

（2）影像学检查：慢性泪腺炎的 X 线检查发现泪腺区钙化液化等病灶区，CT 扫描可显示肿物。对泪腺肿瘤，CT 扫描可显示肿瘤大小及泪腺窝骨质受侵蚀情况。

（3）活组织病理学检查为泪腺肿瘤的诊断提供可靠依据。

（二）治疗要点

（1）对急性泪腺炎症，根据疾病原因选择药物，由细菌或病毒感染引起，局部及全身应用抗生素或抗病毒药物，局部热敷。脓肿形成时，应及时切开引流。

（2）对慢性泪腺炎主要是针对病因治疗、抗感染治疗或针对原发疾病治疗，无效时可考虑手术治疗。

（3）泪腺肿瘤治疗原则为手术切除肿瘤，对恶性肿瘤术后再配合放射治疗。

（三）主要护理诊断和问题

（1）疼痛：眼眶疼痛与急性泪腺炎有关。

（2）知识缺乏：患者缺乏泪腺炎症及泪腺肿瘤的相关治疗知识。

（四）护理目标

（1）疼痛减轻或消失。

（2）患者及其家属获得疾病相关知识。

（五）护理措施

（1）急性泪腺炎患者的护理如下。①指导患者热敷：热敷可以促进血液循环，有助于炎症消散和疼痛减轻，早期热敷有利于脓肿成熟。热敷时应特别注意温度，以防烫伤。常用方法有汽热敷法、干性热敷法、湿性热敷法。②遵医嘱局部及全身应用抗生素、抗病毒药，并指导患者正确滴用抗生素眼药水或涂用眼药膏的方法。③脓肿形成时，协助医师进行脓肿切开引流手术，睑部泪腺炎可通过结膜切开，眶部泪腺化脓，可通过皮肤切开排脓。

（2）根据医嘱局部及全身应用抗生素和类固醇皮质激素,注意药物不良反应,指导患者正确应用眼药。如果手术治疗,要做好围术期护理。告诉患者积极配合医师治疗原发病,预防慢性泪腺炎。

（3）对泪腺肿瘤行手术治疗者,做好围术期的护理。

（4）向患者及其家属解释疾病相关知识、治疗方法和预后的信息,增强患者的治疗信心。

（杨秋荣）

第三节 角 膜 疾 病

一、细菌性角膜炎患者的护理

细菌性角膜炎是由细菌感染引起角膜上皮缺损及缺损区下角膜基质坏死的化脓性角膜炎,又称细菌性角膜溃疡,是常见的角膜炎之一。急性角膜炎通常有自限性,病程约2周。

（一）护理评估

1.症状与体征评估

患者往往有角膜外伤后被感染史或有慢性泪囊炎、倒睫、戴角膜接触镜等病史。发病急,常在角膜外伤后24～48 h内发病。临床上常见有匐行性角膜炎和铜绿假单胞菌性角膜炎。

（1）有明显的眼痛、畏光、流泪、异物感、视力下降等症状,伴较多的脓性分泌物。常见体征为眼睑肿胀、痉挛,结膜充血呈睫状性或混合性,球结膜水肿。角膜上有黄白色浸润灶,边界不清,周围角膜组织水肿,很快形成溃疡。

（2）金黄色葡萄球菌、肺炎双球菌所致的匐行性角膜溃疡,常伴有前房积脓,毒素渗入前房导致虹膜睫状体炎时,表现为角膜后沉着物、瞳孔缩小、虹膜后粘连及前房积脓。

铜绿假单胞菌所致的角膜溃疡,发病急、重,溃疡呈黄白色坏死灶,前房积脓严重,往往24 h波及全角膜,甚至导致角膜穿孔、眼内炎。

2.检查评估

角膜溃疡刮片、镜检可发现致病菌。

（二）治疗要点

眼部使用高浓度的抗生素眼液。药物治疗无效有导致角膜穿孔的可能,考虑角膜移植术。

（三）主要护理诊断和问题

（1）疼痛:眼痛与角膜炎症刺激有关。

（2）潜在并发症:角膜溃疡、穿孔,眼内炎。

（3）感知改变:视力障碍与角膜溃疡有关。

（4）知识缺乏:患者缺乏角膜炎疾病的相关知识。

（四）护理目标

（1）眼痛、畏光、流泪及异物感等症状减轻或消失。

（2）溃疡得到控制,减少或不发生并发症。

（3）视力提高或稳定,患者能够进行日常生活。

（4）患者及其家属获取角膜炎的治疗和护理知识。

（五）护理措施

1.严密观察病情

注意患者自觉症状（如眼痛、畏光、流泪），以及视力、角膜病灶和分泌物的变化，并注意有无角膜穿孔症状。如果角膜穿孔，房水从穿孔处急剧涌出，虹膜被冲至穿孔处，可出现眼压降低、前房变浅或消失、疼痛突然变轻等临床表现。

2.安置合适体位

有前房积脓者取半卧位，使脓液积聚于前房下部，减少对角膜内皮的损害。

3.用药护理

按医嘱积极抗感染治疗。

（1）眼部用药：常选用 0.3% 的氧氟沙星、0.3% 的妥布霉素等。急性期选择高浓度的抗生素滴眼液频繁滴眼，每 15～30 min 滴眼 1 次。严重病例，可在开始 30 min 内每 5 min 滴药 1 次，病情控制后，逐渐减少滴眼次数。白天滴眼液，睡前涂眼药膏。要交替使用不同药物。

（2）严重者可球结膜下注射抗生素，但要先向患者解释清楚，并充分麻醉后进行，以免加重局部疼痛。

（3）全身应用抗生素，对革兰氏阳性球菌感染常选用头孢唑林钠、万古霉素；对革兰氏阴性杆菌感染常选用妥布霉素、头孢他啶类等，并注意观察药物不良反应。

（4）角膜溃疡患者局部使用半胱氨酸等胶原酶抑制剂，可以延缓角膜溃疡的进一步发展；口服维生素 C、B 族维生素有助于溃疡愈合。炎症明显控制后，可全身或局部应用激素治疗，以减轻疼痛和促进愈合。

（5）并发虹膜睫状体炎时，可应用散瞳剂，以防止虹膜后粘连及解除瞳孔括约肌痉挛和睫状肌痉挛，减轻疼痛。

4.解释疼痛原因

帮助患者转移注意力。角膜炎早期，可用 50 ℃热湿毛巾进行患眼局部热敷，促进局部血液循环，减轻刺激症状，促进炎症吸收。一旦出现前房积脓，禁用热敷，避免感染扩散。

5.预防角膜穿孔的护理

（1）滴眼药动作要轻柔，不要压迫眼球；也不用手揉擦眼球，可用眼罩保护患眼，避免眼部碰撞伤。

（2）多食易消化食物，保持大便通畅，避免便秘，以防眼压升高。

（3）指导患者防止眼压升高，不要用力挤眼、低头弯腰、用力咳嗽及打喷嚏等。

（4）护士在进行球结膜下注射时，避免在相同部位反复注射，尽量避开溃疡面。

（5）深部角膜溃疡、后弹力层膨出患者，可加压包扎，配合局部及全身应用降低眼压药物。

（6）按医嘱使用散瞳剂，防止虹膜后粘连而导致眼压升高。

（7）眼痛剧烈要酌情使用止痛药。

6.严格执行床边隔离制度

普通细菌、真菌感染，相同病种患者可同住一室；铜绿假单胞菌感染，要单独住一个病室。换药、上眼药注意无菌操作，避免交叉感染，药品及器械应专人专眼专用。

7.环境与休息

提供安静、舒适的环境，保证患者充分休息。病房要适当遮光，避免强光刺激。指导促进睡

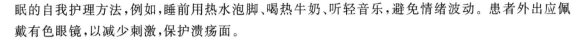

眠的自我护理方法,例如,睡前用热水泡脚、喝热牛奶、听轻音乐,避免情绪波动。患者外出应佩戴有色眼镜,以减少刺激,保护溃疡面。

二、真菌性角膜炎患者的护理

真菌性角膜炎是由致病真菌引起的感染性角膜病,是致盲率极高的角膜病。有起病缓、发展慢、病程长及自觉症状较轻的特点。

(一)护理评估

1.症状与体征评估

(1)了解是否有植物引起角膜外伤史,或长期应用广谱抗生素、糖皮质激素药物史。

(2)患者自觉轻度畏光、流泪、视力下降。

(3)体征较重,眼部充血明显,角膜病灶呈灰白色或黄白色,表面微隆起,外观干燥而欠光滑,似牙膏样或苔垢样溃疡。溃疡周围抗体与真菌作用,形成灰白色环形浸润,即"免疫环"。有时在角膜病灶旁可见"伪足""卫星状"浸润病灶,角膜后可有纤维脓性沉着物。前房积脓为黄白色的黏稠脓液。由于真菌穿透力强,易发生眼内炎。

2.检查评估

激光共聚焦显微镜检查,可以明确诊断。

(二)治疗要点

以抗真菌药物治疗为主,如果有角膜溃疡穿孔危险或已穿孔,可考虑治疗性角膜移植。

(三)护理诊断和问题

(1)潜在并发症:角膜溃疡、穿孔、眼内炎。

(2)感知改变:视力障碍与角膜溃疡有关。

(四)护理目标

(1)溃疡得到控制,减少或不发生并发症。

(2)视力提高或稳定,能够进行日常生活。

(五)护理措施

(1)对有植物引起的角膜外伤史者、长期应用广谱抗生素及糖皮质激素眼药水或眼药膏者,应严密观察病情,注意真菌性角膜炎的发生。

(2)临床上多选择联合使用抗真菌药物,常用抗真菌眼液有 0.25% 的两性霉素 B、0.5% 的咪康唑、2.5% 的那他霉素、$0.5\%\sim1\%$ 的氟康唑。给药方法:每 $0.5\sim1$ h 滴眼 1 次,白天用眼药水滴眼,睡前用眼药膏涂眼。症状严重者,可结膜下注射咪康唑10 mg或两性霉素 B 0.1 mg。临床治愈后仍要坚持用药一段时间,以防复发。病情严重者可口服伊曲康唑或静脉滴注咪康唑或氟康唑,同时要严密观察药物的不良反应。禁用糖皮质激素。有虹膜睫状体炎时,可应用散瞳剂,如复方阿托品酰胺滴眼液、1% 的阿托品滴眼液。

(3)应加强与患者沟通,给予关心、支持,让患者树立战胜疾病的信心。

三、单纯疱疹病毒性角膜炎患者的护理

单纯疱疹病毒性角膜炎(herpes simplex keratitis, HSK)是由单纯疱疹病毒所致的、严重的感染性角膜病,其致盲率居角膜病致盲率首位。

（一）护理评估

临床上有原发感染和复发性感染。

1.原发感染

常见于幼儿,表现发热、耳前淋巴结肿大、唇部皮肤疱疹,呈自限性。眼部表现为急性滤泡性或假膜性结膜炎、眼睑皮肤疱疹,可有树枝状角膜炎。

2.复发性感染

常由疲劳、发热、饮酒、紫外线照射或角膜外伤等引起,多为单侧。患眼可有轻微眼痛、畏光、流泪、眼睑痉挛,若中央角膜受损,视力明显下降,有典型的角膜浸润灶形态。

（1）树枝状和地图状角膜炎:是最常见类型。初起时患眼角膜上皮呈小点状浸润,排列成行或成簇,继而形成小水泡,水泡破裂,互相融合,形成树枝状表浅溃疡,称树枝状角膜炎。随病情进展,炎症逐渐向角膜病灶四周及基质层扩展,可形成不规则的地图状角膜溃疡,称地图状角膜炎。

（2）角膜基质炎和葡萄膜炎:角膜基质炎表现为视力下降,常分为非坏死性角膜基质炎和坏死性角膜基质炎两种类型。①非坏死性角膜基质炎（盘状角膜炎）:属于炎症浸润角膜中央深部基质层,呈盘状水肿、增厚,边界清楚,后弹力层皱褶,不伴炎症细胞浸润和新生血管。伴发前葡萄膜炎时,可见角膜内皮出现沉积物（keratic precipitate,KP）。②坏死性角膜基质炎:角膜基质层内出现单个或多个黄白色浸润灶、溃疡甚至穿孔,常伴有基质层新生血管。

疱疹病毒在眼前段组织内复制,可引起前葡萄膜炎、小梁网炎。炎症波及角膜内皮时,可诱发角膜内皮炎。

（二）治疗要点

以抑制病毒复制,减轻炎症反应引起的角膜损害为治疗原则。

1.病灶清除

有树枝状角膜炎,清创性刮除病灶减少病毒蔓延。术后加压包扎,可联合抗病毒药物。

2.药物治疗

抗病毒药物有阿昔洛韦（无环鸟苷）、环孢苷等;如果有角膜基质炎,可选用糖皮质激素。

3.手术治疗

角膜穿孔或角膜瘢痕影响视力,可进行角膜移植。

（三）主要护理诊断和问题

（1）感知改变:视力障碍与角膜溃疡有关。

（2）潜在并发症:角膜溃疡、穿孔、眼内炎。

（3）知识缺乏:患者缺乏角膜炎疾病相关知识。

（四）护理目标

（1）视力提高或稳定,能够进行日常生活。

（2）溃疡得到控制,减少或不发生并发症。

（3）患者获取角膜炎的治疗和护理知识。

（五）护理措施

（1）严密观察病情,注意角膜炎症的进展。

（2）常用抗单纯疱疹病毒药如阿昔洛韦（无环鸟苷）,也可选用环孢苷三氟胸腺嘧啶核苷眼液。急性期每1～2 d滴眼1次,更替洛韦凝胶1 d4次,睡前涂眼药膏。严重感染者需口服阿昔洛韦片剂或静脉滴注阿昔洛韦。

（3）树枝状和地图状角膜炎患者应早期使用有效的抗病毒药,禁用糖皮质激素。

（4）盘状角膜炎患者可在抗病毒药物应用基础上,适量应用糖皮质激素药物,常用局部滴眼、涂眼及球结膜下注射的方法。也可选用免疫抑制剂,如环孢霉素眼药水。

（5）有虹膜睫状体炎者,加用散瞳剂,以防止虹膜后粘连及解除瞳孔括约肌痉挛和睫状肌痉挛,减轻疼痛。

（6）对可疑或发生细菌或真菌合并感染者,应做病原学检查,并进行预防性治疗,加用广谱抗生素滴眼液或合用口服抗生素药物。

（7）药物治疗无效、反复发作、角膜溃疡面积较大者,有穿孔危险,可行治疗性角膜移植术。对行角膜移植术者,严格按照角膜移植护理。

（8）出院指导:①要告知使用糖皮质激素眼药水的患者按医嘱及时用药。停用时,要逐渐减量,不能随意增加使用次数和停用,并告知其危害性。②滴用散瞳药后,外出应戴有色眼镜,以减少光线刺激。③注意休息,避免疲劳和精神过度紧张,适当参加体育锻炼,增强体质,预防感冒。注意饮食,避免刺激性食物和饮酒。

四、大泡性角膜病变患者的护理

大泡性角膜病变是各种原因严重损毁角膜内皮细胞,导致角膜内皮失代偿,失去液体屏障和主动液泵功能,引起角膜基质和上皮下持续性水肿的病变。实际上它不是一种炎症,而是变性,是基质层（特别是内皮层）的异常导致水分贮存在上皮层的结果。

（一）护理评估

1.症状与体征评估

了解眼部病史。白内障摘除与人工晶状体植入术后、无晶状体眼的前疝玻璃体与角膜内皮广泛粘连、严重产伤损害婴儿角膜内皮、长期高眼压、单纯疱疹病毒或带状疱疹病毒感染引起的内皮损伤、角膜内皮营养不良的晚期阶段等,均可引起此病。

患者自觉患眼雾视,轻者晨起较重,午后可有改善。重者结膜充血、畏光、有异物感、刺痛、流泪等刺激症状明显,特别是在角膜上皮水疱破裂时最为明显。角膜上皮水肿,有一个或数个大泡隆起。由于瞬目时与眼睑相摩擦,大泡可发生破裂。晚期角膜基质新生血管形成,视力明显下降。

2.检查评估

角膜内皮镜与共聚焦显微镜检查,了解内皮细胞数目,还可观察异常形态及结构。

（二）治疗要点

积极治疗原发病,给眼部选用角膜保护剂、营养剂、脱水剂,适当用抗生素及糖皮质激素滴眼液,对于症状重、视力下降明显的患者可选择穿透性角膜移植术。

（三）主要护理诊断和问题

舒适改变:眼痛、畏光流泪、异物感与角膜内皮水肿、刺激有关。

（四）护理目标

患者眼痛、畏光流泪、异物感等症状减轻或消失。

（五）护理措施

1.眼睛不适

畏光、流泪、异物感明显时,用眼垫遮盖患眼,避免强光刺激,加重患眼疼痛。

2.药物护理

(1)角膜脱水剂:可选用 50%的葡萄糖,90%的甘油或 5%的氯化钠滴眼,以减轻角膜水肿,延缓大泡破裂。

(2)指导佩戴亲水性角膜接触镜,它既帮助吸收角膜水分,又使大泡减少甚至消失,还可隔绝眼睑与角膜大泡的摩擦,并消除由大泡破裂而产生的一系列症状。但长期佩戴角膜接触镜容易产生角膜新生血管,建议间隔使用。

3.保持安静、遮光环境

保证患者充分休息,有良好的睡眠。病房要适当遮光,外出应佩戴有色眼镜。

五、圆锥角膜患者的护理

圆锥角膜是一种先天性发育异常,表现为角膜弯曲度特别大,呈圆锥状向前突起,伴中央或旁中央角膜进行性变薄,产生高度不规则散光。它属于常染色体显性或隐性遗传。一般在青春期前后发病,病程缓慢。

(一)护理评估

1.症状与体征评估

了解患者的家族史。患者自觉渐进性远视力下降,近视和散光度数增加。初期视力变化微小,能以近视镜片矫正。后期因不规则散光和近视增加而需佩戴角膜接触镜。典型特征为角膜中央或旁中央圆锥形扩张,基质变薄。可见角膜锥形顶端变薄,前弹力层皱褶,有时后弹力层发生破裂,房水入侵,角膜基质肿胀混浊,有圆锥角膜线和 Fleischer 环。

2.检查评估

Placido 盘、角膜曲率计和角膜地形图检查可以帮助了解角膜病变进展。

(二)治疗要点

初期轻症患者选择佩戴角膜接触镜,视力矫正不理想或病情进展快者可选择角膜移植手术。

(三)主要护理诊断和问题

1.感知改变:视力下降

其与圆锥角膜病变有关。

2.知识缺乏

患者缺乏疾病相关知识。

(四)护理目标

(1)患者视力有所提高,能够进行日常生活。

(2)患者获取疾病的治疗和护理知识。

(五)护理措施

(1)观察并记录患者的视力进展情况,指导患者保护眼睛,减少光线和灰尘的刺激,协助其做好生活护理,并做好心理护理。

(2)药物护理按医嘱使用毛果芸香碱滴眼液,以收缩瞳孔,增进视力。夜间应用绷带,以抑制圆锥的发展。滴用眼药后压迫泪囊区 3~5 min,以免药液经泪道流入鼻腔,通过黏膜吸收而引起中毒反应。

(3)指导视力矫正早期选用框架眼镜可以获得较好效果。如果出现不规则散光,可选择合适的角膜接触镜,并指导患者养成良好的镜片护理习惯。

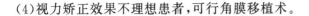

(4)视力矫正效果不理想患者,可行角膜移植术。

六、角膜移植术的护理

角膜移植术是一种采用同种异体的透明角膜替代病变角膜的手术方法,以达到提高视力和治疗疾病的目的,同时也可以达到美容的效果。按手术方法的不同分为穿透性角膜移植术与板层角膜移植术。

(一)适应证

1.板层角膜移植术

采用部分厚度的角膜进行移植的手术方法。该方法适用于角膜病变未累及角膜全层,内皮功能正常或可复原者,如浅表角膜病变(包括瘢痕、营养不良、良性肿瘤等)。有的角膜病变虽已累及全层角膜组织,但为改善穿透性角膜移植的植床条件,也可考虑先行板层角膜移植术。

2.穿透性角膜移植术

采用全层透明角膜代替全层混浊角膜的手术方法。该方法适用于角膜白斑、圆锥角膜、角膜变性和营养不良、角膜内皮失代偿、角膜严重的化脓性感染等。

(二)术前护理

(1)按眼科手术护理常规进行术前护理,同时做好心理护理,耐心解释手术目的、方法和注意事项。

(2)对术眼于术前 30 min 点 2% 的硝酸毛果芸香碱滴眼液(真瑞)缩瞳,使瞳孔保持 2 mm 左右,一是保护术中晶状体不被手术器械损伤,二是有利于术中做移植床的中央定位和手术结束时注气及注液重建前房。滴用眼药后压迫泪囊区 3~5 min,以免药液经泪道流入鼻腔,通过黏膜吸收而引起中毒反应。

(3)术前半小时快速静脉滴注 250 ml 20% 的甘露醇,使手术中眼压保持在适宜范围,注意药物反应。

(三)术后护理

1.密切观察病情变化

特别是观察角膜感染和角膜排斥反应征象,了解移植片生长情况。如果患者主诉眼痛、畏光、流泪、视力突然下降,检查发现眼球充血、眼压升高或角膜植片由透明变为混浊、水肿或植片缝线对合不佳、向外膨隆等现象,应立即向医师报告。

2.换药护理时严格无菌操作

手术 24 h 后每天换药,用绷带包扎。若植片平整,可改用眼垫包扎,至刺激症状基本消退为止;若植片不平整,应适当延长用绷带包扎时间。

3.眼压监测

定时测量眼压,观察眼压变化。

4.药物护理

(1)遵医嘱全身及眼部应用抗生素及糖皮质激素。真菌感染患者继续应用抗真菌药。

(2)使用抗排斥反应药物(如环孢霉素 A、地塞米松),要观察有无眼压升高等药物不良反应,注意规则用药和缓慢停药原则。

(3)对角膜组织愈合不佳者,遵医嘱给予促进角膜上皮修复的药物,如贝复舒。

5.保护术眼

(1)术后不要用力眨眼或揉眼,尤其术后 3 d 内卧床闭眼休息,以免增加眼球压力。

(2)建议戴上硬性眼罩保护术眼,尤其是睡眠或打盹时。

(3)应避免剧烈运动,避免打喷嚏、咳嗽,指导患者运用张口深呼吸、舌尖顶上腭、手指按人中的方法加以控制。

(4)保持眼部清洁,手术后 1 周内不宜低头洗头,1 个月内不要淋浴或游泳,避免脏水进入眼内引起感染。

6.出院指导

(1)指导患者用药:①遵医嘱使用散瞳剂、降低眼压药物和免疫抑制剂,注意不能随意停减各种药物,以防激素反跳等不良反应。②指导患者及其家属正确使用眼药水,强调滴眼药水前要洗手。③药液要滴在结膜囊,切勿滴在角膜上。④要交替使用各种药物,先滴抗生素眼药水,后滴营养上皮的眼药水、药膏,并间隔 15～20 min。⑤操作时动作要轻柔,不要给眼球施加压力,以免眼球受压。⑥要注意避光保存眼药。

(2)做好饮食指导,嘱患者多吃水果、蔬菜,忌辛辣刺激食物,保持大便通畅。

(3)术后半年内要注意休息,生活要有规律,保持充足睡眠,避免过度劳累。应注意保护术眼,外出要戴防护眼镜。注意用眼卫生,尽量少看电视,避免强光刺激,阅读时间不超过 1 h。

(4)预防全身感染:因免疫抑制剂的应用,患者全身抵抗力下降,容易合并感染,患者出院后要避免与传染性疾病患者接触;尽量避免到公共场所活动,必要时戴口罩;注意保暖,防止感冒;注意口腔卫生,防止口腔感染;避免皮肤损伤,防止皮肤感染。

(5)定期门诊随访,如果术眼疼痛加重,分泌物增多,视力突然明显下降,流泪,及时来医院就诊。

(杨秋荣)

第四节　巩　膜　疾　病

巩膜病中以炎症最为常见,其次为巩膜变性。巩膜炎容易发生在血管相对较多的巩膜表层结缔组织,即巩膜外层炎。巩膜变性则主要发生于巩膜本身。

一、护理评估

了解患者是否伴有全身性疾病,如感染性疾病、自身免疫性结缔组织病、代谢性疾病,了解女性患者的月经史。

(一)巩膜外层炎

巩膜外层炎是一种复发性、暂时性、自限性的巩膜表层组织的非特异性炎症。好发年龄为 20～50 岁,男、女性的发病率之比为 1∶3。主要表现为无明显刺激症状的眼红,一般不影响视力。病变常发生于角膜缘至眼直肌附着点的范围内,以睑裂暴露部位多见,大约 30% 的患者可双眼同时发病或先后发病。临床上又将它分为以下两型:①单纯型:占巩膜外层炎的 70%,通常突然发病,持续 24～72 d 症状自行缓解,可多次复发,女性多在月经周期发作。②结节型:占巩膜

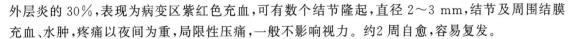

外层炎的 30%,表现为病变区紫红色充血,可有数个结节隆起,直径 2~3 mm,结节及周围结膜充血、水肿,疼痛以夜间为重,局限性压痛,一般不影响视力。约2周自愈,容易复发。

(二)巩膜炎

巩膜炎是巩膜基质层的炎症,对眼的结构和功能有一定破坏性。发病急,常伴角膜炎和葡萄膜炎,预后不佳。发生率较巩膜外层炎低,但病情严重。按发生部位可分为前巩膜炎和后巩膜炎。前巩膜炎又可分为结节性、弥漫性和坏死性巩膜炎。巩膜炎症消退后,患处的巩膜变薄、变弱,在眼内压作用下变薄的巩膜连同深层葡萄膜组织向外扩张膨出,透过巩膜呈现葡萄膜的颜色,称为巩膜葡萄肿。

1.前巩膜炎

病变位于赤道部前,双眼先后发病,持续数周,病程反复,迁延可达数月甚至数年。常表现为以下几方面:①眼痛。眼部剧痛、压痛,有刺激症状。病变侵犯眼直肌附着处时,表现为眼球运动时疼痛加重。部分患者表现为夜间症状加剧。②病变区巩膜血管走向紊乱,呈紫红色充血,炎症浸润水肿,结节样隆起,质硬,压痛,结节可以为多个,不能推动。③视力轻度下降,眼压略升高。④常并发角膜炎、葡萄膜炎、白内障。

2.后巩膜炎

后巩膜炎较少见,为一种肉芽肿性炎症,位于赤道后方巩膜,多见单眼发病,眼前段无明显病变,诊断往往比较困难。

临床表现:①不同程度眼痛、压痛,也可头痛。②视力减退。③眼睑和球结膜水肿,轻微充血或无充血。④因眼外肌受累,眼球轻度突出,运动受限、复视。⑤如果伴有葡萄膜炎、玻璃体混浊、乳头淤血(视神经盘水肿)、渗出性视网膜脱离,则视力明显下降。⑥如果脉络膜显著增厚,可继发闭角型青光眼。

二、治疗要点

积极治疗原发病,症状明显的患者选用糖皮质激素及非甾体抗炎药。

三、主要护理诊断和问题

(1)急性疼痛:眼痛与巩膜炎累及眼外肌有关。
(2)感知紊乱:视力下降与巩膜炎及眼外肌受累有关。
(3)潜在并发症:角膜炎、葡萄膜炎、视神经炎、白内障。

四、护理目标

(1)疼痛减轻或消失。
(2)视力得到提高。
(3)减轻或避免并发症的发生。

五、护理措施

(1)眼部湿热敷,改善血液循环,有助于炎症消退,减轻疼痛。
(2)根据医嘱局部或全身选用糖皮质激素及非甾体抗炎药,注意药物的毒副作用。指导患者正确滴眼药,每天 2~6 次。

（3）对于巩膜外层炎患者，要告诉患者疾病的自限性，2周内自愈，一般无须特殊处理。

（4）健康指导：①指导患者加强营养，增加机体抵抗力。②巩膜炎易复发，应告诉患者病因治疗的重要性，积极治疗原发疾病。

（杨秋荣）

第五节　视网膜疾病

一、视网膜动脉阻塞

（一）概述

视网膜动脉阻塞是指视网膜中央动脉或其分支阻塞。视网膜中央血管为终末血管，当动脉阻塞后，该血管供应的视网膜营养中断，势必引起视网膜的功能障碍，如果处理不及时，终将失明。

（二）病因与发病机制

该病多发生在有高血压、糖尿病、血液病、心血管疾病的老年人。导致视网膜血管发生阻塞的主要直接原因为血管栓塞、血管痉挛、血管壁的改变和血栓的形成及血管外部的压迫等。

（三）护理评估

1.健康史

询问患者从发病到就诊的时间。询问患者是否患有高血压、动脉粥样硬化、糖尿病、细菌性心内膜炎等疾病，必要时了解患者有无口服避孕药物、偏头痛、梅毒史。

2.症状及体征

视网膜中央动脉主干阻塞者表现为突然发生一眼无痛性视力急剧下降甚至无光感，分支阻塞者表现为视野某一区域突然出现遮挡。外眼检查正常，但主干阻塞的患眼瞳孔中等散大，直接光反射消失，而间接光反射存在。

眼底检查可见视网膜呈灰白色，黄斑区可透见其深面的脉络膜红色背景，与其周围灰白水肿的视网膜形成鲜明的对比，成为樱桃红点。分支阻塞者，该动脉分布区的视网膜呈灰白色水肿，有时可以见到栓子阻塞的部位。

3.心理-社会状况评估

患者因突然视物不清甚至完全失明，需要接受一系列抢救治疗措施，容易产生不同程度的恐惧、紧张、焦虑心理，故应该注意评估患者的年龄、文化层次和对疾病的认知度，评估患者的情绪和心理状态。

4.辅助检查

（1）眼底荧光素血管造影检查：显示视网膜动脉充盈时间延长及阻塞动脉内有无灌注，可以作为诊断该疾病的依据。

（2）视野检查：提示病变程度和范围。

（3）内科检查：包括检查血压、血沉、血常规、血糖、超声心电图、颈动脉多普勒超声。

（四）护理诊断

1.感知改变

其与视网膜动脉阻塞导致的突然视力丧失或视野缺损有关。

2.自理缺陷

其与视功能障碍有关。

3.焦虑

其与视力突然下降或视野遮挡有关。

（五）护理措施

（1）一旦确诊应争分夺秒配合医师进行抢救。患者在短时间内很难接受视力丧失的现实，护士应注意主动安抚患者，稳定其情绪，解释发病原因及治疗方法，帮助患者树立战胜疾病的信心，取得患者的主动配合。

（2）指导患者正确压迫和按摩眼球，即闭眼后用手掌大鱼际在上眼睑压迫眼球 5～10 s，放松数秒，重复5～10 次，至少 15 min。

（3）据医嘱正确使用血管扩张剂，用药过程中严密监测血压情况，特别是嘱全身使用扩血管药物的患者卧床休息，避免低头、突然站立等动作，以防发生直立性低血压。

（4）吸氧：白天每小时吸氧 1 次，晚上每 4 h 吸氧 1 次，每次 10 min，吸入包含 95% 的氧及 5% 的二氧化碳的混合气体，能增加脉络膜毛细血管血液的氧含量，从而缓解视网膜的缺氧状态，二氧化碳还可扩张血管。

（5）对因治疗：进行全身检查，特别注意颈动脉及心血管系统的异常体征，以寻找病因，积极治疗全身疾病，预防另一只眼发病；观察患者的视力恢复状况，并做好记录，发现视力异常情况及时报告医师，并协助做好相应处理。

（6）健康教育：指导患者养成健康的生活和饮食习惯，不用冷水洗头，避免过度疲劳；积极治疗高血压、动脉硬化、糖尿病等内科疾病，减少诱发因素；嘱患者定期随访，若出现头胀、眼痛、视力锐减等，应立即就诊。

二、视网膜静脉阻塞

（一）概述

视网膜静脉阻塞是比较常见的眼底血管病，临床上根据阻塞部位的不同，分为视网膜中央静脉阻塞和视网膜分支静脉阻塞两种。该病较视网膜中央动脉阻塞更多见，常为单眼发病，左、右眼发病率无差别。

（二）病因与发病机制

该病的病因比较复杂，与高龄、高血压、高血脂、血液高黏度和血管炎等引起血流动力学、血管壁、血液流变学的改变有密切关系。该病的特点是静脉扩张迂曲，沿静脉分布区域的视网膜有出血、水肿和渗出。

（三）护理评估

1.健康史

询问患者是否患有高血压、动脉粥样硬化、糖尿病、红细胞沉降率增加、开角型青光眼等疾病，询问患者是否服用避孕药。

2.症状及体征

视网膜中央静脉阻塞可分为轻型(非缺血型)和重型(缺血型)。其主要临床表现为不同程度的视力减退,瞳孔对光反射迟钝。眼底检查可见患眼视网膜静脉粗大、迂曲,血管呈暗红色,大量的火焰状出血,视网膜静脉管壁的渗漏引起视网膜水肿,病程久者可见一些黄白色硬性脂质渗出及黄斑囊样水肿。视力损害的程度则依据黄斑区出血及囊样水肿的有无及轻重而不同,一般视力损害较严重。

视网膜分支静脉阻塞,主要表现为视力不同程度下降。阻塞点远端视网膜静脉扩张、迂曲,该区视网膜水肿、火焰状出血。阻塞严重者,有时可见棉绒斑、黄斑区,常发生管壁渗漏,引起阻塞侧的黄斑囊样水肿,周围视野多无影响,中心视力随黄斑区水肿及出血的程度而异,一般较总干阻塞者稍好。

3.心理-社会状况评估

注意评估患者的情绪和心理状态,以及患者的年龄、文化层次、饮食习惯和对疾病的认知度。

4.辅助检查

(1)荧光素眼底血管造影检查:主要了解血管阻塞的程度,黄斑区是否有渗漏,视网膜无灌注区的范围,以及有无新生血管形成等情况,对诊断、治疗和判断该病的预后有重要作用。

(2)血液检查:可协助区分缺血型视网膜中央静脉阻塞和非缺血型视网膜中央静脉阻塞。

(四)护理诊断

1.感知改变

其与视网膜出血、渗出等因素导致的视力丧失有关。

2.焦虑

其与视力下降、担心预后有关。

3.自理缺陷

其与视力下降有关。

4.潜在并发症

潜在并发症有玻璃体积血、增殖性玻璃体视网膜病变、视网膜脱离、新生血管性青光眼。

(五)护理措施

(1)用药护理:据医嘱指导患者正确用药,观察药物的疗效及不良反应,使用抗凝血药物时应检查纤维蛋白原及凝血酶原时间,其低于正常值时,及时通知医师停药。使用糖皮质激素时要注意监测患者血糖的变化。

(2)心理护理:评估患者的焦虑程度,耐心听取患者的主诉,讲解疾病相关知识,增强患者疾病恢复的自信心,使其保持愉快的心情,主动配合治疗。

(3)为患者提供安静、整洁、通风良好的休息环境。病情轻者可适当活动,如散步,但应注意少低头,减少头部活动,重者需卧床休息。

(4)观察患者有无高眼压的表现,出现头痛、眼痛、畏光、流泪等异常时,应及时通知医师进行处理。

(5)健康教育:指导患者保持充足的睡眠,避免眼睛的过度疲劳,饮食以清淡、易消化的食物为主,少吃油炸、高脂、高糖食物。积极治疗内科疾病,防止进一步加重病情。嘱患者定期随访,一般3~4周随访1次。

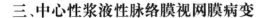

三、中心性浆液性脉络膜视网膜病变

(一)概述

中心性浆液性脉络膜视网膜病变是一种常见于中青年男性的散发性、自限性眼病,病变局限于眼底后极部,预后较好。

(二)病因与发病机制

由于视网膜色素上皮的屏障功能发生障碍,脉络膜毛细血管漏出的血浆通过受损的色素上皮进入视网膜下,液体积聚于视网膜神经上皮与色素上皮之间,从而形成后极部视网膜的盘状脱离。进行糖皮质激素治疗、熬夜、用眼过度、兴奋、紧张等容易诱发该病。

(三)护理评估

1.健康史

询问患者有无视网膜或脉络膜的原发疾病史;了解患者是否进行过糖皮质激素的治疗,近期是否用眼过度、精神紧张或长时间熬夜等。

2.症状及体征

该病多发生于健康的 20~45 岁男性,也可见于女性妊娠期;患者突发单眼或双眼视力模糊,但视力常不低于 0.5,且可用凸透镜部分矫正;同时患眼自觉视物变小、变远,眼前固定暗影;眼底检查可见黄斑中心凹反射消失,黄斑区可见灰白色视网膜后沉着物,后极部视网膜盘状脱离。

3.心理-社会状况评估

该病起病较急,伴有不同程度的视力下降,患者常有紧张、焦虑的不良情绪,注意评估患者对疾病的认知度、患者的性格特点及心理状况等。

4.辅助检查

(1)荧光素眼底血管造影检查:可以具体显示色素上皮的损害程度和病变范围,了解病情进展。

(2)光学相干断层扫描检查:有助于诊断并了解病变范围。

(四)护理诊断

1.感知改变

其与黄斑区沉着物等因素导致的视力障碍、视物变形有关。

2.焦虑

其与疾病反复发作、病程长等因素有关。

3.知识缺乏

缺乏此病的防治知识。

(五)护理措施

(1)主动与患者交流,讲解疾病相关知识,缓解其紧张、焦虑的不良情绪,帮助患者保持稳定情绪,以积极、乐观的心态接受治疗和护理;视物变小、变形者应减少活动,防止碰撞。

(2)定期检测患者的视力及其眼底情况,以便了解病情的进展。

(3)健康教育:注意用眼卫生,不要长时间用眼,不熬夜,避免过度劳累,建立规律的作息。病情重者尽量不用眼,闭目养神,使眼得到休息;病情轻者连续用眼看物时间不可超过 30 min。进食富含视网膜组织所必需维生素的食物(如动物肝脏、奶类、菠菜、胡萝卜),富含维生素 A 的食物,以及植物油、坚果等富含维生素 E 的食物,同时戒除烟、酒及刺激性食物。

(4)告知患者该病禁用糖皮质激素类药物。嘱患者定期随访,一般 6~8 周检查 1 次。

四、视网膜脱离

(一)概述

视网膜脱离是指视网膜的色素上皮层和神经上皮层之间的分离,可分为孔源性(原发性)视网膜脱离、渗出性(继发性)视网膜脱离及牵拉性视网膜脱离三种类型。

(二)病因与发病机制

孔源性视网膜脱离是因视网膜神经上皮层产生裂孔,液化的玻璃体经此裂孔进入视网膜神经上皮与色素上皮之间积存,从而导致视网膜脱离,多见于老年人、高度近视者、无晶体眼、眼外伤后等;非裂孔性视网膜脱离是由于脉络膜渗出所致的视网膜脱离,又称渗出性视网膜脱离,多见于视网膜血管病变、脉络膜病变葡萄膜炎等;牵拉性视网膜脱离指因增殖性玻璃体视网膜病变的增殖条带牵拉而引起的没有裂孔的视网膜脱离,多见于视网膜缺血、眼球穿通伤等。

(三)护理评估

1.健康史

(1)评估患者是否有高度近视眼、白内障摘除术后的无晶体眼、中心性浆液性脉络膜视网膜病变、葡萄膜炎、后巩膜炎、妊娠高血压综合征、恶性高血压及特发性葡萄膜渗漏综合征等疾病是否为老年人和眼外伤患者。

(2)了解患者的发病情况,如发病时间。

(3)评估患者重要脏器的功能以及对手术的耐受程度。

2.症状及体征

(1)孔源性视网膜脱离主要表现为眼前闪光感和眼前黑影飘动,某一象限视野缺损,累及黄斑时中心视力下降或视物变形等。眼底可见视网膜隆起合并裂孔,玻璃体常有变性、混浊、积血、浓缩或膜形成。

(2)渗出性视网膜脱离主要表现为不同程度的视力减退和视野缺损。眼底可见视网膜隆起,视网膜下积液可随体位而向低位移动,玻璃体混浊。如果黄斑区受到影响则中心视力减退。

(3)牵拉性视网膜脱离可无症状,也可出现视力减退和视野缺损,眼底检查可见视网膜表面出现玻璃体膜、玻璃体积血或混浊。

3.心理-社会状况评估

多数患者由于视力障碍,担心预后不好,容易紧张、焦虑、悲观,应注意评估患者的年龄、性别、职业、性格特征等,评估患者对疾病的认知程度。

4.辅助检查

(1)散瞳检查眼底:采用双目间接检眼镜结合巩膜压迫法及裂隙灯三面镜检查,可以发现视网膜裂孔,并确定裂孔的数目、大小、形态以及分布情况,视网膜隆起和受牵拉的部位。

(2)眼部 B 超检查:确定视网膜脱离的部位、大小等。

(3)眼部荧光血管造影:了解视网膜的渗出情况。

(四)护理诊断

1.感知改变

其与视网膜的脱离导致视力下降及视野缺损有关。

2.焦虑

其与视功能损害及担心预后有关。

3.潜在并发症

潜在并发症有术后高眼压、感染等。

(五)护理措施

视网膜脱离的治疗原则是手术封闭裂孔,根据视网膜裂孔的大小或数量选择不同的手术方式,使视网膜复位。

1.手术前护理

(1)按内眼手术护理常规做好术前准备。

(2)向患者讲解视网膜脱离的相关知识,说明充分散瞳,详细查明脱离及裂孔的部位、大小、个数,选择适宜的术式是手术治疗成功的关键,使患者能稳定情绪,积极配合检查。若病程短并且视网膜下积液较多,不易查找裂孔,应卧床休息,戴小孔眼镜,使眼球处于绝对安静状态,2~3 d再检查眼底。

(3)嘱患者安静卧床,并使裂孔区处于最低位,减少视网膜脱离范围扩大的机会。

(4)以低盐、富含维生素饮食为原则,保持大便通畅。

2.手术后护理

(1)包扎双眼,安静卧床休息一周。玻璃体注气患者为帮助视网膜复位和防止晶状体混浊应低头或取俯卧位,以裂孔位于上方位为原则,待气体吸收后选择正常卧位。

(2)药物治疗的护理:术后患眼继续散瞳至少1个月。若玻璃体注气患者出现眼痛,应及时给予止痛药或降眼压药,必要时适当放气。

(3)出院前嘱患者继续戴针孔眼镜3个月,半年内勿剧烈运动或从事重体力劳动,尤其避免拖、拉、提重物等用力动作,选择座位平稳的交通工具。按时用药,按时复查。如果有异常,随时来诊。

(杨秋荣)

第六节　视神经疾病

一、视神经炎患者的护理

视神经炎指视神经的炎性脱髓鞘、感染、非特异性炎症等一系列视神经病变,大多为单侧。临床上常分为视神经盘炎和球后视神经炎。视盘炎多见于儿童,球后视神经炎多见于青壮年。

(一)护理评估

1.症状与体征评估

(1)视神经盘炎:发病初期,可有前额部或眼球后疼痛和压迫感。视力急剧下降,常双眼发病,可在1~2 d出现严重视力障碍,甚至无光感。发病初1周视力损害严重。除视力下降外,还可表现为色觉异常或视野损害,可伴有闪光感、眼眶痛,特别是眼球转动时疼痛。患眼瞳孔常散大,直接光反应迟钝或消失,间接光反应存在。炎性脱髓鞘性视神经炎患者的视力可逐渐恢复,部分患者的视力1~3个月恢复正常。

儿童视神经炎发病急,多因感染引起,治疗预后好。早期眼底可见视盘轻度充血,边界模糊。

随着病情发展,视盘充血明显、扩大,边界极度模糊,但视盘隆起度一般不超过 3D。

(2)球后视神经炎:可分为急性与慢性两类,以慢性多见。①急性球后视神经炎:发病急,于数小时到数天出现突然视力下降,重者无光感。眼部检查:眼部外观无异常发现,瞳孔有明显改变。单眼患病者,直接对光反射消失而间接对光反射正常。双眼患病者,直接对光和间接对光反射均消失。②慢性球后视神经炎:多为双眼或单眼视力缓慢减退,视物不清,外眼检查和瞳孔未见明显改变,早期眼底未见异常。

2.检查评估

视野检查、视觉诱发电位(visusl evoked potential,VEP)检查和色觉检查可出现阳性体征,帮助诊断。

(二)治疗要点

首次急性发病或既往已诊断多发性硬化或视神经炎的患者的复发期,可应用糖皮质激素冲击疗法;恢复期可使用营养神经药物(如 B 族维生素)及血管扩张剂等辅助治疗。

(三)主要护理诊断和问题

1.感知改变

视力下降:与视神经炎有关。

2.有受伤的危险

其与视力急剧下降有关。

3.疼痛

其与疾病累及神经有关。

4.恐惧

其与担心疾病预后有关。

(四)护理目标

(1)改善视力,防止视神经萎缩。

(2)患者住院期间不发生意外。

(3)疼痛得到缓解。

(4)能以正确的心态面对疾病。

(五)护理措施

1.激素治疗的护理

大剂量糖皮质激素(如甲泼尼松)龙冲击治疗,可引起一系列药物不良反应,应密切观察患者的全身情况,如发现异常情况及时处理。

(1)用药期间应限制钠盐的摄入并每天测血压,每周测体重1次,定期复查肝功能、血生化,了解血钾、血钠的变化。

(2)注意消化道反应:观察患者有无腹部不适,有无腹泻、腹痛、便秘、胃痛等胃肠功能紊乱。重视患者的自觉症状,观察患者大便的颜色。

(3)观察眼部情况:用药期间每天测量眼压,观察患者有无激素性青光眼、激素性白内障、激素性葡萄膜炎、视神经损伤、角膜巩膜变薄甚至穿孔。

(4)静脉注射部位的保护:患者需要长时间、大剂量的静脉输注,对血管刺激性大,要注意保护血管,由远而近、由细到粗地选择静脉,严格执行无菌技术操作。

2.颞浅动脉旁皮下注射护理

遵医嘱使用复方樟柳碱作颞浅动脉旁皮下注射时,注意避开颞浅动脉,选择正确的注射部位,呈45°角进针,注射方向应避开眼球。注射后会有皮丘隆起,稍后会逐渐消失,嘱患者勿用力按压。

3.疼痛护理

给予疼痛评估,做好解释工作,指导分散对疼痛的注意力的方法。遵医嘱给药,观察药效,做好评价工作。

4.安全护理

将日常生活用品放在患者触手可及之处,合理安排病房内设施摆放,使走道畅通。

5.心理护理

因起病急,视力突然下降且伴眼球转动痛,患者感到焦虑不安甚至惊恐。护士应加强与患者的沟通,解释病情,帮助患者正确认识疾病发生机制及可治愈性,说明坚持长期治疗的必要性,使患者对治疗充满信心。所有治疗操作前做好解释工作,动作要熟练、准确、轻巧。

二、缺血性视神经病变患者的护理

缺血性视神经病变是视神经的营养血管发生循环障碍的急性营养不良性疾病。临床上分前段和后段缺血性视神经病变。该药多见于 60 岁以上的老年人,单眼或双眼先后发病。本节主要阐述前部缺血性视神经病变(anterior ischemic optic neuropathy,AION)。

(一)护理评估

1.症状与体征评估

了解高血压、动脉硬化、心血管疾病、糖尿病病史。突然发生无痛性、非进行性的视力减退。开始为单眼发病,可间隔数周至数年另一只眼发病,患者常为 50 岁以上的老年人。

2.检查评估

眼底检查、视野检查和眼底荧光血管造影检查,可发现视盘缺血表现。

(二)主要护理诊断和问题

1.感知改变:视力下降

其与视神经病变、视野缺损有关。

2.焦虑

其与视力突然减退,担心疾病预后有关。

(三)治疗要点

积极做病因治疗;全身应用糖皮质激素,以缓解视神经营养血管的循环障碍;应用血管扩张药,改善微循环;口服乙酰唑胺,降低眼内压。

(四)护理目标

(1)视力有所好转。

(2)焦虑心理有所减轻或消失,能以正确的心态面对疾病。

(五)护理措施

(1)入院时介绍疾病相关知识,帮患者树立治疗信心。

(2)做好激素治疗的护理。用药期间应限制钠盐的摄入,并每天测血压,每周测体重 1 次,注意消化道反应,观察患者有无胃肠功能紊乱。观察眼部情况,每天测量眼压,观察患者有无激素性青光眼、激素性白内障等。

（3）遵医嘱静脉滴注血管扩张药，改善微循环。密切监测血压变化，预防直立性低血压等并发症的发生，做好安全护理；做好静脉注射部位的保护。

（4）口服乙酰唑胺，以降低眼内压，相对提高眼灌注压。用药期间，嘱患者多次少量饮水，密切观察患者有无手脚麻痹、腰部疼痛、排尿困难、血尿等情况。

（5）加强营养摄入，避免辛辣刺激食物。

三、视神经萎缩患者的护理

视神经萎缩指任何疾病引起视网膜神经节细胞及其轴突的退行性病变。病因较多，有颅内、眶内的炎症、肿瘤、外伤等引起的病变，视神经、视网膜病变，代谢性疾病（如糖尿病）和遗传性疾病（如 Leber 病）。

（一）护理评估

1.症状与体征评估

了解以往病史，糖尿病、遗传性疾病、外伤、眼部疾病病史。该病主要表现为视力减退和视盘呈灰白色或苍白。根据眼底表现及视神经损害的部位可分为原发性和继发性视神经萎缩：①原发性视神经萎缩，为筛板后的视神经、视交叉、视束及外侧膝状体的视路损害，病变过程呈上行性，如球后视神经炎、垂体肿瘤所致的视神经萎缩。②继发性视神经萎缩多因长期的视盘水肿或视神经盘炎引起的视盘、视网膜、脉络膜病变，病变过程呈上行性。

2.检查评估

（1）眼底检查：早期视盘正常或色泽变淡，但无出血和渗出；晚期可见视盘颞侧苍白或全部苍白。

（2）视野检查及视觉诱发电位（VEP）检查可以帮助诊断。

（二）治疗要点

（1）以病因治疗为主，如果由脑垂体肿瘤压迫引起，经手术治疗视力很快恢复。如果由视神经管骨折引起，及时手术治疗视力可以恢复。

（2）对视神经病变引起的视神经萎缩，早期及时给予适当的糖皮质激素；中、晚期则应给予神经营养类药、活血化瘀扩张血管类药及神经生长因子；此外针刺治疗有一定效果，但必须坚持较长期的治疗；手术治疗主要针对病因，例如，对垂体肿瘤可行肿瘤摘除术，术后加上放射治疗；视神经管骨折者可行视神经减压术、骨折修复术。

（三）主要护理诊断和问题

1.感知改变：视力下降

其与视神经萎缩有关。

2.有受伤的危险

其与视力下降有关。

（四）护理目标

（1）患者视力下降的速度延缓。

（2）患者住院期间未受到伤害。

（五）护理措施

（1）遵医嘱给予糖皮质激素等，观察药物不良反应。

（2）对行视神经减压术的患者，护士要做好手术前、后护理。①术前做好解释及各项检查。②术后严密观察病情变化，观察患者是否有高热、头痛、脑膜刺激征等颅内感染症状；是否有呕吐、抽搐，及时清除口鼻腔分泌物，保持呼吸道通畅。③用无菌生理盐水浸湿的纱布覆盖口腔，保持呼吸道湿润。④定时观察患者的视力、视野及眼球运动情况。

（3）安全护理，合理安排病房内设施的摆放，使走道畅通。将日常生活用品放在患者触手可及之处，加强巡视，及时了解患者的需求并提供帮助，嘱家属做好陪护工作。

（4）观察血压变化，尤其是高血压患者，要保持血压稍高于正常人，不宜将血压降至过低。

（5）心理护理鼓励患者树立治疗信心，保持轻松、舒畅的心情。

（杨秋荣）

第十五章 康复科护理

第一节 颅脑损伤的康复护理

一、概述

颅脑损伤是指头颅部(特别是脑)受到外来暴力打击所造成的脑部损伤,可导致意识障碍、记忆缺失及神经功能障碍。由于颅脑损伤具有损伤部位的多发性、损伤的复杂性等特点,其康复不仅涉及肢体运动功能的康复,还涉及高级中枢功能的康复,因此,需要家庭成员了解和参与到患者的康复训练和护理中,使患者的功能得到最大限度的恢复。

和康复医疗的其他方面相比,脑外伤康复的发展相对滞后。在美国,脑外伤康复于20世纪70年代进入有组织的阶段,其标志是脑外伤治疗与康复示范中心体系的建立。我国迄今为止尚未建立脑外伤的康复医疗体系,没有脑外伤康复专科医院,综合医院没有脑外伤康复的亚专科设置,跨学科合作团队和学科内团队工作模式尚未有效建立,因此脑外伤康复是康复医疗服务体系的一块短板。建立治疗体系还必须考虑特殊教育的要求、生活自理能力、职业训练和支持以及家庭成员的支持等问题。脑外伤者(特别是重型患者)的自然病程可能相当长,甚至影响终身。脑外伤的康复期比其他获得性损伤和神经系统疾病的康复时间更长。因此,建立外伤治疗体系,必须认识到康复治疗的长期性。要正确认识脑外伤的自然病程,在不同阶段采用个体化的康复治疗和服务措施,避免不必要和无效的治疗手段。

(一)流行病学

根据世界卫生组织的保守估计,1990年,全球新增的脑外伤患者总数可能在950万以上。我国脑外伤发病率已超过100/10万人口,重型脑外伤的病死率和致残率居高不下,总病死率高达30%～50%。大部分生存下来的颅脑外伤患者常常遗留不同程度的神经功能障碍,如意识、运动、语言、认知等方面的障碍,给患者及其家庭带来痛苦和沉重的负担。因此,对颅脑损伤患者给予积极的康复训练和护理是十分必要的。

(二)病因

颅脑损伤是创伤中发病率仅次于四肢的常见损伤,其死亡率和致残率均居各类创伤首位。随着社会主义现代化的加速,城市人口更为密集,机动车辆急剧增加,交通事故发生频繁;施工规模扩大,房屋建筑向高层发展,工伤事故随之增加;体育运动日趋普及,且竞技对抗程度剧烈,运动创伤也有所增多;此外,自然灾害等意外事故也频频发生,因而包括颅脑损伤在内的各种创伤发生率大幅度增加。交通事故、工伤事故、高处坠落、失足跌倒、各种钝器对头部的打击是产生颅脑损伤的常见原因。

(三)临床分类

颅脑损伤可以分为闭合性损伤和开放性损伤。发生闭合性损伤时,头皮、颅骨和硬脑膜中至少有一项保持完整,脑组织与外界不沟通。如果头皮、颅骨和硬脑膜均有破损,颅腔与外界沟通,即为开放性损伤。脑组织不仅可因暴力的直接作用产生原发性损伤,如脑震荡、脑挫裂伤、原发性脑干损伤和弥漫性轴索损伤,还可在原发性损伤的基础上产生脑水肿、颅内血肿、脑移位和脑疝等继发性脑损伤,其症状和体征是在伤后逐步出现或加重的,严重程度并不一定与原发性损伤的严重程度一致。脑损伤后所致的残疾种类繁多,包括意识障碍、智能障碍、精神心理异常、运动障碍、感觉障碍、语言障碍,以及视觉、听力和嗅觉障碍等。

二、临床表现

颅脑损伤患者可因损伤部位和伤情轻重不同而出现多种多样程度不同的神经功能障碍和精神异常,轻者产生头痛、眩晕、失眠、烦躁、记忆力减退等,重者产生意识障碍、智能障碍、感觉障碍、言语障碍和精神心理异常等。有些患者甚至长期昏迷不醒或呈植物状态生存。颅脑损伤能引起的神经功能障碍和精神异常,有些可以逆转而暂时存在,通过适当治疗能获得不同程度的改善,甚至完全恢复;但有些则不能逆转而长期存在,从而成为长久性障碍。有些患者伤后处理不当,如瘫痪患者因未能重视合理体位、肢位的维持和及早进行活动,可导致关节肌肉萎缩挛缩和畸形而出现二次性损害。

颅脑损伤的临床表现是由受伤的轻重程度决定的,轻微颅脑损伤可仅有头皮血肿,严重的脑外伤的症状可出现以下表现。

(一)重度颅脑损伤的临床表现

(1)急性期损伤发生后1个月,中枢神经系统损伤后72 d就开始出现可塑性变化。可有头痛、恶心、呕吐,头痛呈持续性胀痛,呕吐一般为喷射性呕吐。

意识障碍:产生遗忘症,易疲劳与精神萎靡或行为冲动亦可出现谵妄状态。

生命体征改变:血压、心率、呼吸、瞳孔大小等改变。自主神经功能失调,表现为心悸、血压波动、多汗、月经失调、性功能障碍等。

其他表现:如头晕、目眩、耳鸣、记忆力减退、注意力难以集中、智能减退、失眠等。

颅脑损伤恢复的早期阶段,患者可能表现出行为上的紊乱和心理社会能力方面的功能低下,包括情绪不稳、有攻击性行为、冲动和焦虑不安、有定向力障碍、有挫败感、否认和抑郁等。

(2)恢复期1~3个月为中枢神经系统自然恢复期,可塑性尤为明显。

急性期常见症状有所减轻,生命体征趋向稳定。同时既有局灶性症状(如偏瘫、失语),又有全面性脑功能障碍(如昏迷、认知障碍)。

恢复期和慢性期的精神障碍则多伴有器质性损害的病理基础,如脑瘢痕、囊肿、脑膜粘连、弥漫性神经元退变,表现为各种妄想、幻觉、人格改变和性格改变(如情绪不稳、固执、易激惹、易冲动或淡漠、对周围事物缺乏兴趣),亦可出现记忆衰退、语言含糊、语调缓慢、寡言或计算和判断能力减退等情况。

(3)后遗症期3个月以后:①脑外伤后综合征,仍然存在或者出现的一系列神经精神症状,患者表现为头昏、头痛、疲乏、睡眠障碍、记忆力下降、精力及工作能力下降、心悸、多汗、性功能下降等。神经系统检查没有阳性的体征。②复杂多样的功能障碍有运动障碍、言语障碍、感觉障碍、心理社会行为障碍等。③长期制动导致的失用综合征,可涉及身体各大系统。

(4)颅脑损伤可分为轻度、中度及重度(表15-1)。对急性重度颅脑损伤应尽早诊断,尽早干预。①轻度损伤者伤后昏迷在半小时以内,仅有短暂脑功能障碍而无器质性改变。②中度损伤者有脑器质性损伤,昏迷在12 h以内,可有偏瘫、失语等症状。③重度损伤者昏迷在12 h以上,神经系统阳性体征明显。④特重型损伤者可出现生命危险甚至死亡。

表 15-1　颅脑损伤病情分度

分度标准	轻度	中度	重度
脑 CT	正常	正常/异常	异常
意识丧失(LOC)	0～30 min	多于30 min且少于24 h	多于24 h
意识/精神状态转换(AOC)	一瞬间到24 h	多于24 h,严重程度根据其他标准确定	
创伤后失忆症(PTA)	0～1 d	多于1 d且小于7 d	多于7 d
格拉斯哥昏迷评分 (最好24 h内评分)	13～15分	9～12分	低于9分

(5)传统观念认为重型颅脑损伤患者必须静卧或镇静制动,昏迷患者更是长期卧床不起。由于缺少活动,加之关节长期处于非功能位置,久而久之可发生关节活动度受限、关节强直、挛缩变形和肌肉软弱无力,从而产生包括运动功能障碍在内的一系列二次性损害,妨碍功能恢复,导致残疾或使残疾加重。

(二)癫痫

癫痫是颅脑损伤后常见的并发症。各种类型的颅脑损伤皆可导致癫痫发作,但开放性颅脑损伤后癫痫的发生率明显高于闭合性颅脑损伤。闭合性颅脑损伤患者中有1%～5%发生癫痫,而开放性颅脑损伤患者的癫痫发生率可高达20%～50%。

三、主要功能障碍

颅脑损伤时大脑皮质常常受累,因而是导致认知功能障碍的重要原因,可出现意识改变、记忆力障碍、听力理解异常、失用症、失认症、忽略症、体象障碍、皮质盲、智能障碍等情况。昏迷是颅脑损伤后的常见症状之一。虽然总的说来颅脑损伤导致的昏迷持续时间一般很短,但有些患者可以长期昏迷不醒,有些还可以演变为植物状态。

(1)运动障碍包括肢体瘫痪、共同运动、肌张力异常、共济障碍。

(2)感觉障碍包括浅感觉、深感觉障碍。

(3)言语障碍包括失语症和构音障碍。

(4)认知障碍包括意识障碍、智力障碍、记忆障碍、失认症、失用症等。

(5)心理和社会行为障碍包括抑郁心理、焦躁心理、情感障碍及行为障碍等。

(6)日常生活活动能力障碍。

(7)其他障碍有大小便障碍、自主神经功能障碍、面肌瘫痪、延髓麻痹、失用综合征、误用及过用综合征及其他脑神经功能障碍等。

四、康复评定

(一)脑损伤严重程度的评估

1974年,Fennett根据患者的睁眼(E)、语言表现(V)和肢体运动(M)这三个因素建立了一个判断意识状态的系统,即著名的格拉斯哥昏迷评分标准,用以判断患者的伤情。总分15分,8分以下为昏迷,3～5分为特重型损伤,6～8分为严重损伤,9～12分为中度损伤,13～15分为轻度损伤。

(二)运动功能评估

评定内容:肌力、肌张力、协调能力、平衡能力、步行能力等。评定方法:徒手肌力评定、Ashworth肌张力(痉挛)分级、指鼻试验和跟-膝-胫试验、定量平衡功能评定、步态分析等。

由于颅脑损伤后常发生广泛和多发性损伤,可出现瘫痪、共济失调、震颤等。其中瘫痪可累及所有肢体,初期多为软瘫,后期多为痉挛。常采用Brunnstrom6阶段评估法将肢体的运动功能简单分为以下几个阶段:Ⅰ期,迟缓阶段;Ⅱ期,出现痉挛和联合反应阶段;Ⅲ期,连带运动达到高峰阶段;Ⅳ期,异常运动模式阶段;Ⅴ期,出现分离运动阶段;Ⅵ期,正常运动阶段。

(三)脑神经功能评估

评估患者的嗅神经、视神经、面神经、听神经等功能是否出现障碍,检查有无偏盲或全盲、眼球活动障碍、面神经瘫痪或听力障碍等。

(四)言语功能评估

失语和构音障碍的评估方法与脑卒中的评估方法相同。颅脑损伤患者还有一种常见的言语障碍,即言语错乱,其特点为词汇和语法的运用基本正确,但时间、空间、人物定向障碍十分明显,不配合检查,且不能意识到自己的回答是否正确。

(五)认知功能评估

记忆障碍包括近记忆障碍和远记忆障碍。对近记忆障碍可采用物品辨认—撤除—回忆法评估,对远记忆障碍可采用Wechsler记忆评价试验。对知觉障碍可采用Rivermead知觉评价表评估。

(六)情绪行为评估

颅脑损伤患者常见焦虑、抑郁、情绪不稳定、有攻击性、神经过敏、呆傻等情绪障碍,亦可有冲动、幼稚、丧失自知力、类妄想狂、强迫观念等行为障碍,可做相关的评估。

(七)日常生活活动能力评定

评定日常生活活动能力(activities of daily living,ADL),MBI指数,对进食、洗澡、修饰、穿衣、控制大小便、如厕、床椅转移、平地行走及上下楼梯10项日常生活活动的独立程度进行评定,满分100分,60～100分表示有轻度功能障碍,能独立完成部分日常生活活动,需要部分帮助;60～41分表示有中度功能障碍,需要极大的帮助方能完成日常生活活动;不超过40分表示有重度功能障碍,不能完成大部分日常生活活动,依赖明显。

五、康复治疗

(一)康复治疗措施

(1)建立由护士、治疗师和医师组成的康复治疗组。

(2)根据病情和功能状况制订康复治疗计划并实施。

（3）心理康复：尽快消除患者和家属的消极情绪，取得患者和家属高度配合。

（4）预防性康复：皮肤保护、预防挛缩、鼓励活动。

（5）综合康复：对移动、持物、自身照顾、认知、交流、社会适应、精神稳定、娱乐和就业等日常生活的需求牵涉到的基本方面进行指导和训练。

（6）遵循早期介入、综合治疗、循序渐进、个别对待、持之以恒的康复治疗原则。

（二）康复治疗

功能锻炼、整体康复和重返社会是颅脑损伤康复治疗的三大主要任务。由于颅脑损伤的类型、并发症和后遗症较多，康复治疗具有复杂、繁重和需时较长等特点，因此，康复治疗必须贯穿整个颅脑损伤治疗的全过程。在早期就要注意加强康复护理，以减少并发症和后遗症，为今后的康复创造良好的条件；一旦出现精神障碍和肢体功能障碍，就必须及早而有针对性地制订出康复治疗计划。

（1）加强颅脑外伤初期的处理，尽早采取措施避免发生严重的脑缺血、缺氧，严密监测颅内压和血气值，及时排除颅内血肿，控制脑水肿，降低颅内压，防止一切可能发生的并发症，使病情尽快趋于稳定，防止持续性植物状态的发生。

（2）及时给予促神经营养和代谢活化剂或苏醒剂，改善脑组织代谢，促进神经细胞功能恢复，可静脉输注三磷酸腺苷、辅酶A、谷氨酸、核苷酸、吡拉西坦等。

（3）为改善脑血液供应和提高氧含量，行高压氧治疗，并维持营养支持；如果口服和鼻饲还不能达到基本营养要求，可行胃造瘘进食。为防止关节变形和肌肉萎缩，应有计划地摆放体位、定期翻身、进行关节活动度训练、进行低中频电疗等物理因子治疗、进行矫形具治疗，以及推拿、按摩、针灸；预防感染、失水、便秘、尿潴留及压疮等并发症的发生。

（4）运动功能康复训练一定要循序渐进，对肢体瘫痪的患者在康复早期即开始做关节的被动运动，以后应尽早协助患者下床活动，让患者先借助平衡木练习站立、转身，后逐渐借助拐杖或助行器练习行走。

（5）言语功能的训练中，护理人员应仔细倾听，善于猜测和询问，为患者提供诉说熟悉的人或事的机会，并鼓励家人多与患者交流。

（6）对有认知功能障碍患者的训练包括以下。

记忆力训练：记忆是大脑对信息的接收、贮存及提取的过程，记忆恢复主要依赖于脑功能的恢复。训练原则为每次患者需要记住的内容要少，信息呈现的时间要长，两种信息出现的间隔时间要长些。可采用记忆训练课（记忆姓名和面容、记忆单词、记忆地址和电话号码、记忆日常生活活动等）和记忆代偿训练（用日记本、时间表、地图、清单、标签等）。

PQRST法：此方法为一系列记忆过程的英文字母缩写。P：预习（preview）要记住的内容；Q：向自己提问（question）与内容有关的问题；R：为了回答问题而仔细阅读（read）资料；S：反复陈述（state）阅读过的资料；T：用回答问题的方式来检验（test）自己的记忆。

编故事法：把要记住的内容按照患者的习惯和爱好编成一个小故事，有助于记忆。也可以利用辅助物品来帮助记忆，例如，鼓励患者将家庭地址、常用电话号码等记录于日记本、记事本上，并经常查阅。在训练过程中，康复护理人员应注意：建立固定的每天活动时间，让患者不间断地重复和练习；细声缓慢地向患者提问，耐心等候他们回答；训练从简单到复杂，从部分到全部；利用视、听、触、嗅等多种感觉和运动来配合训练；每次训练时间要短，患者回答正确时要及时给予鼓励；多利用记忆辅助物帮助训练，例如，在墙上悬挂时间表，用毛笔写家属姓名，让患者携带记事本。

注意力训练:注意力是指将精神集中于某种特殊刺激的能力。可采用平衡功能测评训练仪、猜测游戏、删除游戏、时间感训练等方式进行训练。

平衡功能测评训练仪:利用平衡功能训练仪加强认知注意力训练,通过监视屏向患者提供身体重心变化,让患者利用视觉和听觉反馈信息来实现对身体重心的控制,训练项目中蕴含了注意、记忆、知觉等方面内容,患者通过前、后、左、右方向上的重心摆动及主动调整注意力进行训练。在认知注意力训练中包含了五大注意基本特征的训练:注意维持、警觉、注意转移、注意分配、注意选择、注意广度。

猜测游戏:取一个玻璃球和两个透明玻璃杯,护士在患者的注视下将一个杯子扣在玻璃球上,让患者指出有球的杯子,反复进行无误后,改用不透明的杯子重复上述过程。

删除游戏:在纸上写一行大写的英文字母(如 A、C、G、H、G、U、I),让患者指出指定的字母(如 C),成功后将该字母删除,之后改变字母的顺序再删除规定的字母,患者顺利完成后将字母写得小些或增加字母的行数及个数再进行删除。

时间感训练:要求患者按命令启动秒表,并于 10 s 时主动停止秒表,然后将时间逐步延长至 1 min,当误差＜2 s 时,让患者不看表,用心算计算时间,以后逐渐延长时间,并一边与患者交谈一边让患者进行训练,要求患者尽量控制自己不因交谈而分散注意力。

感知力训练:感知力障碍主要表现为失认症(半侧空间失认、疾病失认、Gerstman 综合征、视失认、身体失认等)和失用症(结构失用、运动失用、穿衣失用、意念和意念运动性失用等)。可采用对患者进行各种物体的反复认识和使用训练、加强对患者的感觉输入等方式进行训练。

解决问题能力的训练:解决问题的能力涉及推理、分析、综合、比较、抽象、概括等多种认知过程的能力。简易的训练方法包括指出报纸中的信息、排列数字、物品分类等。

指出报纸中的信息:取一张当地的报纸,让患者浏览后,首先问关于报纸首页的信息,如报纸名称、日期、大标题。回答正确后,请患者找出文娱专栏、体育专栏或商业广告所在的版面。回答无误后,再训练患者寻找特殊信息,如某个电视台的节目预告、气象预报结果、球队比赛得分。

排列数字:给患者 3 张数字卡,让患者按由高到低的顺序排好,然后每次给患者 1 张数字卡,让其根据数字的大小插进已排好的 3 张卡之间,无误后再增加数字卡的数量。在排列数字的同时,可询问患者有关数字的各种知识,如哪些是奇数,哪些是偶数。

物品分类:给患者一张列有 30 项物品名称的清单,要求患者按照物品的共性进行分类,例如,这些物品分属于家具、食物、衣服。如果患者有困难,可给予帮助。训练成功后,可增加分类的难度,例如,将食物细分为植物、动物、乳类、豆制品等。

六、康复护理

(一)康复护理目标

(1)稳定病情,并保留身体的整合能力。定期检查和定量评估患者的状态。

(2)实施各种相应的康复护理措施,调控患者的心理状态,发现极为轻微的进步也应当重视,以此鼓励患者,增强患者康复的信心。

(3)指导、督促功能训练,促进功能恢复,使患者具有较好的独立生活能力。

(4)防治各种并发症,最大限度地降低死亡率、致残率,使患者少依赖或不依赖别人,提高日常生活活动能力,使患者具有较好功能的生命质量,重归家庭、社会。

(二)康复护理

指导患者进行全面康复,在功能评定的基础上,合理安排康复治疗计划,制订出切实可行的近期目标、中期目标和远期目标。既要选择适当的运动疗法进行反复训练,又必须进行认知、心理等其他康复训练,并且持之以恒。

1.预防性康复护理

(1)预防压疮:颅脑损伤患者的皮肤保护包括两个方面,一是预防压疮,应用特殊的病床(如气垫床、水垫床),定时翻身,保持床单清洁、平整、干燥,在骨突出和易受压部位要垫棉垫,一旦发现皮肤发红或发生压疮,应及时处理和治疗;二是避免因躁动不安引起的皮肤擦伤,必要时在踝部应用有良好衬垫的石膏夹板进行保护。

(2)预防挛缩:及早进行关节的主动和被动活动,并维持良好的肢位和体位。

(3)鼓励活动:颅脑损伤和其他神经疾病一样,不活动不仅使肌肉力量逐渐丧失,还导致心肺功能障碍。除加强身体的支持治疗外,更重要的是对患者进行适当刺激,鼓励其尽早参与自身照顾活动,如在床上翻身;及早下床坐到椅子上是增强肌力、恢复心肺功能、防止挛缩畸形和缓解皮肤压力等一系列重要康复措施的起始点。

(4)预防并发症的康复护理:早期功能训练,被动运动和按摩肢体,预防关节挛缩、肩-手综合征、肩关节半脱位、直立性低血压、深静脉血栓形成、肺部感染等并发症。

2.综合康复护理

(1)维持营养,保持水、电解质平衡,以增强体质。

(2)维持合理体位:头的位置不宜过低,以利于颅内静脉血回流。将肢体置于功能位,尤其注意防止下肢屈曲挛缩和足下垂畸形。

(3)肢体被动活动和按摩:定时活动肢体各关节,在被动活动时,动作要轻柔,以防损伤关节和发生骨折,具体方法与脑血管意外后康复护理相同。

(4)患者的促醒:对昏迷患者有计划地进行感觉刺激,每一次与患者的接触过程中直接对患者说话就是一种有益的刺激。在患者耳边用录音机以合适的音量放送其平时熟悉、喜爱的音乐、戏曲。

(5)肢体功能康复护理:方法与脑血管意外后康复护理相同。

(6)日常生活练习:进行日常生活活动练习,以逐步达到生活自理。

3.心理康复护理

颅脑损伤常由突然发生的意外所致,致残率高,患者从过去拥有健康的身体,正常的工作、生活情况下,突然转变为肢体功能障碍,需要他人照顾,身体和心理方面面临了巨大的打击和压力,常表现出情绪低落、意志消沉、抑郁、悲观和焦虑,甚至会产生轻生的念头及其他异常的行为举止。尤其是对情绪消极、行为障碍的患者,护理人员应多与其交谈,在情感上给予支持和同情,鼓励患者积极面对现实,树立信心,以积极的态度配合治疗,共同努力恢复和/或代偿其失去的功能,早日回归家庭和社会。对患者进行行为矫正疗法,通过不断地再学习,消除病态行为,建立健康行为,使者能面对现实,学会放松,逐步消除恐惧、焦虑与抑郁。鼓励患者尽可能做力所能及的事情,逐步学会生活自理。

4.康复健康教育

(1)急性期:颅脑损伤是因外界暴力作用于头部而引起的,由于发病突然,患者有不同程度的意识障碍,家属难以接受现状,表现为急躁、恐慌和不知所措。另外多数颅脑损伤患者有不同程度的原发性昏迷,失去自我表达能力、接受能力,教育对象主要是家属。

内容:颅脑损伤疾病相关知识、病情观察合作要点、饮食指导、体位指导、气管切开护理指导、各种管道护理指导、康复训练指导、输液指导、用药指导,以及对可能出现并发症的预防和处理等。

(2)恢复期:①教育患者树立战胜疾病的信心,正确面对现实,积极配合康复训练,争取早日康复。②在训练过程中讲解相关训练技巧、方法:使其了解功能康复是一个缓慢渐进的过程,需要有足够的信心、耐心,使家属及患者主动协助医护人员实施康复训练,提高患者的康复质量和生活质量。③对自我健康维护的指导:指导患者及家属掌握日常生活自理方面的护理技能,积极进行关节活动训练、言语训练、吞咽训练;指导患者学习生活自理,自己洗脸、刷牙、梳头、洗澡等。④指导合理营养:安排清淡、高蛋白、高热能、低脂肪、易消化、富含维生素的膳食,提高患者的抵抗力,减少并发症,促进康复,缩短住院时间。⑤患者家属承担着对患者长期照顾的责任,其对相关知识的了解和掌握程度,直接影响患者的康复和生活质量。如果患者后遗智障,根据患者家属在患者出院前对健康教育的需求,把家属纳入健康教育对象,向他们提供最需要掌握和了解的相关消息。

(张　彤)

第二节　脊髓损伤的康复护理

一、概述

脊髓损伤是由各种致病因素引起脊髓结构和功能损害,造成损伤水平以下脊髓功能障碍,包括感觉和运动功能障碍,反射异常及大、小便失禁等相应的病理改变,也就是常见的四肢瘫(颈段脊髓损伤)、截瘫(胸、腰段脊髓损伤),是一种严重致残性损伤。脊髓损伤是一种引起患者生活方式变化的严重疾病,很多患者因此生活不能自理,需要有人照料,如果护理不当,还会发生压疮、泌尿系统感染、呼吸系统感染等严重并发症。现代医学在脊髓损伤的药物治疗、手术治疗、康复治疗方面有重大进展。在脊柱脊髓损伤患者的诊治过程中,脊髓损伤康复就显得尤为重要,脊髓损伤康复能够使患者在尽可能短的时间内,用较少的治疗费用,得到最大限度的功能恢复,提高患者的生活质量,减轻家庭、社会负担,为患者回归社会奠定基础。

(一)病因

脊髓损伤的原因依时代及地区、国情或文化习惯的不同而异,过去以战伤、煤矿事故为多,近年来交通事故、工农业劳动灾害事故急剧增加,而运动外伤与日常生活中的损伤亦引起了人们的注意。概括起来有:①外伤(交通事故、坠落、跌倒等),有时伴有脊柱骨折脱位,有时不伴有脊柱损伤而单纯脊髓损伤。②脊柱、脊髓发生的肿瘤及血管畸形。③分布到脊髓的血管阻塞。④脊髓的炎症。⑤脊髓被压迫:韧带骨化、椎间盘突出、变形性退行性脊柱疾病等。⑥其他疾病:先天或后天畸形、脱髓性变性疾病、代谢性疾病、脊柱结核等。

(二)构建新型康复服务模式

脊髓损伤者治疗困难,伤后障碍多,并发症多,是残疾人中最为困难的一个群体。目前,我国有脊髓损伤者 120 多万人,并以每年约 1 万人的速度递增。为了改善脊髓损伤者的生活质量,我国正在积极构建立足社区的新型康复服务模式——"中途之家"。

从 2009 年起,中国肢残人协会在上海、浙江、河南、广西等省区市的 12 个单位开展了脊髓损伤者"中途之家"试点工作。借鉴国外和我国台湾地区的康复模式,立足社区,利用现有社会政策和康复资源,实现了机构训练和社区训练相结合、专业指导与病友互助相结合、集中训练与自主训练相结合的新型康复模式。在上海召开的"中途之家"试点工作总结大会上,中国残疾人联合会主席张海迪表示,目前脊髓损伤在世界范围内都是一个医学难题,还没有最好的医疗方法。但试验和实践表明,正确的康复训练可以帮助患者重建功能,提高生活自理能力。"中途之家"成为脊髓损伤者从病床回归到社会途中的"家",许多脊髓损伤者通过积极的治疗和训练,重新回归社会,潜能得到了发挥,精神也获得了解放。

(三)分类

1.按损伤的部位分

(1)四肢瘫:指脊髓腔内脊髓神经组织的损伤造成颈段运动、感觉功能的损害和丧失。四肢瘫引起上肢、躯干、大腿及盆腔脏器的功能损害,不包括臂丛病变或椎管外周围神经的损伤。

(2)截瘫:指椎管内神经组织的损伤造成脊髓胸、腰或骶段的运动、感觉功能损害或丧失,其上肢功能完好,不包括腰骶丛病变或椎管外周围神经的损伤。

2.按损伤的程度分

(1)不完全损伤:如果发现神经损伤平面以下包括最低位骶段保留部分感觉或运动功能,这种损伤为不完全损伤。骶部感觉包括肛门黏膜皮肤连接处和深部肛门的感觉,运动功能检查是用手指肛检来确定肛门外括约肌的自主收缩。

(2)完全性损伤:是指骶段感觉、运动功能完全消失。

3.按脊髓功能损害分级

脊髓功能损害分级见表 15-2。

表 15-2　ASIA 脊髓功能损害分级

功能损害分级	临床表现(体征)
A.完全性损害	在骶段无任何运动或感觉功能保留
B.不完全性损害	损伤平面以下包括骶节段($S_1 \sim S_5$)还存在感觉功能,但无运动功能
C.不完全性损害	损伤平面以下存在运动功能,并且大部分关键肌的肌力<3 级
D.不完全性损害	损伤平面以下存在运动功能,并且大部分关键肌的肌力≥3 级
E.正常	运动和感觉功能正常

二、临床表现

(一)运动障碍表现

运动障碍表现为肌力、肌张力、反射的改变。

1.肌力改变

肌力改变主要表现为脊髓损伤平面以下肌力减退或消失,造成自主运动功能障碍。颈段脊髓中央管周围神经组织的损伤导致的运动、感觉功能损伤和丧失称四肢瘫,表现为上肢、躯干、大腿及盆腔脏器的功能障碍。椎管内神经组织的损伤造成脊髓胸、腰或骶段的运动、感觉功能损害

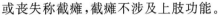

或丧失称截瘫,截瘫不涉及上肢功能。

2.肌张力改变

肌张力改变主要表现为脊髓损伤平面以下肌张力的增强或降低,影响运动功能。

3.反射功能的改变

反射功能的改变主要表现为脊髓损伤平面以下反射消失、减弱或亢进,出现病理反射。

(二)感觉障碍表现

感觉障碍主要表现为脊髓损伤平面以下感觉(痛觉、温度觉、触压觉及本体觉)的减退、消失或感觉异常。

1.不完全性损伤

感觉障碍呈不完全性丧失,病变范围和部位差异明显;损伤部位在前,表现为痛觉、温度觉障碍;损伤部位在后,表现为触觉及本体觉障碍;损伤部位在一侧,表现为对侧浅感觉障碍、同侧触觉及深部感觉障碍。

2.完全性损伤

损伤平面以上可有痛觉过敏,损伤平面以下感觉完全丧失,包括肛门周围的黏膜感觉丧失。

(三)括约肌功能障碍表现

其主要表现为膀胱括约肌和肛门括约肌功能障碍,如尿潴留、尿失禁和排便障碍。脊髓损伤早期膀胱无充盈感,呈无张力性神经源性膀胱,膀胱充盈过度时出现尿失禁。排便功能障碍是因结肠反射缺乏,肠蠕动减慢,导致排便困难,称神经源性大肠功能障碍。如果排便反射破坏,发生大便失禁,称弛缓性大肠。

(四)自主神经功能障碍表现

其表现为排汗功能和血管运动功能障碍,出现高热及 Guttmann 征,张口呼吸,鼻黏膜血管扩张、水肿而发生鼻塞,心动过缓,直立性低血压,皮肤脱屑及水肿,指甲松脆和角化过度等。

(五)临床综合征

1.中央综合征

病变几乎只发生于颈段,骶部感觉尚存,上肢肌力减弱重于下肢。

2.布朗-塞卡综合征

病变造成较为明显的同侧本体感觉和运动的丧失,对侧的痛觉、温度觉丧失。

3.前柱综合征

病变造成不同程度的运动和痛觉、温度觉丧失,而本体感觉存在。

4.圆锥综合征

脊髓骶段的圆锥损伤和锥管内的腰神经根损伤,常可引起膀胱、肠道和下肢反射消失。

5.马尾综合征

椎管内的腰骶神经根损伤引起膀胱、肠道及下肢反射消失。

(六)临床并发症表现

临床并发症表现为呼吸系统并发症、深静脉血栓形成、疼痛、异位骨化、压疮、关节挛缩等。

三、主要功能障碍

(一)运动障碍

其表现为肌力、肌张力、反射的改变。

(二)感觉障碍

其主要表现为脊髓损伤平面以下感觉(痛觉、温度觉、触压觉及本体觉)的减退、消失或感觉异常。

(三)括约肌功能障碍

其主要表现为膀胱括约肌和肛门括约肌功能障碍,如尿潴留、尿失禁和排便障碍。

(四)自主神经功能障碍

其表现为排汗功能和血管运动功能障碍。

(五)颈段脊髓损伤

其包括四肢瘫,胸、腰段脊髓损伤-截瘫。

(六)日常生活活动能力障碍

其严重影响生活质量。

四、康复评定

评定的内容:首先掌握患者的全身状态及心理状态,然后以各种方法判明患者的残疾程度(即残存的恢复能力),并判明妨碍恢复的因素,计算两者之差,即可正确判明其恢复潜力。把一个动作从各个角度分析,使脊髓损伤患者能够完成这些动作并进行训练。

(一)肌力测定

肌力测定通常使用以下级别:0级,不能动;1级,能动;2级,良;3级,优;4级,正常。5~6级分级采用徒手肌力检查法。

(二)关节活动度测定

不让关节活动,可使肌肉及肌腱短缩,关节周围软组织的柔软性减少或消失,导致关节挛缩,活动范围减少。关节活动范围受限将成为生活动作的极大障碍。使用关节活动度测定仪测定并记录。

(三)感觉测定

感觉测定用于确定感觉平面,大致分为浅部感觉测定、深部感觉测定和固有感觉测定等。使用器械或徒手检查并记录。

(四)呼吸测定

脊髓损伤患者(特别是颈髓损伤患者)中,由于储备肺活量低下而引起咳痰能力及耐久性低下,这对功能训练的内容或质量将产生较大的影响。应对呼吸型和咳嗽的力量进行评定,对最大呼气及吸气时胸廓扩张及肺活量进行测定。

(五)功能独立性测定

为了反映脊髓损伤对个体患者的影响,评估患者功能恢复的变化和通过治疗所取得的进步,必须有一个标准的日常生活能力的测定,即功能独立性测定(functional independence measure,FIM),包括评价入院时、住院中、出院时6个方面的内容、18个项目。每一项按完成情况评为7个等级,最高为7级,最低为1级,最后计算FIM总分。FIM基本反映了患者的生活能力及需要借助依赖的程度,体现出脊髓损伤后主要的功能障碍在患者生活能力方面的表现。

(六)平衡测定

脊髓损伤的完全麻痹区因感觉消失,不能辨认位置。平衡测定大致分为伸腿坐位评定和轮椅上评定。伸腿坐位的测定分为六个阶段来观察姿势保持能力,故主要评定保持时间的长短和

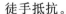

徒手抵抗。

(七)其他评定和测定

其他评定和测定包括反射的检查、痉挛的检查、制作支具及轮椅时的评定、住宅构造评定等。

(八)心理社会状况

脊髓损伤患者因有不同程度的功能障碍,会产生严重的心理负担及社会压力,对康复有直接影响。要评估患者及家属对疾病及康复的认知程度、其心理状态,评估患者家庭及社会的支持程度。

五、康复治疗

(一)脊髓损伤康复目标

每个患者的康复目标都有所不同。最有效的康复路线取决于损伤的类型(疾病或创伤-颈段、胸段或腰段)、患者的现有功能水平、患者的需求和个体化目标、患者的社会经济和环境状态。

(1)完全性脊髓损伤患者的康复目标为维持残存功能,并学会在以后的生活中防止并发症(即适应新的生活方式)。要给这类患者提供足够的心理支持,还要对其房屋进行适应性修改,并提供相应的支具或其他永久性辅助器具以助行走、吃饭、写字等。

(2)不完全性损伤患者康复目标的设定则需针对其想要重获的功能,因为对他们而言,部分功能的恢复是有可能的。

(3)应根据患者的现有情况每周制订 1 次短期目标。长期目标的制订则需参照评定结束后患者的主观愿望,每两周评价 1 次,如果没有达到目标,就要继续治疗或调整原定目标。

(4)如果能在正确评价的基础上进行有效的训练,就可以最大限度地发挥残存功能,使患者早日回归家庭并重返社会。完全性损伤及不完全性损伤的功能预后大不相同,在制订康复目标时要注意损伤水平(平面)以功能最大限度水平(平面)为准。

(二)脊髓损伤外科治疗

外科治疗的主要目标:①对骨折脱位进行复位,纠正畸形。②椎管减压,有利于脊髓功能的恢复。③内固定,重建脊柱稳定性。④有利于开展早期康复。对有颈脊髓完全性损伤的脊髓受压者减压可促进颈脊神经根性的恢复,从而改善上肢功能,为进一步提高患者的康复水平创造了条件。手术仅是脊柱脊髓损伤治疗的重要环节,而非全部,其主要目的是重建脊柱的稳定性、椎管减压以促进脊髓功能的恢复,为早期康复训练创造条件。在正确及时地急救处理、外科治疗和药物治疗的同时,开展早期康复可以最大限度地减少脊髓损伤并发症,并促进神经功能恢复。如果术后不及早开展康复治疗,外科治疗就失去了重要意义,这对完全性脊髓损伤患者尤其重要。

(三)脊髓损伤功能训练

1.训练计划

动作训练应尽早开始。患者伤后尚不能来训练室时,应在床边进行动作训练。在伤后与回归社会之前的动作训练要达到的目标有所不同。一般将伤后脊柱骨折脱位治疗的卧床期称为急性期,能自立时训练的时期为离床期,计划好出院后的生活而进行训练的时期为社会回归准备期。

2.关节活动范围(ROM)的训练

(1)急性期关节活动范围的训练:急性期以维持伤前正常的关节活动范围为目标,此时瘫痪为弛缓性,故暴力操作易引起软组织的损伤,有可能形成异位骨化。要缓慢活动关节。

（2）离床期关节活动范围的训练：离床期为经内固定及治疗脊柱骨折部位已经稳定，允许坐起的时期。急性期活动由治疗者被动进行，而离床期则由患者自己做动作以扩大关节的活动范围。关节活动范围训练的目的在于动作训练能够顺利地进行，若有关节挛缩阻碍动作训练，则应由康复治疗师积极采取对策。

（3）回归社会准备期关节活动范围的训练：此期的患者即将出院，出院后的健康管理则由患者自己去完成，与排泄及皮肤管理的方法相同，有必要指导患者自己去进行关节活动范围的训练。

3.肌力增强训练

肌力增强训练与关节活动范围训练相同，按照各个时期进行。

（1）急性期肌力增强训练：此时的训练在于预防卧床期间产生的肌力下降。训练时以不引起疼痛为准，行等长运动及左右对称性运动。

（2）离床期肌力增强训练：离床期要积极进行肌力强化训练，目的是有助于做出各种动作，尤其是脊髓损伤者，要想达到用上肢支撑体重，需要有足够的肌力来达到肩及肘关节的稳定。方法：胸腰髓损伤者用铁哑铃等行逐渐增强训练，颈髓损伤者用重锤、滑轮、橡皮带，或用康复治疗师的徒手阻力法，进行坐位训练及做支撑动作，或驾驶增加负荷的轮椅，反复地进行动作训练，以使肌力增强。

（3）回归社会准备期的肌力增强训练：此期患者已能自理，乘坐轮椅的时间已增长，故与入院初期相比大不相同。训练内容有一对一动作训练及通过各种运动提高肌力及耐力，应积极参与集体训练并与其他患者进行竞争。

4.翻身、支撑、起坐、坐位移动训练

（1）翻身动作训练。为易于完成翻身动作，许多患者利用上肢的反作用来加大上半身的旋转运动量，抓住床栏和床单而使上半身强力旋转。

翻身的训练：不抓物品的翻身方法为交叉两下肢，施行肘伸展，双上肢向翻身相反方向水平旋转，肘伸展，双下肢努力向翻身方向摆动，旋转，随上身转动而旋转骨盆，完成翻身。变俯卧位时，先旋转上身，用双肘撑住，然后旋转骨盆及下肢，完成到腹卧位的翻身动作。

（2）支撑动作训练。支撑动作的必要条件：上肢要有充分的肌力，尤其肩胛带周围的肌力是必需的。四肢瘫者中，斜方肌在使躯干上提时起重要作用，支撑使躯干前倾，三角肌等肩关节屈肌群起重要作用。四肢瘫臀部不能向后上方抬起。腘绳肌的紧张对增加坐位姿势的稳定性是必要的，支撑动作是预防压疮和自己变换姿势和位置的基本动作。

截瘫者支撑动作训练：手撑在大粗隆的侧方，肘伸展，肩胛带下牵，抬起臀部。开始训练时用支撑台，由此使上肢长度加长，易于完成上提动作。然而在抬起状态下，臀部向左、右、前、后活动，在抬臀训练动作练习中，在足跟与垫子之间铺上易滑动板而减轻摩擦，由康复治疗师帮助完成。臀部能高抬后练习向高处转移，此时为保护臀部皮肤，要把垫子铺在台上。取膝手位（即匍匐爬位）进行骨盆控制的练习，有助于上肢肌力及平衡能力的改善。

四肢瘫者的训练：对四肢瘫者来说，使姿势复原的能力很重要。为此，运动开始时仅能做些残存能力小的动作，为提高姿势复原的能力，在垫上、轮椅上向前、后、左、右破坏平衡，然后做恢复姿势的训练。四肢瘫者不能充分抬起臀部时，可在屈膝状态下练习抬起动作。

（3）起坐动作训练。截瘫患者为完成起坐动作，需要力量将接近水平的躯干训练到接近坐位，起坐后再训练返回水平位的姿势，逐渐减少倾斜的角度。用肘的起坐方法：①仰卧位将头抬起。②头颈部屈曲的同时肩部伸展与内收，使肘呈支撑位。③用单侧肘移动身体并伸展对侧肘。

④手撑在后方承重,另一侧肘亦伸展,用两手支撑。

截瘫患者翻身起坐的方法:①利用反作用做动作,准备向翻身相反方向摆动上肢。②上肢用大力气向翻身侧摆动并翻身。③用翻身侧的肘支撑体重,然后在躯体转动时以对侧的手支撑。

四肢瘫痪者的坐位训练:颈髓损伤者坐位训练的早期多出现直立性低血压症状,此时用站立斜台慢慢增加直立性低血压的耐受。从将头抬起 30°开始,如果有不适,就立即回到仰卧位。轮椅坐位训练为得到稳定性,应对直立性低血压,多使用高靠背轮椅。坐位稳定、低血压症状减少后再由高靠背轮椅换至普通型轮椅。

四肢瘫者起坐训练:四肢瘫者起坐训练的方法有数种,根据瘫痪水平和残存肌力、关节活动范围等来选择合适的方法。为了在任何情况下都能坐起,要学会多种方法。①抓住几根绳的起坐方法:利用右前臂将绳子卷起,拉起躯干的同时,左肘靠近躯干并拉起身体,手移向躯干近处,上半身拉成直角;放下绳子,手撑于床面上,双手支撑躯干。②抓住床栏的起坐方法:翻向右侧的前臂事先拉住床栏,翻身到半侧卧位,左手背屈,钩住床栏,用双上肢用力拉起上身,屈伸头颈部,利用反作用将右肘的位置慢慢地移向下肢侧。

(4)移动与转移动作训练。截瘫者的训练:坐位移动(支撑动作中的移动),在支撑状态下上抬臀部,向前、后、左、右移动,亦可用此方法上、下阶梯。

轮椅与床间的转移:①斜对着放轮椅与床,不使用扶手,向轮椅垫的前方移动,在轮椅座位上横向移动。②臀部旋转向床上移动,康复治疗师站在患者的前方辅助及指导。

完成轮椅与垫子及地面间的转移。①从轮椅转移到地面:轮椅与垫子成直角,尽可能接近,转移动作中,重量加于前方而后轮浮起,双手放在扶手上,或单手及肘放在垫上,向前方移动下降,足板为帆布时,用它来下降,完成从轮椅转移到地面。②从垫子上到轮椅的方法:利用上肢及背肌肌力,使臀部向后上方抬起。尽可能把扶手压在垫子下,使臀部上抬并转移。

四肢瘫者的训练:肱三头肌残存者臀部上提的动作不充分时,如同截瘫者将轮椅斜向接近,可指导在下肢屈曲位完成转移动作。

(5)坐位平衡训练:截瘫者在无靠背的情况下能保持轮椅的坐位,用背阔肌及残存的骶棘肌的作用,躯干从前倾位回到站立位,则动作易于完成,故有效使用上肢肌力,可大幅度旋转扶手轮(扶轮)。四肢瘫者,躯干的动态平衡难以维持,因而对四肢瘫者要调整轮椅坐垫及靠背的角度与高度,以得到稳定姿势的坐位。对轮椅的改善而在某种程度上弥补了四肢瘫者平衡能力的不足。

5.步行训练

步行训练、站立:站立对于心理、生理、职业、休闲等均有益。站立可使心脏得到强化,改善周身循环,改善呼吸及消化功能,有利于尿从膀胱排出,有利于尿路感染的预防。站立使下肢及背部肌肉伸展而减少坐位时承重部位的压力。站立训练从斜台站立开始,逐渐达到站立位,这样可避免直立性低血压引起的眩晕或晕厥。利用站立轮椅可与其他人在同一高度接触。站立可增加社交、休闲和劳动的机会,回到原工作岗位,并提高在家庭环境内的活动性。

(四)辅助器具康复训练

1.颈髓损伤

根据患者功能情况选配高靠背轮椅或普通轮椅,上颈髓损伤可选配电动轮椅。早期活动时可佩戴颈托,对需要的患者可配制手功能位矫形器、踝足矫形器(AFO)等。多数患者需要进食、穿衣、打电话、书写等自助具,可根据情况选用坐便器、洗澡椅。

2.胸1～4脊髓节段损伤

常规配制普通轮椅、坐便器、洗澡椅、拾物器。符合条件者可配备截瘫步行矫形器(RGO)或髋膝踝足矫形器(HKAFO),配合助行架、拐杖等进行治疗性站立和步行。多数患者夜间需要踝足矫形器(AFO)维持足部功能位。

3.胸5～腰2脊髓节段损伤

大部分患者可通过截瘫步行矫形器(RGO)或膝踝足矫形器(KAFO),配合步行架、拐杖、腰围等进行功能性步行,夜间使用踝足矫形器(AFO)维持足部功能位。常规配制普通轮椅、坐便器、洗澡椅。

4.腰3及以下脊髓损伤

多数应用踝足矫形器(AFO)、四脚拐或手杖等独立步行,但部分患者仍需要轮椅、坐便器、洗澡椅。

六、康复护理

(一)急性期康复护理

此期第一目标是使受伤部位固定,同时还要防止压疮、尿路感染、呼吸系统疾病及关节挛缩等并发症;在此基础上在床边进行过渡到下一步离床期的功能训练。

1.抗痉挛体位的摆放

各种原因所致的肢体瘫痪性疾病的急性期,因生命体征不平稳、瘫痪肢体不能活动或肢体制动等,患者被迫卧床。此时,为了防止压疮,预防肢体挛缩,维持良好的血液循环,应注意正确的肢体摆放位置,每隔1～2 h翻身1次。

四肢瘫患者的肩关节应处于外展位,肘关节伸直,前臂外旋,腕背伸,拇指外展、背伸,手指微屈。如果病情允许应定期用俯卧位,伸展髋关节。踝关节保持垂直。

2.关节被动活动

每天应进行1～2次的瘫痪肢体关节的被动运动,每次每个关节应至少活动20次,防止关节挛缩、畸形。

3.体位变换

脊髓损伤患者应根据病情变换体位,一般每2 h变换1次,变换前向患者或家属说明目的和要求,取得患者的理解和配合。体位变换时,仔细检查全身皮肤状态:有无局部压红、破溃,皮温情况,肢体血液循环情况,按摩受压部位。对颈髓损伤患者应注意轴向翻身以维持脊柱的稳定性。

4.呼吸及排痰

应协助并指导颈脊髓损伤波及呼吸肌的患者做腹式呼吸运动及训练咳嗽、咳痰能力,预防肺感染,促进呼吸功能。

5.大、小便的处理

脊髓损伤后1～2周多采用留置导尿管的方法,指导并教会定期开放导尿管,一般每3～4 h开放1次,嘱患者做排尿动作,主动增加腹压或用手按压下腹部使尿液排出。应保证每天水摄入量在2 500～3 000 mL,预防泌尿系统感染,以后可根据病情采用间歇导尿法。便秘可用润滑剂、缓泻剂、灌肠等方法。

（二）恢复期康复护理

在恢复期康复护士应配合物理治疗师、职业治疗师监督、保护、辅导患者去练习已学习到的日常生活动作，不脱离整体训练计划，指导患者独立完成功能训练。

1.增强肌力，促进运动功能恢复指导

脊髓损伤患者要应用轮椅、拐杖或自助器。在卧床或坐位时均要重视并协助患者进行肩带肌的训练、上肢支撑力训练及握力训练。肌力Ⅰ级时，给予辅助运动；肌力Ⅱ～Ⅲ级时，可进行较大范围的辅助运动、主动运动及器械性运动，肌力逐渐恢复，可逐步减小辅助力量；肌力达Ⅲ～Ⅳ级时，可进行抗阻力运动。

2.坐位训练的康复护理

病情重的患者的坐位训练可分为长坐位和端坐位训练，可在床上进行。应在康复治疗师的指导下协助患者完成坐位训练，包括坐位静态平衡训练，躯干向前、后、左、右及旋转活动时的动态平衡训练。在坐位平衡训练中，应逐步从睁眼状态过渡到闭眼状态下的平衡训练。

3.转移训练的康复护理

转移训练是日常生活及康复锻炼过程中有目标、有质量、有意义的体位转换及身体移动，包括帮助转移和独立转移训练，是脊髓损伤患者必须的训练。转移训练可增强患者回归社会的信心。主动转移可以提高独立生活的能力，减少患者对他人的依赖，但前提是要有足够的上肢肌力。脊髓损伤患者（尤以 T_{12}～L_1 节段水平损伤的患者）需强化训练，争取达到非常熟练的程度，获得完全独立转移的能力。在协助患者进行转移训练前，康复护士应先演示、讲解，再协助患者完成训练。

（1）床-轮椅转移：由床上移动到轮椅或由轮椅移动到床。

（2）坐-站转移：从坐位转移到站立位。患者应该首先具备 1 或 2 级站立平衡能力才可以进行坐-站转移训练。要训练使用矫形器，先用双手支撑椅子站起，膝关节向后伸，锁定膝关节，保持站立稳定。用膝踝足支具者，锁定膝关节后，可以开始步行。

（3）辅助转移：需要器械帮助，部分或全部需要他人帮助，才能够完成转移动作。

滑板：四肢瘫患者在上肢肌力不足以支撑躯体并挪动转移时，可以将滑板（牢固的塑料板或木板）垫在臀下，从滑板上将躯体滑动到轮椅上，或滑动到床上。

助力：如果患者上肢肘关节屈肌力为 3 或 4 级，但手腕无力，不能通过滑板完成转移，则可以搂住辅助者的头颈或背部，身体前倾；辅助者将头置于患者一侧腋下，两手托患者臀部，同时用双膝关节固定患者的双膝，使用腰部后倾的力量将患者臀部拉向自己的躯干，使患者的膝关节伸直并稳定，然后侧身将患者转移到床上或从床转移到轮椅上。

转移训练的康复护理要点：①做好解释工作，取得配合。②训练时仅给予最小的辅助，并依次减少辅助量，最终使患者独立翻身。③根据患者的实际肌力和关节控制能力，选择适宜的转移方式。④有脊柱内固定或骨折愈合不充分时，注意不要产生显著的脊柱扭转剪力。⑤转移动作后注意身体下面的床垫和裤子等必须平整，避免局部压力过大而导致压疮。⑥辅助转移操作者尽量采用缩短运动阻力臂、分解动作、鼓励患者参与等方式，减少对自己腰部的应力，减少发生肌肉、韧带和关节损伤。

4.站立训练的康复护理

病情较轻的患者经过早期坐位训练后，无直立性低血压等不良反应，即可在康复治疗师指导下进行站立训练。训练时应注意协助患者保持脊柱的稳定性，协助佩戴腰围训练站立活动。患者站于起立床上,从倾斜 20°开始,逐渐增加角度,约 8 周达 90°。

5.步行训练的康复护理

伤后 3~5 个月,已完成上述训练,或佩戴矫形器后进行步行训练。先在平行杠内站立,要协助患者,并注意保护患者安全;后在平行杠内进行步行训练。可采用迈至步、迈越步、四点步、二点步方法训练,平稳后移至杠外训练,用双拐来代替平行杠,方法相同,训练结束,可获得独立的站立和行走功能。

6.日常生活活动(ADL)能力训练的康复护理

指导和协助患者床上活动、就餐、洗漱、更衣、排泄、移动、使用家庭用具等,训练前应协助患者排空大小便,如果患者携带导尿管、便器等,应在训练前协助患者妥善固定。训练后,对患者整体情况进行观察,如果有不适感及时与康复医师联系,调整训练内容。

(1)对于不能抓握的患者,需要配合必要的助具,或进行食具改良来协助进食,例如,在餐具、饮具下面安装吸盘,以防止滑动,佩戴橡皮食具持物器。

(2)手功能受限的患者在刷牙、梳头时可将环套套在手上,将牙刷或梳子套在套内使用。

(3)拧毛巾时,可指导患者将毛巾中部套在水龙头上,然后将毛巾两端合拢,再将毛巾向一个方向转动,将水挤出。

(4)沐浴时应辅助患者借助长柄的海绵刷擦洗背部和远端肢体。

7.假肢、矫形器、辅助器具使用的康复护理

康复护士在物理治疗师、职业治疗师指导下,熟悉并掌握这些器具的性能、使用方法和注意事项,监督、保护患者完成特定动作,发现问题及时纠正。

8.离床期康复护理训练

瘫痪者日常动作的基础是坐位,白天的所有活动都以这种姿势进行。轮椅是其新的腿和脚,同时也是保持这种坐位姿势的装置。已渡过急性期的患者应尽早重新获得坐位功能,并做好下一步回归社会的准备。

功能训练的要点:为了达到上述目标,在训练室进行集中训练,回病房要进一步训练、练习。训练的主要目的是通过残存肌肉的增强和关节活动范围的训练,促进残存部位的活动。同时,使瘫痪部位的躯干和下肢获得适当的柔软性。在基本条件齐备之后,即可在轮椅或垫上开始各种动作的训练。

开始指导动作时,康复护士不应离开患者。

(1)起身动作训练:健康人能用腹肌和髋关节屈肌的力量立起上身。这些肌肉瘫痪的脊髓损伤者则利用上肢剩余肌肉的作用做动作。最重要的肌肉是肩关节伸展、内旋及肘关节伸展与颈部屈曲的肌肉。躯干柔软性受损害时,此动作困难。

(2)坐位平衡训练:若上身的重心离开髋关节轴,则向前、后方向倒下,故上肢的支持很必要。因此,坐位时为使上肢自由,必须练好将重心的位置正好保持在支持面上。

(3)用支撑动作移动身体训练:在保持坐位成功之后,下一个目标是移动身体。胸腰椎损伤者移动动作的基本点是两手按在床上而抬起臀部的支撑动作。为了充分地做此动作,需加强肩胛骨下牵肌及肩关节屈曲肌等的力量。

9.回归社区家庭准备期康复指导

此时期能从床上自由地移坐到轮椅上,患者在医院内的动作随之增多。从此时期开始应积极地鼓励患者外出和外宿。由于接触了社会环境,患者真正地感觉到今后需要做什么。在这个

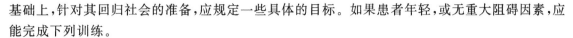

基础上,针对其回归社会的准备,应规定一些具体的目标。如果患者年轻,或无重大阻碍因素,应能完成下列训练。

(1)应用性的轮椅操作训练:①每段 10～15 cm 的升降。②8～10 m 的登坡能力。③抬高前轮达到平衡。

(2)应用性的转移动作训练:①轮椅与平常坐位处之间转移。②轮椅与汽车之间转移。③轮椅与床之间转移。④轮椅与轮椅之间转移。

(3)在轮椅上能持续做各种活动的耐久性训练:应用性的转移动作及轮椅操作训练须在离床期后紧接着做面对面的指导。除此以外,在此时期以集体形式做活动性高的运动训练及室外步行训练。多种运动能使平衡能力和轮椅操作能力得到增强。此外,通过以回归社会为目标的室外步行训练,取得上肢肌力及持久力的提高。

(4)步行能力训练:颈髓损伤上肢残留部分功能者,只要无并发症,日常生活是能自理的。经常使用轮椅者易出现下肢挛缩、骨质疏松、下肢血液循环低下、挛缩致痉挛加重等,如果能站立、步行、上下阶梯等,则其受益甚大,能稳定地站立,在社交场面上,对树立自己的形象很有作用,其精神效果将是巨大的。对此应加强站立及步行的康复训练。

从过去的被动训练转变为患者积极参加的训练。产生这种积极性是回归社会的第一步。可以认为患者心理上的巨大效果能超过训练效果。此外,在出院后继续进行运动训练的患者很多。继续进行运动训练不但在保持体力上,而且在脊髓损伤者的生存质量(QOL)方面的意义是很大的。

10.患者及其家属的康复健康教育

教育患者及其家属并取得他们的合作应作为一套完整的康复计划的一部分。康复过程的每一步都应同他们进行讨论并对每一项选择的原因做出解释,这能够让患者更深刻地理解损伤及其结局,从而在康复治疗中更好地配合,还有助于他们以积极的态度解决伤后必须面对的一系列问题。

(1)对家属的康复教育:家属是患者的陪护者、监护者和重返社会的支持者,在患者的康复过程中起重要作用。对家属进行康复健康教育,主要包括疾病的相关知识、康复训练项目、心理护理、日常活动的护理技巧等内容。

康复护理人员应该教会家属下列内容:①如何进行关节活动度练习。②如何进行安全转移或辅助转移。③如何预防压疮及肺部疾病。④如何维护膀胱功能及预防尿路感染。⑤如何在日常生活动作训练中寻求辅助患者及训练患者之间的平衡。

家属最初对患者的过度护理及保护是可以理解的。应该让家属知道患者现有的和能够重获的功能,应该让他们认识到:患者自己做的及尝试的动作越多,他的独立性就越强。积极的、现实的功能预测对患者日后的生活很重要。

(2)自我观察的教育:患者截瘫部位感觉障碍,出现问题不易发现,因此,应教会患者自我观察,以便及早发现,例如,压迫部位皮肤的颜色如何,尿道口是否清洁、干燥,大小便外观是否正常,肌肉挛缩的程度是否加重。

(3)皮肤护理教育:脊髓损伤患者卧床时间长,皮肤抵抗力有所减退,要教育患者定时翻身,更换体位,按摩骨突处,保持床单清洁、平整,预防压疮形成。做到勤翻身、勤观察、勤按摩、勤换洗。

(4)预防肺部并发症的教育:为防止呼吸道分泌物淤积,引发肺部感染,教育患者要经常变换体位、翻身,指导患者正确胸腹式呼吸、有效咳嗽排痰,排出痰液困难时,采用体位排痰法或进行雾化吸入。

(5)预防泌尿系统感染的教育:留置导尿管期间,指导家属每天为患者清洗尿道口2次,每周换尿袋2次,定时开放导尿管。拔除导尿管后,训练排尿功能,教会患者自己做膀胱按摩,轻轻按压下腹部,协助排尿,同时鼓励患者多饮水,每天2 000～2 500 mL。为提高患者的自我管理能力,减少尿路感染,提高患者的生活质量,对神经源性膀胱患者进行系统健康教育,教会间隙导尿方法。

(6)肠道护理的教育:指导家属给患者以高纤维素饮食。患者多食蔬菜、水果,在床上适当增加活动量,促进肠蠕动。指导患者进行顺结肠方向的腹部按摩,定时排便,必要时使用缓泻剂,以防便秘,或灌肠来确保肠道畅通。

(7)预防失用综合征的教育:指导患者保持良好的体位,保持关节的功能位置,预防足下垂,教会患者及其家属经常对肢体进行主动和被动活动,以保持关节活动度,防止关节变形、强直、肌肉萎缩;对没有瘫痪的上肢,可利用举哑铃、拉弹簧等方法,做增强肌力训练。

(8)功能重建的教育:主要围绕功能锻炼和恢复自理能力两方面,指导下肢截瘫的患者在床上练习自己搬动下肢翻身,练习起坐及坐稳,坐位练习穿脱衣服、鞋子,双上肢撑起躯干;练习扶床站立,带支具站立、站稳、行走,不带支具站立、站稳,在轮椅上完成生活需要的动作,如洗漱、进食;截瘫者的练习主要是锻炼捏与握的功能,练习捏住汤匙进食,增加力量,握住更重的物品。

通过康复健康教育,教患者一些生存、生活技能,尽量使其达到最大限度的自理,恢复患者的自尊、自信、自我价值感,为其以后的生存、生活奠定基础,使其尽快回归家庭、社会。

11.脊髓损伤患者心理康复护理

几乎所有的脊髓损伤患者因伤残所造成的生活、工作和活动能力的障碍和丧失,产生悲观、焦虑、急躁或绝望情绪,康复受到严重影响。通常运用心理学方法帮助脊髓损伤患者尽早渡过心理的危险期,树立康复的信心,使他们顺利回归家庭和社会。同时,在心理康复护理和治疗过程中,还要针对脊髓损伤者的病情和心理特点,采用心理康复策略。

(1)明确康复训练的价值和意义:帮助脊髓损伤患者正确认识康复训练的重要性,引导他们将注意力集中于康复训练,这是患者康复的关键,也有利于患者缓解心理压力。一般情况下,对康复训练意义的评价要切合实际,既不能夸大康复训练的功效,让患者认为只要积极训练就可以完全康复;也不能贬低康复训练的作用,使患者认为康复训练无足轻重,有则练之,无则不练,这样会影响患者的康复进程和康复效果。

(2)重建患者的价值取向:残疾并不等于失去一切,也不等于没有作为和价值。患者由于受不合理认知观念的困扰,认为残疾等于失去了一切,无法享受生活,不能参加工作,不能进行社会交往,家人、社会和朋友不会再接纳自己等。产生这些想法的原因是这部分患者的价值观存在偏差,对残疾带有偏见。所以,对这部分患者进行心理康复护理的一个主要任务就是重新建立患者的价值取向,使其正确认识残疾和残疾后的人生价值,树立正确的价值观,重新找回人生的幸福感,坦然面对残疾和未来。

(3)心理康复护理。

震惊阶段的心理康复护理:患者情感麻木,思维反应迟钝,周围人的关心和安慰可以给患者积极的支持。合理运用心理防御机制,运用体贴的语言,向患者正面讲述脊髓损伤的知识。收集对患者恢复有利的信息,让他们相信脊髓损伤的恢复仍有希望,缓解患者对残疾的恐惧感,减轻其心理压力。指导家属或朋友给患者更多的关心和照顾。

否认阶段的心理康复护理:对处于否认期的患者,一切要顺其自然,不要操之过急,允许患者有一个适应、领悟的过程,逐渐接受残疾的现实。要认真倾听他们的想法,注意建立良好的医患关系。对有较强自制力又愿意接受帮助的患者,可在患者的情绪较平静后,有计划、有策略地逐步向患者透露病情,使其在不知不觉中逐步接受自己的病情。对一些不太愿意接受帮助的患者,则鼓励他们多接触病友,逐渐从周围病友、医护人员处了解病情。对于只相信药物治疗、手术治疗甚至偏方、秘方,对康复治疗不了解、不接受的患者,可举一些错失康复治疗时机的典型病例,实事求是地宣传脊髓损伤的康复知识,使他们明白康复治疗的重要性,早日接受康复治疗。

抑郁或焦虑反应阶段的心理康复护理:有研究认为截瘫患者有自杀意念。由于截瘫患者的自杀意念大多出现在抑郁期,所以预防自杀是抑郁期健康教育的重点。一些患者表面装得若无其事,其实可能对自杀已有准备,所以要求医护人员、家属、陪护者密切注意患者的情绪变化,防止意外事件的发生。抑郁期患者一般有自卑心理,无法正确评价自己的价值,对残疾生活过分悲观,所以要引导患者积极面对残疾的现实,让患者逐步明白,残疾并不等于残废,脊髓损伤者只要坚持康复,可以重新回归家庭和社会。还可以用角色转换的方式,让患者自己思考,让其放弃轻生的念头。

对抗独立阶段心理康复护理:该期患者的情况比较复杂,心理障碍的关键是与所处社会环境之间协调不当,在行为上表现为不适应,对治疗易产生抵触情绪。要对患者的行为表示同情和理解,不要一味指责。可以和患者将心比心,进行交谈,劝患者认真思考一下,假如为了有依靠,自己什么也不动,也不参加康复训练,吃亏的最终是自己。利用社会支持系统做好心理康复。

适应阶段心理康复护理:适应期最突出的心理障碍是患者面对新生活感到选择职业困难。多数患者已无法从事原来的工作,需要重新选择。因此求职咨询和职前培训已成为主要问题,治疗者应在这方面给患者提供信息,同时帮助患者看到自己的潜能,扬长避短,努力适应环境。患者残疾后多数在医院或家中长期治疗休息,很少接触社会,对重返社会心理压力较大,害怕旁人讽刺和嘲笑,所以在出院之前要帮助他们学习一些人际交往技巧,学会处理残疾生活可能遇到的一些特殊情况,指导他们处理好和家人的关系。

在实际康复过程中以上5个阶段的划分也不是绝对的,不是所有的患者都经过全部5个阶段,有的患者跨过某一个阶段,直接进入另一个阶段,有的患者具有相连两个阶段的心理行为特点。进行心理康复护理,一定要注意辨别患者的情绪变化,准确判断他们的心理特点,有的放矢,灵活掌握心理康复护理策略,只有这样才能给患者行之有效的帮助。

(张 彤)

第三节 痉挛的康复护理

一、概述

痉挛是中枢神经系统损害后出现的肌肉张力异常增大的综合征,是牵张反射亢进的一种临床表现,是一种以速度依赖的紧张性牵张反射亢进为特征的运动功能障碍。痉挛的速度依赖是指伴随肌肉牵伸速度的增加,肌肉痉挛的程度也增大。痉挛可以影响患者的日常生活活动和康复训练,严重痉挛是患者功能恢复的主要障碍,给患者的身心带来很大的痛苦,不利于其身心健康的恢复。

痉挛是一种病理生理状态,由于肌肉的张力增大,随意运动失去了良好的活动背景,运动变得笨拙、吃力,肌肉容易疲劳。由于痉挛使肢体长期处于某种体位而导致软组织挛缩,形成畸形。对患者的影响:①增加运动的阻力,使随意运动难以完成;②由于阻力增加,运动迟缓,难以控制,难以完成精巧的动作;③由于反应迟钝,动作协调困难,容易摔倒;④强直痉挛,不便护理,容易发生压疮等并发症;⑤影响步态和日常生活活动。

二、分类

痉挛的发生为脑损伤后上运动神经控制系统对下位神经元的抑制作用下降或中断,使得周围的 β、γ 神经元兴奋性升高,从而增加了肌梭对刺激的敏感性,降低反射的阈值,从而出现牵张反射亢进,肌肉痉挛。

(一)脑源性痉挛

一般在发病后 3~4 周出现。脑干、基底节、皮质及其下行运动径路受损,皆可表现出瘫痪肢体的肌张力持续性增大、痉挛,肢体的协调性下降,精细活动困难,呈现典型的"画圈"行走步态。脑瘫儿双下肢痉挛,呈现剪刀步态。

(二)脊髓源性痉挛

一般在发病后 4~6 个月出现,晚于脑源性痉挛出现的时间。颈、胸、腰段的高位脊髓完全损伤临床表现为痉挛,骶段的脊髓完全性损伤临床表现为迟缓性瘫痪。

(三)混合性痉挛

多发性硬化损伤脑白质和脊髓的轴突而出现痉挛。

三、康复护理评定

(一)病因评估

确定是脑源性痉挛、脊髓性痉挛还是混合性痉挛。评估内容包括体检、痉挛的质和量评价、痉挛的功能评价等。

(二)痉挛程度评定

改良 Ashworth 分级法是临床上评定痉挛的主要方法。手法检查是检查者根据受试者关节被动运动时所感受的阻力来进行分级评定。生物力学评定方法包括钟摆试验和等速装置评定方法。

(三)对痉挛产生的影响进行评估

(1)有无肌肉的挛缩、异常的姿势及关节畸形。
(2)有无功能的下降和活动困难。
(3)有无运动速度下降、协调性运动困难和活动容易疲劳。
(4)有无日常生活活动能力和社会功能下降。

四、康复治疗

痉挛的表现个体差异较大,制订治疗方案时应因人而异,首先针对每个患者分析其特殊问题。单以痉挛不能决定是否治疗,治疗痉挛与否及如何积极实施应以患者的功能状态为指导,加

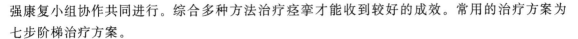

强康复小组协作共同进行。综合多种方法治疗痉挛才能收到较好的成效。常用的治疗方案为七步阶梯治疗方案。

(一)解除诱因

痉挛与各种外界刺激有关,因此在治疗前应积极预防诱发肌痉挛的因素,如发热、结石、尿路感染、压疮、疼痛、便秘和加重肌痉挛的药物。通常解除诱因后,肌痉挛会明显减轻。

(二)姿势和体位

某些姿势和体位可以减轻肌痉挛。患者应该从急性期开始采取抗痉挛的良好体位,可使异常增大的肌张力得到抑制,例如,脑血管意外、颅脑外伤的急性期采取卧位抗痉挛模式体位,可减轻肌痉挛;脊髓损伤患者利用斜板床站立,也可减轻下肢肌痉挛。

(三)物理治疗

1.电疗

用波宽和频率相同,但出现的时间有先有后的两组方波,分别刺激痉挛肌及其拮抗肌,使两者交替收缩,利用交互抑制和高尔基腱器兴奋引起的抑制对抗痉挛。经皮神经电刺激疗法是一种使用广泛的低频电疗方法。在痉挛患者的治疗中,主要是通过刺激痉挛肌的拮抗肌收缩,通过交互抑制的原理,降低痉挛肌的张力。

2.冷疗

用冰敷或冰水浸泡痉挛肢体 5～10 s,可使肌痉挛产生一过性放松。因为突然的冷刺激常常引起肌肉的紧张和张力的升高,但是持续的冷疗则可以降低神经肌肉的兴奋性,从而降低肌肉张力。

3.水疗

水压对肌肉持久的压迫与按摩有利于肌痉挛的缓解。室温保持在 25 ℃,水温宜在 30 ℃左右。

4.热疗

温热疗法可以降低神经张力,降低肌肉的张力。所用的热如各种传导热(如蜡、砂、泥传导的热)、辐射热(红外线辐射产生的热)及内生热(超短波产生的热)。

5.肌电生物反馈

可减少静止时肌痉挛及其相关反应,也可抑制被动牵伸时痉挛肌的不自主活动。利用肌电生物反馈再训练痉挛肌的拮抗肌,也能起到交替抑制的作用。

(四)运动疗法

运动疗法包括主动运动、被动运动和按摩等治疗手法。例如,肱二头肌痉挛,可练习肱三头肌的主动和抗阻收缩;被动屈曲足趾可降低肌张力;深而持久的肌肉按摩或温和地被动牵张痉挛肌可降低肌张力。

(五)康复工程技术

主要是运用矫形器材预防和治疗痉挛带来的肌肉和关节的挛缩、关节活动度下降,被动牵拉痉挛肌肉以降低张力。矫形器材有用于内收肌痉挛的外展矫形器、用于屈肘肌痉挛的充气压力矫形器、用于足下垂内外翻的踝足矫形器等。

(六)药物治疗

所用药物有单曲林、巴氯芬、A 型肉毒素等。

（七）手术治疗

手术治疗痉挛，不仅可通过对神经进行手术（如脊神经后根切断术），切断某些神经通路而降低神经的兴奋性，还可通过手术矫正痉挛导致的肢体畸形，从而提高患者的功能和生活质量。

五、护理

（1）积极进行康复教育，预防伤害性刺激，减轻或消除加重痉挛的因素，如压疮、骨折、感染、焦虑或精神过度紧张、不良体位、便秘。

（2）告知患者控制痉挛有利于预防畸形及挛缩，便于护理，增加耐受力和肢体运动能力。鼓励患者进行静止站立、踏车、散步等活动，以助于减轻肌肉强直。

（3）由于运动阻力增加，患者运动迟缓，难以控制，难以完成精巧的动作，护士应注意协助患者完成；由于躯干的伸肌群收缩会破坏坐位和站立平衡，要防止患者突然摔倒。

（4）不是所有的痉挛都需要治疗。部分患者的轻度痉挛对其功能使用有重要帮助，例如，下肢的伸肌一定程度的痉挛对下肢伸展的关节的扣锁有一定的辅助作用，但严重痉挛则影响患者活动，应考虑治疗。需向患者解释清楚。

（5）被动运动及按摩时，嘱患者做痉挛肌等长收缩，然后主动放松，再做被动牵张时，能显著减少牵张阻力。视患者情况可一日多次进行被动运动及按摩。

（6）严密观察药物的疗效及不良反应。例如，单曲林的不良反应有无力、头晕、胃肠道反应、肝脏损害，巴氯芬的不良反应有头昏、乏力、恶心和感觉异常。告知患者留陪护，防跌倒。

（张　彤）

第十六章 中医科护理

第一节 头 痛

一、概述

头痛由风寒温热等外邪侵袭或风火虚阳上扰、痰浊瘀血阻滞,致经气不利、气血逆乱、清阳不升、脑神失养等所致。以患者自觉头部疼痛为主要临床表现。病位在经络、气血及脑髓。对脑血管意外、颅内占位性病变、血管神经性头痛、三叉神经痛等可参照该病护理。

二、辨证分型

(一)风寒头痛

头掣痛牵连项,遇风受寒头痛加重,恶风寒,喜以布裹头。舌苔薄白,脉浮紧。

(二)风热头痛

头胀痛如裂,微恶风,面红,目赤,口渴喜饮,排便不畅或便秘,尿赤。舌质红、苔黄,脉浮滑而数。

(三)风湿头痛

头痛如裹,肢体困重,纳呆胸闷,小便不利,大便或溏。舌苔白腻,脉濡。

(四)肝阳头痛

头痛而胀,心烦易怒,失眠,胸胁胀痛,面赤,口苦。舌苔黄,脉弦有力。

(五)痰浊头痛

头痛眩晕,胸脘满闷,呕恶痰。舌苔白腻,脉滑或弦滑。

三、护理要点

(一)一般护理

按中医内科急症一般护理常规进行。伴有发热、脑出血时,绝对卧床休息。疼痛未明确诊断时,慎用镇痛药。

(二)病情观察

观察头痛部位、性质、头痛发作时间及有无呕吐等伴随症状。观察患者的神志变化及瞳孔、体温、大小便、舌脉。头痛加重,出现口眼㖞斜、瞳孔大小不等、肢体麻木震颤时,立即向医师报告,配合处理。

(三)情志护理

稳定患者的情绪,解除其思想顾虑,使其配合治疗。

(四)饮食护理

以清淡、利湿、易消化为原则,勿过饱,忌食肥腻、黏滑及刺激之品。

(五)用药护理

遵医嘱按时给药,病情不明时不能给止痛药。

(六)临床辨证护理

头痛剧烈时,遵医嘱给予针刺镇痛。对高热性头痛患者可用冷毛巾敷前额部。出现壮热、项背强直、喷射性呕吐、抽搐时,立即向医师报告,配合抢救。对伴有恶心、呕吐者,遵医嘱给予针刺。

(七)并发症护理

头痛伴有神志不清,密切观察患者的神志、生命体征、皮肤、尿量、汗出等情况,及时向医师报告,给予患者保暖、吸氧、建立静脉通道等抢救准备,并配合治疗原发病。

四、健康指导

指导患者及家属初步掌握缓解头痛的方法,如穴位按摩;指导患者适当锻炼,注意饮食调理,遇剧烈头痛时应及时就诊。

(杨秋荣)

第二节 不 寐

一、概述

不寐是指外邪扰动或正虚失养,导致神不守舍,临床以经常性不能获得正常睡眠为特征的一种病证。多由饮食不节、情志失常、劳倦、思虑过度、疾病、年迈体虚所致。西医学的神经症、更年期综合征、贫血、脑动脉硬化等以不寐为主要临床表现时,可参照该病护理。

二、辨证论治

(一)心胆气虚

虚烦不寐,触事易惊,终日惕惕,胆怯心悸,伴气短自汗,倦怠乏力。舌淡,脉弦细。治以益气镇惊,安神定志。

(二)心脾两虚

不易入睡,多梦易醒,心悸健忘,神疲食少,伴头晕目眩,四肢倦怠,腹胀便溏,面色少华。舌淡苔薄,脉细无力。治以补益心脾,养血安神。

(三)心肾不交

心烦不寐,入睡困难,心悸多梦,伴头晕耳鸣,腰膝酸软,潮热盗汗,五心烦热,咽干少津,男子

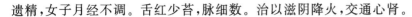

遗精,女子月经不调。舌红少苔,脉细数。治以滋阴降火,交通心肾。

（四）肝火扰心

不寐多梦,甚则彻夜不眠,急躁易怒,伴头晕头胀,目赤耳鸣,口干而苦,不思饮食,便秘溲赤。舌红苔黄,脉弦而数。治以疏肝泻火,镇心安神。

（五）痰热扰心

心烦不寐,胸闷脘痞,泛恶嗳气,伴口苦,头重,目眩。舌偏红,苔黄腻,脉滑数。治以清化痰热,和中安神。

三、病情观察要点

(1)了解睡眠总时数、睡眠习惯。

(2)了解睡前是否饮用刺激性饮料,如浓茶、咖啡、可乐。

(3)观察体温、脉搏、呼吸、血压。

(4)注意饮食、情志、大小便情况。

(5)观察有无引起不寐的诱发因素,如夜尿频、咳嗽、疼痛。

四、症状护理要点

（一）病室环境

避免噪声,光线柔和,患者入睡时用深色窗帘遮挡。

（二）关注患者心理活动

消除忧虑、焦急、紧张等不良情绪。

（三）穴位按摩

睡前对劳宫、涌泉穴各搓揉100下。

(1)心烦不寐伴头重,头晕目眩,目赤耳鸣的患者,可做头部按摩,如按摩太阳、印堂、风池、百会穴。睡前按压每个穴位30～50次。

(2)心脾两虚的患者,睡前按摩背部夹脊穴。

(3)肝火扰心者取涌泉穴。

(4)痰热扰心与心脾两虚者取合谷、足三里穴。

(5)心肾不交者取肾俞、涌泉穴。

（四）多汗护理

不寐伴潮热盗汗,五心烦热的患者,衣被不宜过暖,出汗后及时更换湿衣被。

（五）卧位与吸氧

胆怯心悸,伴气短,倦怠乏力的患者,可取半坐卧位,吸氧。

（六）耳穴埋籽

主穴:神门、交感、心、脑点等;配穴:肾、脾。

（七）适当使用诱导睡眠的方法

这类方法有如睡前散步、睡前做放松气功、热水泡脚、静听单调的声音、默念数字、聆听音乐或催眠曲等。

（八）中药泡洗

睡前温水泡洗双足。

(九)拔火罐

取心俞、膈俞、肾俞穴及胸至骶段脊柱两侧膀胱经循行线。若失眠严重、多汗加涌泉、劳宫穴；头痛、头晕甚者,加太阳穴。

(十)音乐疗法

音乐对该病有显著的疗效。选择平稳、抒情、优美的音乐,如贝多芬的《月光奏鸣曲》、圣·桑的《天鹅》、中国古曲《关山月》、蒙古民歌《牧歌》,或选用《催眠曲》。

(十一)去除其他因素

消除可能会引起不寐的因素,如夜尿频、咳嗽、疼痛。

五、饮食护理要点

宜进清淡易消化的饮食,晚餐不宜过饱,临睡前不宜进食,不宜饮浓茶、咖啡等兴奋性饮料,忌食辛辣、油腻之品。

(一)心胆气虚

宜食龙眼肉、莲子、大枣等益气补血之品。

食疗方:当归羊肉汤、黄芪粥。

(二)惊悸不安

宜食酸枣仁、温牛奶等镇静安神之品。

食疗方:牡蛎汤。

(三)心肾不交

宜食桑椹蜜、甲鱼等养心益肾之品。

食疗方:百合粥、莲子银耳羹。

(四)心脾两虚

宜食红枣、龙眼肉、茯苓、山药等补心健脾之品。

食疗方:百合粥、柏子仁粥等。

(五)肝火扰心

宜食柑橘、金橘等理气化解郁之品。

食疗方:芹菜萝卜汤。

(六)痰热扰心

宜食山楂、萝卜、杏子等消食导滞化痰之品,可选焦三仙煎水每天代茶饮。

食疗方:枇杷羹。

六、中药使用护理要点

(一)口服中药

口服中药时,应与西药间隔 30 min 左右。

(1)中药汤剂实证宜偏凉服,虚证宜热服,观察服药后效果及反应。

(2)安神定志类药物宜在睡前 30 min 至 1 h 服用。

(3)枣仁安神液(胶囊):孕妇慎用,消化不良所致的睡眠差者忌用。

(4)五味子糖浆(颗粒、胶囊):过敏体质者禁用;五味子性酸,胃酸过多者慎用;糖尿病患者忌用糖浆剂。

(5)天王补心丸:因朱砂有毒,不宜大量服用或久服。

(二)中药注射剂

应单独使用中药注射剂,将其与西药注射剂合用时须前、后用生理盐水做间隔液。

刺五加注射液:以 40～50 滴/分钟为宜,不宜与维生素 C、双嘧达莫、维拉帕米配伍。

(三)外用药

观察局部皮肤有无不良反应。

药枕:一般选用透气性良好的棉布或纱布做成枕套,药物不可潮湿,否则失效,每天枕之,镇静安神。

七、情志护理要点

(1)创造安静、舒适的病室环境,护士态度和蔼、举止大方,使患者产生安全感和舒适感。严禁在患者面前讲刺激性言语,避免不良情绪刺激。指导患者自我调节的方法,避开不愉快的事情及环境;将思维集中到轻松、愉快的事情上;向信任的朋友发牢骚,坦然诉说心声,发泄不满。

(2)指导患者养成定时就寝的习惯,避免生物钟颠倒而影响睡眠,睡前避免情绪激动或剧烈活动。

八、健康宣教

(一)用药

遵医嘱服药,不随意增减药量或停药。

(二)饮食

养成良好的饮食习惯,勿暴饮暴食,痰热扰心者睡前不宜进食。

(三)运动

每天适当锻炼身体,增强体质。肝火扰心者就寝前到庭院散步,顺畅气机,有利于安眠。

(四)生活起居

按时作息,尽量保持规律生活。心肾不交者勿过劳,节房事。养成良好的睡眠习惯,例如,按时就寝,睡前不看惊险刺激的小说、影视剧。

(五)情志

指导患者自我调节,避开不愉快的事情及环境,切忌焦虑于"不寐"事上。睡前可用诱导法,听音乐、催眠曲等方法舒缓情志。

(六)定期复诊

遵医嘱定期复查,当患者入睡困难、多梦、睡眠时间缩短等症状加重时,及时就医。

(杨秋荣)

第三节 眩 晕

一、概述

眩是指眼花或眼前发黑,晕是指头晕或感觉自身或外界景物旋转,二者常并见,故统称为"眩晕"。眩晕的发生多与情志、饮食、体虚年高、跌仆外伤等因素有关。内耳性眩晕、颈椎病、高血压病、脑动脉硬化等可参考该病护理。

二、辨证论治

(一)肝阳上亢
眩晕耳鸣,头痛且胀,每因烦劳或恼怒而加重,面色潮红,性情急躁易怒,胁痛,口苦。舌红苔黄,脉数。治以平肝潜阳。

(二)肾精不足
神疲健忘,腰膝酸软,遗精耳鸣,失眠多梦。偏于肾阳虚者四肢不温,阳痿,阴冷,舌淡苔白,脉沉细;偏于肾阴虚者,五心烦热,舌红少苔,脉弦细。治以补益肝肾。

(三)气血亏虚
头晕眼花,病程长而反复发作,面色苍白,唇甲不华,头发干枯不荣,心悸少寐。舌淡苔白,脉细弱。治以益气养血。

(四)痰浊中阻
眩晕耳鸣,头昏如裹,甚至视物旋转欲倒,胸脘痞闷,呕恶痰涎,身重懒动。舌淡胖,苔白腻,脉濡滑。治以燥湿化痰。

三、病情观察要点

(一)眩晕
了解眩晕的发作时间、程度、诱发因素、伴随症状等。
(1)实证眩晕:多眩晕重,视物旋转,自身亦转,伴有呕恶痰涎,体质偏于壮实。
(2)虚证眩晕:多头目昏晕但无旋转感,体质偏于虚弱。
(3)眩晕发作终止后,观察患者有无步态不稳、行动不便等症状。

(二)头痛
观察发作的时间、性质、部位、程度与体位的关系以及头痛时伴随的症状。
1.血管性头痛
多为搏动性或跳动性头痛,平卧时加重,直立时稍轻。
2.椎基底动脉供血不足
多表现头痛伴眩晕。
3.颅内压增高
多表现头痛伴恶心、呕吐。

(三)全身症状
观察血压、睡眠、舌苔脉象、大小便等情况的变化。

(四)突发症状
若突发血压急剧升高、剧烈头痛、恶心、呕吐、视力减退、惊厥或昏迷等,立即通知医师并做好抢救准备。

四、症状护理要点

(一)眩晕
(1)眩晕发作时应立即让患者平卧,稍抬高头部,应固定座椅和床单位,减少搬动,以床挡保

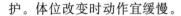

护。体位改变时动作宜缓慢。

(2)对眩晕伴血压升高的患者,应定时监测血压、观察用药后反应,做好记录。

(3)眩晕伴呕吐时,可指压合谷、内关等穴。

(4)实证眩晕:对肝阳上亢者可给予耳穴埋籽,取肝、胆、目1、目2等穴,也可耳尖放血5~6滴;对痰浊中阻者行耳穴埋籽,取脾、胃、肺、耳尖等穴。

(5)虚证眩晕:对肾精不足者可给予耳穴埋籽,取交感、神门、降压点、肾等穴;对气血亏虚者耳穴埋籽,取脾、胃、内分泌、皮质下、心、额等穴。

(6)颈椎病眩晕的患者,睡眠时应选择低枕,避免深低头动作。

(7)重症眩晕患者应卧床休息,呕吐时宜取半坐卧位。对意识不清的患者可将其头偏向一侧,防止呕吐引起窒息。

(8)遵医嘱给予氧气吸入。

(二)头痛

1.耳穴埋籽

主穴:枕、神门、额;配穴:心、肝、肾、皮质下。

2.饮水

对颅内压增高性头痛患者,限制水分摄入;鼓励颅内压降低性头痛患者多饮水。

五、饮食护理要点

饮食宜低盐、低脂、清淡、易消化,饮食有节,不宜过饱,忌辛辣刺激、肥甘厚味。肥胖患者应适当控制饮食。

(一)肝阳上亢

宜食海带、紫菜、萝卜、苋菜、芥菜、芹菜等,也可用野菊花、山楂、枸杞子、益母草、桑枝等代茶饮。

食疗方:菊花粥、芹菜凉拌海带。

(二)肾精不足

1.偏阴虚

宜食甲鱼、淡菜、黑木耳、银耳等滋养补品。

食疗方:黑芝麻捣碎煮粥或桑椹、枸杞煮粥食用。

2.偏阳虚

宜食胡萝卜、胡桃、芋头、扁豆、山药、无花果、白术、芒果、榴莲、羊肉、鹿肉、狗肉等温补之品。

食疗方:核桃仁炒韭菜、参茸鸡肉汤(高丽参、鹿茸、鸡肉)。

(三)气血亏虚

宜食山药、莲子、大枣、胡桃等益气补血之品,忌食生冷。

食疗方:莲子红枣粥、黄芪粥、茯苓粥。

(四)痰浊中阻

宜食薏苡仁、茯苓、赤小豆、山楂、黄瓜、西红柿等燥湿化痰之品,饮食有节,少食肥甘厚味及刺激性食物,可用陈皮泡水代茶饮。

食疗方:薏苡仁冬瓜粥。

六、中药使用护理要点

(一)口服中药

口服中药时,应与西药间隔 30 min 左右。

(1)中药汤剂:肝阳上亢者宜稍凉服,痰浊中阻者宜热服,气血亏虚与精不足者宜饭前温服。

(2)脑立清胶囊(丸):不宜与四环素类抗生素、异烟肼、多巴胺及含有鞣质的中成药合用,以免发生络合或螯合反应降低药效;不宜与洋地黄类西药合用,以免增强洋地黄的作用和毒性。

(3)牛黄降压片(丸):因其清降力强,虚寒证者不宜使用,腹泻者忌用。

(4)杞菊地黄丸(口服液、胶囊、浓缩丸、片):糖尿病患者不宜服用,服药期间忌酸冷食物。

(5)夏枯草膏(口服液):脾胃虚热者慎用,服药期间忌食辛辣、油腻及刺激性食物,感冒期间暂停服用。

(6)眩晕伴呕吐者可凉服中药,或以姜汁滴舌后服用,亦可采用少量多次的服药方法。

(二)中药注射剂

中药注射剂应单独使用,与西药注射剂合用,须前、后用生理盐水做间隔液。

(1)川芎嗪注射液:输注过程中与碱性西药注射液配伍析出沉淀。忌与氨苄西林钠、青霉素钠、葡萄糖酸钙、乳酸钠、碳酸氢钠、维生素 B_6、头孢哌酮钠、盐酸普萘洛尔、氨茶碱、右旋糖酐-40、双黄连、穿琥宁、诺氟沙星葡萄糖、丹参、复方丹参等配伍。

(2)天麻素注射液:冻干粉仅可肌内注射,严禁用于静脉。不宜与中枢兴奋药和抗组胺药同用。

(3)静脉使用扩血管药物时,注意监测用药后血压。

(三)外用中药

观察局部皮肤有无不良反应。

1.药枕

在芳香气味中草药的药枕之上放置一层薄棉枕或多放几层枕巾;夏季经常晾晒药枕,以免发霉;每 3 个月或半年更换 1 次。

2.贴敷药

每晚贴敷双足涌泉穴,每天更换 1 次。

七、情志护理要点

(1)对肝阳上亢、情绪易激动的患者,应讲明激动对情绪的不良影响,使之能自我调控。也可选择音乐疗法:听一些舒缓悠扬的轻音乐。

(2)对眩晕较重,易心烦、焦虑的患者,介绍有关疾病知识及治疗成功的经验,使其增强信心。

(3)病室环境宜安静,减少探视,避免不良情绪刺激。

八、健康宣教

(一)用药

遵医嘱服药,不可随意增减药量或停药。

（二）饮食

饮食宜低盐、低脂、清淡、易消化,肥胖者及高血压患者注意控制体重。

（三）运动

避免过劳,适量进行体育运动,如慢步走、打太极拳、练气功;运动时间不宜选择清晨6～9时,不宜从事高空作业,并应避免游泳、乘船以及各种旋转幅度大的动作。

（四）生活起居

戒烟、限酒;保持大便通畅,养成定时排便的习惯;避免头部剧烈运动,行动宜缓慢,不可突然改变体位;定期监测血压。

（五）情志

指导患者选择听音乐、散步、聊天等方式舒缓情志。

（六）眩晕自救

眩晕发作时可闭目就地坐下或立刻卧床休息,避免跌伤,并随身携带自救卡。

（七）定期复诊

遵医嘱定时复诊,若出现剧烈头痛、恶心、呕吐、血压升高,及时就医。

（杨秋荣）

第四节 咳 嗽

一、概述

咳嗽是指肺失宣降,肺气上逆,发出咳声或咳吐痰液的一种肺系病证。有声无痰称为咳,有痰无声称为嗽,有痰有声称为咳嗽。咳嗽的病因有外感、内伤两大类。外感咳嗽为六淫外邪犯肺,内伤咳嗽为脏腑功能失调,内邪于肺,而致肺失宣降、肺气上逆发为咳嗽。上呼吸道感染,急、慢性支气管炎,肺炎,支气管扩张等可参照该病护理。

二、辨证论治

（一）外感咳嗽

1.风寒袭肺

咳嗽声重,痰清稀色白,气急咽痒,鼻塞,流清涕,恶寒,发热,无汗,全身酸软。舌苔薄白,脉浮紧。治以疏风散寒,宣肺止咳。

2.风热犯肺

咳嗽频剧,咳痰不爽,痰黄黏稠,鼻塞流黄涕,头痛身热,恶风汗出。舌苔薄黄,脉浮数。治以疏风清热,宣肺止咳。

3.风燥伤肺

干咳无痰,或痰少黏稠,或痰中带有血丝,咳引胸痛,恶风发热,鼻干咽燥。舌红少津,苔薄黄,脉细数。治以疏风清肺,润燥止咳。

(二)内伤咳嗽

1.痰湿蕴肺

咳嗽痰多,尤以晨起咳甚,咳声重浊,痰白而黏,胸闷气憋,痰出则咳缓、憋闷减轻,食欲缺乏、腹胀。舌苔白腻,脉濡滑。治以燥湿化痰,理气止咳。

2.痰热郁肺

咳嗽,痰多质稠色黄,咳吐不爽,甚或痰中带血,胸闷,口干,口苦,咽痛。舌苔黄腻,脉滑数。治以清热肃肺,化痰止咳。

3.肝火犯肺

气逆作咳,阵作,咳时面赤,咳引胸痛,可随情绪波动增减,咽干口苦,常感痰滞咽喉,量少质黏或如絮条。舌苔薄黄少津,脉弦数。治以清肺泻肝,化痰止咳。

4.肺阴亏耗

干咳,咳声短促,痰少黏白,或痰中夹血,或午后潮热,盗汗,日渐消瘦,口干咽燥。舌红少苔,脉细数。治以养阴清热,润肺止咳。

三、病情观察要点

(一)咳嗽的性质

1.干咳或刺激性咳嗽

急性或慢性咽喉炎、喉癌、急性支气管炎初期、胸膜病变等。

2.咳嗽伴咳痰

慢性支气管炎、支气管扩张等。

(二)咳嗽的时间与规律

1.突发性咳嗽

吸入刺激性气体、淋巴结或肿瘤压迫气管或支气管分叉。

2.发作性咳嗽

支气管内膜结核。

3.慢性咳嗽

咳嗽变异性哮喘、嗜酸性粒细胞支气管炎。

4.夜间咳嗽

左心衰竭和肺结核患者。

(三)咳嗽的声音

1.声音嘶哑

声带炎症或肿瘤压迫喉返神经。

2.金属音

其由纵隔肿瘤、主动脉瘤或肿瘤直接压迫气管所致。

3.声音低微或无力

其见于严重肺气肿、声带麻痹或极度衰弱者。

(四)痰的性质

1.黏液性痰

其见于急性支气管炎、支气管哮喘等。

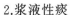

2.浆液性痰

其见于肺水肿。

3.脓性痰

其见于化脓性细菌性下呼吸道感染。

(五)伴随症状

是否伴有发热、胸痛、呼吸困难、咯血。

(六)脱证表现

年老久病,痰不易咳出,出现体温骤降、汗出、尿少、头晕、心悸、嗜睡、四肢不温等脱证表现时,立即报告医师,配合处理。

四、症状护理要点

(一)剧烈咳嗽

剧烈咳嗽时,协助患者取坐位或半坐位,告知患者有效咳嗽及咳痰的方法及注意事项。

(二)胸痛

频繁咳嗽引起胸痛时,可以用手按住胸部痛处,减轻胸廓活动度,减轻胸痛。

(三)黏液痰

痰液黏稠难咳时,可遵医嘱给予药物雾化吸入,雾化后用空心掌自下向上轻叩患者背部协助排痰。

(四)呼吸有浊气

咳痰多、呼吸有浊气时,加强口腔护理,保持口腔清洁。

(五)耳穴埋籽

主穴:肺、气管、平喘穴等;配穴:交感、神门、大肠穴等。

(六)拔罐治疗

主穴:大椎、膻中穴等。痰多者加丰隆;咽痒咳嗽甚者加天突穴温和灸 10～15 min;食欲缺乏者加足三里。

(七)穴位按揉

重按风门、肺俞、中府、膻中等穴位 3～5 min。外感风热加按风池、大椎、合谷穴等;燥热咳嗽者加按脾俞、肾俞穴等;痰多者加按脾俞、胃俞、天突、足三里、丰隆穴等。

(八)艾灸法

取穴:大椎、肺俞、风门穴。风寒咳嗽加天突、天谷穴;痰湿咳嗽加天突、至阳穴;脾虚者加脾俞穴;喘甚者加定喘穴;每天灸 1 次,每次灸 20 min。

五、饮食护理要点

饮食以清淡为主,多饮水。忌辛辣、油腻、荤腥、刺激性食物。

(一)外感咳嗽

1.风寒袭肺

宜食葱白、生姜、蒜等辛温、清淡、宣肺止咳之品。

食疗方:姜汁冲白蜜。

2.风热犯肺

宜食梨、枇杷、萝卜、海蜇、荸荠等清凉润肺之品,如果咳嗽不止,用金银花、枇杷叶泡水代茶饮。

食疗方:丝瓜汤冰糖炖川贝母。

3.风燥伤肺

宜食梨、荸荠等清凉润肺之品,也可用川贝母、桑叶、冰糖研末,开水冲服;如果干咳无痰或痰中带血,可用白蜜炖梨。

食疗方:冰糖梨粥、玉竹粥、藕粥。

(二)内伤咳嗽

1.痰湿蕴肺

宜食山药、赤小豆等健脾化痰之品。

食疗方:薏米粥、橘红粥。

2.痰热郁肺

宜食梨、白萝卜、柚子、马蹄、冬瓜、丝瓜、苦瓜、川贝母等清热化痰之品。

食疗方:枇杷粥。

3.肝火犯肺

宜食菊花茶、梨、柑橘、萝卜、海蜇、芹菜等清凉疏利之品。

食疗方:麦冬芍药粥。

4.肺阴亏耗

宜食桑椹、黑芝麻、甲鱼、海蛤、银耳、罗汉果、蜂蜜等滋补肺阴、富有营养之品。如果干果咳无痰或痰中带血,可用梨炖白蜜。

食疗方:沙参山药粥、糯米阿胶粥等。

六、中药使用护理要点

(一)口服中药

口服中药,应与服西药间隔 30 min 左右。

1.中药汤剂

风寒袭肺宜热服,服药后加盖衣被;风热犯肺宜轻煎温服;风燥伤肺宜轻煎,少量频服;痰湿蕴肺宜饭后服用;痰热郁肺宜饭后稍凉服用;肺阴亏虚宜饭前稍凉服用。

2.急支糖浆

不宜在服药期间同时服用滋补性中药,服药期间忌烟、酒及辛辣、生冷、油腻食物。

3.复方鲜竹沥液

风寒咳嗽者不适用;服药期间,若发热(体温超过 38.5 ℃),或出现喘促气急、咳嗽加重、痰量明显增多,及时就医。

4.复方甘草片

不宜长时间服用,胃炎及胃溃疡患者慎用。

(二)中药注射剂

应单独使用中药注射剂,将其与西药注射剂合用时须前、后用生理盐水做间隔液。

痰热清注射液:静脉滴注时浓度不宜过高,10~20 mL 注射液用 250~500 mL 溶媒稀释为

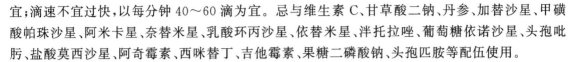

宜;滴速不宜过快,以每分钟 40～60 滴为宜。忌与维生素 C、甘草酸二钠、丹参、加替沙星、甲磺酸帕珠沙星、阿米卡星、奈替米星、乳酸环丙沙星、依替米星、泮托拉唑、葡萄糖依诺沙星、头孢吡肟、盐酸莫西沙星、阿奇霉素、西咪替丁、吉他霉素、果糖二磷酸钠、头孢匹胺等配伍使用。

(三)外用中药

观察局部皮肤有无不良反应。

1.中药贴敷

选用冬病夏治消喘膏。取穴:肺俞(双侧)、心俞(双侧)、膈俞(双侧),于夏季初伏、中伏、末伏每隔10 d贴 1 次,每次 4～6 h,连贴 3～5 年。使用时应告知患者敷贴处皮肤可能出现灼热、发痒的情况,观察用药后反应。有明显热证、合并支气管扩张、咯血的患者不宜贴敷。

2.药枕

一般选用透气性良好的棉布或纱布做成枕芯,药物不可潮湿,否则失效,每天侧卧枕之,使用6 h 以上。

七、健康宣教

(一)用药

祛痰、止咳药饭后服,服药后勿立即进食、水。

(二)饮食

饮食宜清淡,食用易消化、富有营养的食物,多饮水,忌辛辣刺激、过咸、过甜、油腻食物。

(三)运动

缓解期鼓励患者坚持锻炼,如散步、慢跑、打太极拳,以增强体质,改善卫外功能。

(四)生活起居

保持空气新鲜,戒烟,消除烟尘及有害气体的污染,慎起居、避风寒,防止外感时邪。

(五)情志

指导患者选择聊天、听音乐、散步等方法自我调理。特别是对久病体虚的患者要帮助其树立治疗信心。

(六)定期复诊

遵医嘱复诊,咳嗽持续时间长于 2 周,干咳无痰、痰中带血的患者,宜尽早就诊,明确诊断。

(杨秋荣)

第五节 呕 吐

一、概述

凡由于胃失和降,气逆上上,迫使胃中之物从口中吐出的一种病证,称为呕吐,多由外感六淫,内伤饮食,情志不调,禀赋不足等影响于胃,使胃失和降,胃气上逆所致。急性胃炎、胃黏膜脱垂症、神经性呕吐、幽门痉挛、不完全性幽门梗阻、胆囊炎、胰腺炎等出现呕吐时可参照该病护理。

二、辨证论治

(一)外邪犯胃

突然呕吐,胸脘满闷,发热恶寒,头身疼痛。舌苔白腻,脉濡缓。治以疏邪解表,化浊和中。

(二)饮食停滞

呕吐酸腐,脘腹胀满,嗳气厌食,大便或溏或结。舌苔厚腻,脉滑实。治以消食化滞,和胃降逆。

(三)痰饮内停

呕吐清水痰涎,脘闷不食,头眩心悸。舌苔白腻,脉滑。治以温中化饮,和胃降逆。

(四)肝气犯胃

呕吐吞酸,嗳气频作,胸胁胀痛。舌红苔薄腻,脉弦。治以疏肝理气,和胃降逆。

(五)脾胃虚寒

呕吐反复迁延不愈,劳累或饮食不慎即发,伴神疲倦怠,胃脘隐痛,喜暖喜按。舌淡或胖,苔薄白,脉弱。治以温中散寒,和胃降逆。

(六)胃阴不足

时时干呕恶心,呕吐少量食物黏液,饥不欲食,咽干口燥,大便干结。舌红少津,脉细数。治以滋阴养胃,降逆止呕。

三、病情观察要点

(一)呕吐

观察呕吐的虚实、呕吐物的性状,了解呕吐物的气味、呕吐时间等。

1.呕吐的虚实

发病急骤,病程较短,呕吐量多,呕吐物酸腐臭秽,多为实证;起病缓慢,病程较长,呕而无力,呕吐量不多,呕吐物酸臭不甚,伴精神萎靡,倦怠乏力多为虚证。

2.呕吐物的性状

酸腐难闻,多为食积内腐;黄水味苦,多为胆热犯胃;酸水绿水,多为肝气犯胃;痰浊涎沫,多为痰饮中阻;泛吐清水,多为胃中虚寒。

3.呕吐的时间

大怒、紧张或忧郁后呕吐,多为肝气犯胃;暴饮暴食后发病,多为食滞内停;突然发生的呕吐伴有外感表证者,多为外邪犯胃;晨起呕吐在育龄女性,多为早孕;服药后呕吐,则要考虑药物反应。

(二)伴随症状

如果出现下述症状,及时向医师报告,配合抢救。

(1)呕吐剧烈,量多,伴见皮肤干燥,眼眶下陷,舌质光红。

(2)呕吐频繁,不断加重或呕吐物腥臭,伴腹胀痛、拒按、无大便及矢气。

(3)呕吐物中带有咖啡样物质或鲜血。

(4)呕吐频作,头昏头痛,烦躁不安,嗜睡、呼吸深大。

(5)呕吐呈喷射状,伴剧烈头痛、颈项强直、神志不清。

四、症状护理要点

(一)呕吐

(1)虚寒性呕吐:胃脘部要保暖,热敷或可遵医嘱隔姜灸中脘,或按摩胃脘部。

(2)寒邪犯胃呕吐时,可用鲜生姜煎汤加红糖适量热服。

(3)食滞欲吐者,可先饮温盐水,然后用压舌板探吐。

(4)呕吐后用温热水漱口,保持口腔清洁。

(5)呕吐频繁者可耳穴埋籽:取脾、胃、交感等穴,亦可指压内关、合谷、足三里等穴。

(6)穴位贴敷:取足三里、中脘、涌泉、内关、神阙等穴位。

(7)对昏迷呕吐者,应给予侧卧位,防止呕吐物进入呼吸道而引起窒息。

(二)胸胁胀痛

稳定患者的情绪,可推拿按揉肝俞、脾俞、阳陵泉等穴。

(三)不思饮食

可自上而下按揉胃脘部,点按上脘、中脘、天枢、气海等穴。

(四)咽干口燥

可用麦冬、玉竹或西洋参代茶饮。

(五)恶寒发热

做好发热护理,根据医嘱采取退热之法,注意观察生命体征的变化。

五、饮食护理要点

饮食应清淡开胃、易消化,禁食辛辣、煎炸、肥甘、生冷、油腻的食物。宜少食多餐。

(一)肝气犯胃

宜食陈皮、萝卜、山药、柑橘等理气降气之品,禁食柿子、南瓜、马铃薯等产气的食物。

食疗方:香橙汤(香橙、姜、炙甘草)。

(二)饮食停滞

宜食山楂、米醋等消食化滞、和胃降逆之品。

食疗方:山楂麦芽饮、炒莱菔子粥、山楂粥等。

(三)阴虚呕吐

宜食木耳、鸡蛋、鲜藕、乳制品等益胃生津之品。

食疗方:雪梨汁、荸荠汁、藕汁、西洋参泡水、银耳粥等。

(四)脾胃虚寒

宜食鸡蛋、牛奶、姜、熟藕、山药、红糖等温中健脾之品。

食疗方:姜丝红糖水、紫菜鸡蛋汤。

(五)痰饮内停

宜食温化痰饮,和胃降逆之品,如姜、薏苡仁、山药、红豆。

食疗方:山药红豆粥。

六、中药使用护理要点

(一)口服中药

口服中药时,应与西药间隔 30 min 左右。

1.中药汤剂

(1)取坐位服药,少量频服,每次20～40 mL,忌大口多量服药。

(2)外邪犯胃、脾胃虚寒者宜饭后热服,饮食停滞、痰饮内停者宜饭后温服,肝气犯胃者宜饭前稍凉服。

2.中成药

(1)舒肝丸(片、颗粒):不应将其与西药甲氧氯普安合用。

(2)沉香化气丸:不宜将其与麦迪霉素合用。

(3)藿香正气散,保和丸,山楂丸:应在饭后服用。

(二)外用中药

观察局部皮肤有无不良反应。

遵医嘱选穴,穴位贴敷时注意按时更换。

七、情志护理要点

(1)护士应多与患者交谈,了解患者的心理状态,建立友好平等的护患关系。关怀、同情患者,减轻其紧张、烦躁及怕他人嫌弃的心理压力。

(2)教会患者进行自我舒缓情绪的方法,如音乐疗法、宣泄法、转移法。

(3)鼓励患者多参与娱乐活动,如下棋、读报、看电视、听广播。

(4)对精神性呕吐患者应消除一切不良刺激因素,必要时可用暗示方法解除患者不良的心理因素。

八、健康宣教

(一)用药

遵医嘱服药,对中药汤剂应少量频服。

(二)饮食

饮食应清淡开胃易消化,禁食辛辣、煎炸、肥甘、生冷、油腻的食物。注意饮食卫生,规律进食,少食多餐,逐渐增加食量,不暴饮暴食。

(三)运动

加强身体锻炼,提高身体素质。每天饭前、饭后可用手掌顺时针方向按摩胃脘部10 min。

(四)生活起居

养成良好的生活习惯,注意冷暖,特别注意胃部保暖,以减少或避免六淫之邪或秽浊之邪的侵袭。平日可于饭前、饭后按摩内关、足三里等穴,每次5～10 min。

(五)情志

调摄精神,保持心情舒畅,避免精神刺激,防止情志因素引起呕吐。

(六)定期复查

遵医嘱定时复诊,若出现呕吐频繁,或伴腹胀腹痛无排便,或呕吐带血,需及时就医。

(冯飞艳)

参考文献

[1] 刘爱杰,张芙蓉,景莉,等.实用常见疾病护理[M].青岛:中国海洋大学出版社,2021.

[2] 张红梅,等.现代基础护理学[M].长春:吉林科学技术出版社,2019.

[3] 万霞.现代专科护理及护理实践[M].郑州:河南大学出版社,2020.

[4] 王婷,王美灵,董红岩,等.实用临床护理技术与护理管理[M].北京:科学技术文献出版社,2020.

[5] 蔡华娟,马小琴.护理基本技能[M].杭州:浙江大学出版社,2020.

[6] 林杰.新编实用临床护理学[M].青岛:中国海洋大学出版社,2019.

[7] 程娟.临床专科护理理论与实践[M].郑州:河南大学出版社,2020.

[8] 时元梅,巩晓雪,孔晓梅.基础护理学[M].汕头:汕头大学出版社,2019.

[9] 姜雪,蒋玮,郎红娟.基础护理技术操作[M].西安:西北大学出版社,2021.

[10] 张书霞.临床护理常规与护理管理[M].天津:天津科学技术出版社,2020.

[11] 李玫,等.精编护理学基础与临床[M].长春:吉林科学技术出版社,2019.

[12] 任潇勤.临床实用护理技术与常见病护理[M].昆明:云南科技出版社,2020.

[13] 王小萍.精编护理学基础与临床[M].长春:吉林科学技术出版社,2019.

[14] 尹玉梅.实用临床常见疾病护理常规[M].青岛:中国海洋大学出版社,2020.

[15] 张苹蓉,卢东英.护理基本技能[M].西安:陕西科学技术出版社,2020.

[16] 靳蓉晖,石丽,张艳.实用护理学[M].长春:吉林科学技术出版社,2019.

[17] 吴欣娟,李庆印.临床护理常规[M].北京:中国医药科技出版社,2020.

[18] 赵安芝.新编临床护理理论与实践[M].北京:中国纺织出版社,2020.

[19] 谭燕青.实用临床内科护理学[M].长春:吉林科学技术出版社,2019.

[20] 窦超.临床护理规范与护理管理[M].北京:科学技术文献出版社,2020.

[21] 张俊英,王建华,宫素红,等.精编临床常见疾病护理[M].青岛:中国海洋大学出版社,2021.

[22] 曾广会.临床疾病护理与护理管理[M].北京:科学技术文献出版社,2020.

[23] 李鑫,李春芳,张书丽.护理学[M].南昌:江西科学技术出版社,2019.

[24] 高正春,李娟,张扬,等.护理综合技术[M].武汉:华中科技大学出版社,2021.

[25] 周阳,张玉梅,贺爱兰,等.骨科专科护理[M].北京:化学工业出版社,2020.

[26] 孙丽博.现代临床护理精要[M].北京:中国纺织出版社,2020.

[27] 何丽.骨科疾病护理精要[M].天津:天津科学技术出版社,2020.

［28］姜鸿.现代外科常见病临床护理学［M］.汕头:汕头大学出版社,2019.

［29］洪梅.临床护理操作与护理管理［M］.哈尔滨:黑龙江科学技术出版社,2021.

［30］李淑杏,曾碧茹,陈爱真,等.基础护理技术与各科护理实践［M］.郑州:河南大学出版社,2021.

［31］徐翠霞.实用临床护理学［M］.天津:天津科学技术出版社,2019.

［32］王艳.常见病护理实践与操作常规［M］.长春:吉林科学技术出版社,2020.

［33］孔幕贤,徐妍.当代临床护理学［M］.汕头:汕头大学出版社,2019.

［34］周香凤,叶茂,黄珊珊.护理学导论［M］.北京:中国协和医科大学出版社,2019.

［35］王林霞.临床常见病的防治与护理［M］.北京:中国纺织出版社,2020.

［36］郭莹.外科护理用药的安全管理［J］.世界最新医学信息文摘,2021,21(5):314-315.

［37］张双,孔洁.产科护理纠纷的防范措施［J］.世界最新医学信息文摘,2021,21(39):137-138.

［38］李秀芹.外科护理潜在的护理风险及对策分析［J］.世界最新医学信息文摘,2021,21(65):157-158.

［39］王思婷,秦明芳,韦丽华.内科护理学临床带教的德育渗透［J］.当代医学,2020,26(12):173-175.

［40］张雨.营养支持应用于胃肠护理的临床疗效分析［J］.世界最新医学信息文摘,2021,21(13):110-111.